TRAITÉ ÉLÉMENTAIRE

DE

CHIRURGIE GYNÉCOLOGIQUE

TRAVAUX DU MÊME AUTEUR

Du Rôle des ligaments larges et de l'appareil érectile de l'utérus dans les hémorrhagies utérines. Paris, 1870.

Traité pratique des maladies des femmes, hors l'état de grossesse et après l'accouchement, par FLEETWOOD CHURCHILL, 2ᵉ édit., contenant l'exposé des travaux français et étrangers, par le Dʳ.A. LEBLOND. Paris, 1874.

Des ulcérations du col de l'utérus (*Progrès médical*, 1873, nᵒˢ 16 et 18).

Leçons sur les ulcérations du col de l'utérus, par le Dʳ GALLARD, recueillies par le Dʳ A. LEBLOND (*Mouvement médical*, 1874, nᵒˢ 2 et 4).

Les tumeurs fibreuses de l'utérus envisagées principalement au point de vue de la gastrotomie (*Annales de Gynécologie*, février 1874).

De l'emploi du cautère actuel dans les maladies utérines (*Annales de Gynécologie*, janvier 1874).

Sur l'avortement spontané dans les premiers mois de la grossesse ; valeur médico-légale de l'intégrité des membranes — (Deux mémoires, *Annales de Gynécologie*, août 1875 et 1876).

TRAITÉ ÉLÉMENTAIRE

DE

CHIRURGIE GYNÉCOLOGIQUE

PAR

Le Docteur A. LEBLOND

MÉDECIN-ADJOINT DE SAINT-LAZARE
RÉDACTEUR EN CHEF DES « ANNALES DE GYNÉCOLOGIE »
ETC., ETC.

Avec 281 figures intercalées dans le texte.

PARIS

H. LAUWEREYNS, LIBRAIRE-ÉDITEUR

2, rue Casimir-Delavigne, 2.

1878

A M. LE Dr T. GALLARD

MÉDECIN DE LA PITIÉ

En reconnaissance de ses savantes leçons

et de l'amitié qu'il nous a toujours témoignée

NOUS DÉDIONS CE LIVRE

PRÉFACE.

Le champ de nos connaissances s'étant accru sans cesse, il devait arriver un moment où ce champ deviendrait tellement vaste qu'il nous serait presque impossible d'en parcourir également toute l'étendue et où nous serions entraînés, à notre insu, à poursuivre certaines études qui nous intéressent plus particulièrement et à y consacrer la majeure partie de notre temps.

Lorsque nous nous abandonnons ainsi à nos études de prédilection, nous ne devons pas oublier qu'il est nécessaire de nous être livrés, au préalable, à des études générales sans lesquelles les études spéciales sont absolument stériles.

C'est pour avoir méconnu ce principe, que la spécialité est restée si longtemps dans un discrédit d'où elle n'a été tirée que le jour où des hommes d'une notoriété scientifique indiscutable se sont résolus à lui donner l'appui qu'elle méritait.

Tandis qu'à l'étranger, en Angleterre, en Amérique, en Allemagne, pour ne citer que les principaux pays, les études gynécologiques étaient déjà en honneur depuis longtemps et avaient pour organes des sociétés et des publications nombreuses, en France, nous ne possédions, avant 1874, aucun recueil spécial consacré aux maladies des femmes et aux accouchements.

En voyant le mouvement scientifique considérable qui se produisait, autour de nous, à l'étranger, nous avons eu l'idée de fonder avec nos maîtres, MM. Pajot, Courty et Gallard, un recueil spécial : les *Annales de Gynécologie.*

Aujourd'hui, que la gynécologie a été réhabilitée par la publication de travaux importants dus à la plume de nos maîtres les plus éminents, nous n'hésitons pas à publier le *Traité élémentaire de chirurgie gynécologique* que nous offrons aujourd'hui au public médical, pensant qu'il sera bien accueilli, et qu'on n'y verra que le désir d'être utile, dans la mesure de nos forces.

Notre intention, en faisant paraître ce livre, n'a pas été de fournir un traité contenant l'exposé de toutes les méthodes et de tous les procédés opératoires employés en gynécologie. Nous nous sommes efforcé de choisir au milieu de procédés, quelquefois nombreux, ceux qui nous ont paru simples et dont l'éxécution peut être tentée par quiconque est déjà quelque peu familiarisé avec la pratique de la chirurgie.

Nous avons divisé notre traité en trois parties :

1° Exploration des organes génitaux ;
2° Petite chirurgie ;
3° Opérations.

Cette division est quelque peu arbitraire, en

ce que plusieurs des chapitres contenus dans la deuxième partie auraient pu, aussi bien, trouver place dans la troisième, ou réciproquement. Nous avons cru devoir néanmoins établir cette division, qui nous a permis de faire une étude d'ensemble des procédés thérapeutiques qui relèvent de la petite chirurgie et que pratiquent ordinairement des médecins qui n'abordent pas les grandes opérations, que nous avons réservées pour notre troisième partie.

Nous avions eu tout d'abord l'intention de consacrer une quatrième partie à l'étude des affections chirurgicales du sein, mais nous y avons renoncé, ces maladies se trouvant amplement décrites dans les traités de chirurgie et dans des ouvrages spéciaux.

Comme nous nous sommes efforcé, chemin faisant, de citer tous les ouvrages que nous avons consultés pour la rédaction de notre livre, nous ne croyons pas nécessaire de les rappeler ici. Mentionnons, toutefois, le remarquable traité de Gaillard Thomas (de New-York) (1), auquel nous avons fait de nombreux emprunts, et dont M. le Dr Lutaud doit prochainement fournir une traduction.

Nous ne terminerons pas sans remercier notre excellent maître, M. Gallard, des conseils qu'il nous a donnés et de l'appui qu'il nous a prêté en revoyant la majeure partie de nos épreuves.

---

(1) Gaillard Thomas. *Diseases of Women*, 4e édition.

Nous remercions aussi M. Lauwereyns, notre éditeur, pour les soins qu'il a apportés à notre publication, ainsi que MM. Aubry, Mathieu et Collin, pour les nombreuses planches qu'ils ont mises à notre disposition.

Nous devons encore des remercîments à M. H. Delisle qui a bien voulu se charger de la confection de la table analytique qui termine notre traité.

Paris, 10 juin 1878.

Dr A. LEBLOND.

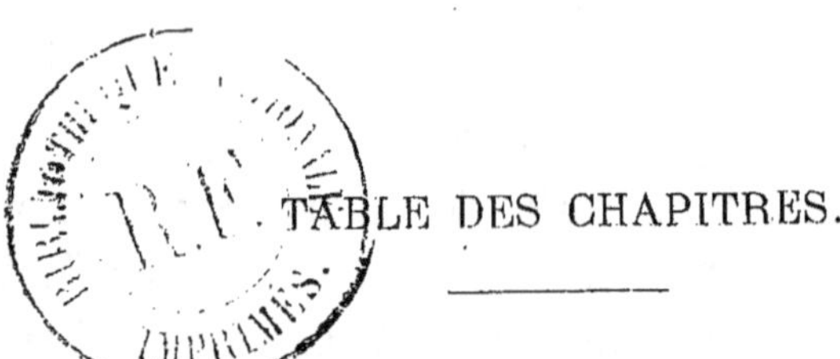

TABLE DES CHAPITRES.

NOTA. — Par suite d'une erreur typographique, les chapitres de la deuxième partie désignés sous les numéros XI, XII, XIII, XIV, XV, XVI, XVII, devraient porter les numéros VII, VIII, IX, X, XI, XII, XIII.

PREMIÈRE PARTIE. — Exploration des organes génitaux.

DEUXIÈME PARTIE. — Petite chirurgie.

TROISIÈME PARTIE. — Opérations.

TRAITÉ ÉLÉMENTAIRE

DE

CHIRURGIE GYNÉCOLOGIQUE

PREMIÈRE PARTIE

EXPLORATION DES ORGANES GÉNITAUX

L'exploration des organes génitaux permet de se rendre compte des diverses lésions qui peuvent siéger du côté de ces organes.

Cette exploration se fait au moyen de nos sens agissant soit directement, soit au moyen d'instruments divers.

L'examen des organes génitaux ne doit être fait qu'après avoir interrogé les diverses fonctions de l'économie et lorsqu'on s'est convaincu que c'est du côté de ces organes que doit siéger la lésion qui est le point de départ des troubles dont se plaint la malade, car on conçoit qu'on ne doit pas procéder à cet examen, qui répugne à la plupart des femmes, sans un motif puissant ; mais, lorsqu'on a cru devoir le proposer il est nécessaire de l'obtenir avant de formuler un traitement, et si la malade s'y refuse, il faut lui représenter toute l'importance que peut avoir ce refus, mais se garder de lui faire des remontrances qui ne feraient, le plus souvent, que l'irriter, sans arriver à vaincre son obstination. D'ailleurs, dans beaucoup de cas, une femme dont on n'a pu obtenir le consentement lors d'une première visite, vient d'elle-même vous annoncer, au bout de peu de temps, qu'elle se rend aux conseils que vous lui avez donnés.

Lorsqu'on se met en devoir de procéder à l'exploration des organes génitaux, il faut, comme le dit M. Gallard, tout à la fois, obtenir le consentement de la malade, et éviter de le lui demander.

« Si vous montrez, dit cet auteur, par votre attitude que l'examen auquel vous allez vous livrer n'a rien d'insolite pour vous ; si vous restez calme, grave et digne ; si après avoir tâté le pouls, ausculté le poumon et le cœur, vous palpez le ventre, et vous demandez simplement, naturellement, ce qui vous est nécessaire pour pratiquer le toucher, la femme ne songera pas que derrière le médecin qui l'examine, il peut se trouver un homme, et elle s'abandonnera sans réserve à toutes les explorations qu'il jugera utiles. » (1).

Lorsqu'une tierce personne peut être présente à l'examen, c'est là une circonstance dont nous devons être satisfaits, au point de vue de notre réputation et de notre dignité, mais à cet égard nous devons pressentir le désir de la malade.

Avant d'aborder l'étude des moyens d'exploration

---

(1) Gallard. *Leçons cliniques sur les maladies des femmes*, 1873, p. 38.

auxquels nous pouvons avoir recours, nous croyons devoir faire connaître, dans un chapitre spécial, les divers instruments qui peuvent être utiles, et les principaux objets de pansement nécessaires, lors d'un premier examen. Nous étudierons ensuite en détail, les instruments que nous n'aurons fait que mentionner.

CHAPITRE I

TROUSSE GYNÉCOLOGIQUE

Notre intention n'est pas de fournir ici une énumération complète de tous les instruments que peut réclamer la pratique de la gynécologie, ces instruments sont très-nombreux et il nous faudrait de longues pages pour donner un aperçu, même très-sommaire, de chacun d'eux. Nous nous contenterons de donner la description de ceux qui sont d'un usage courant et dont l'emploi simple est à la portée de tous les praticiens. Quant à ceux d'un emploi plus limité et qui ont été fabriqués en vue de telle ou telle opération spéciale, nous les laisserons de côté pour le moment, nous réservant de les faire connaître quand nous étudierons l'opération en vue de laquelle ils ont été construits. C'est ainsi que nous passerons sous silence ceux qui servent à pratiquer l'ovariotomie, l'opération de la fistule vésico-vaginale, l'hystérotomie, l'amputation du col, etc.

Nous voulons, par la description qui va suivre, mettre le praticien à même de se composer, sans difficulté, son bagage gynécologique, afin de lui éviter des tâtonnements et l'achat d'instruments que, par la suite, il trouverait ou inutiles ou impropres au but qu'il se propose d'atteindre.

S'il juge à propos de compléter la liste des instruments que nous allons énumérer, il n'aura qu'à se reporter aux chapitres où nous étudierons les opérations que nous venons d'indiquer, pour savoir immédiatement quels sont les instruments dont il peut avoir besoin dans ces cas particuliers.

Nous croyons devoir laisser de côté, pour le moment, la description de ces instruments spéciaux par la raison que beaucoup de gynécologistes, même parmi les plus distingués, négligent certaines de ces opérations, plus spécialement afférentes à la chirurgie, pour ne s'occuper que des maladies qui rentrent dans le domaine de la médecine.

Parmi les instruments que doit posséder tout gynécologiste, les uns sont des instruments d'exploration, les autres de pansement.

1. Spéculums. — Parmi les spéculums que l'on doit posséder, les uns sont plus particulièrement destinés à l'exploration, les autres à être utilisés dans certains cas spéciaux.

Le spéculum d'exploration que nous préférons est le spéculum de Ricord (voy. fig. 35, p. 65). Il peut être employé chez presque toutes les femmes, son introduction est facile et n'occasionne pas de douleur à cause de son volume peu considérable. La rainure qui existe du côté opposé à la charnière permet aussi plus facilement qu'à travers les autres spéculums, d'opérer le cathétérisme de l'utérus, l'instrument pouvant être retiré, le bec de la sonde restant engagé dans le col.

Beaucoup de praticiens lui préfèrent le spéculum de Cusco, ou en bec de canard, à cause de la facilité qu'il présente de tenir en place, une fois introduit, ce qui est certes un avantage dans la pratique civile, où l'on n'a pas toujours d'aide à sa disposition. Mais l'introduction de l'instrument est, dans quelques cas, plus douloureuse que celle du spéculum de Ricord, à cause de la largeur plus considérable des valves. De plus, l'ouverture moindre du spéculum de Cusco à son orifice externe permet moins aisément d'y manœuvrer des instruments, et l'absence de rainure latérale empêche de le retirer lorsque l'on a introduit le bec de l'hystéromètre dans le col, pour pratiquer le cathétérisme.

Si l'on désire se procurer un spéculum de Cusco, nous conseillons de prendre à sa place le spéculum qui a été récemment construit par M. Aubry, sur les indications de M. Bouveret. Ce dernier instrument (voyez fig. 41, page 70) présente, réunis, les avantanges des deux spéculums précédemment mentionnés,

Les instruments que nous venons de passer en revue présentent des manches fixes ou des manches pliants, ces derniers doivent être préférés, à cause de leur facilité plus grande à être transportés.

Outre les trois modèles que nous venons de faire connaître, nous devons posséder un spéculum plein, en bois ou en ivoire, un spéculum de Fergusson, et un spéculum de Sims.

Le spéculum en bois ou en ivoire est utile pour pratiquer la cautérisation du col à l'aide du fer rouge, afin de protéger les parois vaginales contre le rayonnement du calorique. Le spéculum plein servira encore pour l'application des sangsues sur le col, et pour pratiquer le tamponnement du vagin.

Le spéculum de Fergusson, qui est formé d'une glace recouverte de caoutchouc durci, donne une quantité de lumière très-considérable, il est surtout employé dans le cas où l'on ne dispose pas d'une lumière très-vive ; il peut servir également pour le tamponnement du vagin et pour l'application des sangsues.

Il est bon de posséder des spéculums pleins de plu-sieurs calibres, pour s'adapter aux dimensions diffé-rentes de la vulve,

Le spéculum de Sims, que nous avons le tort de trop délaisser en France, rend de très-grands services, c'est un instrument qui est indispensable pour pratiquer l'opération de la fistule vésico-vaginale et qui permet de recourir au toucher en même temps que l'on met le col à découvert; malheureusement il réclame l'assis-tance d'un aide, et c'est là, on le comprend, un grave inconvénient dans la pratique de la ville.

Il est aussi indispensable d'avoir à sa disposition un spéculum de Ricord, de petite dimension, pour le cas où il serait indiqué de pratiquer l'examen du col, chez une vierge.

2. Pince à pansement utérin. — Cette pince est indis-pensable, soit pour débarrasser le col, au moyen d'un tampon d'ouate, des sécrétions diverses qui peuvent le recouvrir, soit pour introduire dans le col une tente de laminaire, ou d'éponge préparée, ou un crayon médi-camenteux, soit pour placer un tampon de ouate au

contact du museau de tanche, ou bien un sachet médicamenteux (voy. fig. 1).

La pince que nous préférons est la pince droite d'en-
viron 30 centimètres de longueur, et munie d'une règle divisée, placée au voisinage des anneaux, qui permet de mesurer les dimensions du col utérin.

On a construit un second modèle de cet instrument dont les branches sont recourbées au voisinage des anneaux, de façon que la main se trouvant en dehors de l'axe de la pince ne vînt pas gêner la vue.

Le modèle droit ne gêne pas la vue comme on pourrait le supposer tout d'abord, à cause de la longueur des branches qui permet à la main qui tient la pince d'être placée en dehors de l'axe du spéculum. De plus, il a l'avantage de pouvoir exécuter

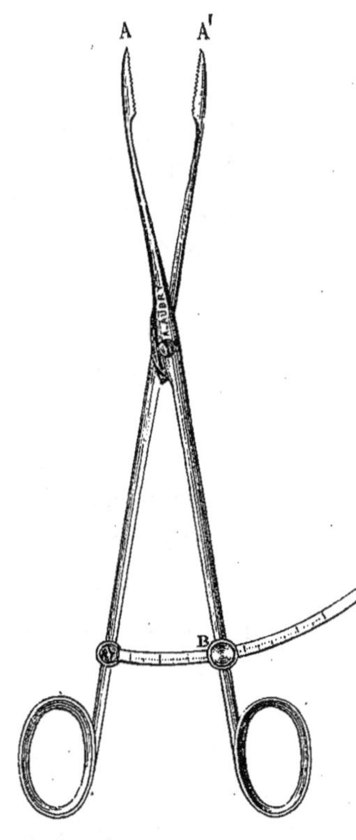

FIG. I.—Pince à pansement utérin.

A. A', Mors de la pince,

R, Vis servant à fixer la règle graduée, quand on veut mesurer les dimensions du col.

plus facilement un mouvement de rotation sur son axe, lorsqu'on veut essuyer le col.

Les mors de ces pinces doivent être creusés d'une gouttière de façon à pouvoir saisir facilement, non-seulement un tampon de ouate ou de charpie, mais encore les crayons médicamenteux ou les tentes de laminaire, et présenter deux trous dans lesquels peuvent être reçus les ténons d'une petite lancette qui servira à pratiquer la scarification du col.

3. Hystéromètre. — L'hystéromètre ne doit jamais être oublié, c'est un instrument des plus utiles et sans lequel certaines affections ne pourraient être diagnostiquées. Quelques praticiens hésitent encore à y avoir recours, à cause, disent-ils, des accidents dont son emploi aurait été suivi; mais les terreurs qu'il inspire sont imaginaires, pourvu toutefois qu'il soit manié avec prudence et sans jamais employer la moindre violence. Les accidents dont il a pu être la cause doivent être mis sur le compte de la maladresse de l'opérateur ou de l'inobservation des préceptes que nous ferons connaître quand nous étudierons le cathétérisme utérin.

L'instrument que nous préférons est celui de Sims (voyez fig. 64, p. 111), à cause de sa malléabilité qui permet de lui donner telle courbure que nous désirons, et d'apprécier ainsi les divers états d'inflexion de l'organe utérin, ce que ne permet pas l'hystéromètre à courbure fixe d'Huguier.

M. Aubry a construit, sur nos indications, une sonde de Sims, avec manche qui nous semble préférable à tous les modèles que nous avons actuellement entre les mains.

Cette sonde (voyez fig. 2) présente les mêmes di-

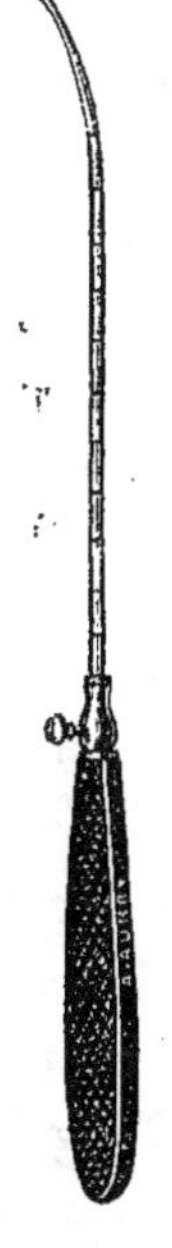

Fig. 2.

Hystéromètre
à tige malléable.

mensions que la sonde de Sims et, comme cette dernière, elle est formée d'un métal flexible, mais le manche qui s'y trouve ajouté, en rend le maniement beaucoup plus facile ; de plus, la sonde pouvant être rentrée dans le manche, est plus portative.

Lorsque nous procédons au cathétérisme, nous donnons à la sonde une courbure peu prononcée, et en tous points semblable à celle de l'hystéromètre d'Huguier ; c'est-à-dire suivant un rayon de 8 à 10 centimètres. Si nous ne réussissons pas alors à faire pénétrer l'instrument, et que le toucher nous ait révélé une flexion ou une version, nous augmentons la courbure et nous pénétrons alors dans la direction que le toucher nous a indiquée. Le degré de courbure nous fait connaître immédiatement le degré de flexion de l'organe.

4. Bougies en gomme. — Dans certains cas, le canal cervico-utérin est dévié, devenu anfracteux et allongé par la présence d'une tumeur fibreuse qui proémine dans sa cavité. La sonde rigide, qui ne peut suivre les anfractuosités, est bientôt arrêtée après un trajet de 3 à 4 centimètres, et ne nous donne aucun renseignement sur le degré d'élongation de l'utérus. C'est alors qu'il faut recourir, pour pratiquer le cathétérisme, à l'emploi d'une sonde flexible qui, suivant les sinuosités du canal cervico-utérin, pénètre jusqu'au fond de l'organe.

Les bougies que l'on emploie dans ces cas sont les mêmes que celles que l'on utilise pour l'urèthre de l'homme ; elles doivent avoir de 3 à 4 millimètres de diamètre. Il est bon d'en avoir plusieurs de calibres différents. On fait pénétrer la sonde en l'engageant dans le col au moyen de la pince à pansement utérin.

Lorsqu'on suppose que la sonde a pénétré au fond de la cavité utérine, on la saisit près du col entre les mors de la pince, et on la retire doucement. La longueur de l'utérus est alors indiquée par la distance qui existe entre les mors de la pince et l'extrémité de la sonde.

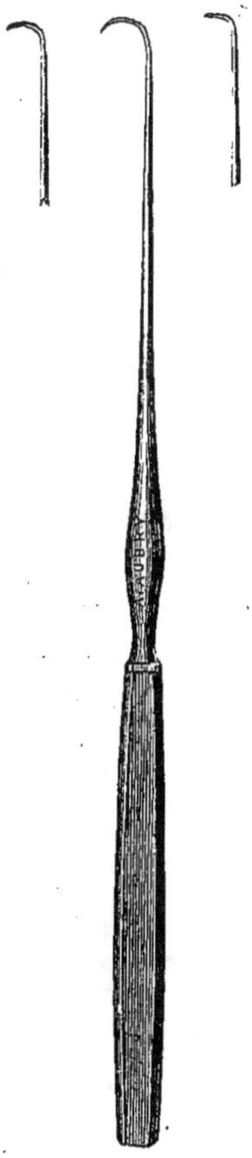

5. Ténaculum de Sims. — Quand on cherche à mettre le col à découvert au moyen du spéculum, il est des cas où l'organe, fortement porté en arrière, ne peut être facilement embrassé par l'instrument, ce dernier ne laissant voir que la lèvre antérieure. Alors le ténaculum de Sims, qui est un petit crochet très-mince, est implanté superficiellement dans l'épaisseur de la lèvre antérieure et sert à faire basculer le col, de façon à l'engager complètement dans le champ du spéculum (voy. fig. 3).

L'application du ténaculum produit ordinairement l'écoulement de quelques gouttes de sang, qui d'ailleurs n'ont aucun inconvénient, mais elle évite des mouvements du spéculum, souvent très-pénibles, lorsqu'il existe un certain degré de métrite.

Lorsque le col est ainsi dévié, certains praticiens introduisant le bec de l'hystéromètre dans sa cavité et attirant l'instrument à eux en même temps

FIG. 3.
Ténaculum de Sims.

qu'ils exercent une certaine pression sur le museau de tanche, font basculer celui-ci. C'est là une pratique

qui nous paraît avoir des inconvénients. Sans parler
de la difficulté qu'on peut éprouver, dans certains
cas, à trouver l'ouverture du col quand le museau de
tanche regarde fortement en arrière, l'introduction de

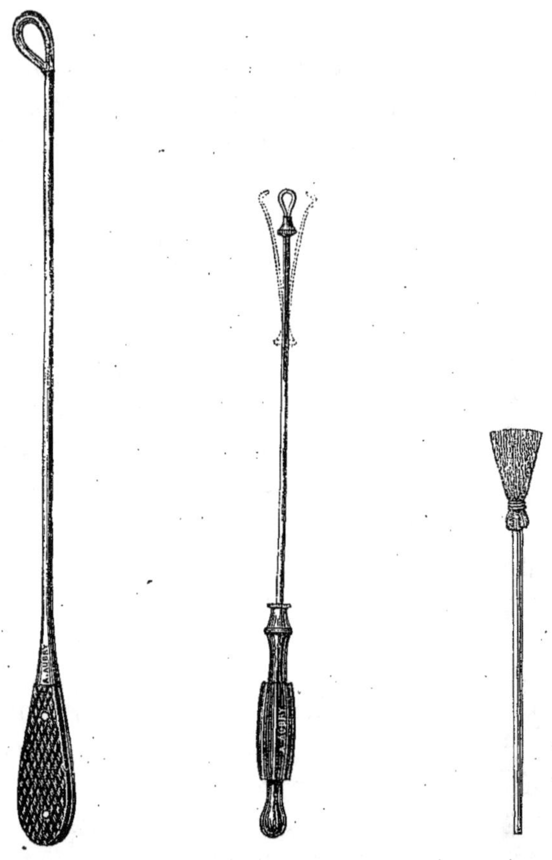

FIG. 4.   FIG. 5.   FIG. 6.

Dépresseur de Sims.   Porte-pinceau.   Pinceau de charpie monté
sur une tige de bois.

l'instrument pourrait, s'il existait une grossesse, produire la perforation des membranes, et déterminer un
avortement.

6. Dépresseur de Sims. — Le dépresseur de Sims est formé d'un petit anneau monté sur une tige munie d'un manche et faisant avec elle un certain angle (voy. fig. 4). Ce dépresseur est destiné à exercer une pression sur la face postérieure du col, et à l'amener dans le champ du spéculum, dans le cas où le museau de tanche regarde fortement en arrière.

7. Porte-pinceau. — Le porte-pinceau est, comme son nom l'indique suffisamment, un instrument destiné à porter un pinceau de charpie au moyen duquel on applique un liquide médicamenteux sur la surface du museau de tanche (voy. fig. 5).

Il est formé de deux branches qui s'écartent l'une de l'autre par l'élasticité du métal qui les compose et que rapproche un anneau qui glisse sur elles. Les branches sont montées sur un manche. Il est nécessaire que les branches soient faites en argent, pour éviter la décomposition des solutions de nitrate d'argent.

On peut se servir aussi, très-avantageusement, pour porter les pinceaux de charpie, de petites tiges de bois de 18 à 20 centimètres de longueur sur lesquelles ils sont solidement fixés (voy. fig. 6).

8. Sonde vésicale. — La sonde vésicale de femme doit toujours faire partie de la trousse gynécologique. Cet instrument permet d'évacuer la vessie dans le cas de rétention d'urine, et de s'assurer qu'une tumeur, que l'on perçoit par la palpation abdominale, n'est pas formée par la vessie distendue. Elle peut aussi servir à reconnaître l'absence d'utérus ou la chute de cet organe, au moyen du toucher rectal, en faisant constater qu'aucune épaisseur de tissu correspondant à l'utérus n'est pas interposée entre le doigt rectal et la sonde introduite dans la vessie.

8. **Scarificateur.** — Un scarificateur est nécessaire

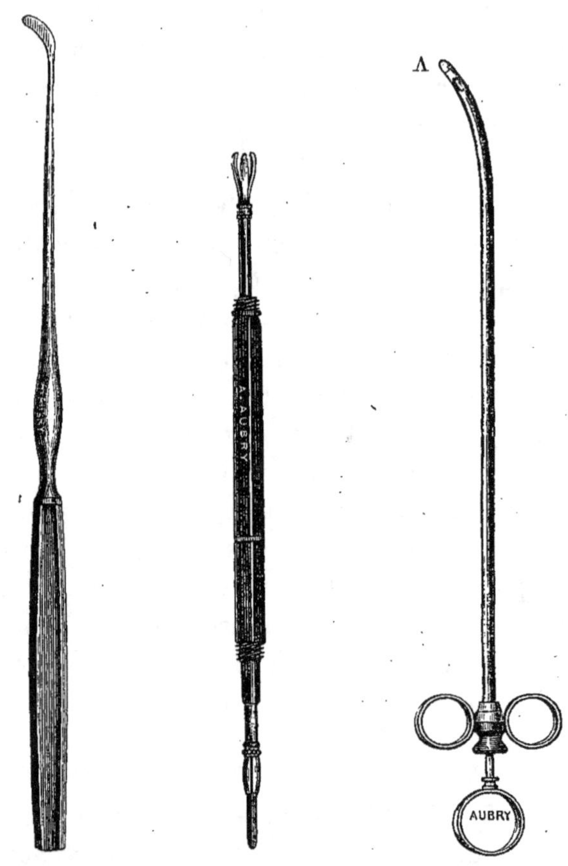

<table>
<tr><td>Fig. 7,
Bistouri pour la
scarification du col.</td><td>Fig. 8.
Porte-nitrate
et porte-pinceau.</td><td>Fig. 9.
Porte-pommades et porte-
crayons. — A, Bouchon se dé-
vissant à volonté pour trans-
former l'instrument en porte-
crayons.</td></tr>
</table>

pour pratiquer parfois une saignée locale, du côté du col utérin. Un bistouri ordinaire, un peu long, est ordinairement suffisant, mais nous préférons le bistouri à lame convexe représenté fig. 7 ou une petite lancette munie de deux tenons et qui s'adapte ordinairement sur la pince à pansement utérin, ou encore un petit bistouri en forme de fer de lance, renfermé dans un étui.

9. Porte-nitrate. — Le porte-nitrate que l'on choisira, doit présenter un manche assez long afin que le crayon d'azotate d'argent puisse toucher facilement le col ou pénétrer dans sa cavité.

Le modèle que nous préférons est celui qui est muni, non-seulement d'un porte-nitrate (fig. 8), mais aussi d'un porte-pinceau ; de la sorte, on peut se passer du porte-pinceau dont nous avons parlé précédemment.

10. Porte-pommades et porte-crayons. — Cet instrument est destiné à porter des pommades ou des crayons médicamenteux dans le col, et jusque dans l'intérieur de la cavité utérine ; il se compose d'un tube de caoutchouc durci, présentant à son extrémité utérine une courbure analogue à celle de l'hystéromètre d'Huguier (voyez fig. 9), et dans lequel glisse un piston destiné à chasser la pommade, préalablement placée dans son intérieur. L'expulsion de la pommade a lieu par l'œil placé latéralement au moment ou l'on presse sur le piston.

Pour transformer l'appareil en porte-crayons, il suffit de dévisser le bouchon A (voy. fig. 9), qui ferme le tube et d'y introduire le crayon que l'on a choisi.

11. Hystéromètre porte-caustique de Siredey. — Cet hystéromètre (voy. fig. 10), qui présente la même courbure que l'hystéromètre d'Huguier, est creusé de deux cuvettes, l'une sur sa face convexe, l'autre sur sa face concave. La partie recourbée de l'instrument est recouverte d'azotate d'argent fondu dans une étendue de 3 à 4 centimètres.

L'instrument est destiné à pratiquer la cautérisation de la cavité du col et même à franchir l'orifice interne pour pénétrer jusque dans l'intérieur de la cavité utérine, dans les cas où l'on veut modifier la vitalité de la muqueuse à l'aide de cet agent cathérétique.

L'hystéromètre sera recouvert de nitrate d'argent, en suivant les précautions que nous indiquerons quand nous parlerons de la médication intra-utérine et protégé par un tube de caoutchouc fermé à l'une de ses extrémités pour éviter que des parcelles du sel fondu se détachent et viennent détériorer les autres instruments avec lesquels il se trouve mêlé.

12. Eponges préparées et tiges de laminaria digitata. — Les éponges préparées avec les précautions que nous indiquerons plus tard, et les tiges de laminaria doivent entrer dans la composition de la trousse gynécologique (voy. fig. 11 et 12). Elles sont nécessaires dans certains cas de diagnostic, et nous devons les avoir sous la main, afin de ne pas remettre leur application au lendemain dans les cas où leur emploi est jugé nécessaire.

Il est utile d'avoir plusieurs de ces corps, de volumes différents, pour s'adapter aux divers besoins de la pratique.

13. Porte-éponge et porte-laminaria. — Le porte-éponge et le porte-laminaria est formé d'une petite tige métallique légèrement recourbée près de son extrémité et montée sur un manche. Il sert à porter les éponges préparées et les tiges de laminaria dans l'intérieur du col utérin, lorsqu'on veut opérer la dilatation de ce conduit (voyez fig. 59, p. 99).

Barnes a fait construire un modèle spécial de porte=

éponge, bien plus commode que celui que nous employons habituellement en France. Il est muni, sur la tige qui porte l'éponge ou la tige de laminaria, d'un étui flexible destiné à repousser la tige ou l'éponge après que celles-ci ont été introduites dans le col (v. fig. 13).

Ces instruments sont très-commodes, mais ils ne sont

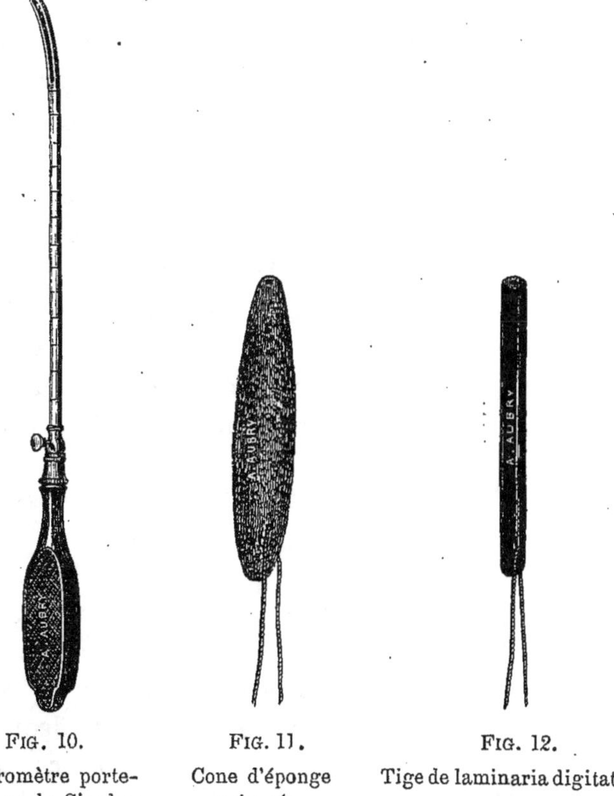

FIG. 10.

Hystéromètre porte-
caustique de Siredey.

FIG. 11.

Cone d'éponge
préparée.

FIG. 12.

Tige de laminaria digitata.

cependant pas indispensables, la pince à pansement utérin suffisant généralement pour opérer l'introduction de ces corps.

14. **Stéthoscope.** — Le stéthoscope est nécessaire pour

se rendre compte des bruits qui peuvent se passer du côté de l'abdomen. Sans doute, l'oreille appliquée directement sur l'abdomen peut, dans bien des cas, saisir les bruits du cœur du fœtus, mais l'instrument permet, mieux que l'oreille, de localiser le maximum de ces bruits. De plus, il évite le contact trop direct de la tête de l'observateur avec les parois abdominales de la patiente. Le stéthoscope est encore nécessaire pour pratiquer l'auscultation des vaisseaux du cou et de la région précordiale, et pour distinguer très-nettement l'existence des bruits de souffle anémique, qui se rencontrent si souvent chez les femmes atteintes d'affections utérines. Le stéthoscope dont nous nous servons habituellement, est un stéthoscope en bois à pavillon moyennement large, et de 12 centimètres environ de longueur.

15. Pessaires de Smith. — Lorsqu'on a pratiqué l'examen de l'utérus et que l'on a reconnu l'existence d'une rétroversion chez une femme dont l'utérus est mobile, il peut être nécessaire d'appliquer, séance tenante, un pessaire-levier de Smith (voy. fig. 14), lequel est improprement connu en France sous le nom de Hodge. L'instrument doit être fabriqué en étain de façon à pouvoir être modelé au gré du médecin. On doit posséder trois ou quatre pessaires de dimensions variables, pour pouvoir adapter l'instrument aux dimensions du vagin. On fait porter cet appareil pendant

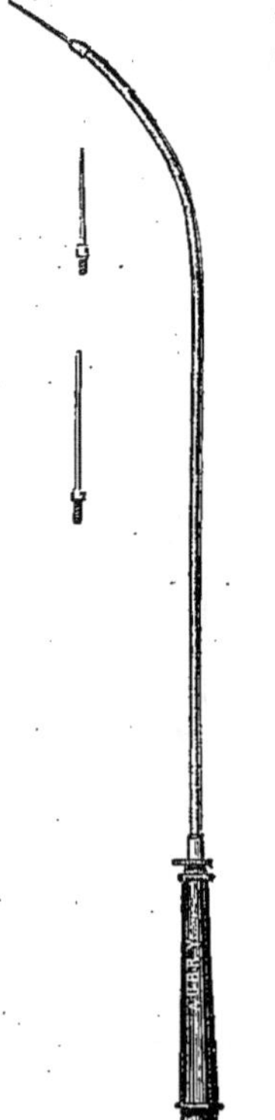

FIG. 13.
Porte-éponge et
porte-laminaria.

quelques jours, et on le remplace, s'il est bien supporté, par un pessaire en aluminium de mêmes dimensions.

Lorsqu'on veut connaître approximativement la longueur du pessaire que l'on doit employer, on fait pénétrer l'indicateur de l'une des mains jusqu'au fond du cul-de-sac postérieur du vagin, puis on applique l'ongle de l'indicateur de l'autre main sur le doigt au niveau de la vulve, contre la symphyse pubienne. La distance entre ce point et l'extrémité du doigt diminuée d'un centimètre, représentant l'épaisseur de la symphyse pubienne, indique la profondeur du vagin. On prend alors un pessaire dont la longueur est un peu moindre que la longueur ainsi obtenue.

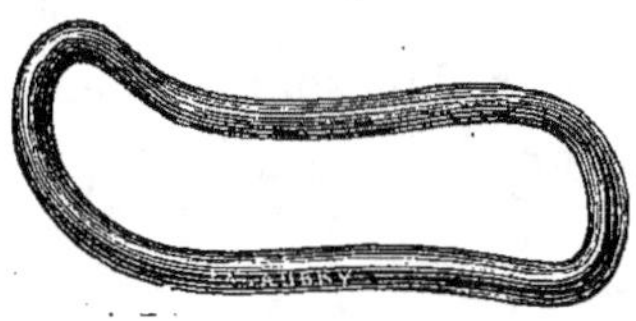

FIG. 14.
Pessaire de Smith.

16. Appareil d'éclairage. — Il se rencontre souvent des cas dans la pratique, où l'examen au spéculum serait difficile à cause de l'insuffisance de la lumière solaire, soit que la chambre soit mal éclairée, soit que l'examen ait lieu à une heure trop avancée de la journée. Pour remédier à cet inconvénient, nous avons fait construire par M. Mathieu un petit appareil très-simple, qui vient d'être amélioré par M. Aubry, qui en a réduit le volume et l'a rendu par cela même très-portatif (v. fig. 23, p. 32).

Cet appareil qui peut être fixé sur l'une des chaises qui supportent les pieds de la patiente, au-devant du lit, nous a été souvent très-utile. L'appareil est mobile dans tous les sens, il peut être plus ou moins allongé, de façon à être placé en face de l'ouverture du spéculum.

17. Médicaments liquides. — Nous ne conseillerons

pas d'emporter la liste presque interminable de tous les agents médicamenteux liquides qui ont été employés dans la pratique gynécologique ou qui peuvent même être utiles. Cette liste est si considérable, qu'il faudrait un sac de grande dimension pour les contenir tous. Nous nous contentons d'emporter les trois substances suivantes qui nous suffisent dans la grande majorité des cas :

Perchlorure de fer à 30°;

Teinture d'iode (formule du Codex);

Solution nitrate d'argent au tiers ou au quart.

Les flacons contenant ces substances doivent être à ouverture assez large pour permettre d'y introduire les pinceaux dont on se sert pour badigeonner le col, et être renfermés dans un étui de bois pour éviter qu'ils se brisent, on que le bouchon qui les ferme se déplace et laisse écouler le liquide qui s'y trouve contenu. Des flacons d'une contenance de quinze à vingt grammes sont très-suffisants. Ils doivent être bouchés à l'émeri.

18. Médicaments solides. — Le nombre des médicaments solides employés dans le traitement des affections utérines est presque aussi considérable que celui des médicaments liquides. Il nous suffira d'avoir à notre disposition des crayons d'iodoforme et de tannin, de la poudre de tannin et de bismuth. Les crayons dont nous faisons usage sont ceux qui sont préparés suivant la formule indiquée par M. Godin, pharmacien, ils devront être renfermés dans des étuis de bois, afin d'éviter qu'ils se brisent.

Les crayons sont destinés à être introduits dans le col, ou jusque dans la cavité utérine (voyez plus loin les indications). La poudre de bismuth et de tannin serviront à saupoudrer le vagin dans certains cas d'inflammation de ce conduit.

Outre ces substances, nous avons à notre disposition le crayon de nitrate d'argent contenu dans le porte-nitrate dont nous avons précédemment donné la description, ou l'hystéromètre porte-caustique de Siredey.

19. Tampons de ouate. — Les tampons de ouate seront confectionnés chez la malade au moment ou l'on va pratiquer l'exploration des organes génitaux, ou bien préparés à l'avance. Ces tampons qui doivent avoir le volume d'une grosse noix, seront munis vers le milieu, d'un fil destiné à pendre en dehors de la vulve, afin d'en faciliter l'extraction. Ces tampons serviront soit à maintenir les crayons dans l'intérieur de la cavité du col, soit à soutenir l'utérus, soit à isoler l'une de l'autre les parois du vagin.

Il est quelquefois nécessaire de posséder des tampons contenant dans leur intérieur une petite quantité de tannin ou d'iodure de potassium. Les premiers servent à remédier à un prolapsus du vagin ou à être appliqués dans le cas de vaginite, les seconds sont placés au contact du col, dans certains cas de métrite chronique.

CHAPITRE II

CHOIX D'UN FAUTEUIL A SPÉCULUM

Lorsque nous sommes appelés à pratiquer l'examen des organes génitaux, au moyen du spéculum, au domi-

cile de la malade, nous devons nous contenter de faire
placer la femme en travers sur son lit ou sur une table
garnie d'un matelas, en face d'une fenêtre, dans la position que nous indiquerons quand nous nous occuperons
de l'examen au spéculum ; mais quand le médecin doit
pratiquer cet examen dans son cabinet, il lui est nécessaire de posséder un meuble spécial qui lui permette
de placer la femme dans une position commode.

Lorsque le jeune praticien procède à son installation,
il est souvent fort embarrassé, au milieu des très-nombreux modèles de fauteuils qu'il passe en revue, pour
savoir quel est celui qu'il doit préférer. Aussi pensons-
nous être utile en indiquant quelques-uns des modèles
que nous avons expérimentés. En faisant connaître les
inconvénients de chacun d'eux, le médecin pourra choisir, en connaissance de cause, le genre de meuble qui
est le plus en rapport avec le but qu'il veut atteindre.

L'examen peut être pratiqué sur une chaise longue
ou sur un meuble spécialement construit à cet effet.

Chaise longue. — Un assez grand nombre de médecins
font usage, pour l'examen au spéculum, d'une chaise
longue. Lorsqu'il s'agit d'examiner une malade sur une
chaise longue, on fait placer le siége sur l'extrémité du
meuble opposée à la partie relevée qui forme le dossier,
les jambes sont légèrement relevées par un tabouret
placé sous chaque pied, et la tête est soutenue par un
coussin placé sur le meuble à une distance convenable.

Le médecin, se plaçant alors en avant de la malade,
est obligé de mettre un genou à terre, à cause du peu
d'élévation du meuble. Cette position, outre qu'elle est
très-gênante et peu décente, ne permet pas aux regards
de l'explorateur de plonger directement dans le spécu-

lum, à cause de la position inclinée qu'il est obligé de donner à sa tête, et ne lui laisse pas la liberté de ses mouvements.

La chaise longue présente cependant quelques avantages. D'abord, elle peut servir à d'autres usages que l'examen au spéculum, tels que la palpation abdominale, ou les diverses explorations qui peuvent se faire par le toucher soit du côté du vagin, soit du côté du rectum. En outre, les femmes redoutent moins l'examen sur la chaise longue que sur un fauteuil à spéculum. Le seul avantage de la chaise longue, c'est qu'elle n'encombre pas le cabinet d'un meuble spécial. Aussi, conseillons-nous ce meuble à ceux qui n'ont que rarement l'occasion de pratiquer un examen au spéculum. Pour ceux, au contraire, qui se livrent plus spécialement à la pratique de la gynécologie, il faut une installation plus confortable.

Quant à l'examen sur un canapé ou sur le bord d'un fauteuil, nous le rejetons absolument.

Fauteuils à spéculum. — Ces appareils, comme leur nom l'indique, sont construits en vue de deux applications différentes, d'abord ils forment un excellent meuble sur lequel on peut s'asseoir comme dans un fauteuil ordinaire, ensuite, transformés en plate-forme par un mécanisme spécial, et par l'adjonction de pédales destinées à supporter les pieds, ils permettent de faire coucher la malade dans la position réquise pour l'examen au spéculum.

Nous ne donnerons ici que les modèles qui nous paraissent le plus commodes et que nous avons eu l'occasion d'expérimenter.

Le premier modèle que nous allons décrire est le fauteuil désigné sous le nom de fauteuil *genre Voltaire*.

Lorsque le meuble est fermé, il forme comme on le voit par la figure ci-dessous, un fauteuil dans lequel on peut s'asseoir commodément. Ce fauteuil présente une articulation au niveau de la partie moyenne des bras, de telle sorte qu'il suffit de faire exécuter au dossier un

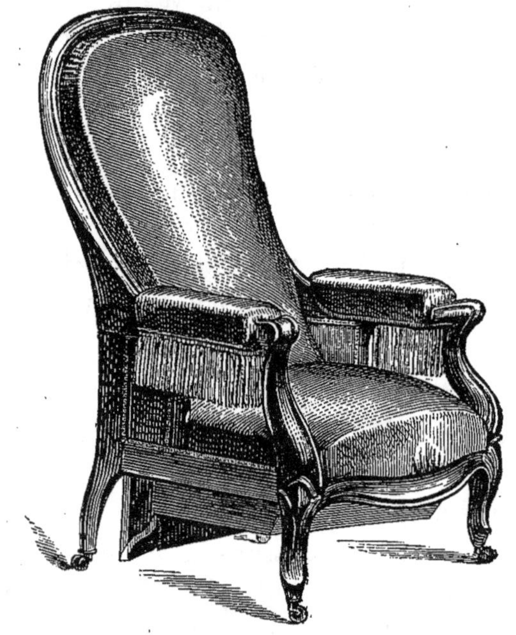

Fig. 15. — Fauteuil à spéculum (genre Voltaire), fermé.

mouvement de bascule pour l'amener dans la position indiquée dans la fig. 16. Lorsque le dossier est ainsi renversé, on le fixe solidement dans cette position à l'aide de deux tiges de fer, fixées au niveau du point où doit être placé le siége de la malade, et l'on déploie deux planchettes destinées à supporter les pieds. En outre, la partie du fauteuil où doit être placé le siége de la malade et celle où repose la tête peuvent être élevées à

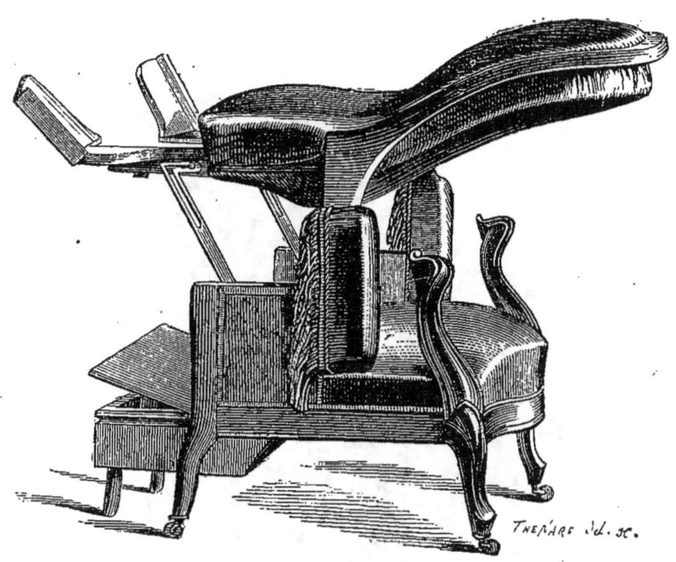

FIG. 16. — Fauteuil à spéculum (genre Voltaire), ouvert.

l'aide d'une crémaillère située au niveau de ces deux points, de façon à élever plus ou moins ces parties, suivant les besoins de la pratique.

Au-dessous du siége du fauteuil est placé un tiroir qui sert de marchepied et dans lequel sont renfermés les divers objets dont on peut avoir besoin. De chaque côté du dossier et à portée des mains de la malade se trouvent deux poignées que celle-ci peut saisir.

La plate-forme se trouve à un mètre d'élévation au-dessus du sol, élévation suffisante pour permettre, à la personne qui procède à l'exploration des organes génitaux, d'être assise commodément sur une chaise ordinaire.

Le second modèle, qui me semble également très-commode, est celui qui est désigné sous le nom de fauteuil *genre anglais* (voy. fig. 17).

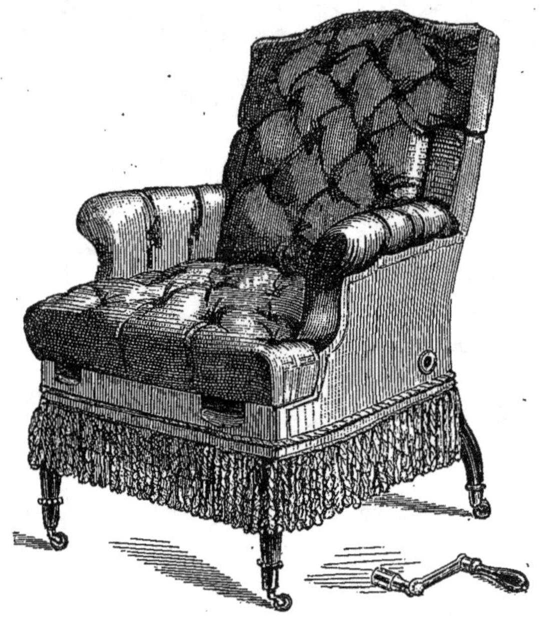

Fig. 17. — Fauteuil à spéculum (genre anglais), fermé.

Une manivelle placée sur le côté permet d'élever graduellement la partie qui forme le siége en même temps que le dossier se renverse (voyez fig. 18). Le fauteuil est également muni de patins en bois, se coulissant sous le siége et dans lesquels sont ménagés des trous pour recevoir les talons des bottines.

Ce fauteuil, peut-être plus séduisant comme apparence, nous semble cependant moins commode que le précédent à cause de son élévation moindre qui oblige l'explorateur à être assis sur un siége très-bas.

Plate-forme. — On désigne sous ce nom un meuble, qui se compose d'une partie horizontale sur laquelle

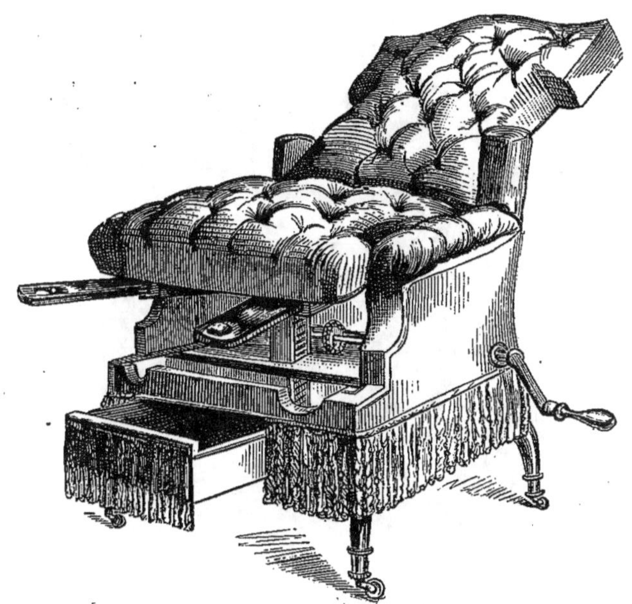

FIG. 18. — Fauteuil à spéculum (genre anglais), ouvert.

doit se poser la malade, et qui est soutenue par un cadre en bois (voyez fig. 19).

La partie du meuble qui doit supporter la tête comme celle où doit reposer le siége s'élèvent à volonté. Un tiroir servant de marchepied est placé en avant.

Cette plate-forme qui est très-commode a l'inconvénient d'être très-apparente dans le cabinet (1). M. Gal-

---

(1) Outre les modèles que nous venons de faire connaître, M. Dupont, fabricant de fauteuils mécaniques, en possède d'autres qui diffèrent peu des précédents, et que nous ne jugeons pas à propos de décrire.

lard a fait construire un modèle spécial de lit à spéculum,
dont il a bien voulu nous permettre de prendre le dessin
et que nous croyons utile de faire connaitre (v. fig. 20).

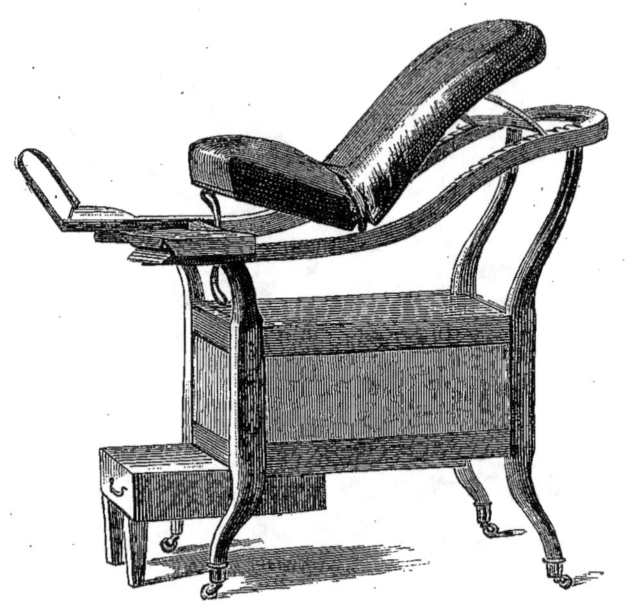

FIG. 19. — Plate-forme pour l'examen au spéculum.

Il présente des avantages si marqués, que nous
serions heureux de le voir reproduit par les fabricants
qui s'occupent de ces sortes de meubles.

Le lit se compose d'une plate-forme recouverte de
cuir et dont l'extrémité qui supporte la tête peut être élevée à volonté. Cette plate-forme est supportée par un cadre
de bois rectangulaire et plein ; de chaque côté du meuble se trouve un marchepied, qui permet à la malade de
monter sur le lit sans difficulté et qui est disposé de façon à pouvoir être dissimulé dans l'épaisseur du meuble.

En avant se trouvent deux tiroirs dans lesquels sont contenus les divers instruments qui peuvent être utiles. Deux tiges de fer supportant chacune une pédale sont disposées de façon à pouvoir soutenir les pieds de la femme.

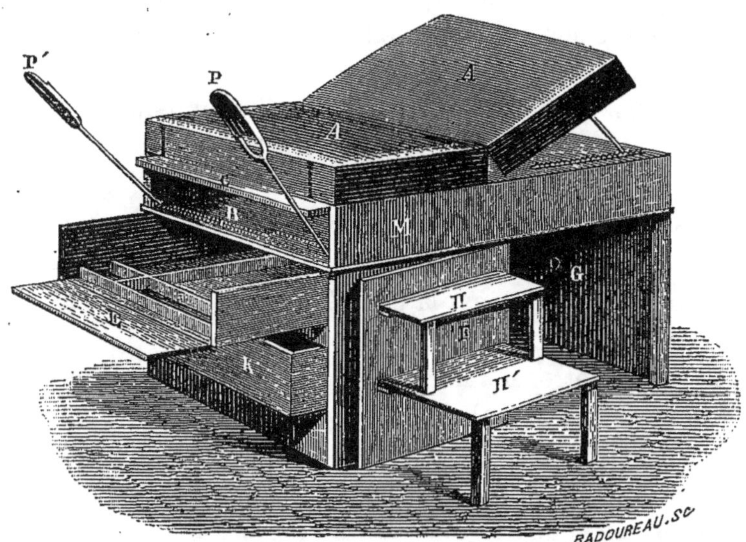

FIG. 20. — Lit pour l'examen au spéculum (modèle de M. Gallard).

AA. Partie du lit, garnie de cuir et dont une partie peut être relevée plus ou moins au moyen d'une crémaillère.

B. Partie creuse dans laquelle peuvent être rentrées les pédales PP' et qui peut être fermée au moyen de la planchette C. (Les lignes pointillées indiquent la situation de la pédale P' quand elle est repliée.)

E. Planchette que l'on relève pour fermer le tiroir muni de compartiments destinés à contenir une cuvette et les divers objets nécessaires pour l'examen.

G. Partie vide dans laquelle on peut placer le marchepied HH' adhérent à la paroi F, laquelle est mobile au moyen d'une charnière.

M. Face latérale du lit.

PP'. Pédales destinées à supporter les pieds de la malade.

K. Tiroir.

Ces tiges, à l'aide d'une charnière, se replient à l'intérieur du fauteuil, et lorsque les tiroirs sont fermés, on ne peut guère soupçonner à quel usage ce meuble est destiné.

Derrière le fauteuil, et dans un tiroir spécial, se trouve placée une cuvette avec tous les accessoires nécessaires pour la toilette des mains, une fois l'examen terminé.

Ce lit nous a surtout paru avantageux, à cause de sa forme qui le dissimule aux regards, de la commodité que présente son aménagement intérieur, et aussi de la solidité qu'il présente.

Conditions d'un bon fauteuil. — Un fauteuil, pour être vraiment utile, doit présenter certaines conditions que nous croyons utile de résumer :

1° Son élévation doit être suffisante pour permettre au médecin d'être assis commodément en face de la malade, et d'avoir ainsi la liberté complète de tous ses mouvements.

2° Il doit être solide, c'est-à-dire qu'il ne doit pas vaciller lorsque la malade est couchée dessus. Les mouvements qui se produiraient, détermineraient chez elle un sentiment de crainte qui amènerait la contraction des muscles de l'abdomen et gênerait l'exploration.

3° Il doit offrir un tiroir suffisant pour contenir les divers instruments dont le médecin peut avoir besoin pour pratiquer l'exploration des organes génitaux.

CHAPITRE III

APPAREILS D'ÉCLAIRAGE

Lorsqu'il s'agit de procéder à l'exploration des organes génitaux, il est nécessaire d'avoir un jour suffisant pour bien juger de l'état des parties. L'éclairage qui convient le mieux est la lumière solaire, mais il n'est pas toujours possible de l'obtenir, soit parce que la pièce où l'examen est pratiqué est sombre, soit parce que l'exploration a lieu à une heure trop avancée de la journée.

Lorsqu'on fait usage de la lumière solaire, le lit ou le fauteuil à spéculum sur lequel la malade est étendue doit être placé en face de la fenêtre et à une distance telle que l'explorateur puisse se placer commodément entre cette fenêtre et la malade.

Lorsque la lumière solaire n'est pas suffisante, il faut recourir à certains appareils d'éclairage spéciaux.

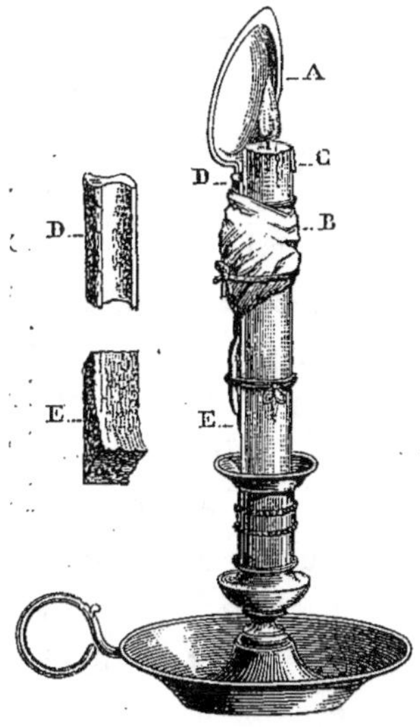

FIG. 21.

Appareil d'éclairage (Amussat).

A, Cuiller d'argent appliquée contre la bougie C.

B, Linge enroulé autour de la bougie et destiné à empêcher la chute sur les mains, de la bougie fondue.

D, E, Morceaux de liége, découpés de façon à pouvoir s'appliquer facilement contre la bougie et sur lesquels appuie le manche de la cuiller.

Le plus simple de ces appareils consiste en une cuiller d'argent que l'on adapte contre une bougie au moyen de deux petits morceaux de liége présentant d'un côté une face plane et de l'autre une gouttière destinée à s'adapter à la bougie, on attache ensuite le manche de la cuiller au moyen d'un lien circulaire, la cuiller sert alors de réflecteur et projette sur les parties une quantité de lumière très-suffisante (voy. fig. 21).

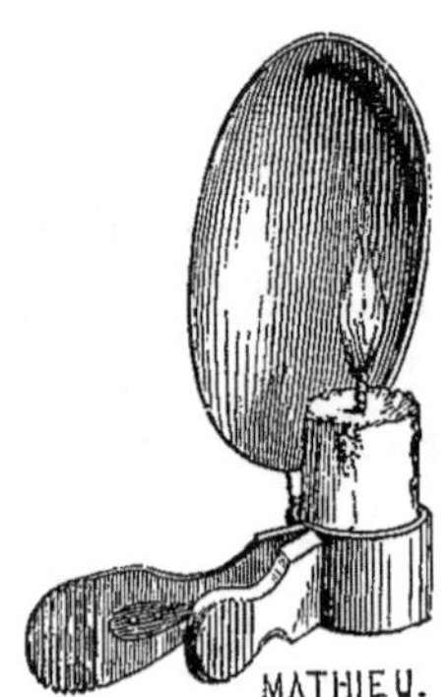

MATHIEU.

Fig. 22. — Réflecteur pour le vagin.

Un autre appareil, également très-simple et très-portatif, consiste en un collier métallique muni d'un ressort et qui sert à maintenir une bougie; un réflecteur placé au niveau de la flamme s'y trouve annexé. A l'anneau sont soudées deux petites branches servant de poignée (voy. fig. 22).

J'emploie depuis plusieurs années un appareil très-commode (voyez fig. 23), qu'on peut fixer sur l'une des chaises qui supportent les pieds de la malade, au moyen d'une vis de pression. L'appareil se compose d'une tige formée de deux parties qui rentrent l'une dans l'autre, pour permettre d'amener la bougie à la hauteur que l'on désire. La tige présente deux articulations, l'une à sa partie inférieure, l'autre à sa partie supérieure, de façon à pouvoir s'incliner plus ou moins suivant les besoins. L'extrémité inférieure de la tige entre à frottement dans une cavité existant sur la vis de pression, afin de pouvoir exécuter des mouvements circulaires autour de son axe. La partie supérieure se termine par un anneau formé de deux branches faisant ressort et qui est destiné à recevoir une bougie.

On peut encore se servir très-utilement de l'appareil récemment construit par M. Collin (voyez fig. 24) et de celui qui a été inventé par M. Bonafond pour l'examen du conduit auditif. Ces appareils d'éclairage se composent d'une lampe à essence minérale renfermée dans un tube et dont les rayons lumineux sont projetés au moyen d'une lentille et d'un réflecteur placés aux extrémités d'un second tube perpendiculaire au premier.

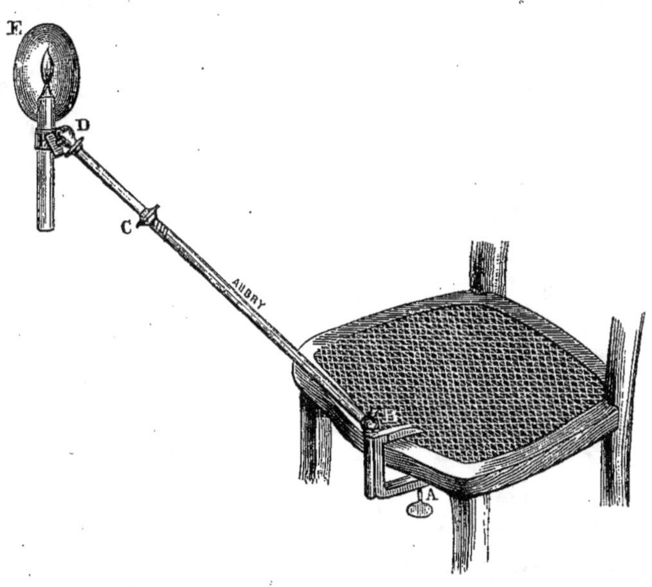

FIG. 23. — Appareil d'éclairage pour le vagin.

A, Vis de pression.
B, Articulation permettant des mouvements circulaires et d'inclinaison.
CD, Tige servant à allonger plus ou moins l'appareil.
C, Vis au moyen de laquelle on fixe la tige précédente.
D, Articulation permettant d'incliner plus ou moins la bougie.
E, Réflecteur.

Les appareils que nous venons de mentionner sont en général suffisants, lorsqu'il s'agit de procéder à l'examen au spéculum au domicile de la malade, mais chez lui, le médecin doit posséder un mode d'éclairage plus parfait.

Il est nécessaire alors de recourir à l'usage d'une lampe à laquelle on adapte un réflecteur parabolique, analogue à celui qui est représenté dans la figure 25,

afin de concentrer les rayons lumineux et de les projeter directement sur la vulve.

Le gaz d'éclairage, quand on peut l'utiliser, est bien
préférable à cause de la quantité considérable de lumière
qu'il fournit.

Il est encore un mode d'éclairage très-simple et qui
ne laisse presque rien à désirer, il consiste à munir une

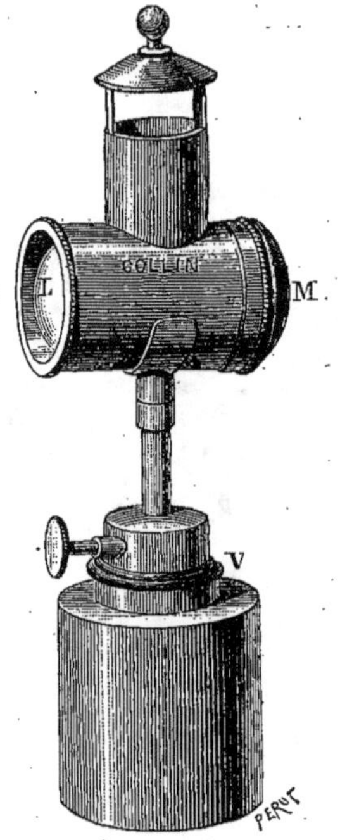

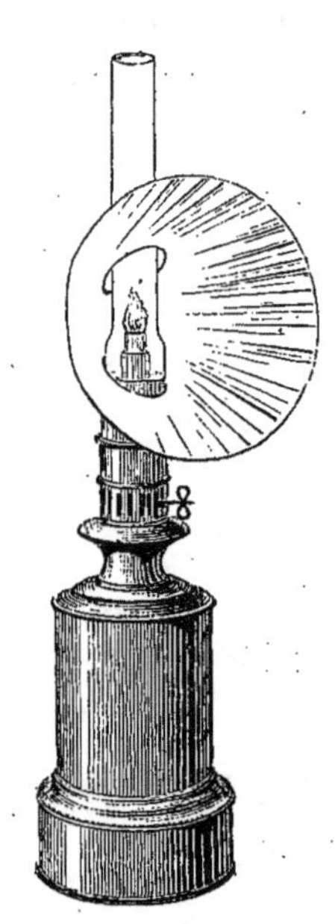

Fig. 24. — Réflecteur de Collin.
L. Lentille.
M. Miroir.
V. Pas-de-vis.

Fig. 25.
Lampe munie d'un réflecteur
parabolique.

lampe d'un réflecteur parabolique (voy. fig. 25), ou
bien de la lentille et du réflecteur d'un appareil laryn-
goscopique.

La lampe dont on fait alors usage est placée à hauteur convenable sur une table à crémaillère, un peu en arrière de l'explorateur, de façon que les rayons lumineux, passant au-dessus de son épaule, arrivent directement sur la vulve.

CHAPITRE IV

EXPLORATION DE L'ABDOMEN

Les diverses méthodes d'exploration de l'abdomen sont : l'inspection, la percussion, l'auscultation, la palpation.

Lorsqu'on va procéder à l'exploration de cette partie du corps, il convient de placer la femme dans une position convenable destinée à favoriser l'examen auquel on va se livrer. Le plus souvent on fait coucher la femme, dans le décubitus dorsal, sur un lit ou une chaise longue, la tête légèrement soulevée au moyen d'un oreiller ; les bras reposant sur le lit de chaque côté du tronc. On engage ensuite la patiente à fléchir légèrement les jambes sur les cuisses, les cuisses sur le bassin, et à écarter modérément ces dernières. Cette attitude est nécessaire pour produire le relâchement des muscles et des téguments de l'abdomen. Le corset et tous les vêtements qui exercent une certaine constriction autour de la taille doivent être mis de côté.

Les membres inférieurs et les organes génitaux externes seront recouverts au moyen des couvertures du lit, ou d'une serviette. Cette précaution est nécessaire, au point de vue des convenances et en vue déviter de blesser la pudeur de la femme qui se soumet à notre examen.

Les vêtements étant relevés jusqu'au-dessous des seins, et les couvertures du lit ou une serviette recouvrant les membres inférieurs et le mont de Vénus, l'abdomen seul se trouve ainsi mis à découvert.

§ I. — Inspection de l'abdomen.

L'inspection de l'abdomen nous permet de constater le volume et la forme de cette partie du corps, les changements de coloration, les éraillures de la peau, l'état de la respiration. Elle révèle quelquefois des battements dus aux pulsations de l'aorte, des mouvements résultant du déplacement des gaz intestinaux.

Dans la grossesse on peut percevoir les mouvements actifs du fœtus et la dépression ou la saillie de l'ombilic, l'existence de la ligne brune.

§ II. — Percussion de l'abdomen.

La percussion de l'abdomen à l'état normal révèle une certaine sonorité, due à la présence des gaz intestinaux. Lorsque cette sonorité est exagérée, c'est qu'il y a accumulation de gaz dans l'intestin. On trouve cependant quelquefois une légère matité, qui ne dépasse pas deux travers de doigt et qui siége au-dessus de la symphyse pubienne. Cette submatité est déterminée par le corps de l'utérus. Elle est surtout perceptible chez les femmes multipares, à cause de l'augmentation de volume de l'utérus sous l'influence de la grossesse. Une matité plus considérable indique que la vessie est distendue par l'urine ou qu'il existe une tumeur de l'utérus ou des ovaires. La matité est aussi quelquefois due à une tumeur inflammatoire de la fosse iliaque, ou à la présence du liquide ascitique. La matité peut encore résulter de la présence de reins flottants et déplacés.

La percussion doit être pratiquée avec douceur, surtout lorsqu'il s'agit de constater la présence d'une tumeur inflammatoire.

§ III. — AUSCULTATION DE L'ABDOMEN.

L'auscultation de l'abdomen ne permet d'y découvrir d'autres bruits, à l'état normal, que ceux qui sont produits par le déplacement des gaz dans l'intestin. Lorsqu'il existe une tumeur comprimant une des artères de l'abdomen, on constate en général un bruit de souffle analogue au souffle utérin. Dans la grossesse on perçoit, en outre du bruit de souffle, dit placentaire, les bruits du cœur fœtal.

Lorsque les bruits du cœur fœtal sont perçus dans une tumeur de l'abdomen et que l'on constate l'absence de développement de l'utérus par l'un des procédés usités en pareil cas, on est en droit de conclure que l'on a affaire à une grossesse extra-utérine.

§ IV. — PALPATION ABDOMINALE.

La palpation abdominale a pour but de faire reconnaître la présence des tumeurs situées dans l'abdomen et de se rendre compte de la température de cette partie du corps.

La palpation peut être pratiquée dans deux situations différentes : la femme étant couchée, ou debout.

La palpation dans la situation debout ne nous paraît pas devoir fournir de grands renseignements, aussi croyons-nous inutile d'y insister longtemps. Disons cependant que lorsque la femme se présente à nous habillée, cette palpation ne doit pas être négligée, car elle permet souvent de constater la présence d'une tumeur abdominale ou de reconnaître le développement de la matrice, comme dans la grossesse par exemple.

Pour pratiquer la palpation dans la situation debout il est nécessaire de faire incliner la femme légèrement en avant, de façon à mettre les muscles abdominaux dans le plus grand relâchement possible.

Il est un mode de palpation de l'abdomen qui, au dire de M. Courty, fournirait des renseignements très-précis, au point de vue du diagnostic et de certaines indications de traitement. Il consiste à élever la masse des viscères abdominaux à l'aide de la main portée à plat, ou même du poing placé au-dessus du pubis, de manière à la refouler en haut et en arrière vers le diaphragme, puis à la laisser retomber brusquement. On constate par cette manœuvre si la pression qu'elle exerce sur l'utérus est douloureuse. La douleur qu'éprouve alors la malade doit porter à soupçonner une maladie inflammatoire de l'organe utérin ou des tissus périphériques. M. Gallard rejette cette manœuvre qui, d'après lui, ne doit pas fournir de renseignements bien utiles et peut provoquer une sensation douloureuse. Cet auteur a quelquefois recours cependant à une manœuvre semblable à la précédente et qui a pour but de déterminer s'il convient de faire porter une ceinture hypogastrique. Il soulève alors la masse intestinale avec les deux mains appuyées à plat, en forme de ceinture au-dessus du pubis, pour voir si, en diminuant ainsi le poids qui pèse sur les organes génitaux internes, on ne ferait pas disparaître les douleurs ou la gêne qui existe du côté de cette partie (1).

Pour pratiquer la palpation dans la position couchée, il faut faire placer la femme dans l'attitude que nous avons indiquée au commencement de ce chapitre, et en prenant les précautions que réclame la décence.

La palpation de l'abdomen se pratique à l'aide de la face palmaire de l'une des mains, ou souvent même des deux mains.

Lorsqu'on se met en devoir de pratiquer cette palpation, il faut avoir soin d'éviter d'employer la main lorsqu'elle est à une température très-inférieure à celle de l'abdomen, pour éviter que la sensation de froid provoquée par la main, lorsqu'elle est glacée, ne soit désagréable et ne détermine une contraction des muscles de l'abdomen, qui aurait pour résultat de gêner l'exploration.

Lorsqu'on pratique la palpation, on doit rechercher, tout d'abord, s'il existe une élévation de température de la paroi abdominale. Dans les maladies inflammatoires des organes génitaux, en effet, la peau de la région hypogastrique subit en général une certaine élévation de la température normale, qui est en rapport avec l'intensité de l'inflammation.

Cela fait, il faut déprimer légèrement la paroi abdominale pour se rendre compte de l'augmentation de volume de l'utérus ou en vue de constater la présence

---

(1) Gallard, *Leçons cliniques sur les maladies des femmes*. Paris, 1873.

des tumeurs de cette région. La palpation doit être pratiquée avec douceur et en déprimant graduellement les tissus.

La palpation doit tout d'abord porter sur la région hypogastrique. A l'état normal, et chez les femmes pourvues d'un embonpoint médiocre, la palpation hypogastrique ne permet pas de sentir l'utérus. Exceptionnellement la palpation révèle la présence de cet organe, c'est lorsque les femmes sont très-maigres, et quand les parois abdominales sont très-flasques. Lorsque l'utérus peut ainsi être perçu, il se présente sous forme d'un corps arrondi, lisse, non douloureux à la pression, et habituellement incliné légèrement à droite.

La palpation permet de percevoir la vessie, lorsque celle-ci est distendue par l'urine, l'existence des kystes de l'ovaire, les tumeurs fibreuses du corps de l'utérus, l'utérus développé par un produit de conception, les tumeurs inflammatoires de la fosse iliaque.

Les autres organes contenus dans le petit bassin, ovaires et trompes, ne sont jamais perçus par la palpation, lorsqu'ils sont exempts de toute altération morbide.

Il ne faut pas croire que la palpation de l'abdomen ne soit pas entourée de certaines difficultés. Quand une femme présente un certain embonpoint, il est quelquefois fort difficile de reconnaître la présence d'une tumeur surtout lorsque celle-ci est peu volumineuse.

Lorsqu'on n'est pas très-versé dans la pratique de la palpation, il arrive souvent qu'on recherche la tumeur au-dessus du pubis et que l'on n'arrive pas à la percevoir, bien qu'elle remonte quelquefois assez haut et même au delà de l'ombilic. Nous ne distinguons une tumeur que par la différence de consistance qu'elle présente avec les tissus voisins. Aussi, lorsqu'on se contente de pratiquer la palpation sur la tumeur elle-même, sans en rechercher les limites, la différence de consistance n'étant pas perçue, la tumeur elle-même n'est pas reconnue. C'est pourquoi nous donnons le conseil, quand on recherche une tumeur du petit bassin, de pratiquer la palpation de haut en bas, c'est-à-dire en partant des parties souples pour se diriger vers les parties résistantes. La main, lorsqu'elle quitte les parties molles pour arriver sur les parties plus résistantes, est immédiatement avertie de la présence de la tumeur ; elle peut alors en suivre facilement les contours. Ce précepte nous semble de la plus grande importance, et nous avons vu des personnes, n'ayant pas une grande habitude de la palpation abdominale, ne pouvoir trouver les limites d'un utérus contenant un produit de conception arrivé à terme.

La palpation est surtout importante dans la grossesse, mais nous ne nous arrêterons pas à cette étude qui demanderait une description très-approfondie et qui ne rentre pas dans le cadre de l'étude que nous nous sommes tracée. Disons cependant que la palpation peut, à elle seule, dans bien des cas, permettre de faire le diagnostic de la présentation fœtale. M. le Dr Pinard, pendant son clinicat à la Clinique d'accouchements de la Faculté, nous a montré tout le parti que l'on peut tirer de la palpation dans le diagnostic des présentations. D'un autre côté, le Dr James R. Chadwick (1) a publié sur ce sujet une étude très-bien faite, où l'on trouve d'utiles enseignements.

(1) *Abdominal palpation in pregnancy*, voyez *The American practitioner*, nov. 1876, p. 275.

CHAPITRE V

DU TOUCHER

L'exploration des organes génitaux internes à l'aide du doigt a reçu le nom de *toucher*.

Cette exploration se pratique par des voies différentes : le vagin, le rectum, et la vessie.

Le toucher est d'une importance capitale en gynécologie, et nous pourrions dire avec Aran, MM. Courty et Gallard et la plupart des auteurs versés dans la pratique des maladies des femmes, que, si nous étions mis en demeure de n'employer qu'un des procédés d'exploration habituellement en usage, c'est le toucher que nous devrions avant tout préférer.

Le toucher se pratique habituellement à l'aide de l'indicateur, et nous devons être aptes à nous servir indistinctement de l'une ou l'autre de nos mains. Le choix de la main n'est pas aussi indifférent que beaucoup de personnes le supposent. La pulpe du doigt étant la partie où la sensibilité tactile est la plus développée, on conçoit facilement que c'est elle qui doit être mise en réquisition lorsqu'il s'agit de diagnostiquer une tumeur ou d'en tracer nettement les limites. Aussi devra-t-on pratiquer le toucher à l'aide de l'indicateur gauche quand il s'agira d'explorer le cul-de-sac gauche, et de l'index droit quand il faudra examiner le cul-de-sac opposé. De cette façon la pulpe digitale sera immédiatement dirigée du côté de la tumeur qu'il s'agit de reconnaître.

Le doigt qui va servir à l'exploration doit être enduit d'un corps gras qui en facilite le glissement. Le corps gras sera étendu sur toute la longueur du doigt, et même au delà et jusque sur la rainure interdigitale.

Les corps gras qui peuvent être employés sont : l'huile, le beurre, la pommade, le cérat, le cold-cream. M. Burns recommande l'huile phénique comme préservant mieux des contaminations. Quelquefois on emploie le savon et la glycérine, mais ces substances préservent moins bien des inoculations que les corps gras ; aussi ne doivent-ils être utilisés qu'à défaut d'une des substances grasses que nous avons précédemment énumérées.

M. Gallard rejette avec raison les cosmétiques colorés tels que le cold-cream rose, le cérat fait avec la cire jaune ; ces dernières substances, à cause de leur coloration, ne permettent pas de se rendre un compte exact de la couleur des sécrétions qui recouvrent le doigt, l'exploration une fois terminée.

Nous n'énumérerons pas en détail les différences fournies par le toucher dans les diverses affections utérines, cette étude nous obligerait à passer en revue presque toute la pathologie des organes contenus dans le bassin ; nous nous contenterons donc d'étudier le toucher à un point de vue général, sans nous inquiéter des particularités qu'il présente dans une maladie déterminée.

Dans une excellente thèse, publiée récemment, M. Boissimon (1), a donné une étude détaillée des signes fournis par le toucher vaginal, nous devons mentionner ce travail dans lequel on trouvera la séméiologie du toucher étudiée avec un soin tout particulier.

Nous étudierons le toucher à l'état physiologique, si

---

(1) Thèse de Paris, 1875.

je puis ainsi m'exprimer, afin de saisir par comparaison avec l'état sain les différences que produit l'état
pathologique.

§ 1. — TOUCHER VAGINAL.

Le toucher vaginal peut se pratiquer la femme étant
debout ou couchée. Pour pratiquer le toucher debout,
il faut engager la malade à incliner le tronc légèrement
en avant, en lui recommandant de s'appuyer sur le
dossier d'une chaise ou sur l'épaule de l'explorateur, et
d'écarter légèrement les jambes. La personne qui procède au toucher doit être assise sur un siége peu élevé,
ou bien mettre un genou à terre. Dans ce dernier cas,
c'est le genou opposé à la main qui explore qui doit
reposer sur le sol, l'autre genou sert de point d'appui
au coude de la main qui pratique le toucher.

Le toucher debout est surtout utile dans les cas où
l'utérus a subi un certain mouvement d'ascension, soit
que celui-ci soit normal comme chez les jeunes filles,
soit que le col ait été attiré en haut comme dans le cas
de tumeurs fibreuses ou quand la matrice renferme un
produit de conception.

Lorsqu'on pratique le toucher vaginal la femme étant
couchée, c'est en général dans le décubitus dorsal, les
cuisses légèrement écartées et à demi fléchies sur le
bassin, que cette exploration a lieu. On fait alors étendre
la femme dans le sens de la longueur du lit ou en travers, le siége reposant sur le bord de celui-ci, comme
dans la position qu'elle doit occuper quand on pratique
l'examen au spéculum.

Le doigt indicateur de l'une ou l'autre main étant
préalablement enduit d'un corps gras, on insinue la

main au-dessous des couvertures, en évitant autant que possible de découvrir la malade. La main passe au-dessus de la cuisse et se dirige vers la vulve ; on présente le bord radial du doigt étendu parallèlement à la direction du grand axe de la vulve et l'on atteint le périnée. A ce moment, on fait décrire au poignet un arc de cercle, en ayant soin toutefois que la pulpe du doigt n'abandonne pas le plancher périnéal. En même temps que le poignet décrit cet arc de cercle, la pulpe de l'indicateur glisse sur le périnée, en se dirigeant en avant, de façon à atteindre la fourchette et à la dépasser pour venir tomber dans l'orifice vulvaire.

Une fois le doigt engagé dans la vulve on accentue le mouvement en arc de cercle du poignet et l'on pousse le doigt dans la direction du vagin (voyez fig. 26), sans hésitation ; l'on suit la paroi antérieure de ce conduit, qui est plus courte que la postérieure et qui mène droit sur la lèvre antérieure du museau de tanche. Le coude se trouve, à ce moment, fortement abaissé entre les jambes de la femme et atteint même la surface du lit.

Au moment où l'on va procéder au toucher, l'indicateur est dans l'extension, tandis que le pouce est fortement écarté de l'index et que les trois derniers doigts sont fléchis dans la paume de la main.

Après que l'index a pénétré dans la profondeur du vagin, il devient nécessaire de fléchir le pouce, de façon à le diriger vers le pli génito-crural, afin d'éviter de titiller le clitoris. A ce moment aussi, les trois derniers doigts de la main sont étendus, et la commissure qui sépare le médius de l'index vient embrasser la fourchette. Cette façon de placer les trois derniers doigts, permet à l'index de s'insinuer bien plus profondément que lorsqu'on les maintient dans la flexion.

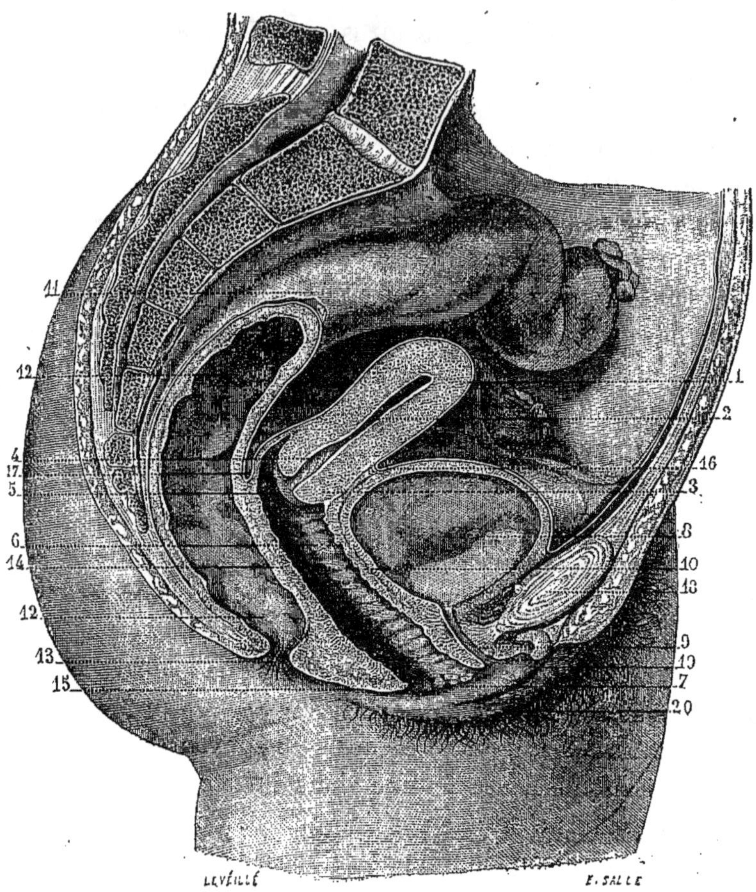

Fig. 26. — Situation, direction, rapports de l'utérus dans l'état de vacuité de la vessie (Tarnier et Chantreuil).

1. Corps de l'utérus. — 2. Cavité du corps. — 3. Col de l'utérus. — 4. Cavité du col. — 5. Partie sous-vaginale du col ou museau de tanche. — 6. Cavité du vagin. — 7. Entrée ou orifice du vagin. — 8 Cavité de la vessie. — 9. Canal de l'urèthre. — 10. Cloison vésico-vaginale formée par l'adossement du bas-fond de la vessie et de la paroi antérieure du vagin. — 11. Rectum. — 12.12. Cavité de cet intestin. — 13. Orifice anal. — 14. Cloison recto-vaginale, constituée par l'union de la paroi antérieure du rectum et de la paroi postérieure du vagin. — 15. Périnée. — 16. Cul-de-sac vésico-utérin du péritoine. — 17. Cul-de-sac que forme cette séreuse en passant du vagin sur le rectum. — 18. Symphyse du pubis, — 19. Petite lèvre. — 20. Grande lèvre de l'orifice vulvaire.

Quelquefois, comme l'a conseillé Mme Boivin, il est utile d'introduire le médius en même temps que l'indicateur. Ce doigt présentant une longueur plus grande que l'indicateur, permet d'atteindre plus facilement le col lorsqu'il est élevé dans l'excavation pelvienne ou de circonscrire mieux qu'avec un seul doigt les contours d'une tumeur située dans le bassin.

Quelques auteurs ont conseillé de pratiquer le toucher en faisant passer le bras au-dessous de la cuisse, mais c'est une pratique que nous croyons mauvaise, en ce qu'elle rend moins facile la combinaison du palper hypogastrique avec le toucher.

Au moment où l'on va procéder au toucher, M. Gallard conseille d'appuyer la main qui reste libre sur l'épaule de la malade, en vue de maintenir cette dernière et de l'empêcher de fuir devant le doigt explorateur, à mesure qu'il pénètre dans le vagin. Cette main sera plus tard employée à pratiquer la palpation de l'abdomen.

En Angleterre, on pratique assez souvent le toucher en faisant placer la femme dans le décubitus latéral gauche. Mais c'est une position que M. Courty regarde, avec juste raison, comme défectueuse, en ce qu'elle ne permet pas d'apprécier nettement la situation relative des organes, les déviations utérines. Disons cependant que le toucher dans cette position peut être utile en permettant de constater la mobilité d'une tumeur abdominale ou les adhérences qui fixent l'utérus et ses annexes aux parois du bassin.

Du reste, en Amérique, où l'on pratique habituellement l'examen au spéculum dans le décubitus latéral gauche, on paraît préférer recourir au toucher dans le décubitus dorsal. Gaillard Thomas, dans son excellent traité des maladies des femmes, dit que la patiente doit être invariablement placée sur le dos (1).

Lorsque le doigt a pénétré au fond du vagin, on doit explorer la surface du col utérin, puis les tissus situés au pourtour du col.

Examen du col. — Le col présente des particularités différentes, chez la nullipare et chez la femme qui a accouché.

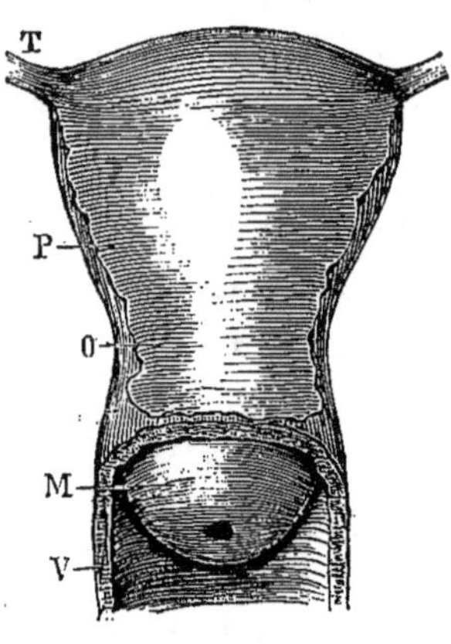

FIG. 27.

Utérus d'une femme vierge vu par sa face antérieure (Tarnier et Chantreuil).

M, Portion vaginale du col,
O, Isthme utérin séparant le corps du col.
P, Corps de l'utérus.
T, Trompe.
V, Vagin.

Chez la nullipare, le col a une forme conique (voyez fig. 27), son orifice est petit, étroit, assez difficile à percevoir. On a comparé la sensation qu'il fournit au doigt à celle que l'on éprouve en touchant le lobule du nez. Le col est lisse, et présente une certaine souplesse assez analogue à celle que l'on éprouverait en touchant une lamelle de caoutchouc un peu épaisse. La muqueuse adhérente aux fibres musculaires sous-jacentes n'est pas susceptible de glisser.

Chez la femme qui a accouché le col est plus gros, plus court, plus cylindrique; l'ouverture est plus linéaire et dirigée transversalement, plus ou moins profonde

______

(1) G. Thomas, *On diseases of women*, 4e édit.; p. 61.

(voy. fig. 28) et irrégulière. Cette ouverture divise le col en deux lèvres : une antérieure et une postérieure. Aux deux extrémités de l'ouverture on rencontre généralement des sillons, résultant des déchirures qui se sont produites pendant l'accouchement.

L'ouverture du col est d'autant plus grande que le nombre des accouchements est plus considérable. Elle s'accentue encore pendant la période menstruelle.

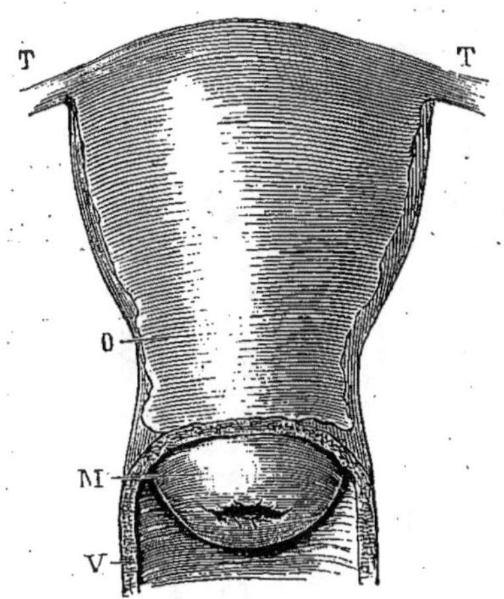

Fig. 28.

Utérus d'une femme multipare
(Tarnier et Chantreuil).

M, Museau de tanche.
O, Isthme utérin séparant le corps du col.
TT, Trompes.
V, Vagin.

Examen des tissus péri-utérins.—Le doigt suivant la paroi antérieure du col, et remontant en avant dans le cul-de-sac vaginal antérieur, rencontre la face antérieure de l'utérus.

Chez les femmes qui ont eu des enfants, la légère antécourbure de l'utérus ayant disparu, on ne constate plus la présence du corps utérin, mais une certaine mollesse, due à la présence de la vessie et des anses intestinales qui recouvrent cet organe. Dans l'état de plénitude de la vessie le corps utérin étant repoussé en arrière, n'est plus accessible au doigt et le col qui était dirigé en arrière se présente presque directement dans l'axe du vagin (voy. fig. 29).

Si l'on remonte le long de la face postérieure du col,

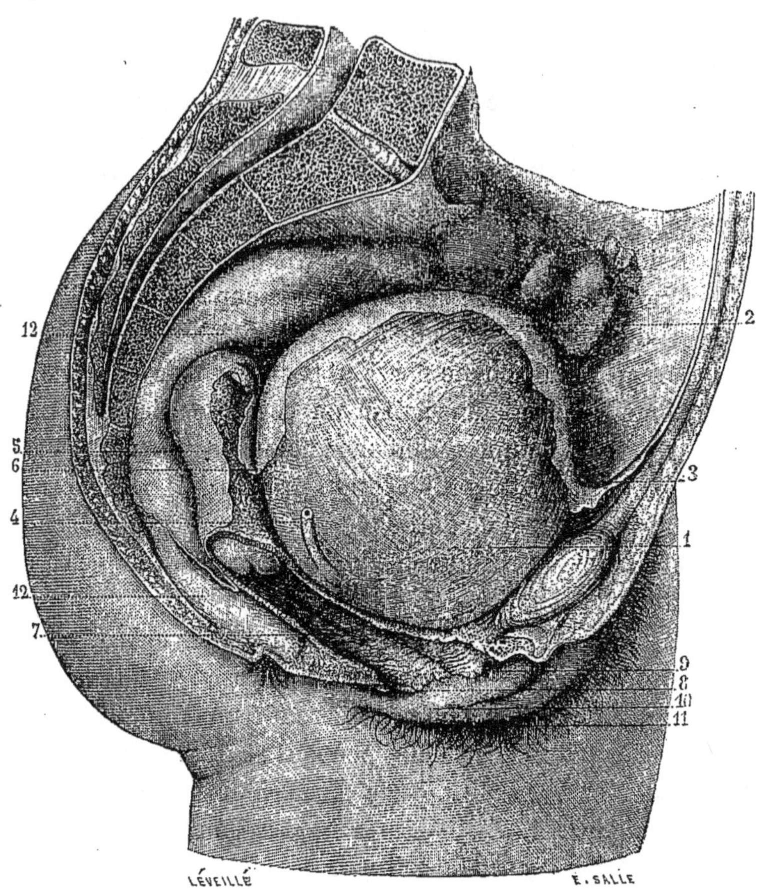

FIG. 29. — Situation, direction, rapports de l'utérus dans l'état de
plénitude de la vessie (Tarnier et Chantreuil).

1. Cavité vésicale dans laquelle ont été injectés par l'urèthre 450 gr.
d'eau. — 2. Sommet de la vessie s'élevant à 5 cent. au-dessus de la symphyse pubienne et restant situé bien en arrière de la paroi abdominale
antérieure. — 3. Cul-de-sac que décrit le péritoine en passant de cette
paroi sur la vessie ; on peut remarquer qu'il se rapproche beaucoup de
la symphyse. — 4. Partie terminale de l'uretère droit. —5. Utérus très-
fortement refoulé en arrière et en bas, et dont la direction diffère peu de
celle du vagin. — 6. Cul-de-sac utéro-vésical du péritoine. — 7. Cavité du
vagin. — 8. Son extrémité antérieure. — 9. Méat urinaire. — 10. Petite
lèvre. — 11. Grande lèvre. — 12,12. Rectum fortement déprimé par l'utérus et séparant cet organe de la concavité du sacrum.

on est bientôt arrêté par le cul-de-sac postérieur, et l'on ne peut explorer la face postérieure de l'utérus. Très-souvent on rencontre en ce point une tumeur due à la présence des matières fécales contenues dans le rectum. On reconnaît la nature de cette tumeur à ce qu'elle est indolente et qu'elle se laisse facilement aplatir sous la pression du doigt.

Lorsqu'on porte le doigt profondément en haut, dans le cul-de-sac postérieur, de façon à le diriger vers l'angle sacro-vertébral, on ne parvient pas à toucher cet angle. Si donc l'indicateur vient à en constater l'existence, c'est qu'il existe une saillie anormale de cette partie. La recherche de cette saillie a une grande importance en obstétrique, aussi ne doit-elle jamais être négligée, surtout lorsqu'on pratique le toucher chez une femme enceinte.

Latéralement, le doigt explorant les culs-de-sac n'éprouve qu'une sensation de mollesse qu'il importe de bien connaître si l'on veut se rendre un compte exact des lésions dont ces parties peuvent être le siége.

Quelquefois le cul-de-sac postérieur présente une profondeur inusitée, due à la pression du membre viril pendant le coït. Cette augmentation de profondeur se rencontre quand il existe une certaine brièveté du vagin ou une longueur exagérée de l'organe copulateur.

Lorsqu'on cherche à faire exécuter des mouvements à l'utérus, on y parvient dans une certaine mesure. Ces mouvements ne déterminent aucune douleur quand l'utérus ou les tissus qui l'environnent sont exempts de toute altération.

Si le doigt constate la présence d'une tumeur dans l'un des culs-de-sac du vagin, c'est qu'il existe une altération des organes contenus dans le petit bassin.

Les tumeurs que l'on rencontre du côté du cul-de-sac postérieur peuvent tenir, soit à une rétroversion ou à une rétroflexion de l'utérus, soit à une inflammation du tissu cellulaire ou du péritoine pelvien, soit à une héma-tocèle péri-utérine.

On sait qu'à l'état normal, les ovaires ne peuvent être perçus par le toucher au niveau des culs-de-sac latéraux du vagin ; aussi, dans le cas où nous venons à constater la présence de ces organes, nous en devons conclure qu'ils ont subi un déplacement ou qu'ils sont le siége d'une altération qui en a augmenté le volume. Une tumeur au niveau de ces culs-de-sac peut aussi résulter du développement d'un phlegmon dans l'épaisseur du ligament large, d'une tumeur de la trompe, d'un kyste du ligament large ou de l'ovaire, ou de la production d'une tumeur fibreuse. Exceptionnellement, lorsqu'une femme présente des parois abdominales très-minces, et facilement dépressibles, on peut constater la présence de l'ovaire, même lorsqu'il est sain. Nous avons eu l'occasion d'examiner dernièrement une femme chez laquelle l'ovaire pouvait être facilement saisi entre le doigt vaginal et la main placée sur l'abdomen. L'ovaire qui n'était nullement douloureux glissait entre la pulpe de l'indicateur placé dans le vagin et la main qui déprimait l'abdomen, à la manière d'un noyau de cerise pressé entre les doigts; l'ovaire avait le volume d'une amande.

Si le doigt, en explorant le cul-de-sac antérieur, rencontre une tumeur, c'est qu'il existe une antéversion ou une antéflexion de l'organe utérin, une tumeur fibreuse, un calcul vésical ou une phlegmasie du tissu cellulaire anté-utérin. Une douleur à la pression, au niveau de la vessie, doit porter à supposer qu'il existe une inflammation du col ou du corps de cet organe.

Le toucher doit encore permettre d'apprécier la température des parties, leur degré d'humidité, la couleur des sécrétions, l'odeur qu'elles présentent, les dimensions du vagin ; les anomalies qui peuvent se rencontrer du côté de ce conduit, l'existence de végétations sur la surface du col utérin, ou la présence de kystes des parois vaginales ou d'une tumeur fibreuse engagée dans le col.

Nous avons dit précédemment que le toucher permet de constater un certain degré de mobilité de l'utérus. Les mouvements que l'on produit en pressant, à l'aide de la pulpe de l'indicateur, sur la face antérieure du col, sur sa face postérieure ou sur ses faces latérales ne déterminent pas de douleur, lorsque l'utérus ou les tissus péri-utérins sont sains. Dans le cas où il existe une altération de la matrice ou des tissus péri-utérins, ces mouvements sont douloureux ou bien n'existent pas.

DU TOUCHER VAGINAL CHEZ LES VIERGES.

Certains auteurs, parmi lesquels nous devons citer Scanzoni, ont cru devoir rejeter le toucher chez les vierges, à cause de la présence de la membrane hymen qu'il importe au plus haut point de ne pas déchirer. Les auteurs qui ont ainsi rejeté ce mode d'exploration chez les vierges, ne se sont probablement pas rendu compte que l'introduction du doigt pouvait avoir lieu sans produire de lésion de la membrane hymen.

Le toucher vaginal ne doit être pratiqué qu'avec une extrême réserve, et quand on a presque la certitude de rencontrer quelque altération des organes génitaux,

Mais ce mode d'exploration peut nous donner des renseignements tellement précieux que nous n'hésitons pas à y avoir recours, suivant en cela la pratique de nos maîtres : Aran, MM. Courty et Gallard.

Pour pratiquer le toucher chez les vierges, il faut avoir soin de faire rapprocher les cuisses, position dans laquelle la membrane hymen se trouve relâchée, et n'est plus exposée à être déchirée par l'introduction du doigt.

L'indicateur, très-exactement graissé, doit s'appuyer sur la fourchette, et, suivant le conseil de M. Courty, y attendre quelques instants que le spasme produit par l'étrangeté de ce contact se dissipe, puis il est amené au contact de la vulve, et franchit lentement l'orifice de l'hymen. Il faut un certain temps, très-court à la vérité, pour arriver jusqu'au col; il faut laisser le temps au doigt, qui est légèrement conique, de dilater la membrane hymen, pour éviter d'y produire des désordres. C'est dans le décubitus dorsal que le toucher doit être pratiqué chez les vierges.

§ 2. — Toucher vaginal et palpation abdominale combinés.

Pendant que l'une des mains pratique le toucher, l'autre main est placée sur l'abdomen et pratique la palpation (voy. fig. 30).

Cette palpation combinée au toucher fournit des indications très-importantes, aussi ne devons-nous jamais négliger d'y recourir.

Cette combinaison du palper et du toucher rend compte du volume de l'utérus, quand cet organe peut être saisi entre le doigt vaginal et la main qui déprime la paroi abdominale. C'est aussi par ce moyen que nous apprécions le volume d'une tumeur utérine, ou des tumeurs inflammatoires péri-utérines.

§ 3. — TOUCHER RECTAL.

Le toucher rectal est d'une importance moindre que le toucher vaginal, il est des cas cependant où il fournit des renseignements que n'a pu révéler le

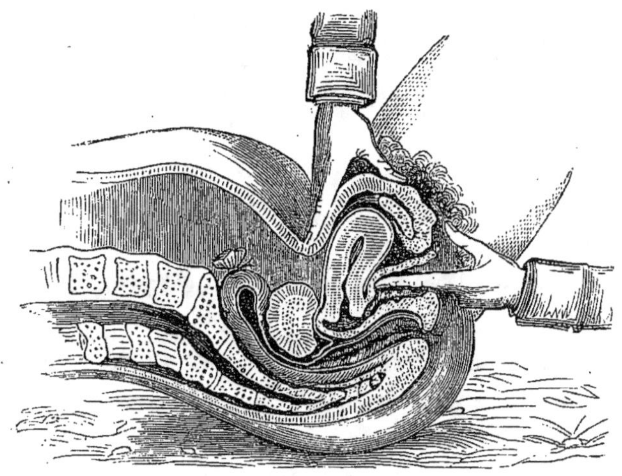

FIG. 30. — Toucher vaginal et palpation abdominale combinés (Sims).

toucher vaginal. Il est destiné, non pas à remplacer ce dernier, mais à le suppléer, il ne doit être employé que pour compléter les renseignements déjà fournis par le toucher vaginal, et seulement lorsqu'il y a absolue nécessité pour compléter un diagnostic douteux.

Lisfranc, et avec lui Scanzoni, ont conseillé le toucher rectal, surtout chez les vierges, dans le double but de ménager l'intégrité de la membrane hymen, et la pudeur de la jeune fille. Comme sí le toucher rectal ne révoltait pas plus que le toucher vaginal.

Lorsqu'en explorant le vagin on a reconnu la nécessité de recourir au toucher rectal, il faut immédiatement y procéder, et pour cela il suffit de retirer le doigt du vagin pour le porter immédiatement du côté de l'anus ; il faut pour ainsi dire surprendre la femme, et ne pas l'avertir de ce qui va se passer. Ce n'est que pendant que l'index est occupé à franchir le sphincter que l'on prévient la femme de ce qui est fait ; il suffit de lui annoncer que c'est un mode d'exploration indispensable pour qu'elle s'y résigne sans se plaindre. On commande alors à la femme de faire un léger effort de défécation, pour permettre au doigt de pénétrer facilement et sans souffrance, le sphincter se dilatant sous l'influence de l'effort de défécation que fait la patiente.

Lorsqu'on a franchi le sphincter, on rencontre une dilatation ampullaire, souvent remplie de matières fécales ; aussi il est bon, quand on doit procéder à l'examen des organes génitaux, de faire prendre préalablement un lavement, pour débarrasser l'intestin des matières qu'il peut contenir.

En longeant la paroi antérieure du rectum, la pulpe du doigt rencontre, à une profondeur de 3 ou 4 centimètres, une tumeur lisse arrondie qui n'est autre que le col de l'utérus et qui paraît plus volumineuse que par le toucher vaginal, circonstance qu'il est bon de connaître pour ne pas confondre cette partie avec une tumeur morbide.

L'index, remontant sur la face postérieure du col, sent la tumeur se prolonger en haut. Cette tumeur, qui est formée par la paroi postérieure de l'utérus, est plus large qu'au niveau du col. Le doigt ne peut atteindre la partie supérieure du corps de l'utérus, à moins que la matrice n'ait subi un certain degré d'abaissement ou une déviation qui ait entraîné son fond dans la cavité du sacrum.

La partie de la face postérieure de l'utérus, qu'on peut ainsi explorer, est plus étendue que celle qui a été sentie par le toucher vaginal.

Si l'on porte le doigt à droite et à gauche du corps de l'utérus, on n'éprouve qu'une sensation de mollesse, et l'on ne peut, dans l'état normal, constater la saillie des ovaires ou des trompes.

En refoulant l'utérus en bas et en le fixant par le palper abdominal, on peut explorer une portion plus grande de la face postérieure de l'utérus, mais jamais à l'état normal on ne parvient à atteindre son bord supérieur.

Le toucher rectal combiné avec la palpation abdominale permet de se rendre exactement compte de l'état des parties situées en arrière de l'utérus; du côté de la cloison recto-vaginale et des ligaments larges, du volume et des rapports que présentent les tumeurs du petit bassin, telles que fibrômes ou tumeurs inflammatoires, des déviations de l'utérus, etc.

Si l'on introduit une sonde métallique dans la vessie, et que l'on pratique ensuite le toucher rectal, le doigt ne parvient pas à toucher l'extrémité de la sonde, à cause de la présence de l'utérus; aussi, lorsque le doigt rencontre la sonde à travers une faible épaisseur de tissus, on est en droit de conclure qu'il y a absence d'utérus. Ce mode d'exploration ne doit donc jamais être négligé quand on soupçonne l'absence congénitale de l'organe utérin.

Nous ne devons citer que pour mémoire l'exploration du bassin et de la cavité abdominale au moyen de la main introduite tout entière dans le rectum et qui a été préconisée par Simon, de Heidelberg (1). C'est un moyen barbare qui a été suivi d'accidents graves et que nous croyons devoir proscrire.

§ 4. — Toucher rectal et vaginal combinés.

Ces deux touchers combinés permettent de constater les altérations de la cloison recto-vaginale.

Le toucher peut être pratiqué en faisant pénétrer l'index d'une des mains dans le vagin, tandis que l'autre est introduite dans le rectum. Mais cette façon de procéder ne permet pas de recourir à la palpation abdominale, si utile dans la plupart des cas; aussi M. Gallard (2) préfère-t-il y introduire simultanément deux doigts différents de la même main. C'est alors au médius qu'il a recours pour pratiquer le toucher rectal. C'est pourquoi dans la prévision que l'on peut avoir besoin de recourir au toucher rectal, il est nécessaire d'enduire préalablement le médius d'un corps gras.

La cloison recto-vaginale, qui est interposée entre les deux doigts, donne une sensation de mollesse, et elle est assez mince pour permettre facilement aux doigts de se sentir réciproquement.

§ 5. — Toucher vésical

Bien que la possibilité de dilater largement le canal de l'urèthre chez la femme soit connue depuis longtemps

---

(1) *Ueber die künstliche Erweiterung des anus und Rectum*, in *Archiv für klinische Chirurgie.* XVᵉ vol., 1ᵉ liv., p. 99. — Voyez l'analyse de ce travail dans la *Revue des sciences médicales*, T. I, p. 393.

(2) Gallard. *Leçons cliniques sur les maladies des femmes*, p. 63.

déjà ; ce n'est que depuis peu d'années que l'exploration de la vessie, au moyen du doigt, a été tentée en France. M. Gallard nous a enseigné, il y a plusieurs années déjà, que Huguier avait introduit le doigt auriculaire jusque dans la vessie pour en explorer les parois, mais ce savant chirurgien n'avait pas attaché à ce mode d'exploration toute l'importance qu'il mérite et que les chirurgiens de ces derniers temps ont pleinement mis en lumière.

C'est surtout à l'étranger que la dilatation de l'urèthre, pour pratiquer le toucher, a été préconisée : en Allemagne, par Simon de Heidelberg, par Wildt (1) et par Warner (2) ; en Angleterre, par Porter (3) et par Heath (4) ; en France, par Simonin (de Nancy) (5) et par Reliquet (6). Les auteurs qui précèdent ont recommandé la dilatation, non-seulement pour le traitement des calculs de la vessie, mais pour le diagnostic des maladies de la vessie elle-même.

Il y a deux ans, un praticien éminent des Etats-Unis, Noeggerath (7) a préconisé le toucher vésical, non-seulement pour se rendre compte des lésions de la vessie, mais encore pour explorer les parties situées en arrière de cet organe : utérus, ovaires et trompes.

Le toucher vésical ne peut être pratiqué qu'après que

---

(1) Wildt, *Archiv f. klin. Chirurgie*, vol. XVIII, fasc. 1, p. 167. Voyez la traduction du mémoire de M. Wildt dans les *Annales de Gynécologie*, t. V, p. 1.

(2) Warner, *Bardeleben, Lehrb. d. chirurgie*, vol. IV, 1872, p. 221.

(3) Porter, *Dublin Quarterly journ. of medical science*, nov. 1863.

(4) Heath, *Medical Times and Gazette*, 11 avril 1874.

(5) Simonin, *Mémoires de la Société de médecine de Nancy*, 1871-1872.

(6) Reliquet, *Annales de Gynécologie*, 1874, t. I, p. 287.

(7) Nœggerath, *The vesico-vaginal and vesico-rectal touch*, in *American journ. of obstetrics*, may 1875, p. 123.

l'on a dilaté le canal de l'urèthre, dans une mesure suffisante, pour permettre d'y faire pénétrer le doigt. Mais ce n'est pas le moment de faire connaître ici les moyens qui ont été employés pour obtenir cette dilatation; nous passerons ces moyens en revue dans le chapitre où nous étudierons la dilatation de l'urèthre.

L'urèthre étant donc dilaté, on y introduit le doigt, préalablement graissé, et on le fait pénétrer jusque dans la vessie. Le doigt ainsi introduit peut, non-seulement explorer la cavité de la vessie, mais aussi toute la surface antérieure du corps utérin.

Le toucher vésical pourrait être également employé dans les cas où il s'agirait de reconnaître l'absence d'utérus.

Il est vrai que dans ce cas, l'introduction d'une sonde dans la vessie, combinée avec le toucher rectal, suffit, le plus souvent, pour permettre de constater l'existence de cette anomalie.

Le toucher vésical, combiné avec le toucher rectal, peut fournir les résultats les plus inattendus et permettre de se rendre compte, au dire de M. Noeggerath, de ce qui se passe dans le bassin de la femme, aussi nettement que si l'on avait les organes génitaux sur une

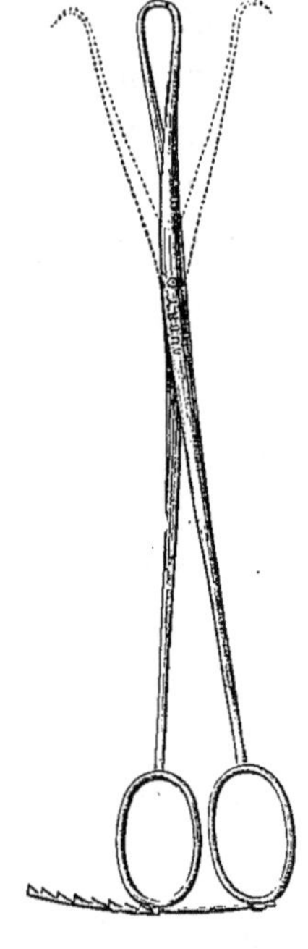

FIG. 31.

Pince destinée à attirer le col de l'utérus en bas. Les lignes ponctuées indiquent le degré d'écartement des branches.

table d'amphithéâtre.

Le doigt n'étant pas assez long pour atteindre

le fond de la matrice, il devient nécessaire lorsque l'on veut explorer ce fond d'attirer l'utérus en bas. M. Noeggerath a imaginé, à cet effet, une pince, analogue à celle qui est représentée dans la figure 31, dont les branches sont munies de crochets que l'on implante dans l'intérieur du col utérin, et qui permet d'abaisser modérément l'utérus de façon que le doigt introduit dans l'urèthre puisse arriver, par-dessus le corps de l'utérus, au contact du doigt placé dans le rectum.

Terminons en disant que le toucher vésical ne doit être employé que tout à fait exceptionnellement et en vue d'établir un diagnostic que les autres procédés d'exploration n'ont pas permis de préciser d'une façon suffisante.

CHAPITRE VI

DE L'EXAMEN AU SPÉCULUM

Le spéculum est un instrument destiné à explorer, au moyen de la vue, le col de l'utérus et les parois du vagin.

L'invention du spéculum remonte à une époque très-éloignée de nous, mais ce n'est qu'au commencement du XIXe siècle que Récamier le tira de l'oubli et du dédain dans lesquels il était resté.

Bien que nous soyons persuadé que l'invention de cet instrument ait eu l'influence la plus heureuse sur la connaissance des affections utérines et des moyens thérapeutiques qui leur sont applicables, nous croyons cependant qu'elle a conduit à des abus qu'il est de notre devoir de signaler, si nous ne voulons pas déconsidérer un des moyens d'exploration les plus précieux qui soient à notre disposition.

L'exploration du col utérin au moyen du spéculum, en mettant à découvert les lésions dont cet organe peut être le siége, a souvent fait perdre de vue l'état général constitutionnel qui en est le point de départ et a conduit ainsi à pratiquer des cautérisations qu'un traitement général bien dirigé aurait pu faire disparaître, dans beaucoup de cas, plus rapidement que des applications locales souvent répétées.

Ce n'est pas à dire pour cela que nous devions renoncer à l'examen du col et à tout traitement local. Car si nous pensons que l'emploi d'agents thérapeutiques destinés à modifier l'état général de la constitution est souvent indispensable, nous sommes persuadé aussi qu'un traitement local bien dirigé hâte ordinairement la guérison de la lésion que le spéculum nous a permis de reconnaître.

L'examen au spéculum ne doit pas être proposé à la légère, et il ne faut pas imiter la pratique de certains industriels qui réclament l'application du spéculum pour la moindre douleur ressentie dans la sphère des organes génitaux et qui ne voient dans ce procédé d'exploration qu'un moyen de clientèle très-lucratif.

Dans ce chapitre, nous ne passerons pas en revue tous les spéculums qui ont été inventés; ces instruments sont nombreux et quelques-uns sont à peu près inutiles. Nous nous contenterons de faire connaître ceux qui sont le plus habituellement employés. Nous examinerons ensuite les indications spéciales de chacun d'eux.

a. **Spéculum de Récamier ou spéculum plein.** — Ce

spéculum est formé d'un tube métallique légèrement conique, à parois intérieures polies et brillantes, de façon à réfléchir les rayons lumineux et à éclairer convenablement le col de la matrice. Ce spéculum est muni, à son extrémité la plus évasée, d'une tige de 4 à 5 centimètres, soudée à angle droit avec le tube, et destinée à

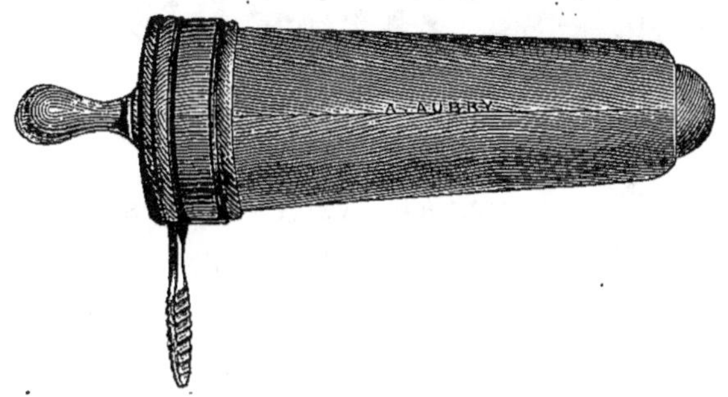

FIG. 32. — Spéculum plein en bois.

servir de manche. Un embout arrondi en bois ferme l'instrument à son extrémité la plus étroite et en facilite l'introduction.

Le spéculum plein peut être construit en bois (voy. fig. 32) ou en ivoire, en vue de protéger les parois du vagin contre le rayonnement de la chaleur quand on pratique la cautérisation du col au moyen du fer rouge, ces substances étant, comme l'on sait, mauvaises conductrices du calorique.

    b. **Spéculum de Fergusson.** — Le spéculum de Fergusson (voy. fig. 33) est cylindrique, il est formé d'un tube de verre étamé à sa surface externe, et recouvert d'une couche de caoutchouc durci. Ce spéculum, dont la paroi est très-brillante puisqu'elle forme un véritable miroir, permet d'éclairer très-fortement le col de l'utérus. A ce point de vue, c'est le meilleur instrument que nous puissions employer. L'extrémité utérine est taillée en biseau, disposition qui facilite considérablement l'intro-

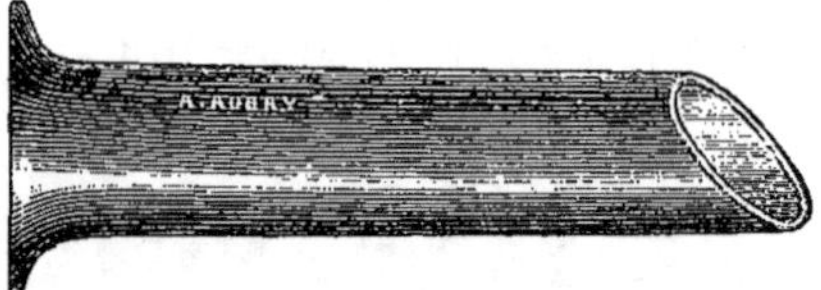

FIG. 33. — Spéculum de Fergusson.

duction de l'instrument à la vulve. De plus, la paroi la plus longue du spéculum, étant en rapport avec la paroi postérieure du vagin, qui est également la plus longue, permet d'embrasser facilement le col.

L'extrémité externe est fortement évasée, pour permettre à une plus grande quantité de rayons lumineux de pénétrer dans l'intérieur de l'instrument et aux doigts de le saisir facilement sans gêner la vue.

Depuis un certain temps, on fabrique des spéculums en verre, non étamé et non recouvert de caoutchouc durci. Ces instruments dont le prix est très-peu élevé, mais qui donnent bien moins de lumière que le spéculum étamé, sont cependant suffisants dans la plupart des cas où l'on a recours au spéculum de Fergusson.

c. **Spéculum cylindrique à valves.** — Le spéculum à trois valves, dit spéculum à recouvrement ou à développement, a la forme cylindrique quand il est ouvert. Lorsqu'il est fermé et prêt à être introduit, il est muni d'un embout et a la forme d'un cylindre légèrement aplati (voy. fig. 34).

Ségalas avait inventé, antérieurement, un spéculum

à quatre valves qui ne diffère du précédent que par le nombre des valves.

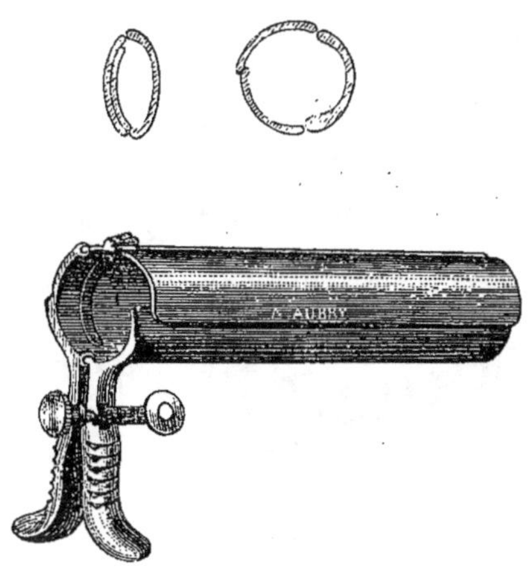

FIG. 34. — Spéculum cylindrique à trois valves.

Ces spéculums, ainsi que le fait remarquer M. Courty, ne présentent pas d'avantages marqués, dans les cas ordinaires, sur le spéculum plein de Récamier. Ils peuvent cependant être utilisés chez les femmes dont l'orifice vulvaire est étroit ou chez les vierges, car leur développement ne se produisant qu'après que l'instrument a franchi la vulve, on peut déployer les valves assez lentement pour dilater l'hymen sans le déchirer.

d. **Spéculum de Ricord.** — M. Ricord a inventé dès l'année 1834 le spéculum que nous allons décrire. De tous les spéculums que nous passons en revue, c'est celui que nous préférons, avec celui que M. Bouveret a fait construire récemment et dont nous donnerons la description dans un instant.

Pour une main peu exercée, l'application du spéculum de Ricord offre quelques difficultés, mais avec un peu d'habitude elles se trouvent facilement sur-montées, et les avantages qu'il présente compensent amplement la légère difficulté de son application.

Le spéculum de Ricord (voy. fig. 35), lorsqu'il est fermé, représente un tube cylindro-conique, légèrement aplati et un peu évasé à son extrémité, destinée à rester

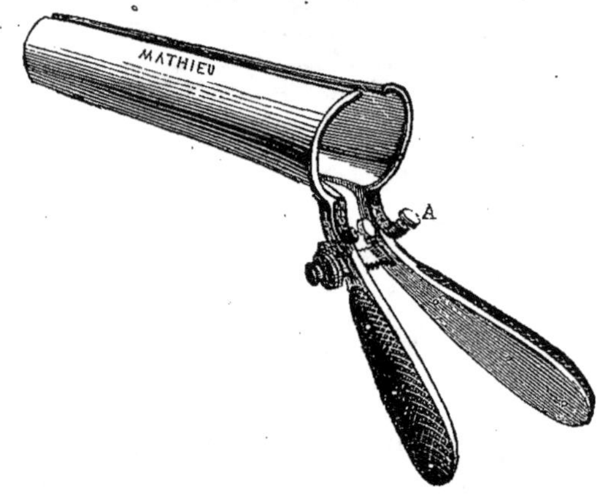

FIG. 35. — Spéculum bivalve de Ricord, les manches ouverts.

en dehors de la vulve, il est muni de deux manches qui permettent de le saisir aisément entre les doigts et en rendent le maniement facile. Les deux valves sont re-liées entre elles par une articulation située du côté où se trouvent les manches; ces deux valves laissent entre elles, du côté opposé à l'articulation, un certain vide qui présente des avantages que nous ferons bientôt connaître.

L'articulation du spéculum se fait en un point qui coïncide, en général, quand l'instrument a atteint le col, avec l'orifice vulvaire, de sorte que quand on vient à écarter les branches, le centre du mouvement se passe au niveau de cette articulation et ne dilate pas la vulve, le volume de l'instrument en ce point restant invariable. De cette façon, la vulve, qui est la partie la moins extensible du conduit vaginal, ne subit pas de distension, et partant l'instrument n'occasionne pas de douleur au moment où il vient à être ouvert.

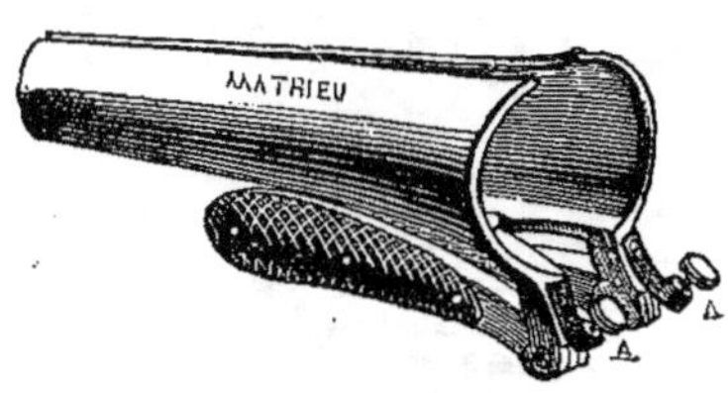

FIG. 36.

Spéculum bivalve de Ricord,
les manches fermés.

D'un autre côté, l'écartement des valves pouvant être considérable à leur extrémité vaginale permet de découvrir des cols volumineux.

On a reproché à cet instrument de laisser passer entre les valves des plis. du vagin, mais cet inconvénient disparaît si l'on a soin de placer les valves, l'une en arrière et l'autre en avant, et non latéralement.

L'espace qui existe entre les valves du côté opposé à l'articulation est aussi très-utile en ce qu'il permet, dans le cathétérisme utérin, d'enlever le spéculum après que la sonde a pénétré d'une certaine quantité dans l'orifice du col.

De plus, l'évasement de la partie externe des valves permet à une grande quantité de rayons lumineux de pénétrer dans leur intérieur et d'éclairer fortement le col.

Spéculum à grilles de Fournier. — Ce spéculum diffère peu du précédent. L'extrémité utérine des valves est taillée en bec de canard de façon à pouvoir arriver au contact l'une de l'autre. Les valves sont percées de deux fenêtres longitudinales dans presque toute leur étendue, et ne sont plus représentées que par trois tiges métalliques d'un volume peu considérable. Le reste de l'instrument ne diffère pas du spéculum de Ricord (voy. fig. 37).

Ce spéculum dont l'introduction à la vulve est très-facile à cause de la disposition de l'extrémité des val-

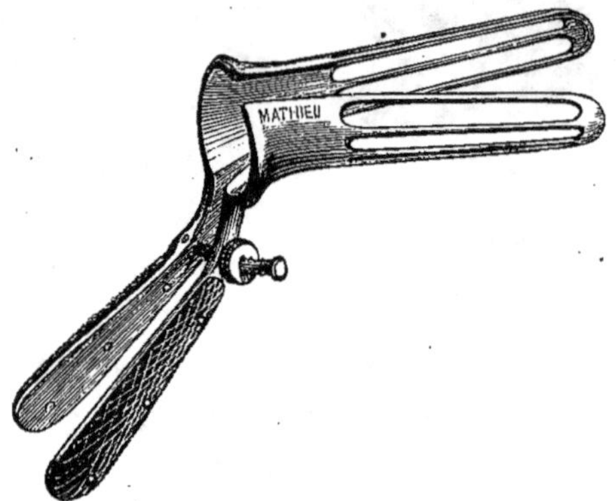

FIG. 37. — Spéculum à grilles de Fournier.

ves, ne permet pas d'arriver sans tâtonnements sur le col utérin, mais en revanche les valves fenêtres ont l'avantage de permettre d'examiner aisément la surface vaginale.

e. **Spéculum à quatre valves.** — Ce spéculum (voy. fig. 38) ne diffère du spéculum de Ricord que par le nombre de ses valves. Le vide qui existe entre les deux valves du spéculum de Ricord a été comblé au moyen de deux valves surnuméraires. Ces valves sont reliées de telle sorte au spéculum, qu'elles peuvent être facilement enlevées et que l'on a ainsi, à volonté, un spéculum à deux ou à quatre valves.

Le spéculum à quatre valves est très-utile lorsqu'on veut déplisser fortement le fond du vagin, ou lorsque

les parois vaginales sont flasques et ont de la tendance
à s'insinuer entre les valves. Mais il a l'inconvénient de

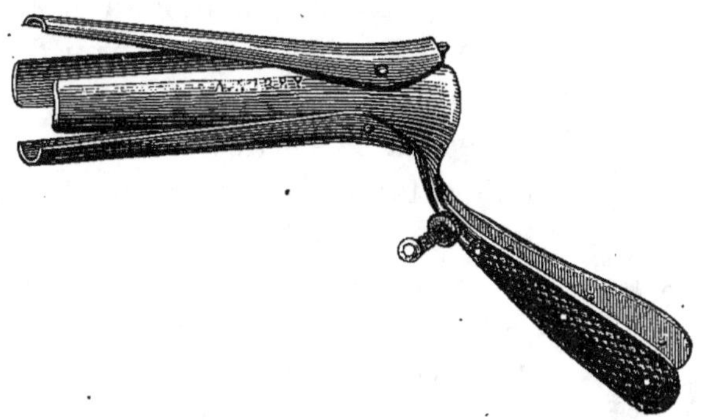

FIG. 38. — Spéculum à quatre valves de Ricord.

déterminer un peu de douleur au moment où l'on produit l'écartement des valves.

f. **Spéculum de Cusco ou en bec de canard.** — Ce
spéculum (voy. fig. 39) se compose de deux valves qui

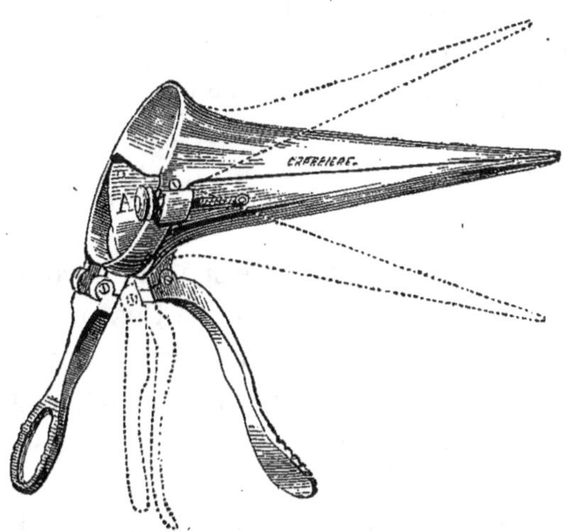

FIG. 39. — Spéculum de Cusco vu de côté.
Les lignes ponctuées indiquent le degré d'écartement des valves.

ont exactement la forme d'un bec de canard quand

l'instrument est fermé. Les valves sont élargies à leur extrémité utérine, de façon à pouvoir déplisser fortement le fond du vagin. Cet instrument, étant beaucoup plus court que celui de Ricord, permet de voir de plus près le col utérin.

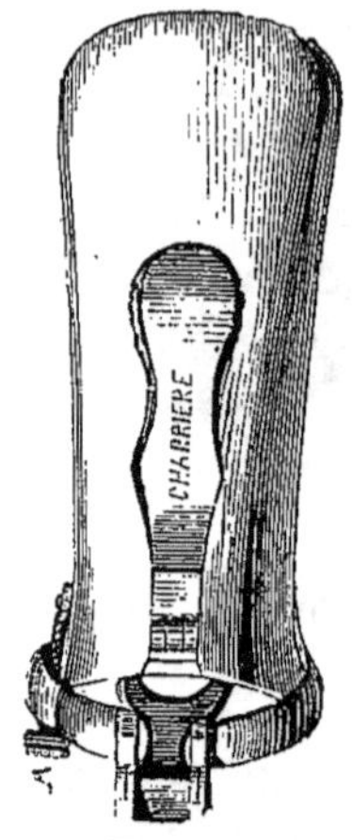

FIG. 40.
Spéculum de Cusco
vu de face.

A. Ecrou permettant de maintenir l'écartement des valves.

Les valves s'articulent à leur extrémité externe, mais à cause du peu de longueur qu'elles présentent, l'orifice vulvaire se trouve tout près de cette articulation et ne subit pas de distension notable au moment où l'on ouvre l'instrument. Ce spéculum offre deux manches qui peuvent se plier au moyen d'une articulation, et devient ainsi très-portatif.

Le spéculum connu à Londres sous le nom de spéculum de Weiss est une imitation à peu près complète du spéculum de Cusco. Seulement, il est dépourvu de manches, ce qui en rend le maniement bien moins facile.

g. **Spéculum de Bouveret.** —Ce spéculum (voy. fig. 40) ressemble beaucoup au spéculum de Cusco, mais il en diffère notablement cependant dans ses details.

L'extrémité utérine des valves AB est taillée en bec de flûte comme dans le spéculum de Fergusson, d'où résulte, entre elles, un certain degré d'écartement. Une articulation unique C, semblable à celle qui existe au spéculum de Ricord, réunit les valves.

La disposition en bec de flûte de l'extrémité utérine des valves permet au spéculum de s'adapter exacte-

ment aux parties qu'il doit traverser ; la valve inférieure, la plus longue, suit la paroi inférieure du
vagin, laquelle est, comme l'on sait, plus longue que
la paroi antérieure.

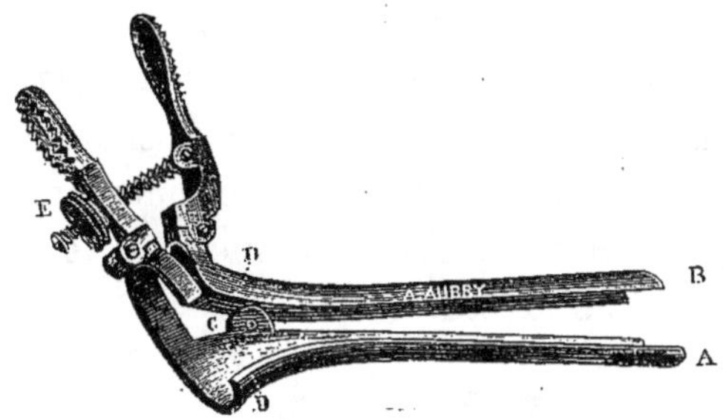

Fig. 41. — Spéculum de Bouveret.
AD. Valve inférieure.
BD. Valve supérieure.
C. Articulation.
E. Ecrou servant à maintenir l'écartement des valves.

L'écartement entre l'extrémité des valves AB donne
l'avantage, quand on introduit le spéculum, de suivre
exactement de l'œil le déplissement de la muqueuse
vaginale et d'arriver sans tâtonnements sur le col. La
disposition en bec de flûte facilite encore le passage de
l'instrument à la vulve.

L'absence d'articulation sur le côté droit donne
la facilité d'enlever l'instrument sans abandonner de
la main l'hystéromètre, dans les cas où l'on a introduit
la sonde dans le col pour pratiquer le cathétérisme de
l'utérus.

h. **Spéculum bivalve avec mouvement d'écartement
parallèle des valves.** — Cet instrument (voy. fig. 42),
connu sous le nom de spéculum de Gemrig et de spécu-

lum de Smith, se compose de deux valves entièrement
semblables à celles du spéculum de Cusco. Ces valves
sont articulées sur deux branches qui, au moyen d'une
articulation qui les réunit entre elles et d'une vis placée
à leur extrémité, permettent de les écarter parallèlement sur toute leur étendue. Les valves présentent en outre chacune un manche propre, qui permet à la main de
les faire mouvoir, comme dans un spéculum bivalve
ordinaire. Les valves sont libres de toute articulation
du côté opposé aux manches, comme dans le spéculum
de Ricord ou de Bouveret.

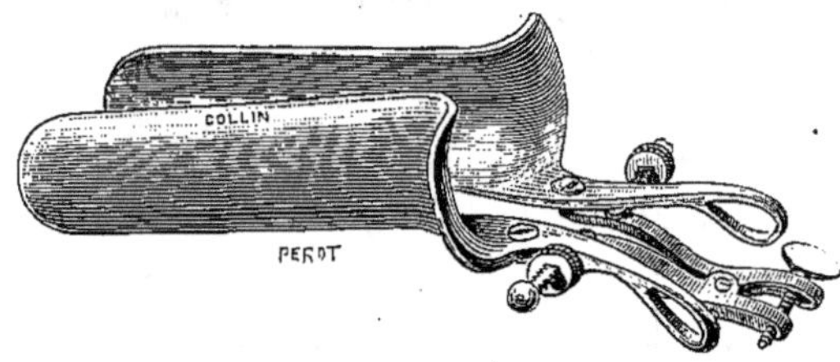

FIG. 42. — Spéculum de Gemrig.

Ce spéculum, que nous avons employé à plusieurs
reprises, est un instrument excellent dont nous recommandons fort l'usage.

Bien que paraissant assez compliqué de prime abord,
il est en réalité d'un maniement très-simple et très-
commode.

i. **Spéculum de Sims.** — Le spéculum de Sims (voy.
fig. 43) est un spéculum univalve, il se compose d'une
tige métallique terminée à chacune de ses extrémités
par une valve en forme de gouttière et de dimension
différente. L'extrémité de la valve est arrondie et terminée par un cul-de-sac qui lui donne la forme d'un
demi-bec-de-canne.

Cet instrument qui a été inventé pour l'opération de la fistule vésico-vaginale est également employé, mais surtout en Angleterre et en Amérique, pour pratiquer l'exploration des organes génitaux. Malheureusement ce spéculum présente un inconvénient tel, qu'il ne peut entrer dans la pratique usuelle de la gynécologie, celui de ne pouvoir être employé sans le secours d'un assistant. Aussi, pour remédier à cet inconvénient, a-t-on cherché à construire des spéculums de divers modèles dont la valve de Sims est l'élément principal.

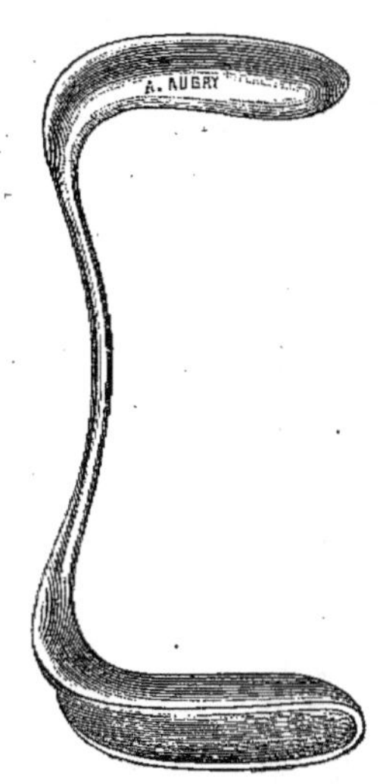

Fig. 43.
Spéculum de Sims.

J.-B. Hunter a eu l'idée de fixer le spéculum de Sims, dont les branches sont fortement recourbées, sur un support adapté à une table (voy. fig. 44) pour permettre de se passer d'aide. Le spéculum, une fois fixé,

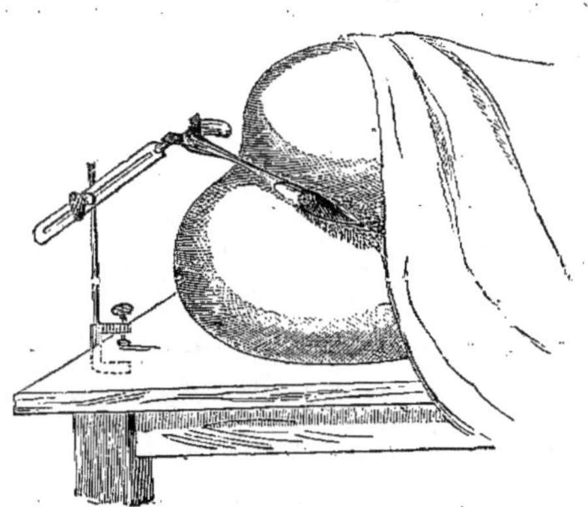

Fig. 44. — Spéculum de Hunter (Gaillard-Thomas).

mettre de se passer d'aide. Le spéculum, une fois fixé,

permet à l'explorateur d'avoir la liberté de ses deux mains (1).

M. Gaillard-Thomas a également modifié la valve de Sims par l'addition d'une valve surnuméraire qui prend son point d'appui sur le sacrum et permet aussi de se passer d'aide (voy. fig. 45).

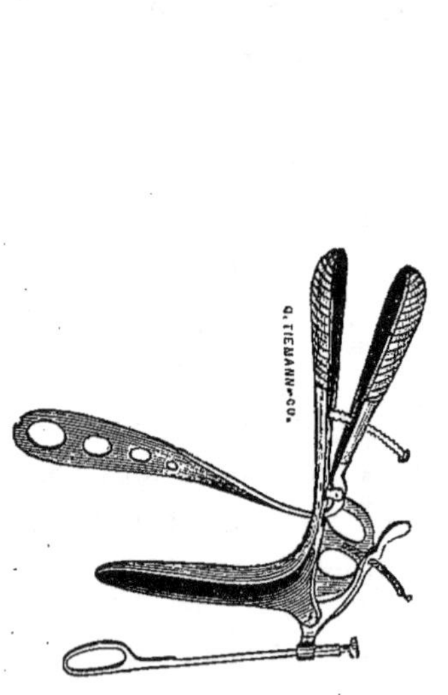

FIG. 45. — Spéculum de Sims,
modifié par Gaillard-Thomas.

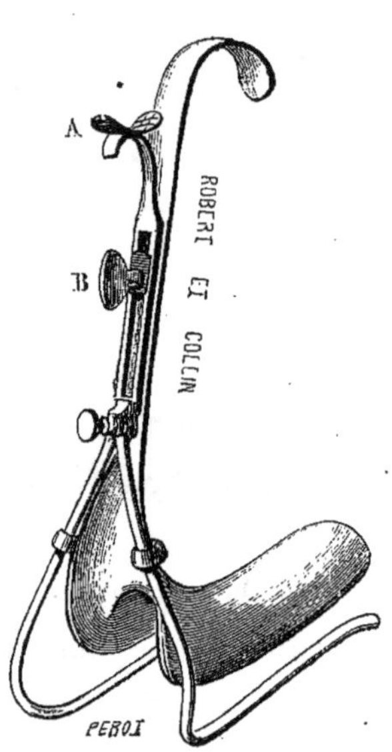

FIG. 46.
Spéculum de Denonvilliers.

Denonvilliers a ajouté au spéculum de Sims deux petites valves surnuméraires qui, par la pression sur un levier, s'écartent de la valve principale; nous donnons le dessin exact qui, mieux qu'une longue description, fera connaître les détails de l'instrument (voy. fig. 46`.

i. **Spéculum de Bozeman.** — Le spéculum de Bozeman

---

(1) Gaillard-Thomas, *Diseases of women*, 4º édition, 1874, p. 71.

se compose de trois valves, dont deux sont réunies par une articulation que fait mouvoir un pas-de-vis situé dans le manche et qui fait écarter les valves parallèlement (voy. fig. 47).

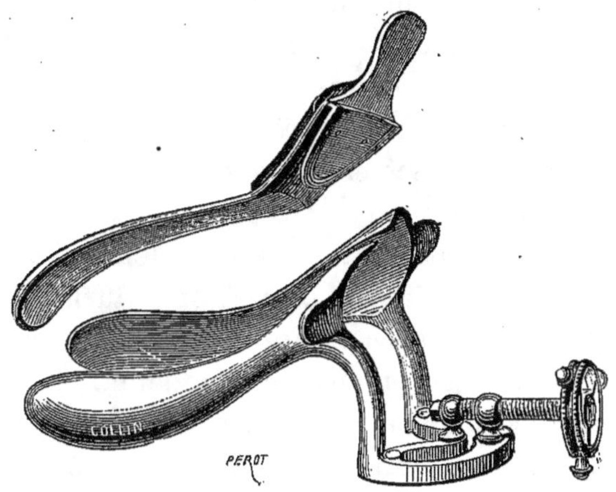

FIG. 47. — Spéculum de Bozeman.

La troisième valve, mobile, s'articule avec une partie saillante sur chacune des deux valves principales, et forme ainsi, quand elle est en place, un spéculum à trois valves. Cette dernière valve n'est adaptée qu'après que le spéculum a été introduit et que les deux valves principales ont été écartées au moyen de la vis qui les fait mouvoir.

INTRODUCTION DU SPÉCULUM.

Position à donner à la malade. — En France, l'examen au spéculum se pratique dans le décubitus dorsal. En Amérique et en Angleterre, où l'on fait usage habituellement du spéculum de Sims, l'exploration est pratiquée, la patiente étant placée dans le décubitus latéral gauche.

A. *Examen sur le dos.* — La malade est placée en travers sur un lit, ou sur un fauteuil à spéculum. Dans l'un et l'autre cas, la position donnée au tronc et aux jambes est sensiblement la même. La tête peut être relevée par un oreiller, mais très-légèrement.

Les jambes sont fléchies sur les cuisses, celles-ci sur le bassin, et modérément écartées.

Les jambes sont soutenues par deux aides, ou reposent sur deux chaises placées près du lit, ou sur les pédales du lit à spéculum, ou bien sur les genoux de l'explorateur assis en face de la patiente.

Le siége de la malade doit être placé sur le même plan que la région dorsale ou même être très-légèrement relevé par deux ou trois draps pliés, ou par un coussin peu épais. Cette précaution permet à la lumière d'arriver plus directement dans le spéculum et au col de se trouver plus exactement dans l'axe de cet instrument.

La patiente doit être placée en face d'une fenêtre bien éclairée. A défaut de la lumière solaire il faut avoir recours à l'un des appareils d'éclairage que nous avons indiqués précédemment (voy. chap. III, p. 29).

Introduction du spéculum. — L'introduction du spéculum diffère un peu suivant l'instrument que l'on emploie, mais il est des règles communes pour l'introduction de tous les spéculums. Ce sont ces règles que nous ferons tout d'abord connaître, nous proposant d'indiquer ensuite les précautions que réclame l'usage de tel ou tel spéculum.

Nous commencerons par décrire le mode d'introduction du spéculum, le plus simple : le spéculum plein.

La femme étant placée dans la position que nous venons d'indiquer, l'opérateur se trouvant au-devant d'elle, déprime la fourchette au moyen du médius de la main gauche, tandis qu'il écarte les grandes lèvres et les petites lèvres à l'aide de l'indicateur et de l'annulaire de la même main. Le spéculum, muni de son embout et légèrement chauffé pour éviter une sensation désagréable et le spasme de l'orifice vulvaire, est saisi de la main droite, de façon que les quatre derniers doigts de celle-ci soient étendus sur la surface de l'instrument, que le pouce leur soit opposé et que le manche de l'embout presse dans la paume de la main. L'opérateur présente alors l'extrémité du spéculum à l'entrée de la vulve en le faisant glisser dans l'espèce de gouttière formée par les trois doigts de la main gauche, et le dirige d'avant en arrière. Le spéculum doit appuyer fortement sur la commissure postérieure de la vulve, au moment de son introduction, afin d'éviter de produire de la douleur en heurtant le méat urinaire et le tubercule antérieur du vagin dont la sensibilité est très-développée. Une fois l'orifice vulvaire franchi, il faut changer la direction de l'instrument, porter son extrémité externe en bas, de façon à la diriger suivant l'axe du vagin.

On peut enlever les doigts placés à la commissure postérieure de la vulve ainsi que l'embout.

On aperçoit alors une sorte de rosace dont les plis convergent vers une ligne transversale, et qui est formée par l'adossement des parois antérieure et postérieure du vagin et par les plis de la muqueuse. On fait ensuite progresser doucement l'instrument en ayant toujours soin de suivre de l'œil, suivant le conseil donné par Valleix et Gallard, la rosace dont il vient d'être question, et qui mène directement sur le col.

En maintenant constamment la rosace au milieu de l'axe de l'instrument, il n'est pas nécessaire de s'être assuré préalablement, par le toucher, de la situation occupée par le col, cependant c'est là une précaution qui n'est pas inutile et que conseillent la plupart des auteurs.

Lorsqu'on s'écarte de la ligne transversale que nous venons de mentionner, on ne perçoit plus la rosace, mais une simple toile uniformément tendue et formée par la paroi du vagin. En ramenant l'extrémité du spéculum dans l'axe du vagin, on retrouve de nouveau la rosace et l'on arrive invariablement sur le col.

Lorsqu'on applique le spéculum chez une femme dont l'utérus n'a subi aucune déviation, c'est la lèvre antérieure qui est aperçue la première, à cause de l'obliquité du col en arrière ; aussi, faut-il porter l'extrémité utérine du spéculum en arrière et en haut et abaisser le manche en bas, pour que le col s'engage facilement.

A mesure que l'on fait pénétrer le spéculum, on examine avec soin toute la longueur du conduit vaginal pour se rendre compte de l'état de ce conduit et de la nature des sécrétions qui s'y trouvent accumulées.

Un assez grand nombre de praticiens conservent l'embout jusqu'à la fin de l'introduction, mais c'est là une pratique que nous croyons mauvaise, en ce que le spéculum peut être dirigé dans une de ces poches vaginales décrites par M. le professeur Pajot, sous le nom de fausses routes vaginales (1), dans lesquelles il se promène en aveugle. Il est vrai que l'on a pu s'assurer au préalable, par le toucher, de la situation exacte du col, mais même après cette exploration il arrive que l'instrument s'égare dans le vagin ; il faut alors des tâtonnements assez longs et parfois douloureux pour retrouver le col. Il en résulte encore cet inconvénient qu'on ne se rend pas compte de l'état des parties que l'on traverse.

Quand on emploie le spéculum de Fergusson, qui est taillé en biseau, il est une précaution indiquée par M. Gallard qu'il nous semble utile de ne pas négliger (2). Comme ce spéculum n'a pas d'embout, il faut avoir soin d'éloigner autant que possible son bord tranchant des parties les plus sensibles de la vulve, lesquelles sont situées à la partie antérieure. « Aussi faut-il, dit cet auteur, appuyer fortement sur le périnée avec la paroi postérieure du spéculum présenté d'arrière en avant. On appuie ainsi jusqu'à ce que, par le refoulement du périnée, toute l'épaisseur du cylindre se soit enfoncée sous la vulve, pénétrant ainsi dans le vagin.

« Alors on détermine un mouvement de bascule, en ramenant l'extrémité externe de l'instrument d'arrière en avant, mais en déprimant toujours le périnée, ce qui permet d'entrer dans le vagin sans toucher les nymphes, les caroncules, ni le tubercule antérieur. »

Les doigts de la main gauche, au lieu de déprimer le périnée, doivent être placés en avant de la vulve, de

---

(1) *Bulletin de thérapeutique*, t. LXXXVII, p. 460.
(2) Gallard, *Leçons cliniques sur les maladies des femmes*, 1873, p. 94.

façon à écarter les grandes lèvres et à presser sur le spéculum qu'ils refoulent le plus possible en arrière au moment de son passage au niveau du méat urinaire et du tubercule antérieur du vagin.

Avec le spéculum bivalve de Ricord, il faut, après avoir procédé à l'introduction à la vulve comme on le fait avec le spéculum plein, faire exécuter un mouvement de rotation sur l'axe de l'instrument de manière à placer les manches vers l'un ou l'autre des plis génito-cruraux, afin que les valves correspondent aux parois antérieure et postérieure du vagin. Ce mouvement de rotation est nécessaire pour empêcher les parois vaginales de s'insinuer entre les valves. C'est, en général, vers le pli génito-crural droit que les manches doivent être dirigés afin que la main droite de l'opérateur ne se trouve pas gênée par la présence de ceux-ci.

Les manches sont alors confiés à un aide, qui les maintient en place, ou accrochés à un fil métallique formant à l'une de ses extrêmités un anneau dans lequel on fait entrer l'un des manches du spéculum et que la malade saisit par l'extrémité opposée. Ce fil est souvent nécessaire, le bras de la patiente n'étant pas, en général, assez long pour atteindre l'instrument.

Quelquefois, lorsque le col de l'utérus est fortement porté en arrière, la lèvre antérieure est seule mise à découvert, et l'on ne parvient pas à engager le col entre les valves, il devient alors nécessaire de le faire basculer à l'aide du ténaculum de Sims, ou du dépresseur de Sims. Le premier de ces instruments est implanté superficiellement dans l'épaisseur de la lèvre antérieure, tandis que le second est glissé en arrière du col dans le cul-de-sac vaginal postérieur; il suffit d'imprimer un mouvement en haut et en avant à l'un ou à l'autre de ces instruments pour engager le col entre l'extrémité utérine des valves.

Lorsqu'un bourrelet, formé par la paroi vaginale antérieure, vient à s'interposer entre le col et l'extrémité du spéculum, il faut déprimer fortement cette extrémité en arrière vers la concavité du sacrum, de façon à passer au-dessous du repli de la muqueuse et à amener l'instrument au contact du col.

Si les parois utérines sont très-flasques, il est utile de pratiquer l'examen avec le spéculum à quatre valves; cependant avec les spéculums de Cusco ou de Bouveret, l'interposition de la muqueuse entre les valves n'est pas à redouter à cause de la largeur de ces dernières et de l'écartement considérable qu'elles peuvent subir, d'où résulte une distension très-grande des parois du vagin.

Le spéculum de Cusco est introduit en plaçant les valves, l'une en bas et l'autre en haut, la valve qui doit être placée en haut est celle qui correspond aux manches. Cette disposition des manches en haut est utile pour éviter que ceux-ci se trouvent maculés par le sang ou les liquides qui s'écoulent pendant l'examen. L'instrument, au moment où il est présenté à la vulve, doit être tenu de la main droite, l'indicateur placé au-dessus de la valve supérieure et l'annulaire au-dessous de l'inférieure, afin de maintenir les valves au contact l'une de l'autre. Lorsqu'on procède à l'examen à l'aide du spéculum de Cusco, il est presque indispensable de s'être assuré au préalable de la position occupée par le col, si l'on veut arriver directement sur lui.

Avec le spéculum de Bouveret dont les valves présentent entre elles un certain écartement, on peut suivre le déplissement du vagin comme on le fait avec le spéculum de Ricord, et arriver ainsi sans tâtonnements sur le museau de tanche. L'introduction de cet instrument à la vulve est rendue très-facile, à cause de la disposition en biseau de ses valves. Le manche de l'instrument doit être placé en haut, une valve correspond ainsi à la paroi antérieure du vagin, et l'autre à la postérieure.

Le spéculum bivalve de Gemrig s'introduit à la vulve en présentant l'extrémité des valves parallèlement au grand axe de la vulve. Mais les valves aussitôt introduites, il convient d'opérer un mouvement de rotation sur leur axe, de façon à placer une valve en avant et l'autre en arrière et à amener les manches vers l'une ou l'autre des aines.

B. *Examen dans le décubitus latéral gauche.* — L'examen au moyen du spéculum univalve de Sims a lieu dans le décubitus latéral gauche (voy. fig. 48). Il repose sur le fait de la dilatation du canal vaginal par la pression atmosphérique. Dans cette position, en effet, les viscères abdominaux sont entraînés en bas et l'air atmosphérique pénètre dans le vagin.

Voici, d'après Marion Sims, comment doit être faite l'introduction du spéculum univalve : « La patiente est couchée sur le côté gauche, les cuisses à peu près à angle droit avec le bassin, la droite un peu plus remontée que la gauche ; le bras gauche est rejeté en arrière du dos, la poitrine inclinée en avant et le sacrum mis presque en contact avec la table ; l'épine dorsale est ainsi complètement étendue, et la tête repose sur l'os pariétal gauche, il ne faut pas que la tête soit fléchie du côté du sternum, ni que l'épaule droite soit élevée. En réalité, la position doit se rapprocher autant que possible de la position sur les genoux, et

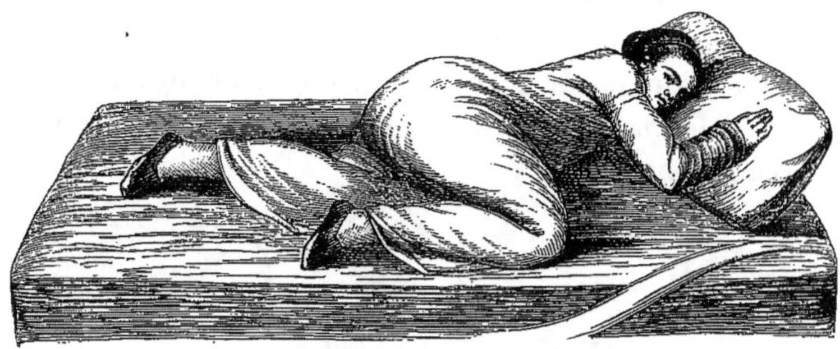

FIG. 48. — Position de la femme dans l'examen au spéculum dans le décubitus latéral gauche.

c'est pour cette raison que la malade est pliée en avant et qu'on lui donne une position renversée sur le côté gauche. Un aide qui se trouve derrière la malade, relève le côté droit des fesses avec la main gauche, puis le chirurgien introduit le spéculum, élève le périnée et confie l'instrument à l'aide qui le tient fermement de la main droite dans la position voulue. L'introduction du spéculum a lieu, en guidant la valve au moyen de l'index de la main droite. La pulpe du doigt dépasse l'extrémité de la valve, et le coude de l'instrument repose sur la concavité qui résulte de l'écartement du pouce et de l'index, comme le montre la figure 49.

« On ne retire le doigt que lorsque le bout du spéculum a passé au delà du col et qu'il est bien tourné en arrière vers le rectum.

« La main gauche tient l'instrument à peu près vers son milieu . » (1).

---

(1) Sims, *Notes cliniques de chirurgie utérine*, 1866, p. 29.

Selon M. Sims, si la patiente respire librement, le vagin se distendra immédiatement sous l'influence de la pression atmosphérique et laissera voir le col de l'utérus, le cul-de-sac postérieur et la totalité de la partie antérieure du vagin, sans qu'il en résulte ni traction, ni pression, ni souffrance, mais il en sera autrement si elle s'alarme, si sa respiration devient saccadée ou si elle se renverse.

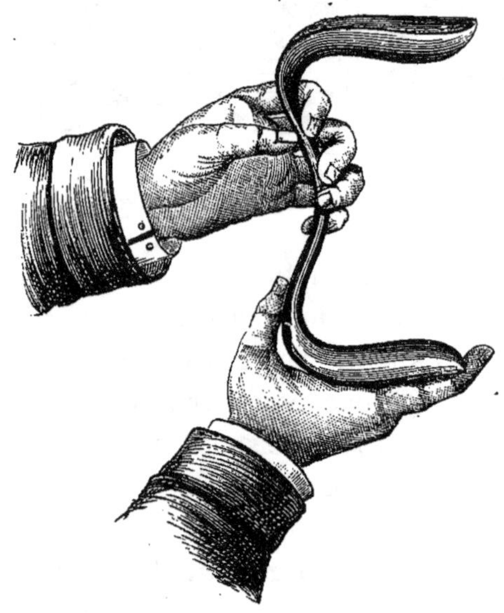

FIG. 49. — Position des mains dans l'introduction du spéculum de Sims.

Le col est facilement mis à découvert à l'aide de ce spéculum, soit qu'il se trouve dans sa situation normale, soit qu'il soit en rétroversion. Mais s'il est fortement porté en avant, il faudra le ramener en arrière à l'aide du ténaculum que nous avons précédemment fait connaître (voyez page 10), et que l'on implante dans la lèvre antérieure. On pourrait aussi le démasquer au moyen d'une pression exercée dans l'intérieur du cul-de-sac antérieur avec l'instrument décrit par Sims sous le nom de dépresseur utérin (voy. fig. 4, p. 11).

Une fois le col mis à découvert au moyen de l'un ou l'autre de ces spéculums, on saisit un tampon de ouate entre les mors de la pince à pansement utérin, et l'on débarrasse la surface du museau de tanche des sécrétions qui le recouvrent. Parfois le mucus qui est étendu sur le col est épais, et adhérent, on ne peut alors facilement l'enlever au moyen d'un simple tampon de ouate. M. le professeur Pajot a conseillé pour obvier à cet inconvénient, de badigeonner le museau de tanche à l'aide d'un pinceau trempé dans du jaune d'œuf cru et frais. Il suffit ensuite de pratiquer une injection d'eau dans le spéculum et d'essuyer le tissu au moyen d'un tampon pour le débarrasser de toute sécrétion (1).

APPLICATION DU SPÉCULUM CHEZ LES VIERGES.

L'application du spéculum peut être faite chez les vierges tout en ménageant l'intégrité de la membrane hymen. Dans ce cas, il faut, bien entendu, avoir recours à un instrument de petite dimension. M. Gallard donne la préférence pour cet examen aux spéculums de Cusco ou de Bouveret de petit calibre, qui permettent, avec un petit orifice, à la vulve d'obtenir une grande distension du fond du vagin.

Pour introduire le spéculum chez les vierges, sans porter atteinte à l'intégrité de l'hymen, il faut, ainsi que

______

(1) *Annales de Gynécologie*, juin 1876.

nous l'avons indiqué pour le toucher, avoir soin de faire écarter modérément les cuisses en vue de mettre la membrane hyménale dans le plus grand relâchement possible.

Indications, contre-indications. — L'examen au spéculum est indiqué toutes les fois qu'on a lieu de supposer l'existence d'une lésion utérine, afin d'en reconnaître la nature. C'est un complément de l'examen du col par le toucher.

Bien que l'examen au spéculum puisse être employé dans la plupart des affections de l'utérus, il est cependant des cas où il est nécessaire d'y renoncer à cause de la douleur qu'il occasionne et des désordres qu'il pourrait produire.

Dans le cas de cancer utérin, lorsque la dégénérescence a envahi le vagin, et les tissus péri–utérins, non-seulement l'emploi du spéculum est inutile en ce qu'il ne nous fournit que des renseignements très-incomplets et qui ne sont nullement aussi précis que ceux que le toucher nous permet de recueillir, mais même il peut être dangereux, car les tissus étant infiltrés par le développement du néoplasme qui les a rendus friables et inextensibles, il peut déterminer des hémorrhagies et des déchirures graves. Aussi, quand, dans ces cas, on croit devoir, néanmoins, recourir au spéculum, on ne doit faire l'examen qu'avec les plus grandes précautions et en évitant d'écarter les valves d'une façon un peu considérable.

Dans les inflammations péri-utérines, on doit également rejeter ce mode d'exploration lorsque le toucher nous a averti qu'il existe une tumeur inflammatoire du tissu cellulaire péri-utérin , le spéculum ne fournit aucun renseignement utile, et détermine des douleurs vives au moment de l'écartement des valves.

Il en est de même dans l'hématocèle péri-utérine, à cause des adhérences qui se sont produites et qui ont déterminé l'enkystement du sang épanché. L'écartement des branches pourrait amener la rupture de ces adhérences et la production d'une péritonite aiguë rapidement fatale.

Dans la vaginite, l'introduction de l'instrument est parfois très-douloureuse, mais il ne faut pas pour cela renoncer à son application, à cause de la nécessité où l'on se trouve d'appliquer un tampon destiné à isoler les parties, ou de badigeonner la muqueuse au moyen d'une solution de nitrate d'argent.

CHAPITRE VII

EXPLORATION DE LA CAVITÉ DE L'UTÉRUS

L'exploration de la cavité utérine se fait soit au moyen de spéculums, soit à l'aide du doigt ou de l'hystéromètre.

§ 1. EXPLORATION AU MOYEN DES SPÉCULUMS.

Un grand nombre d'instruments ont été inventés à cet effet. Ces instruments, connus sous le nom de spéculums intra-utérins, rappellent assez bien par leur forme les divers instruments dont on se sert pour l'exploration du vagin ou du museau de tanche. Ils ont été fabriqués en vue de permettre aux regards de pénétrer dans l'intérieur de la cavité utérine.

Bien que nous croyions nécessaire de passer en revue ces divers spéculums, nous ne le ferons que très-brièvement par la raison que le plus souvent nous pouvons nous dispenser d'y avoir recours et aussi parce que les renseignements qu'ils fournissent sont à peu près négatifs.

a. **Spéculum intra-utérin de Jobert.** — Le spéculum intra-utérin de Jobert est formé d'un tube cylindrique d'environ un centimètre de diamètre, porté sur un long manche; ce cylindre se compose de deux parties qui glissent l'une sur l'autre, de façon à pouvoir transformer la partie cylindrique en une gouttière qui permet de se rendre compte de l'état des parties. La partie mobile est manœuvrée au moyen d'une longue tige qui lui adhère et qui est placée contre la tige principale.

b. — **Spéculums intra-utérins de Mathieu, de Brissez.** — Le spéculum intra-utérin de Mathieu est formé de deux valves

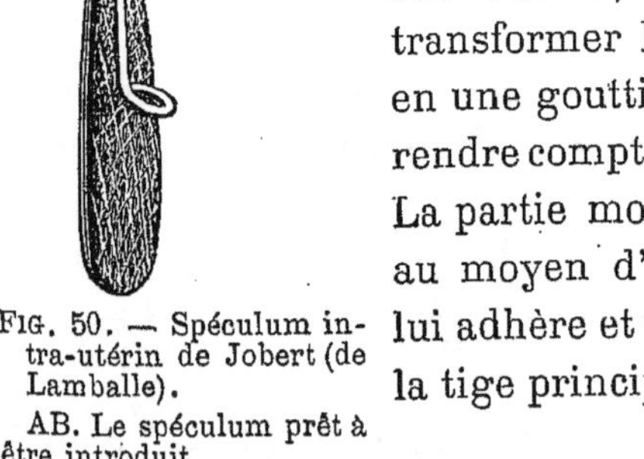

FIG. 50. — Spéculum intra-utérin de Jobert (de Lamballe).

AB. Le spéculum prêt à être introduit.

C. Gouttière formée par l'enlèvement de la valve mobile D.

égales qui le font ressembler à un spéculum de Ricord de très-petite dimension (voy. fig. 51). Le spéculum intra-utérin de Brissez (de Lille) est également formé de deux valves, présentant une légère courbure, destinée à en faciliter l'introduction (voy. fig. 52).

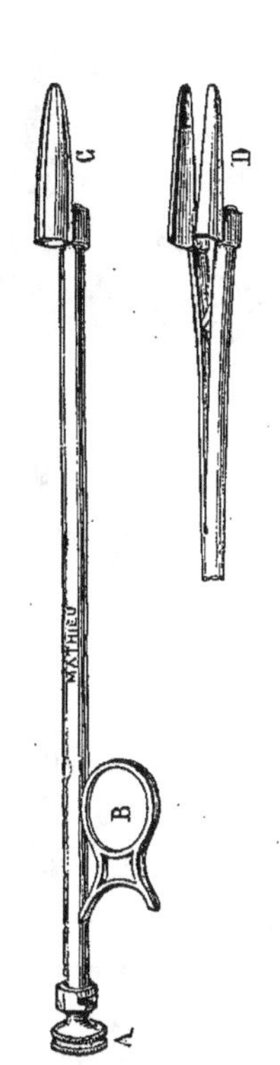

FIG. 51. — Spéculum intra-utérin, de Mathieu.

A. Vis servant à écarter les valves. — B. Anneau destiné à maintenir l'instrument. — C. Valves fermées. — D. Valves écartées.

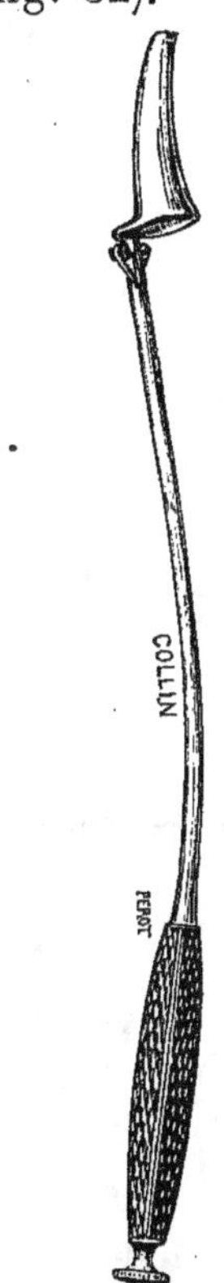

FIG. 52.

Spéculum intra-utérin, gradué à vis, de Brissez (de Lille).

Ces divers spéculums présentent un manche assez long, et sont munis d'un mécanisme spécial qui permet d'en écarter les valves.

c. **Endoscope de Desormeaux.** — L'endoscope de M. Desormeaux (voy. fig. 53) a été aussi employé en vue de permettre aux regards de pénétrer dans l'intérieur de la cavité utérine et d'en apprécier les altérations. Cet appareil se compose, comme l'on sait, d'un tube droit auquel est annexée une lampe munie d'une

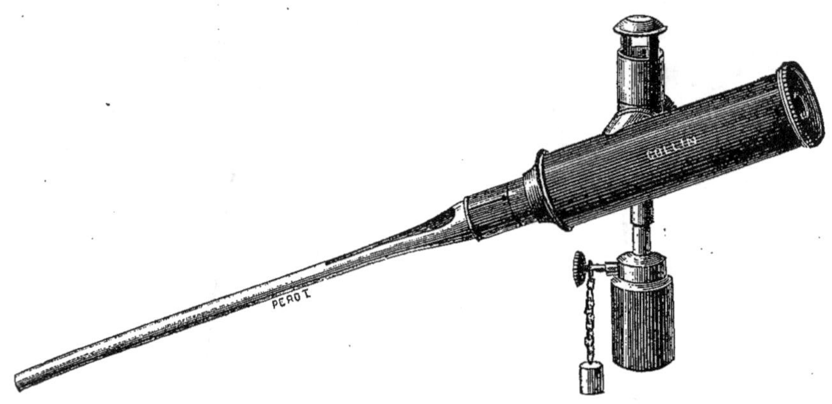

FIG. 53. — Endoscope de Desormeaux, modifié par Collin.

lentille et d'un réflecteur qui projette les rayons lumineux dans l'intérieur de celui-ci; nous avons employé cet instrument à plusieurs reprises, dans le service de M. Gallard, pendant le cours de notre internat, et jamais il ne nous a fourni de renseignements utiles, à cause de la facilité très-grande que présente la muqueuse utérine de laisser suinter du sang, sous l'influence du moindre attouchement. Le sang qui s'écoule vient obstruer la lumière du tube et gêne l'exploration. On peut, à la vérité, chercher à étancher le sang au moyen d'une boulette de ouate, portée à l'extrémité d'une tige, que l'on fait pénétrer dans le tube; mais on n'y parvient qu'incomplètement et l'œil ne distingue jamais qu'une coloration rouge fournie par la petite quantité de sang qui s'épanche à la surface du tissu.

Les instruments précédents ne pénètrent guère au delà de l'orifice interne du col, aussi ne nous permettent-ils d'observer que la partie inférieure du conduit cervico-utérin, et encore d'une façon très-incomplète à cause de l'éclairage insuffisant résultant de leur petite dimension.

MM. Courty et Gallard conseillent avec raison de remplacer ces divers instruments par la pince à pansement utérin que l'on fait pénétrer dans l'intérieur du col et dont on écarte ensuite modérément les mors. Le plus souvent ces pinces suffisent pour se rendre compte des lésions qui siégent vers la partie inférieure du col.

Quand on se sert de l'un ou l'autre de ces instruments, il convient de faire placer la femme dans la position requise pour l'examen au spéculum, puis le col une fois mis à découvert au moyen d'un spéculum ordinaire on fait pénétrer doucement l'instrument préalablement graissé dans la cavité cervicale jusqu'à une certaine hauteur, et l'on écarte les valves avec douceur de façon à ne pas contondre le tissu utérin. Le spéculum qui nous a toujours semblé préférable pour cette exploration est le spéculum de Fergusson qui réfléchit si parfaitement la lumière et permet ainsi à une plus grande quantité de rayons lumineux de pénétrer dans le spéculum intra-utérin.

§ 2. EXPLORATION DE LA CAVITÉ UTÉRINE AU MOYEN DU TOUCHER.

L'exploration de la cavité utérine à l'aide du toucher ne peut avoir lieu que dans les cas où le col présente un calibre suffisant pour permettre au doigt de franchir ce conduit. Dans quelques cas, surtout après l'accouchement ou un avortement, le col est assez dilaté pour que le doigt indicateur puisse franchir l'orifice interne et explorer l'intérieur de la cavité utérine, mais le plus souvent il faut recourir à la dilatation préalable du col au moyen d'un des procédés que nous ferons connaître quand nous étudierons la dilatation de cet organe.

Le col étant préalablement dilaté, on fait placer la femme dans la position requise pour pratiquer le toucher vaginal, puis le doigt bien huilé arrive au contact du museau de tanche et reconnaît l'orifice externe ; on fait pénétrer l'indicateur dans cet orifice, on parcourt toute la longueur du col et l'on pénètre dans l'intérieur de la cavité utérine ; il est nécessaire alors de déprimer fortement le fond de l'utérus à l'aide de l'autre main placée sur la paroi abdominale au-dessus du pubis, si l'on veut arriver à toucher le fond de l'organe ; même avec cette précaution il est parfois difficile d'explorer le fond de l'utérus. Le doigt une fois introduit explore doucement la surface de la muqueuse qui, à l'état normal, ne présente ni saillies ni dépressions et donne la sensation d'un tissu lisse assez ferme. S'il y a quelque saillie ou quelque irrégularité de la surface, c'est qu'il existe soit un polype, soit quelques-unes de ces fongosités sur lesquelles Récamier a le premier attiré l'attention.

§ 3. EXPLORATION AU MOYEN DE L'HYSTÉROMÈTRE.

L'exploration de la cavité utérine se pratique encore au moyen de l'hystéromètre, mais nous ne faisons que mentionner ici cette méthode que nous étudierons avec quelques détails quand nous traiterons le cathétérisme de l'utérus.

CHAPITRE VIII

DILATATION DU COL.

On pratique la dilatation du col pour permettre au doigt de pénétrer jusque dans l'intérieur de la cavité utérine, afin d'en explorer les parois, ou pour remédier à l'un des états pathologiques que nous ferons connaître quand nous nous occuperons des indications de cette dilatation.

La dilatation peut être obtenue à l'aide de moyens divers que nous allons passer successivement en revue.

A. **Dilatateurs pleins.** — En premier lieu nous devons mentionner le dilatateur d'Aussaudon qui est formé d'un cône en bois ou en ivoire de dimensions variables, dont la surface est munie d'un pas de vis et qu'on fait pénétrer dans le col en lui imprimant un mouvement de torsion sur son axe.

La dilatation peut encore être obtenue à l'aide de sondes rigides, de volume graduellement croissant et que l'on fait pénétrer successivement dans la cavité du col, jusqu'à ce qu'on ait obtenu le degré de dilatation désiré.

Ces divers moyens ne donnent que des résultats incomplets, aussi croyons-nous préférable d'obtenir la dilatation à l'aide d'un des procédés suivants :

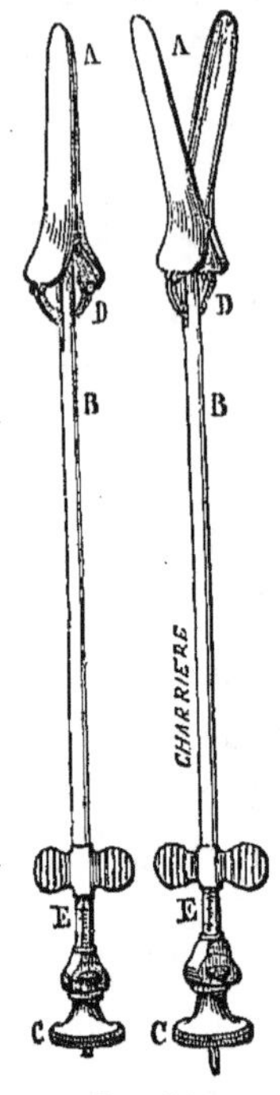

Fig. 54.
Dilatateur intra-utérin de Lemenant-Deschenais.

A,A. Valves du spéculum.

B. Manche creux renfermant une tige articulée avec les charnières D,D, qui sont articulées elles-mêmes avec le bord des valves.

C. Ecrou faisant mouvoir la tige centrale de façon à ouvrir les valves.

EE. Pattes pour tenir l'instrument.

B. Dilatateurs à branches divergentes. — Les instruments qui ont été inventés à cet effet sont nombreux, les différences qu'ils présentent sont assez peu considérables pour que nous ne croyions pas utile de faire une description détaillée de chacun d'eux.

La plupart des spéculums intra-utérins que nous avons précédemment fait connaître peuvent tenir lieu de dilatateurs.

Un des meilleurs dilatateurs que nous puissions employer est celui de Lemenant-Deschenais (voy. fig. 54). Il se compose de deux valves, assez semblables à celles du spéculum de Cusco, mais de dimensions très-restreintes.

Le professeur Pajot a fait construire un dilatateur très-simple et très-commode, composé de deux branches qui s'écartent l'une de l'autre au moyen d'une vis. Cet instrument, dont le volume est peu considérable et dont la courbure est analogue à celle de l'hystéromètre, nous paraît très-convenable, bien qu'il ait l'inconvénient de présenter des bords un peu tranchants. Aussi, avons-nous cru devoir

le faire modifier légèrement par M. Aubry, de façon
à en rendre les bords plus mousses et à éviter ainsi de
léser le tissu utérin (voy. fig. 55).

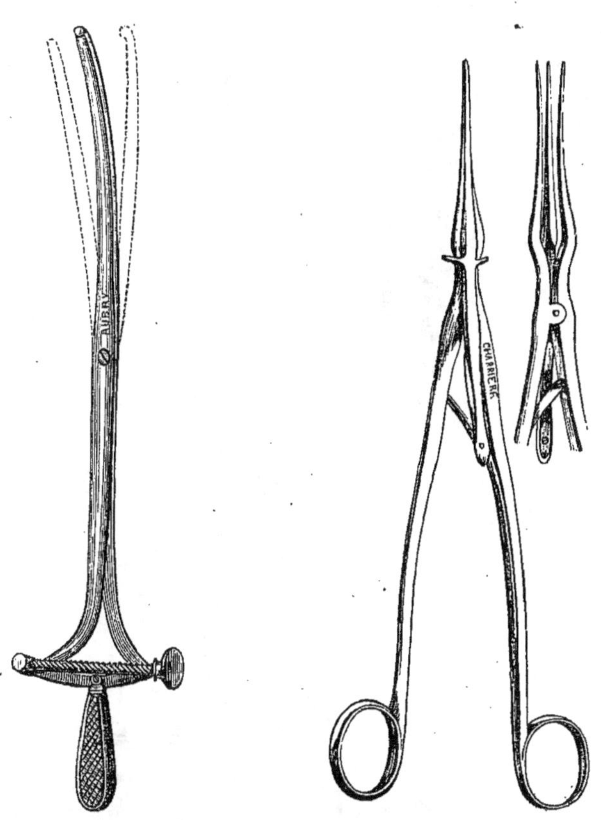

FIG. 55.

Dilatateur de Pajot modifié,

FIG. 56.

Dilatateur de Busch, modifié
par Huguier.

Le Dr Palmer de Cincinnati a fait construire un dilatateur très-simple et très-commode dont le dessin a été
rapporté dans *The American Journal of obstetrics* du
mois de novembre 1874, p. 473.

D'autres dilatateurs ont encore été construits à l'é-

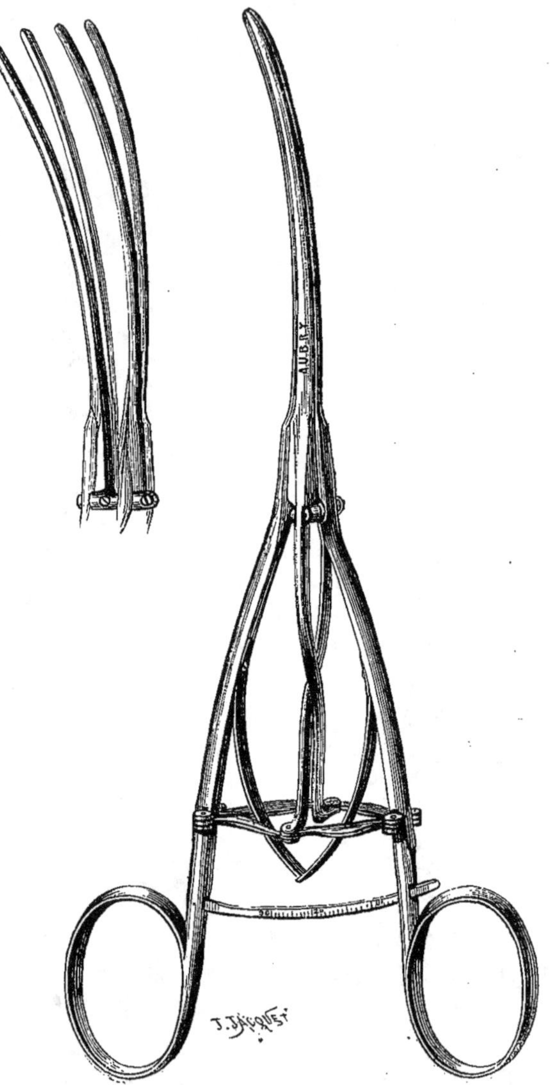

FIG. 57. — Dilatateur utérin à quatre branches.

tranger, mais ils nous ont tous paru bien inférieurs à

celui qui est usité en France et qui est connu sous le nom de dilatateur à trois branches de Busch, et qui a été modifié par Huguier.

Ce dilatateur est formé de trois branches articulées, à la manière du dilatateur de Laborde, que l'on emploie dans l'opération de la trachéotomie (voy. fig. 56). M. Aubry a construit récemment, sur nos indications, un dilatateur à quatre branches qui diffère peu du modèle précédent (voy. fig. 57).

La dilatation au moyen des instruments que nous venons de faire connaître ne sera jamais qu'assez faible, l'écartement des branches ne pouvant être porté à un degré un peu considérable, sous peine de produire des déchirures du tissu utérin. Néanmoins l'emploi de ces dilatateurs rend de réels services quand il s'agit de dilater légèrement le col pour y introduire ensuite un cône d'éponge préparée ou une tige de laminaria, qui, le plus souvent, ne pourraient être placés qu'avec difficulté sans cette opération préalable.

C. **Dilatateurs susceptibles d'augmenter de volume.**— Les corps que l'on emploie dans ces cas sont : l'éponge préparée ou tente-éponge, la racine de gentiane et de guimauve, la laminaria digitata.

a. *Eponge préparée ou tente-éponge.* — C'est à Simpson que revient l'honneur d'avoir conseillé la dilatation du col au moyen de la tente-éponge. Les éponges dont on se sert pour la dilatation du col présentent la forme conique, elles ont 5 à 6 centimètres de longueur sur 6 à 12 millimètres de diamètre vers leur base. Ces dimensions du reste peuvent varier au gré de l'expérimentateur. On trouve chez les fabricants d'instruments de chirurgie des éponges préparées prêtes à être employées et de dimensions variables (voy. fig. 58). Nous croyons néanmoins préférable de les préparer soi-même, car il arrive souvent que les éponges que l'on

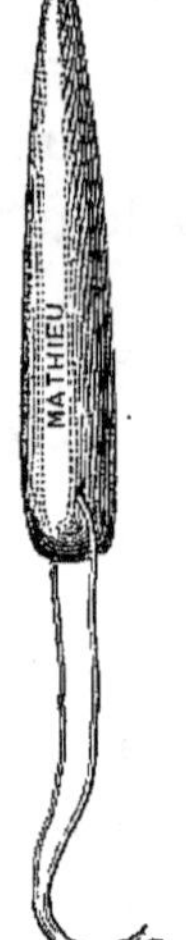

FIG. 58.
Eponge préparée.

trouve dans le commerce sont formées de plusieurs morceaux qui se séparent quand l'éponge s'est dilatée et dont quelques débris peuvent rester dans l'utérus et être la source d'accidents graves de septicémie, comme nous avons été à même de le constater.

Pour préparer les éponges voici comment il convient de procéder : on imbibe l'éponge d'une solution un peu concentrée de gomme arabique, puis on la traverse. à l'aide d'un fil de fer; cela fait, on comprime fortement l'éponge pendant qu'elle est encore humide, à l'aide d'une corde dont les tours concentriques ne laissent aucun intervalle entre eux, et on la met ensuite à sécher. Lorsque la dessiccation est obtenue, on déroule la corde, et l'on taille l'éponge en forme de cône, à l'aide d'un couteau, du volume et de la longueur que l'on désire, puis on en polit la surface à l'aide d'une râpe à bois, et ensuite au moyen d'un papier à l'émeri ou de verre. Lorsque la surface est ainsi parfaitement polie, on enlève le fil de fer et l'on pratique un trou au moyen d'une vrille dans le sens perpendiculaire au grand axe ; on passe dans ce trou un fil un peu fort formant une anse et destiné à extraire l'éponge après qu'elle a produit la dilatation du col. Il faut éviter d'appliquer le fil circulairement pour ne pas entraver la dilatation.

Il est bon de n'employer que des épongés bien nettoyées et non blanchies, le blanchîment leur enlevant une partie de leur élasticité, et de les conserver à l'abri de l'humidité.

M. Henri Bennett et M. Courty ont l'habitude de recouvrir les éponges d'une mince couche de cire qui les empêche de s'incruster dans la muqueuse et de déchirer cette dernière au moment de l'extraction. C'est là une précaution que nous croyons très-utile, et qui permet d'éviter les accidents dont les éponges ont été l'origine dans certains cas.

Le Dr Granville Bantock (1) a conseillé récemment de préparer les éponges sans les imbiber de gomme arabique. Une éponge fine et de bonne qualité n'exige pas cette addition. L'auteur reconnaît toutefois que les éponges ainsi préparées ont l'inconvénient d'absorber facilement l'humidité, aussi croit-il utile de les enduire d'une couche mince d'un mélange de cire et de lard, dans la proportion d'une partie de la première substance pour trois de la seconde. De plus, avant de comprimer l'éponge au moyen de la ficelle, il conseille de l'imbiber d'une solution d'acide phénique dans la proportion d'une partie d'acide pour vingt parties d'eau. De cette façon on évite la mauvaise odeur qui se produit pendant le séjour de l'éponge dans le col.

Quelques auteurs en vue d'empêcher l'adhérence à la muqueuse et les abrasions qui en sont la conséquence, ont eu l'idée de recouvrir le cône d'éponge d'un petit sac de baudruche; dernièrement le Dr J. A. M'Farran (2)

---

(1) *Transactions of the obstetrical Society of London*, vol. XIV, p. 85.
(2) *Philadelphia medical Times*, 8 juillet 1876 et *Boston med. and surgical ournal*, 22 février 1877, p. 223.

a conseillé de le recouvrir d'un très-mince sac de caoutchouc. Voici la disposition que l'auteur donne à son appareil. Un petit tube métallique ou de caoutchouc doit pénétrer dans l'éponge par une de ses extrémités, de l'autre il communique avec une ampoule de caoutchouc remplie d'une quantité d'eau suffisante pour produire la dilatation de l'éponge, et tout l'appareil est enveloppé dans un sac très-mince de caout-

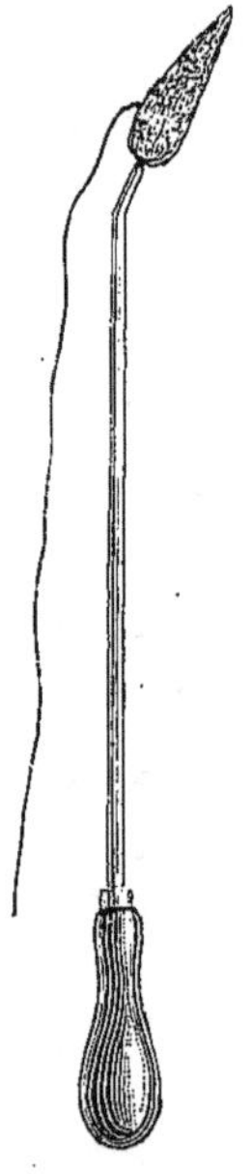

FIG. 59.

Mandrin pour l'introduction de l'éponge préparée dans le col.

chouc. La muqueuse ainsi protégée du contact de l'éponge, reste intacte et l'on n'a pas à redouter l'absorption de matières septiques.

Pour introduire une éponge préparée dans le col, on découvre préalablement celui-ci à l'aide d'un spéculum. Puis on insinue l'éponge que l'on a enduite d'un corps gras, cérat ou axonge, dans l'orifice du museau de tanche, au moyen d'une tige métallique montée sur un manche et légèrement coudée près de son extrémité utérine à la façon d'un hystéromètre (voy. fig. 59) ou à l'aide du porte-tente de Barnes, dont nous avons donné la description page 17.

L'introduction peut aussi se faire assez facilement en saisissant le cône d'éponge entre les mors d'une pince à pansement utérin. Assez souvent le col est trop étroit pour admettre le cône d'éponge. Dans ce cas il est nécessaire de faire une dilatation préalable à l'aide de l'un des dilatateurs que nous avons fait connaître (voy. chap. VIII, p. 92).

La mobilité de l'utérus et la direction de son axe qui diffère de celui du vagin sont, dans quelques cas, un obstacle à l'introduction de l'éponge, aussi convient-il de fixer l'organe au moyen du ténaculum de Sims. L'éponge est alors facilement engagée dans le col au moyen d'une pince ou du porte-tente de Barnes (voy. fig. 60).

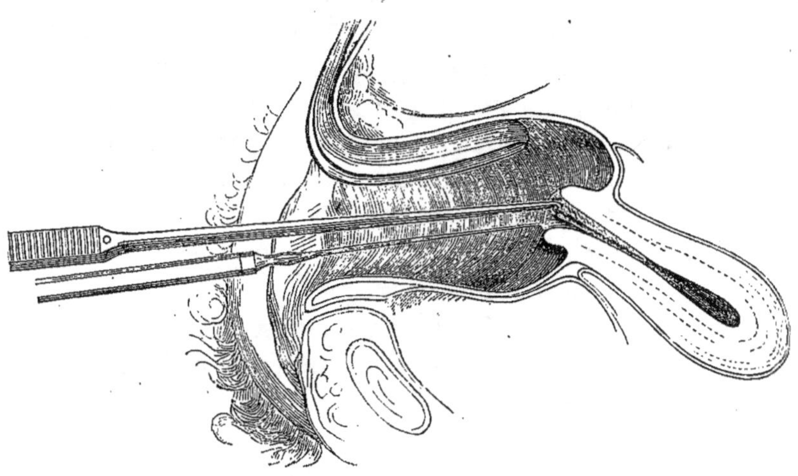

Fig. 60. — Col mis à découvert au moyen d'un spéculum de Sims, ténaculum implanté dans la lèvre antérieure du col, et éponge introduite au moyen d'une pince.

Une fois l'éponge placée dans le col, il est nécessaire de la maintenir en place au moyen d'un tampon d'ouate un peu volumineux que l'on abandonne au fond du vagin.

L'éponge peut rester en place pendant 12 ou 24 heures. Au bout de ce temps elle est généralement chassée du col, probablement par la pression des liquides sécrétés et qui se sont accumulés au-dessus d'elle.

Quand on veut retirer l'éponge on enlève le tampon d'ouate en tirant sur le fil dont il est muni et l'on applique le spéculum, il suffit alors de saisir le fil attaché après l'éponge pour extraire cette dernière du col. Nous ne saurions trop insister sur la nécessité qui existe d'avoir des éponges bien confectionnées et surtout faites d'un seul morceau, car il n'est pas aussi facile qu'on pourrait le croire *a priori* de retirer une éponge qui a été introduite dans le col. L'éponge, ainsi que nous l'avons dit, s'incruste pour ainsi dire dans le tissu et fait corps avec lui. Aussi, si l'éponge était composée de plusieurs morceaux, il pourrait arriver que l'un d'eux restât dans le col et ne pût être que très-difficilement saisi à l'aide des pinces. C'est dans ces cas d'extraction incomplète que l'on a vu survenir des symptômes de métro-péritonite ou de septicémie. Si donc des symptômes de l'une ou l'autre de ces affections venaient à se manifester, il faudrait explorer avec soin la cavité du col pour rechercher si quelque parcelle de ce corps étranger ne s'y trouverait pas engagée.

La dilatation se produit en général sans qu'il en résulte une douleur bien marquée ; quelquefois cependant la patiente éprouve de petites coliques semblables à celles de la menstruation.

Lorsque la dilatation est pratiquée en vue de remédier à l'étroitesse du canal utérin, il peut être nécessaire d'introduire successivement plusieurs éponges de volume graduellement croissant. M. Courty conseille alors de n'introduire le cône que tous les 3 ou 4 jours, de façon à ne pas produire d'irritation et à donner le temps à la muqueuse de se reformer entre chaque application.

M. Gallard recommande, lorsque la dilatation est faite

en vue de pratiquer l'exploration digitale de la cavité utérine, de procéder plus rapidement, et après avoir dilaté le col à l'aide d'une première éponge, d'en réintroduire immédiatement une seconde si la dilatation n'est pas suffisante pour permettre l'introduction du doigt.

Nous ne sommes pas partisan de ces applications successives d'éponges, à cause des lésions de la muqueuse qui se produisent inévitablement à la première application et qui permettent l'absorption de matières septiques lors de l'application consécutive.

En Amérique, où, comme l'on sait, la dilatation est fort en honneur, on conseille de tremper les éponges dans une solution d'acide phénique, agent antiseptique puissant, et on les rend médicamenteuses au moyen des préparations d'iode, de zinc, de cuivre et d'autres substances (1).

b. *Tiges de Laminaria digitata.* — La dilatation du col peut encore être obtenue au moyen de certaines substances végétales qui se sont fortement rétractées sous l'influence de la dessiccation et qui reprennent leur volume primitif lorsqu'on leur restitue la quantité d'eau qu'elles ont perdue. Ces substances sont la racine de guimauve ou de gentiane, et la laminaria digitata ; les deux premières sont loin de présenter le degré de dilatation que l'on obtient au moyen de la laminaria digitata ; aussi cette dernière doit-elle être généralement préférée. La laminaria est une plante aquatique que l'on trouve sur divers points de l'Océan

---

(1) Gaillard-Thomas, *Diseases of women*, Philadelphia, 1874, p. 77.

Atlantique, en Europe et en Amérique. Celle qui provient de la baie de Fundy, en Amérique, serait, dit-on, bien supérieure à celle des autres contrées (1).

La laminaria jouit de la propriété de tripler de volume sous l'influence de l'humidité. La laminaria naturelle desséchée et qui n'a subi aucune préparation se présente sous forme d'un bois très-dur, ridé et à surface noirâtre. Pour préparer les tiges de laminaria on commence par faire macérer cette substance dans l'eau, puis on suspend les tiges verticalement en attachant un poids à leur extrémité inférieure. Celles-ci sont ensuite mises à sécher, et quand la dessiccation est complète, elles sont devenues droites. On coupe alors les tiges de la longueur de 5 à 6 centimètres, on les arrondit et on les polit avec soin au moyen d'un couteau, d'un morceau de verre et de papier de verre.

Le Dr Greenhalgh a donné le conseil de les creuser d'un canal dans toute leur longueur (voy. fig. 12, p. 16). De cette façon, la dilatation est beaucoup plus rapide et plus complète, et les sécrétions de la muqueuse utérine peuvent s'écouler librement au dehors. L'une des extrémités est arrondie de façon à pouvoir pénétrer dans la cavité du col sans y produire de lésions. L'autre extrémité est perforée d'un trou qui traverse la tige de part en part de façon à y attacher une anse de fil. Il faut éviter de placer le fil circulairement pour ne pas entraver la dilatation (2).

---

(1) Gaillard-Thomas, *Diseases of women*, p. 78.

(2) Tout récemment le Dr Sussdorff, de New-York, a proposé de remplacer la laminaria digitata par la racine de Tupelo (*Tupelo tric*) qui croît en Georgie et en Floride. Cette substance que MM. Tiemann et Cie, de New-York, préparent depuis un certain temps aurait, au dire de l'auteur, des avantages très-marqués (*The Medical Record*, 14 juillet 1877, p. 436).

L'introduction de la tige de laminaria se fait de la même manière que celle de l'éponge préparée. Le porte-tente de Barnes est très-commode dans ce cas. Il faut avoir soin d'enduire la tente d'un corps gras qui en facilite l'introduction et d'appliquer un tampon au contact du col pour éviter qu'elle soit expulsée au dehors.

Au bout de douze heures, la dilatation est complète, et on peut retirer la tente. Les tiges de laminaria présentent sur l'éponge préparée certains avantages qu'il nous semble important de bien préciser : elles ne sont pas susceptibles de se rompre comme ces dernières ; de plus leur extraction est bien plus facile à cause du poli de leur surface qui les empêche d'adhérer au tissu utérin. En outre, elles n'ont pas l'odeur désagréable de l'éponge et partant n'exposent pas aux accidents septicémiques. Enfin, elles peuvent être employées à plusieurs reprises, en ayant soin de les placer dans une solution de permanganate de potasse, et de les laisser ensuite sécher pour leur permettre de se rétracter.

Quand l'orifice externe du col est très-étroit, on a conseillé d'en opérer préalablement l'incision afin de permettre l'introduction de l'éponge ou de la tente de laminaria. Mais c'est là une pratique qu'il est bon d'éviter autant que possible. Nous préférons, lorsque l'éponge ou la tige de laminaria ne peuvent être facilement introduites, recourir à la dilatation préalable au moyen de l'un des dilatateurs que nous avons précédemment fait connaître (voy. p. 93 à 95).

La dilatation du col doit être faite avec de grandes précautions et en recommandant à la femme de garder le repos.

Indications.—La dilatation est surtout utile pour permettre l'introduction du doigt dans la cavité de l'utérus afin d'établir le diagnostic des tumeurs qui peuvent faire saillie à l'intérieur de cette cavité.

La dilatation a été employée par Graily Hewitt (1) et par Mundé (2) principalement dans l'antéflexion et plus rarement dans la rétroflexion en vue de faire disparaître l'angle de flexion de l'utérus, dans la constriction simple du canal cervical sans dysménorrhée, dans l'endométrite, s'accompagnant de sécrétion catarrhale abondante et dans le cas de fausse couche, pour permettre l'introduction du doigt et de la curette afin d'extraire des portions de placenta restées adhérentes ou d'y faire des applications de substances caustiques. Les douleurs de reins et des lombes dans l'antéflexion et la sensation de poids au périnée dans l'endométrite disparaissent temporairement, selon ces auteurs, par une dilatation modérée du col.

L'éponge préparée a été préconisée par Marion Sims (3) dans le cas de granulations fongueuses de la cavité utérine. L'éponge paraît agir alors d'une façon toute mécanique en comprimant le tissu et en déterminant la résorption des éléments qui ont proliféré d'une façon trop énergique. Sans rejeter complètement l'emploi de ce moyen thérapeutique nous croyons qu'on peut obtenir tout aussi facilement et avec moins de danger, la guérison de cette lésion à l'aide de l'un des agents caustiques que nous ferons

---

(1) Graily Hewitt. *Diseases of women*. 3e édition, Londres, 1872.

(2) Communication à la *New-York obstetrical Society*, in *American Journal of obstetrics*, novembre 1874, p. 487.

(3) Marion Sims. *Notes cliniques sur la chirurgie utérine*. Traduction par Lhéritier, 1866, p. 51.

connaître quand nous étudierons la médication intra-utérine.

Le Dr Bantock (1) a conseillé l'usage de l'éponge préparée dans certains cas de métrorrhagie. L'éponge agit probablement, alors, d'une façon mécanique en comprimant les vaisseaux de la muqueuse et en modifiant la vitalité de cette membrane.

Le Dr Lyman (2) a employé la dilatation du col au moyen de la laminaria digitata dans plusieurs cas de métrorrhagies, quand l'orifice interne du col était rétréci. Sous l'influence du rétrécissement de cet orifice, la circulation de la muqueuse, dit l'auteur, est gênée et la membrane s'hypertrophie, d'où la production de l'écoulement sanguin. Conséquemment l'auteur attribue la suppression de cet écoulement à la dilatation du col et à la levée de l'obstacle à la circulation de la muqueuse.

Contre-indications. — La dilatation du col n'est pas sans présenter quelques inconvénients et même quelques dangers. On a vu quelquefois un phlegmon péri-utérin succéder à son emploi. Parfois aussi, une pelvi-péritonite et des accidents septicémiques en ont été la conséquence.

Marion Sims a rapporté des cas de mort à la suite de l'emploi des tentes-éponges ou des tiges de laminaria-digitata.

Dernièrement la presse américaine nous a fourni la

---

(1) Bantock. *On the treatment of certain forms of menorrhagia and uterine hæmorrhage by means of the sponge tent,* in *Transactions of the obst. Soc. of London,* vol. XIV, p. 84.

(2) Lyman. *Dilatation of the cervix uteri as an efficient means of arresting metrorrhagia,* in *American gynecological Transactions,* vol. II.

relation de plusieurs de ces cas terminés malheureusement. C'est ainsi que le Dr Willard a rapporté à la *Philadelphia obstetrical Society* un cas de mort à la suite de la dilatation au moyen de l'épongé préparée. Le canal était étroit, et la malade qui n'avait pu avoir d'enfants était désireuse de concevoir. Il survint des accidents de métro-péritonite et l'autopsie permit de constater une petite quantité d'épanchement séreux dans l'abdomen et un abcès situé sur le côté gauche de l'utérus.

Le Dr Ellwood Wilson, dans la discussion qui suivit, rapporta un cas analogue. Ainsi que le Dr Lenox Hodge, ce dernier fit remarquer que la dilatation avait été pratiquée en vue d'établir le diagnostic d'une tumeur.

Le Dr Goodell croit que ce n'est jamais la première éponge qui produit les accidents, mais que c'est l'usage répété de plusieurs de ces corps qui les détermine et il explique les accidents en disant que la première éponge irrite la muqueuse et enlève l'épithelium, ce qui permet l'introduction dans les vaisseaux des matières septiques produites par les tentes subséquentes. Aussi, ce savant praticien conseille-t-il de dilater le col à l'aide d'un dilatateur métallique et de n'employer ensuite qu'une éponge de la plus forte dimension possible.

Le Dr Cheston Morris partagea complètement cette manière de voir (1).

Nous avons tenu à rapporter ces cas malheureux, pour qu'on soit bien convaincu que la dilatation du col au moyen des éponges préparées n'est pas aussi innocente qu'on serait tenté de le supposer, en raison de la simplicité de l'opération. Disons cependant que la

---

(1) *American Journal of obstetrics*, août 1874, p. 279.

dilatation au moyen des tiges de laminaria ne paraît pas exposer aux mêmes dangers.

Lorsqu'on se met en devoir de pratiquer la dilatation du col, il faut s'être assuré au préalable que les tissus péri-utérins sont exempts de tout processus inflammatoire, et que l'utérus lui-même ne présente pas d'état phlegmasique tant soit peu accentué, dans la crainte de voir l'inflammation se propager à la séreuse péritonéale.

CHAPITRE IX.

CATHÉTÉRISME DE L'UTÉRUS.

Le cathétérisme de l'utérus, ou hystérométrie, un des moyens de diagnostic les plus précieux que nous ayons aujourd'hui à notre disposition, ne date pour ainsi dire que d'hier.

Bien que le conseil d'introduire une sonde dans l'utérus ait été donné par Hippocrate, c'est en réalité à Huguier en France, à Simpson à Edimbourg, à Kiwish à Prague, que revient l'honneur d'avoir mis en lumière tout le parti que l'on peut tirer de l'emploi de la sonde utérine comme moyen de diagnostic. Depuis lors, le cathétérisme utérin n'a cessé d'être en faveur et nous pouvons dire qu'aujourd'hui il n'est pour ainsi dire pas de médecin se livrant à la pratique de la gynécologie qui n'ait recours à ce précieux moyen d'exploration.

Valleix, dans les leçons cliniques qu'il fit en 1852 à l'hôpital de la Pitié sur les déviations de l'utérus a aussi contribué à démontrer la valeur de l'hystérométrie dans le diagnostic de ces affections (1).

Le cathétérisme utérin se pratique au moyen d'instruments qui portent le nom de sondes utérines, ou hystéromètres. Ces instruments peuvent être ramenés à trois types principaux : sondes à courbure fixe, sondes à courbure variable, sondes molles.

A. Sondes à courbure fixe.

a. *Sonde de Valleix.* — La sonde de Valleix (voy. fig. 61) se compose d'une tige métallique de 15 à 18 centim. de longueur et de 2 à 3 millim. de diamètre, montée sur un manche dans lequel elle peut être rentrée de façon à être plus portative. L'extrémité de la sonde qui est destinée à pénétrer dans l'utérus est légèrement renflée et présente une courbure suivant un rayon de 8 à 10 centimètres. Cette courbure est en rapport avec la direction que l'utérus affecte à l'état normal. La tige est divisée en centimètres et présente à 6 centimètres et demi de son extrémité une légère encoche qui corres-pond à la longueur normale de l'utérus sain. Cette en-coche est difficile à sentir dans la profondeur des tissus; aussi M. Gallard conseille-t-il avec raison de la rempla-cer par un simple trait de lime que l'on pratique soi-même et dont les arêtes assez vives sont facilement senties au moyen de l'ongle glissant sur la tige.

En outre, cette tige présente un curseur qui glisse sur elle, et que l'on peut faire mouvoir à l'aide du doigt.

Dans l'instrument d'Huguier, qui diffère peu du pré-

---

(1) Valleix, *Leçons cliniques* recueillies et rédigées par M. Gallard (*Union médicale*, mai-juin 1852).

cédent (voy. fig. 62), le curseur peut être manœuvré au moyen d'une tige qui lui adhère et qui traverse le manche, mais c'est là une addition qui ne présente guère d'utilité.

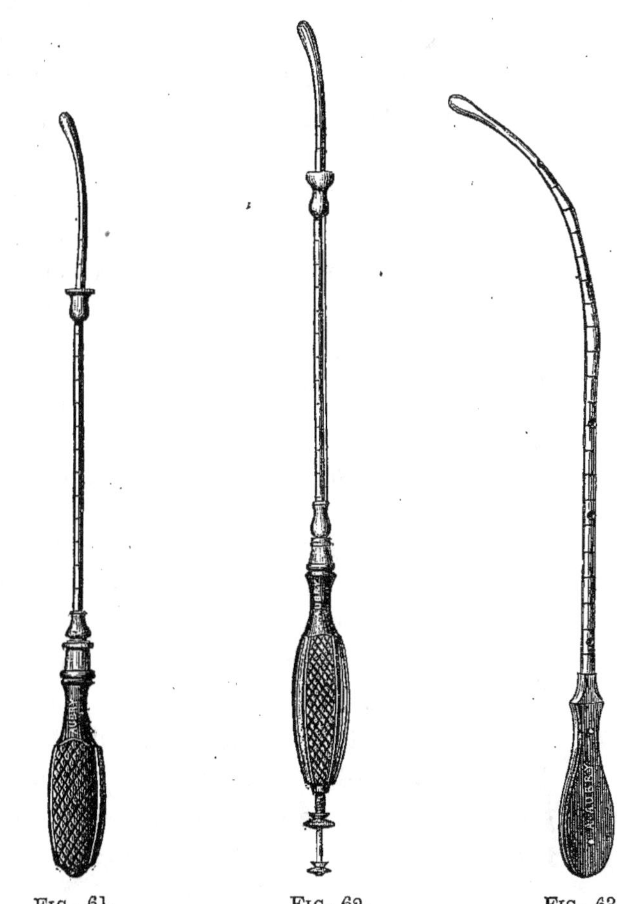

FIG. 61.
Sonde de Valleix.

FIG. 62.
Sonde d'Huguier.

FIG. 63.
Sonde de Simpson.

b. *Sonde de Simpson*. — Cette sonde présente une courbure beaucoup plus accentuée que la précédente et suivant un rayon de 5 centimètres ; sa longueur est

d'environ 25 centimètres, elle se termine par un petit manche plat dont les deux faces présentent une
coloration différente qui permet de constater dans
quelle direction se trouve dirigé le bec. En outre,
la face convexe de la sonde présente à 64 millimètres de son extrémité un petit renflement qui con-
corde avec la longueur normale de l'utérus. Le reste de la sonde est gradué en
centimètres (voy. fig. 63).

L'exagération de courbure de l'extrémité de la sonde ne lui permet pas de
pénétrer facilement dans l'utérus, quand
cet organe occupe sa direction normale. C'est pourquoi nous lui préférons
de beaucoup la sonde Valleix.

B. Sondes à courbure variable.

a. *Sonde de Sims.* — La sonde de
Sims est formée, dans les 8 à 10 centimètres qui avoisinent son extrémité,
d'argent recuit qui permet de lui donner une courbure variable au gré de
l'opérateur. Cette sonde, qui présente
25 à 28 centimètres de longueur, est
cylindrique et se termine par un petit
manche plat. Elle est graduée en centimètres (voy. fig. 64).

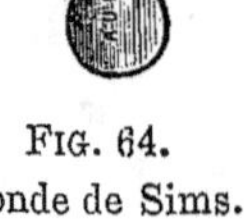

FIG. 64.
Sonde de Sims.

b. *Sonde de Sims modifiée.* — Nous
avons fait modifier récemment la sonde de Sims, par
M. Aubry, fabricant d'instruments, de façon à la rendre
beaucoup plus portative. Comme la sonde de Sims elle

se compose d'une tige cylindrique malléable de 20 à 22 centimètres de longueur et se terminant par un manche en bois en tous points semblable à celui de l'hystéromètre d'Huguier, dans lequel la sonde peut être rentrée, ce qui la rend beaucoup plus portative (voy. fig. 2, p. 8).

Ce dernier modèle est celui dont nous faisons habituellement usage et que nous préférons, à cause des changements de courbure qu'il peut subir et de la facilité avec laquelle il peut être manié au moyen du manche.

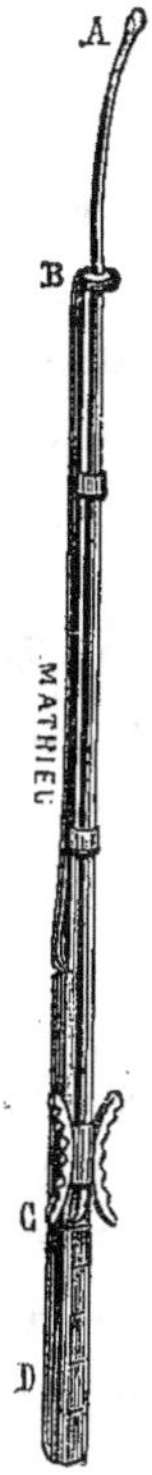

C. Sondes flexibles.

Les sondes flexibles auxquelles on peut avoir recours pour pratiquer le cathétérisme, sont faites en baleine ou en gomme.

a. *Sondes en baleine.* — Ces sondes sont formées d'une tige cylindrique d'un petit diamètre, de façon à présenter une certaine élasticité qui leur permette de suivre facilement les sinuosités de la cavité utérine; l'une des extrémités est terminée par un petit renflement, tandis que l'autre est montée sur un manche.

L'hystéromètre en baleine du Dr Créquy mérite tout particulièrement de fixer l'attention : l'instrument est formé de deux parties qui glissent l'une sur l'autre et que le doigt fait ma-

FIG. 65.—Hystéromètre en baleine de Créquy.

AC. Sonde en baleine susceptible de glisser sur la partie fixe B D.

C. Partie saillante sur laquelle on appuie le pouce pour faire glisser la sonde.

nœuvrer aisément (fig. 65). Cette disposition ingénieuse et en même temps très-simple, permet de mesurer exactement la profondeur de la cavité utérine.

b. *Sondes en gomme.* — Ces sondes sont, tout simplement, les bougies dont on se sert pour le cathétérisme de l'urèthre chez l'homme. On doit en posséder de calibres différents, depuis le n° 9 de la filière Charrière jusqu'au n° 15, de façon à s'adapter aux diverses dimensions de la cavité cervicale. Ces numéros extrêmes, comme on le sait, correspondent à 3 et à 5 millimètres.

Les sondes molles ont des indications spéciales. Elles peuvent être très-utiles dans le diagnostic des tumeurs fibreuses, quand la cavité utérine est déviée et anfractueuse et ne permet pas le passage d'une sonde rigide.

Manière de pratiquer le cathétérisme. — Le cathétérisme peut être pratiqué sans le spéculum ou au moyen du spéculum; mais au préalable, il est nécessaire de s'être rendu compte par le toucher de la situation occupée par le corps utérin, afin de savoir dans quelle direction il faut diriger le bec de la sonde.

a. *Cathétérisme sans spéculum.* — La malade doit être placée dans le décubitus dorsal, dans la même position que pour l'examen au spéculum. L'indicateur de la main gauche ayant pénétré dans le vagin, la pulpe du doigt est placée sur la lèvre postérieure du col, de façon à percevoir facilement l'ouverture du museau de tanche. On saisit alors la sonde de la main droite, au moyen du manche et l'on en glisse le bec le long de l'indicateur gauche jusqu'à ce qu'il arrive au niveau de l'ouverture du col; le bec de la sonde est engagé ensuite dans cette ouverture, la concavité de la courbure tournée en avant. Une fois cet orifice franchi, on fait progresser l'instrument lentement et avec douceur, de façon à lui faire parcourir le canal cervical et à arriver au niveau de l'orifice interne, qui est la partie la plus étroite du canal mais que l'on franchit en général assez facilement. A ce moment, on abaisse fortement le manche en arrière entre les cuisses et l'on pénètre jusqu'au fond de l'utérus. Lorsque la sonde touche le fond de l'organe, la femme accuse, le plus souvent, une sensation particulière de souffrance, qui a été indiquée pour la première fois par Valleix et qui avertit l'opérateur de ne pas aller plus loin. Au moment où l'instrument franchit l'orifice interne il se produit également, chez un grand nombre de femmes, une sensation de douleur analogue à celle qui a lieu quand on touche le fond de l'organe. Si la sonde ne pénètre pas facilement, c'est qu'il existe un obstacle à son introduction, résultant de l'engagement de son bec dans un des replis de l'arbre de vie, d'un rétrécissement de l'orifice interne, d'une direction mauvaise imprimée à la sonde ou de l'existence d'une tumeur faisant saillie dans la cavité utérine, ou encore de ce que la courbure de la sonde n'est pas en rapport avec le degré de courbure de l'axe cervico-utérin. *Dans ce cas, il ne faut pas chercher à vaincre la résistance,* de peur de produire des dilacérations de la muqueuse ou même la perforation de l'organe. M. le Dᵣ L.-E. Dupuy a rapporté, il est vrai, plusieurs observations où la sonde a traversé le tissu utérin sans produire d'accidents, mais c'est là une lésion qui nous paraît exposer à de grands dangers et qu'il est bon d'éviter (1).

----

(1) *Progrès médical,* 1873, numéros 10, 12, 15, 17.

Il faut chercher simplement à dégager le bec de la sonde si elle est engagée dans un repli de la muqueuse, ou la diriger dans une direction différente, s'il y a déviation de l'utérus. Lorsque l'hystéromètre a pénétré au fond de l'organe, il est nécessaire de fixer l'indicateur, que l'on a eu soin de laisser au contact du col pour surveiller les mouvements de la sonde, au point d'intersection de cette dernière et de l'orifice externe du col, puis de retirer en même temps la sonde et le doigt. On lit alors sur la tige à quelle profondeur l'instrument avait pénétré.

b. *Cathétérisme avec spéculum.* — L'introduction du bec de la sonde dans l'orifice externe du museau de tanche est parfois assez difficile ; aussi convient-il, le plus souvent, de faciliter le premier temps de cette introduction en mettant préalablement le col à découvert au moyen du spéculum.

On doit recourir alors au spéculum de Ricord, ou à celui de Bouveret, à cause de la rainure latérale qu'ils possèdent l'un et l'autre, laquelle permet de les retirer, dès que la sonde a pénétré de 2 à 3 centimètres dans l'orifice externe.

Le spéculum une fois enlevé, on introduit l'indicateur gauche jusqu'au contact de la lèvre postérieure, en vue de soutenir l'utérus et l'on termine l'introduction comme il a été indiqué précédemment.

Nous venons de faire connaître la manière dont on doit procéder au cathétérisme quand l'utérus occupe sa situation normale ; quand l'organe est dévié, la sonde ne pouvant plus pénétrer dans la direction que nous venons d'indiquer, il est de toute nécessité d'imprimer à l'instrument une direction nouvelle en rapport avec celle de l'axe cervico-utérin.

Le toucher, que l'on a eu soin de pratiquer au préalable pour s'assurer de la position de l'utérus, permet, le plus souvent, de faire pénétrer la sonde sans le moindre tâtonnement.

Lorsque nous procédons au cathétérisme, nous employons généralement la sonde de Sims modifiée (voir fig. 2, p. 8), à laquelle nous donnons habituellement une courbure suivant un rayon de 8 à 10 centimètres et semblable à celle de l'hystéromètre de Valleix. Nous cherchons à faire pénétrer la sonde, la concavité tournée en avant et suivant la direction normale de l'axe cervico-utérin. Si nous ne réussissons pas, nous augmentons la courbure et nous renouvelons la tentative d'introduction. Si nous parvenons à pénétrer au fond de la cavité utérine, c'est qu'il existe une antéversion de l'utérus ; le degré de courbure de la sonde nous fait alors connaître le degré de la déviation.

Lorsque le toucher nous a révélé une rétroversion, nous dirigeons le bec de la sonde, dont la concavité est tournée en arrière, dans la direction supposée de l'axe cervico-utérin ; si nous ne parvenons pas à pénétrer dans l'utérus, nous augmentons la courbure de l'instrument et nous faisons une nouvelle tentative d'introduction.

Dans les cas où il existe une latéro-version, le bec de la sonde sera entraîné à gauche ou à droite et le manche nous indiquera dans quel sens la sonde est dirigée.

Si après plusieurs tentatives d'introduction dans un sens ou dans un autre la sonde ne pénètre pas au delà de quelques centimètres, c'est qu'il existe un obstacle au passage de l'instrument, résultant d'une atrésie de l'orifice interne, de la présence d'une tumeur fibreuse ou de la flexion de l'organe. Il ne faut pas chercher alors à vaincre la résistance et il vaut mieux renoncer au cathétérisme ou recourir à l'emploi d'une sonde en gomme.

Quand on pratique le cathétérisme au moyen d'une sonde en gomme, on laisse le spéculum en place jusqu'à la fin de l'exploration. Voici, dans ce cas, comment il convient de procéder : on saisit la bougie bien huilée à l'aide de la pince à pansement utérin, à 3 ou 4 centimètres de son extrémité, et on la fait pénétrer doucement dans l'orifice externe du col jusqu'à ce que les mors de la pince arrivent au contact du museau de tanche. A ce moment, les mors de la pince sont reportés à 3 ou 4 centimètres plus en arrière et l'on continue l'introduction. Cette manœuvre est répétée à plusieurs reprises jusqu'à ce que la sonde vienne butter contre le fond de l'organe. Les mors de la pince saisissent alors la bougie à son point d'intersection avec le col, et la sonde est retirée. La distance entre le point où la pince est appliquée et l'extrémité de la bougie indique la profondeur de la cavité utérine.

Quand on se sert d'une sonde en baleine, la manœuve est très-simple. La tige de baleine est introduite à travers le spéculum et poussée lentement jusqu'à ce qu'on sente un obstacle à son introduction. La sonde, qui est flexible, suit la courbure de l'axe cervico-utérin, et la profondeur à laquelle elle a pénétré est mesurée, au moyen de la pince à pansement utérin saisissant la tige au niveau de l'orifice externe du museau de tanche. On voit parfois la sonde pénétrer ainsi à 8, 10 et même 15 centimètres ; il existe alors une élongation anormale de la cavité.

Lorsqu'on a pratiqué le cathétérisme, il est bon de aire g arder le repos aux femmes, car cette petite opération fatigue toujours un peu. Il peut même être utile de faire appliquer un cataplasme laudanisé sur le ventre et de faire administrer un lavement laudanisé pour peu qu'il survienne quelques coliques.

Nous ne parlerons pas ici des mouvements que l'on doit imprimer à la sonde quand il s'agit de pratiquer le redressement de l'utérus ; ces mouvements, qu'il importe cependant de connaître très-exactement, seront décrits avec soin, lorsque nous nous occuperons du redressement de l'utérus.

Indications. — Le cathétérisme doit, en général, être pratiqué en dehors de l'époque menstruelle, dans la crainte que la légère irritation qu'il produit, s'ajoutant à la congestion physiologique, ne vienne à déterminer l'explosion d'accidents inflammatoires. — Dans quelques circonstances, cependant, il peut être indiqué de recourir au cathétérisme, pendant le cours des règles, c'est lorsqu'il existe une constriction de l'orifice interne, qui ne permet à la sonde de pénétrer que lorsque cet orifice a subi un certain degré de dilatation sous l'influence de l'époque menstruelle.

Le cathétérisme permet de se rendre compte du point d'implantation des tumeurs fibreuses intra-utérines, du volume de leur pédicule et du siége de ces tumeurs.

Supposons, par exemple, un fibrôme pédiculé inséré sur le fond de la cavité utérine (fig. 66), une sonde G, pénétrant dans l'axe de l'utérus, viendra butter sur le sommet de cette tumeur. La sonde étant ensuite insinuée entre la tumeur et la paroi utérine arrivera au point d'insertion de la tumeur, et en portant la sonde sur le pourtour de celle-ci, il sera possible de se rendre un

compte exact de ses points d'insertion et de la largeur
de sa base.

C'est encore au moyen de la sonde, qu'il est possible
de reconnaître la position qu'occupent les fibrômes, dans
l'épaisseur des parois utérines, et de distinguer une tumeur formée par un utérus rétroversé, d'une tumeur
fibreuse occupant la paroi postérieure de l'utérus.

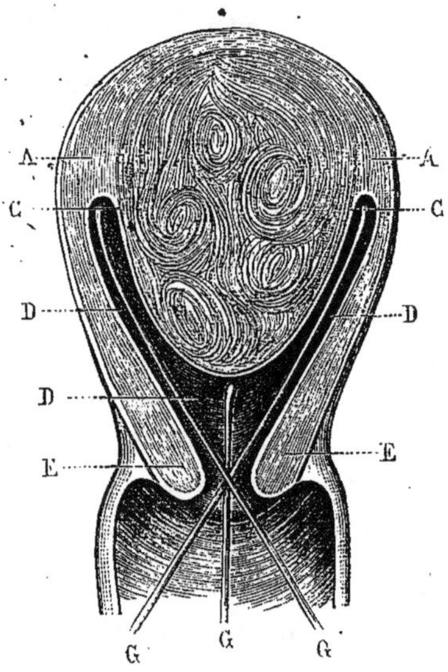

FIG. 66. — Corps fibreux sessile développé sous la membrane muqueuse
du fond de la cavité de la matrice (Huguier).

AA. Tissu propre de l'utérus.

CC. Membrane muqueuse et couche plus ou moins épaisse du tissu
propre qui recouvrent le corps fibreux.

DDD. Cavité infundibuliforme.

EE. Museau de tanche fendu.

GGG. Trois tiges d'hystéromètres.

La direction que prend la sonde, vient immédiatement éclairer le diagnostic.

Supposons, par exemple, une tumeur A située dans
l'épaisseur de la paroi utérine antérieure (voyez fig. 67),

la saillie formée par la tumeur sera perçue par le doigt déprimant le cul-de-sac vaginal antérieur en avant de la sonde D, tandis que si la tumeur occupait la paroi postérieure, le toucher en révélerait la présence dans le cul-de-sac postérieur.

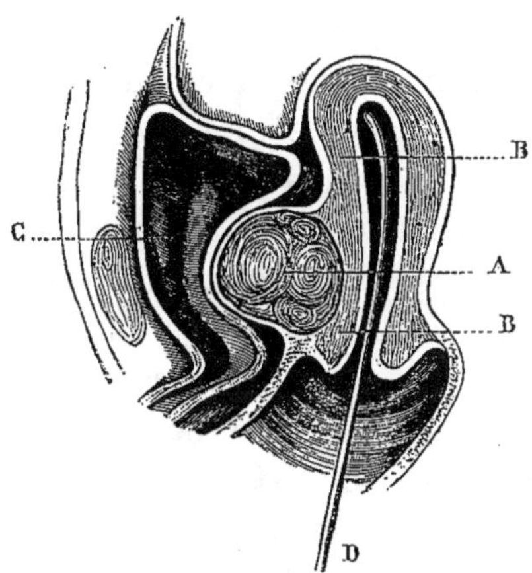

Fig. 67. — Corps fibreux développé dans les couches superficielles de la paroi antérieure du col et faisant saillie dans la vessie (Huguier).

A. Corps fibreux.
BB. Paroi antérieure du col et du corps de l'utérus.
C. Vessie,
D. Hystéromètre.

Dans la métrite interne, l'hystéromètre peut aussi fournir quelques renseignements utiles. Les mouvements de la sonde dans la cavité sont plus aisés et révèlent ainsi un certain degré de dilatation de l'organe. En outre, le cathéter détermine un léger écoulement sanguin, résultant de l'augmentation de vascularité de la muqueuse et de sa friabilité.

Contre-indications. — Le cathétérisme, qui fournit des renseignements si utiles dans un grand nombre de circonstances, doit être cependant pratiqué avec les plus grandes précautions. Il est des cas où il faut absolument renoncer à son emploi.

Une contre-indication formelle : *c'est la grossesse.* La possibilité de la conception doit toujours être présente à la pensée du médecin lorsqu'il va recourir à ce mode d'exploration ; on conçoit, en effet, que l'introduction d'une sonde dans l'utérus, fût-elle même en gomme, serait presque inévitablement suivie d'un avortement. Nous ne pouvons donc à cet égard partager la manière de voir de Kiwish (1), qui a donné le conseil de pratiquer le cathétérisme utérin en vue d'établir le diagnostic de la grossesse. Pour se préserver d'un semblable accident, il est bon d'avoir constaté l'existence de l'écoulement menstruel, avant de procéder au cathétérisme. Cette précaution est indispensable, car il peut arriver que des femmes ayant intérêt à voir disparaître une grossesse compromettante, viennent se soumettre à notre examen, dans l'espoir qu'une tentative imprudente de notre part puisse les en débarrasser.

Dans la grossesse extra-utérine cependant, il peut-être nécessaire de pratiquer le cathétérisme de l'utérus, soit en vue de s'assurer qu'il n'y a pas erreur de diagnostic et que la grossesse est bien extra-utérine, soit pour faire reconnaître la direction et la situation de l'organe afin d'en éviter la lésion dans le cours de l'opération. Mais, dans ce cas, l'introduction de la sonde ne doit être pratiquée qu'à la fin de la grossesse, et lorsque la femme éprouve des douleurs d'expulsion.

Le cathétérisme doit être rejeté quand il existe une

---

(1) Kiwish, *loc. cit.*, t. II, p. 514.

phlegmasie aiguë des tissus péri-utérins ou une inflammation aiguë du parenchyme utérin. Il faut aussi, lorsqu'on se met en devoir d'introduire la sonde dans la métrite chronique et dans l'endométrite, se rappeler que l'utérus est très-souvent ramolli et que la perfotion des parois de la matrice peut survenir dans ce cas avec la plus grande facilité.

CHAPITRE X

MENSURATION DU COL DE L'UTÉRUS

La mensuration de la portion vaginale du col se pratique au moyen de la pince à pansement utérin ou du cervimètre du Dr Chéron.

La pince dont on se sert pour cette mensuration doit être munie d'une règle divisée en millimètres et placée au voisinage des anneaux (voyez fig. 1, p. 7).

Quant au cervimètre du Dr Chéron (fig. 68), c'est un véritable compas d'épaisseur formé de deux branches qui s'écartent l'une de l'autre au moyen d'un mécanisme spécial et présentant un cadran divisé, sur lequel une aiguille indique le degré d'écartement des branches.

Quand on veut faire usage de l'un ou l'autre de ces instruments, on met le col à découvert au moyen d'un spéculum de Ricord ou de Bouveret et l'on applique les mors de la pince ou les branches du cervimètre au contact du tissu utérin, sans y exercer de pression, puis on lit sur la règle divisée ou le cadran, le degré d'écartement des branches.

La mensuration doit être pratiquée suivant les diamètres transversal et antéro-postérieur du col.

Comme on le voit, ces instruments fournissent des renseignements sur le volume de l'organe suivant ses diamètres transverse ou antéro-postérieur, mais ne permettent pas de mesurer la saillie du museau de tanche dans l'intérieur de la cavité vaginale. Il sera facile d'obtenir la mesure de cette saillie, à l'aide d'un hystéromètre, que l'on glissera dans le cul-de-sac, entre la paroi vaginale et le tissu utérin, et d'un doigt porté sur la sonde jusqu'au contact du museau de tanche.

Pour se faire une idée exacte des changements de volume de l'organe, il faut se rappeler qu'à l'état normal et chez la nullipare, le col, au niveau de l'insertion vaginale, présente un diamètre de 20 à 24 millimètres et que ce diamètre tend à augmenter avec le nombre des accouchements. Quant à la saillie du museau de tanche, elle est, chez la nullipare, d'un centimètre environ, mais cette dimension diminue et même devient nulle chez les femmes qui ont eu un grand nombre d'accouchements.

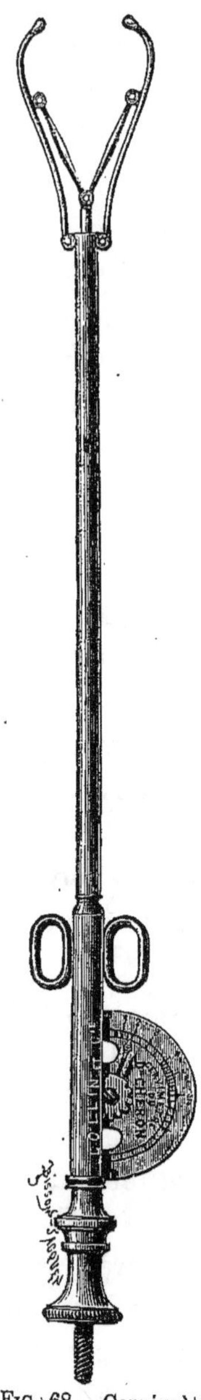

Fig. 68.—Cervimètre du Dr Chéron

Indications. — La mensuration du col est utile pour apprécier les changements de volume de l'organe sous l'influence des divers états pathologiques dont il peut être le siége, et pour constater les modifications de ce volume sous l'influence des traitements divers qu'on fait subir à l'utérus.

DEUXIÈME PARTIE

PETITE CHIRURGIE

◄━━◦∽◦━━►

CHAPITRE I

ÉMISSIONS SANGUINES LOCALES

Les émissions sanguines que l'on pratique du côté
du col, peuvent être obtenues au moyen de la scarification ou de l'application de sangsues.

ARTICLE I.
SCARIFICATION DU COL.

La scarification du col est une opération qui a pour
but de pratiquer un nombre plus ou moins grand d'incisions superficielles, sur la surface du museau de tanche, en vue de déterminer l'écoulement d'une certaine
quantité de sang.

Pour pratiquer la scarification on met le col utérin
à découvert au moyen d'un spéculum. Cela fait, on débarrasse le tissu des sécrétions qui le recouvrent et
l'on promène, à la surface de la muqueuse utérine, un
bistouri, de façon à tracer, sur cette membrane, des incisions qui ne doivent pas pénétrer à plus de 1 ou 2 millimètres de profondeur. Ces incisions sont, en géné-

ral, pratiquées d'avant en arrière et parallèlement les unes aux autres; cinq ou six incisions sur la lèvre antérieure et autant sur la lèvre postérieure suffisent généralement. Du reste, le nombre des incisions doit varier suivant l'importance de l'écoulement fourni par la première scarification et suivant que l'on désire obtenir une perte sanguine plus ou moins considérable.

Les incisions sont faites au moyen d'un bistouri ordinaire à manche un peu long ou légèrement convexe (voy. fig. 7, p. 13), ou avec une lancette tenue entre les mors de la pince à pansement utérin, ou du scarificateur de Routh, qui n'est autre chose qu'une petite lame triangulaire fixée entre les mors de la pince à pansement utérin au moyen de deux goupilles.

On a encore employé à cet effet un scarificateur porté sur un manche et dont on fait partir les lames au moyen d'un ressort sur lequel on presse à l'aide du pouce (voy. fig. 69).

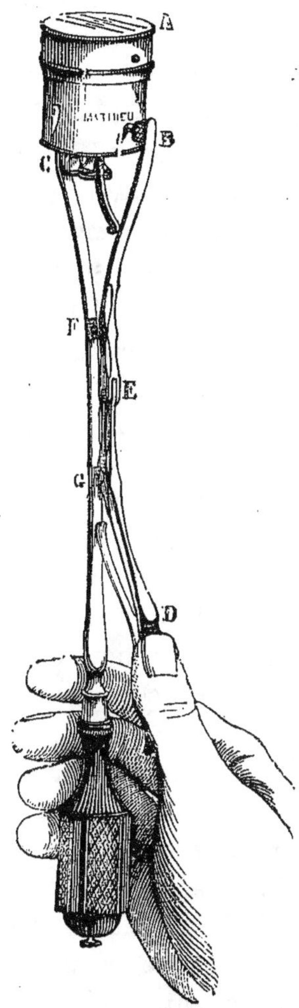

Fig. 69. — Scarificateur pour le col de l'utérus.

A, Fentes par lesquelles passent les six lames du scarificateur.
BED, Levier double destiné à faire échapper les lames.
CFG, Tige supportant le scarificateur.

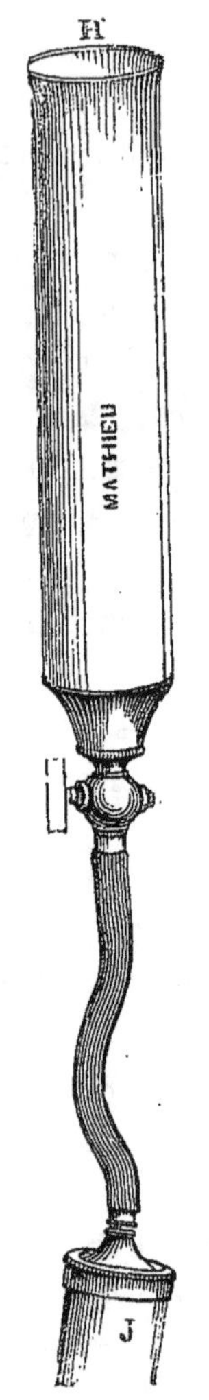

Fig. 70. — Ventouse à pompe pour le col de l'utérus.

H, Extrémité de la ventouse que l'on applique sur le col. J, Pompe destinée à faire le vide.

On peut aussi si on le désire aug-menter la quantité de l'écoulement sanguin au moyen d'une ventouse que l'on applique sur la surface du col et dans laquelle on fait le vide au moyen d'une pompe (voy. fig. 70).

M. Collin a construit récemment pour pratiquer ces émissions san-guines un appareil qu'il désigne sous le nom de sangsue artificielle. Il se compose d'une lancette destinée à pratiquer l'incision du tissu et d'un tube qui vient s'appliquer sur le col et dans lequel on peut faire le vide au moyen d'un piston (voy. fig. 71).

Tous ces instruments, plus ou moins compliqués, nous ont toujours semblé de peu d'utilité et la scarifi-cation avec le bistouri nous a habi-tuellement fourni un écoulement san-guin suffisant.

Il faut se garder de pratiquer des incisions trop profondes, de crainte de blesser un vaisseau un peu im-portant et de déterminer une perte de sang abondante dont on ne pour-rait se rendre maître ensuite que par le tamponnement.

On laisse en général le spéculum en place pendant quelques minutes, jusqu'à ce qu'on ait obtenu la quan-tité de sang que l'on désire, et l'on essuie le col au moyen d'un bourdonnet de ouate. On applique alors au contact du col un tampon d'ouate imbibé de glycérine et muni d'un fil, puis l'on retire le spéculum. Ce tampon est utile pour arrêter la perte sanguine et pour éviter de tacher les vêtements de la femme. S'il arrivait que l'écoulement sanguin vînt à s'arrêter avant que l'on eût obtenu la quantité de sang que l'on est en droit d'espérer il pourrait être nécessaire de pratiquer de nouvelles incisions.

La perte de sang obtenue au moyen de la scarification est le plus souvent assez limitée et s'arrête ordinairement d'elle-même au bout de quelques instants. Cette quantité varie cependant, très-notablement, suivant les cas. Lorsque le col est gros, violacé, mollasse, l'écoulement est assez abondant, il est au contraire très-limité, dans la deuxième période de la métrite chronique, quand le col sclérosé a pris une coloration pâle, due à la diminution de vascularisation du tissu.

S'il arrivait que l'écoulement fût abondant et persistât au delà

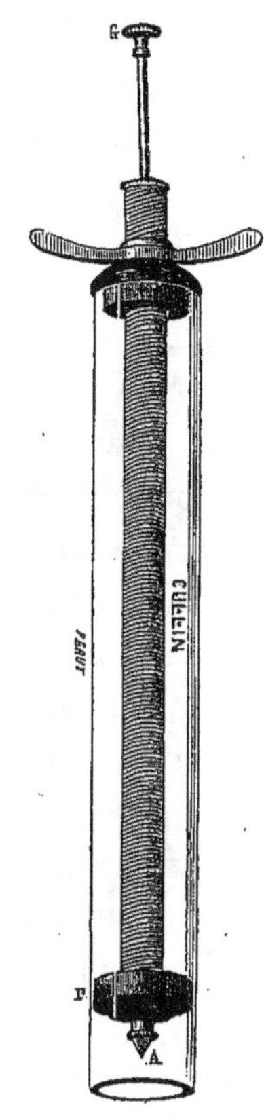

Fig. 71. — Sangsue artificielle pour le col de l'utérus (1).
A, Lancette.
G, Bouton sur lequel on appuie pour enfoncer la lancette dans le tissu utérin.
P, Piston servant à faire le vide.

(1) L'instrument se compose d'un tube de verre dans lequel manœuvre un piston destiné à produire le vide quand l'appareil est appliqué sur le surface du col utérin.

La tige du piston est creuse et contient dans son intérieur une autre d'un certain temps, il pourrait être nécessaire de toucher le point qui fournit l'hémorrhagie au moyen d'un bourdonnet de charpie ou de ouate imbibé de perchlorure de fer, ou même de pratiquer le tamponnement.

ARTICLE II.

APPLICATION DE SANGSUES SUR LE COL.

Lorsqu'on veut appliquer des sangsues sur le col, il faut placer la femme dans la position que nous avons indiquée pour l'examen au spéculum, puis introduire dans le vagin un spéculum plein d'un calibre assez considérable, de façon à embrasser complètement le col. L'instrument ne doit cependant pas être trop volumineux, afin que les sangsues ne puissent s'insinuer entre celui-ci et le col pour aller piquer le vagin.

L'application du spéculum doit être faite sans tâtonnements pour éviter de produire de la douleur ; aussi, est-il nécessaire de s'être assuré au préalable, par le toucher, de la situation occupée par le col.

Lorsque le col est mis à découvert, on débarrasse le

---

tige à l'extrémité de laquelle se trouve une lancette A, qui est cachée dans l'intérieur du piston et n'en sort que par la volonté de l'opérateur. Cette seconde tige glisse à frottement dans l'intérieur de la première afin d'éviter la pénétration de l'air dans la cavité du tube lorsque le vide a été pratiqué.

Lorsqu'on veut se servir de l'appareil, on applique l'extrémité du tube sur la surface du col utérin, mais on fait un léger vide en retirant le piston de 1 à 2 centimètres, à l'aide d'un curseur qui glisse sur la tige, laquelle est munie d'un pas de vis ; lorsque le vide est obtenu on ponctionne le col en pressant sur le bouton G. La lancette est ensuite retirée par un mouvement contraire, à celui qui a produit la ponction et fixée dans sa gaîne au moyen d'un point d'arrêt et d'un mouvement de torsion qu'on imprime à la tige, puis on fait le vide en continuant à élever le piston et la ventouse se trouve remplie de sang.

tissu utérin des mucosités qui le recouvrent, à l'aide d'un tampon de ouate ou d'un pinceau trempé dans du jaune d'œuf, ainsi que l'a préconisé le professeur Pajot (1), puis on nettoie convenablement la surface du col au moyen d'une injection d'eau tiède projetée à travers le spéculum.

Cela fait, on place une petite boulette de ouate ou de charpie dans l'orifice du col pour empêcher les sangsues de pénétrer dans l'intérieur de la cavité utérine; on introduit alors les sangsues au nombre de cinq ou six dans le spéculum et on les pousse au contact du col au moyen d'un tampon de ouate ou d'un morceau de linge.

Les sangsues prennent en général assez vite. Si une ou plusieurs sangsues n'ont pas pris, et qu'il s'écoule un peu de sang, il est inutile d'insister pour les faire prendre, elles sucent le sang qui s'écoule et ne piquent plus la muqueuse.

Il est nécessaire, pendant tout le temps que dure l'application, d'appuyer légèrement sur le spéculum afin d'éviter qu'il s'écarte du col et laisse ainsi les sangsues s'égarer sur les parois du vagin.

L'application des sangsues a lieu le plus souvent sans occasionner de souffrance bien vive, cependant, M. Courty a vu quelquefois survenir une douleur intense lorsqu'il existait une ulcération du col ou un état névralgique de cet organe, ou encore lorsque les sangsues venaient à pénétrer dans le col. Pour remédier à ces inconvénients M. Courty conseille de recouvrir l'ulcération d'une légère couche de collodion élastique. Quant à l'introduction des sangsues dans le col, elle n'est pas à crain-

---

(1) *Annales de Gynécologie*, t. V, p. 464.

dre si l'on a eu soin de placer préalablement dans cet organe, une petite boulette de ouate.

Lorsque les sangsues sont en pleine activité de succion la malade éprouve, en général, une certaine sensation de pesanteur ou de tiraillement à l'hypogastre s'irradiant vers les régions iliaques et les reins et résultant probablement de l'afflux du sang vers les organes génitaux.

Au bout d'un quart d'heure ou au plus de vingt minutes on voit sourdre une certaine quantité de sang autour du tampon qui a servi à refouler les sangsues, on enlève alors celui-ci et l'on fait écouler le sang contenu dans le spéculum en abaissant cet instrument, et en se servant d'un tampon de ouate saisi entre les mors d'une pince à pansement utérin. Quelques unes des sangsues sont déjà tombées ; celles qui restent adhérentes sont enlevées au moyen de la pince à pansement. Il faut avoir soin de compter exactement le nombre de ces annélides afin d'être bien sûr qu'il n'en reste pas dans le vagin quand on retire le spéculum.

Il est prudent de laisser les femmes au lit après une application de sangsues, comme du reste après toute opération, quelque légère qu'elle soit, pratiquée sur l'organe utérin. Si on le juge à propos on peut modérer l'écoulement de sang en appliquant, au fond du vagin, un tampon de ouate sèche ou imbibée de glycérine.

Lorsqu'on examine le col, après la chute des sangsues, on le trouve ordinairement plus pâle et moins volumineux. La patiente éprouve généralement aussi un soulagement très-marqué dû à la déplétion sanguine qui a été produite.

L'écoulement sanguin s'arrête en général de lui même au bout de quelques heures, mais il peut se faire parfois qu'il persiste plus longtemps que ne le permet l'état général de la malade ; il convient alors d'arrêter la perte sanguine, en appliquant de nouveau le spéculum et en projetant de l'eau froide sur le col, ou en badigeonnant sa surface avec un pinceau imbibé de perchlorure de fer à 30°.

Il peut même être nécessaire, si ces moyens échouent, de pratiquer le tamponnement du vagin.

Quelquefois la quantité de sang retiré est insuffisante et il en résulte une augmentation de l'état congestif qui se traduit par une sensation de pesanteur douloureuse s'irradiant dans tout le bassin ; il est alors indiqué de faire une nouvelle application de sangsues quelques heures plus tard.

M. le Dr A. Guérin, dans les savantes leçons auxquelles nous avons assisté à l'Hôtel-Dieu, nous a fait connaître un accident, résultant de l'application des sangsues, et qui n'a pas été signalé avant lui. M. Guérin a observé que les sangsues dans plusieurs cas semblent avoir déplacé la douleur. Il a vu des malades dont les souffrances étaient localisées dans les reins et le bassin avant l'application des sangsues, se plaindre plus tard de douleurs dans le ventre, au-dessus de la matrice, entre le pubis et l'ombilic.

M. Guérin a reconnu que la cause de ce changement résidait dans l'inflammation des ganglions lymphatiques au niveau des vaisseaux iliaques. La main perçoit facilement ces ganglions et la pression augmente la douleur.

Lorsqu'on observe ces ganglions ainsi tuméfiés, l'auteur que nous venons de citer fait remarquer qu'il a toujours rencontré en même temps des piqûres sur la muqueuse vaginale au pourtour du col.

Introduction des sangsues dans le col. — La possibilité de cette introduction a été signalée par Bennet, Goupil, Besnier, Siredey, Courty et d'autres auteurs.

Généralement, lorsque cet accident s'est produit, l'annélide a été expulsé au bout de quelques instants sous l'influence des contractions de l'utérus. Dans ces cas on a noté de vives coliques. Chez une malade observée par Weber, des sangsues ont séjourné pendant plusieurs jours dans la cavité utérine et déterminé des douleurs épouvantables, des frissons, de la cyanose, puis des métrorrhagies graves qui nécessitèrent le tamponnement.

Indications. — Les émissions sanguines locales sont utiles dans un certain nombre d'affections inflammatoires des organes génitaux internes. C'est surtout dans la métrite simple parenchymateuse aiguë, dans la métrite interne ou muqueuse aiguë et dans l'ovarite qu'elles paraissent le plus souvent indiquées.

Les différentes formes de métrite, lorsqu'elles s'accompagnent d'un certain état de congestion non-seulement du côté de l'organe utérin, mais encore de tous les organes contenus dans le petit bassin, réclament l'emploi de ces émissions sanguines.

La déplétion sanguine de tout le système circulatoire du petit bassin, qui en est la conséquence, détermine le plus souvent un amendement notable des symptômes douloureux qui existent du côté des organes génitaux et une détente très-favorable.

Dans la métrite chronique, à la première période,

lorsque le col est gros, violacé, et gorgé de sang, ou lors des retours congestifs si fréquents, dans le cours de cette maladie, à l'approche des époques menstruelles, les émissions sanguines locales rendent les plus grands services. Dans la seconde période de la métrite, au contraire, quand le col est devenu exsangue et en grande partie sclérosé, les émissions sanguines ne sont plus d'aucune utilité.

Dans la métrite chronique les émissions sanguines pratiquées ainsi localement doivent être renouvelées toutes les fois qu'on voit survenir une nouvelle poussée congestive, mais elles seront en même temps peu abondantes afin de ménager les forces de la patiente dont l'état général est souvent très-altéré par la longue durée de la maladie. Quatre à six sangsues suffisent généralement alors, ou un petit nombre de scarifications peu profondes.

C'est, en général, à l'approche des règles, au moment du molimen menstruel, qu'il convient de pratiquer ces saignées locales. On peut être ainsi forcé d'y recourir pendant trois ou quatre mois consécutifs. Quelquefois, il devient nécessaire de faire une nouvelle émission sanguine, l'écoulement menstruel une fois passé, quand l'époque a été difficile et quand les phénomènes de congestion subsistent.

Dans la métrite parenchymateuse aiguë, comme l'état de santé de la malade est en général meilleur, il est souvent nécessaire de recourir à une saignée locale plus abondante. Mais, à cet égard, il est impossible de tracer de règles précises, et il faut toujours tenir grand compte de l'état des forces.

Dans l'ovarite, M. Gallard conseille d'avoir recours aux saignées locales, non à la première période de l'affection dans laquelle ces saignées sont faites d'une façon plus large et plus utile à l'aide de ventouses ou de sangsues sur l'abdomen, mais à une période plus avancée, lorsque la maladie paraît avoir une tendance à s'éterniser et quand les congestions périodiques mensuelles déterminent une exagération des symptômes inflammatoires à chaque période des règles (1).

C'est donc à l'approche des règles, lors de la congestion menstruelle ou après la période des règles que l'application des sangsues ou la scarification doivent être pratiquées.

L'application des sangsues est préférable à la scarification quand il s'agit de produire un écoulement sanguin un peu abondant ; disons cependant qu'en règle générale nous avons recours à la scarification du col, à cause de la rapidité avec laquelle on pratique l'opération, rapidité qui ne laisse pas le vagin longtemps distendu par le spéculum. De plus, comme le spéculum que l'on emploie pour l'application des sangsues, doit être d'une dimension plus grande que celui nécessaire pour opérer une scarification, il en résulte toujours une gêne et un froissement des parties beaucoup plus considérables.

Contre-indications. — Les émissions sanguines doivent être rejetées dans les phlegmasies péri-utérines à cause de la douleur qui résulte de l'application du spéculum, douleur qui aurait pour résultat d'augmenter l'état inflammatoire et pourrait déterminer la rupture des adhérences péritonéales qui se produisent dans ces affections.

---

(1) Gallard, *Leçons sur les maladies des femmes*, p. 764.

Dans la seconde période de la métrite chronique, quand l'utérus est sclérosé et a pris une teinte jaunâtre en rapport avec l'absence de vascularisation du tissu, l'emploi des émissions sanguines locales n'est plus d'aucune utilité.

CHAPITRE II.

INJECTIONS — IRRIGATIONS — DOUCHES VAGINALES.

On désigne sous ces noms l'introduction dans la cavité vaginale de liquides et de gaz.

L'injection, formée d'une quantité de liquide déterminée à l'avance, est, en général, de duréeassez courte.

L'irrigation, au contraire, a une durée variable ; la quantité de liquide ou de gaz employée, à chaque irrigation, est plus ou moins considérable et en rapport avec sa durée.

La douche est une injection dans laquelle le liquide est projeté avec une force plus ou moins grande, à la surface du col utérin.

ARTICLE I.

INJECTIONS VAGINALES.

Les injections vaginales sont des bains locaux intérieurs, composés de liquides divers, dont la température varie suivant les indications thérapeutiques et que l'on fait pénétrer au moyen d'intruments de formes diverses.

Les injections sont *détersives* ou *médicamenteuses.*
Les premières sont constituées par de l'eau pure ou
savonneuse. Les secondes sont formées d'eau tenant
en dissolution des principes variables et ont pour but
d'obtenir une action modificatrice.

Les injections sont employées *froides* ou *chaudes,*
leur action, dans l'un et l'autre cas, diffère notablement.

Instruments destinés à pratiquer les injections. —
Nous n'entreprendrons pas de fournir une description
détaillée de tous les instruments qui sont usités pour cet
usage, ils sont nombreux et un grand nombre d'entre
eux doivent être rejetés. Nous n'indiquerons que
ceux qui nous paraissent le plus utiles.

On a beaucoup employé autrefois une seringue en
verre terminée par une canule recourbée, de même
substance.

Cet instrument, sans parler de sa fragilité et de sa
petite dimension, nous a toujours paru insuffisant pour
produire un effet désirable. De plus, la canule recourbée
qu'elle présente vient arcbouter contre la paroi vaginale
et empêche l'injection de pénétrer au fond du vagin.

La *seringue de Ricord* ou *seringue priapique* consiste
en un tube d'une dimension égale ou même supérieure
à celle du pénis dont l'une des extrémités est arrondie
et percée de plusieurs orifices.

La seringue est faite de verre ou de caoutchouc
durci. Cette dernière substance est bien préférable à
cause de sa solidité plus grande (voy. fig. 72). Lorsque l'on veut en faire usage, on fait prendre à la
femme la position que nous indiquerons bientôt
(page 141) et l'on pousse la seringue jusqu'au fond

du vagin ; on fait ensuite mouvoir le piston et l'on retire l'instrument à mesure que le liquide qu'il contient, tombe dans le vagin.

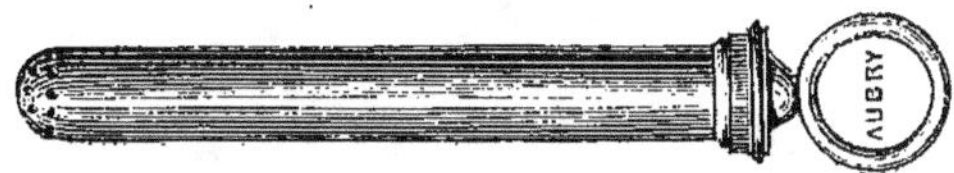

FIG. 72. — Seringue de Ricord.

Les injections sont encore administrées au moyen de la seringue connue en Angleterre sous le nom de *seringue d'Higginson* (voy. fig. 73) ou de l'*irrigateur Éguisier* (voy. fig. 74).

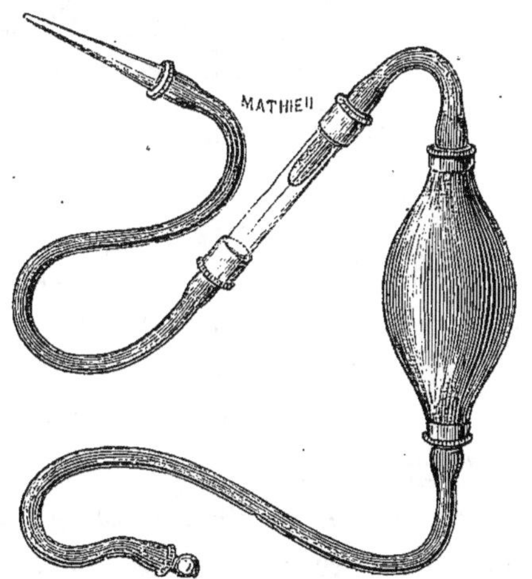

FIG. 73. — Seringue d'Higginson.

Beaucoup d'autres appareils de formes diverses et connus sous des noms différents tels que l'*hydroclyse* ou *néoclyse*, etc., sont également usités. Disons que la forme de ces appareils importe peu, ce qu'il faut, c'est qu'ils laissent écouler le liquide avec une cer-

taine régularité et sans que celui-ci produise une percussion marquée sur la surface du col utérin.

Les canules recourbées en gomme dont on a l'habitude
de se servir nous semblent défectueuses, tant à cause
de leur direction qui les fait butter contre la paroi an-

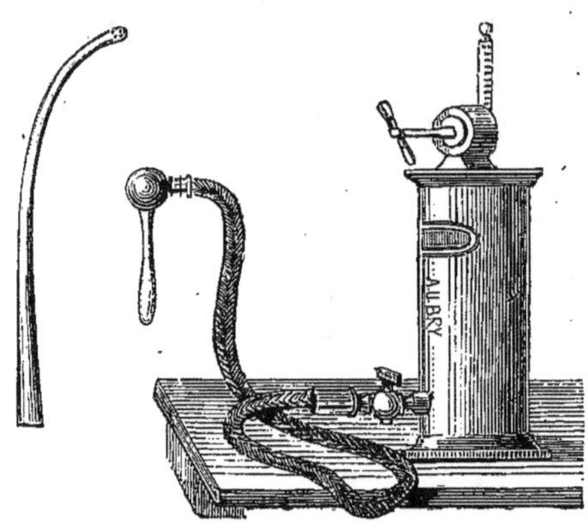

FIG. 74. — Irrigateur Eguisier.

térieure du vagin à peu de distance de la vulve, qu'à
cause de leur petite dimension qui ne déplisse pas suffisamment ce conduit. Aussi préférons-nous de beaucoup les canules droites volumineuses, analogues, par
exemple, à celle qui a été inventée par le Dr Delioux de
Savignac (1). (Voy. E Fig. 82, p. 160.)

Cette dernière canule est droite, en gomme souple,
flexible; elle a une longeur totale de 20 cent., 15 pour le
tube, 5 pour l'olive. L'olive est percée de 24 canalicules
de 1 millimètre de diamètre. L'extrémité de l'olive est
mousse, arrondie et imperforée. Cette canule a l'avantage de bien déplisser le vagin et d'éviter la percussion
du liquide sur le col utérin.

____

(1) *Bulletin de thérapeutique*, 30 août 1873.

Voici comment Delioux de Savignac conseille de procéder à l'introduction : « La canule enduite préalablement d'huile ou de glycérine doit être présentée, tenue un peu au-dessous de l'olive, à la partie inférieure de la vulve, puis introduite doucement, en longeant la paroi postérieure du vagin, jusqu'à ce que l'olive ait pénétré avec deux à trois centimètres du tube. Le corps de l'olive se trouve ainsi au centre du vagin et son extrémité est dirigée vers le sinus utéro-vaginal postérieur, on fait alors agir l'instrument injecteur en graduant sa force d'impulsion selon la sensibilité des parties et selon l'effet que l'on veut obtenir. »

Les injestions vaginales peuvent encore être administrées lorsque la malade est placée dans un bain, pour

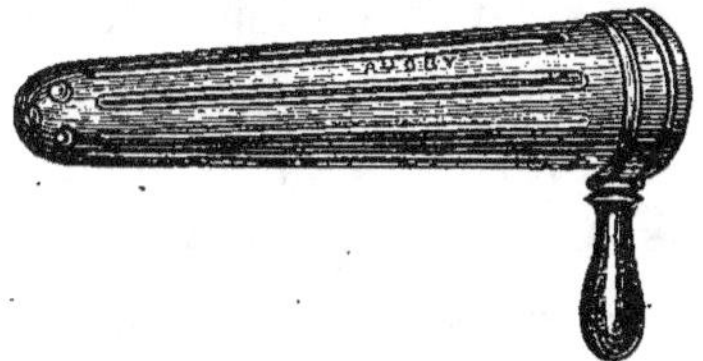

FIG. 75. — Spéculum à bain en bois.

cela, il suffit d'introduire dans le vagin l'un des instruments que nous représentons (voy. fig. 75 et 76) ci-dessous et que l'on désigne sous le nom de spécu-

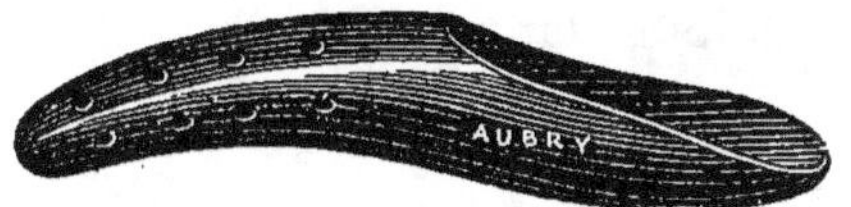

FIG. 76. — Spéculum à bain en gomme.

lums à bain. L'un des modèles, dont nous donnons le dessin (fig. 75), est fait de bois. Il est percé de

trous à son extrémité et fenêtré dans le sens de sa longueur, l'autre modèle (fig. 76) est fait en gomme.

M. Martineau a l'habitude d'employer dans son service de Lourcine, pour administrer ces bains locaux,
des tubes de verre percés de trous. Ces tubes ont l'avantage, dans la pratique hospitalière, où les contagions
sont à redouter, de pouvoir être tenus facilement

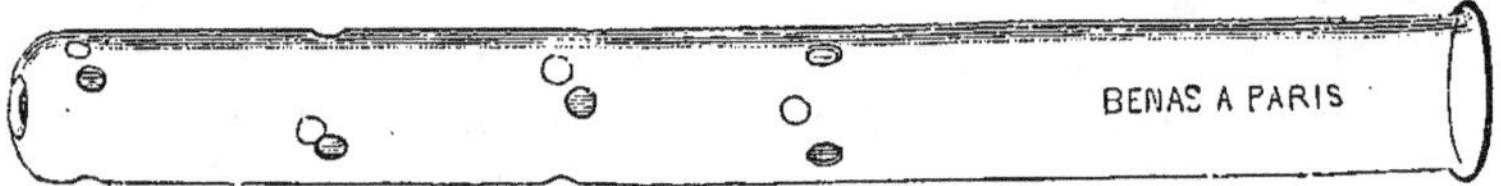

Fig. 77. — Tube de verre percé de trous pour bains vaginaux.

propres, mais il importe que les femmes les manient
avec précaution à cause de leur fragilité.

On peut encore se servir, si l'on n'a pas un de ces instruments sous la main, de la simple canule à injections
que toutes les femmes possèdent. Lorsque la région
vulvaire a été franchie par le liquide contenu dans la
baignoire la pression de la colonne liquide est suffisante
pour maintenir la dilatation du vagin et pour en déplisser les parois, aussi n'est-il pas indispensable de laisser
en place le spéculum ou la canule pendant toute la
durée du bain. Il suffit même bien souvent que la
malade introduise un doigt dans la vulve pour que le
liquide se précipite dans le vagin.

Position à donner à la femme pendant l'injection. —
L'injection que la femme prend, accroupie sur une cuvette ou sur un bidet, nous semble à peu près inutile, à
moins qu'il ne s'agisse de faire un simple lavage des
parties; le liquide à peine injecté ressort au dehors de

la vulve et l'action médicamenteuse est presque nulle. Les seules injections qui puissent être ordonnées, dans cette position, sont donc les injections détersives.

Quand il s'agit d'injections médicamenteuses, destinées à agir *localement* sur les parties vaginales ou sur le col utérin, il convient de faire placer la femme sur un lit dans le décubitus dorsal, les jambes et les cuisses légèrement fléchies et ces dernières dans une légère abduction. Un bassin est placé sous le siége de façon à recevoir le liquide à mesure qu'il s'écoule de la vulve.

La position précédente permet à une certaine quantité de liquide de séjourner au fond du vagin, tant que la femme conserve le décubitus dorsal.

On peut aussi distendre le vagin à l'aide de l'injection en ayant soin d'appliquer la vulve assez fortement sur la canule à injection, c'est là un procédé qui peut être utile dans certaines circonstances.

L'injection peut être pratiquée par le médecin ou par la malade.

Lorsque le médecin pratique lui-même l'injection il doit faire placer la femme sur le rebord de son lit, dans la position que nous avons fait connaître pour l'application du spéculum et de manière que l'orifice vulvaire soit un peu plus élevé que le fond du vagin. On porte alors la canule au fond du cul-de-sac vaginal postérieur en la glissant sur le doigt indicateur de l'une des mains préalablement introduit dans le conduit vaginal, on retire le doigt, puis on pousse doucement l'injection.

Nature des liquides employés. — Les injections sont composées d'eau pure ou chargée de principes médicamenteux divers. Elles sont administrées froides ou à une température plus ou moins élevée.

Les injections ne doivent pas être prises indifféremment froides ou chaudes. Les premières déterminent une réaction, un afflux sanguin de tout le système circulatoire du petit bassin; elles sont donc stimulantes. Les secondes, au contraire, évitent la réaction qui suit l'impression passagère du froid sur les tissus ; elles sont donc sédatives. Les injections froides et chaudes ont ainsi des indications différentes que nous ferons bientôt connaître.

Quant aux injections chargées de principes médicamenteux, elles ont aussi des indications thérapeutiques différentes, suivant la nature de la substance tenue en dissolution.

Les substances que l'on emploie le plus habituellement sont : l'alun, le tannin, le carbonate de soude ou de potasse, le permanganate de potasse, le perchlorure de fer, le sulfate de fer, le coaltar saponiné, les décoctions d'écorce de chêne, de feuilles de noyer, de roses de Provins, de myrthe, etc. ; les décoctions narcotiques telles que celles de jusquiame, de belladone, de morelle, de pavots, etc.

Les injections exposent-elles à des dangers ? — Les injections que l'on emploie la plupart du temps, d'une façon banale, exposent cependant à des accidents dont il est bon d'être prévenu. La mort a pu même en être la conséquence, au dire de quelques auteurs.

Ebell a signalé des accidents redoutables à la suite d'injections vaginales : douleur subite, vomissements, refroidissement des extrémités, syncope. Dans les quatre cas signalés par cet auteur, trois concernaient des femmes affectées de rétroflexion et accouchées depuis six semaines, un an et deux ans. Le quatrième se rapportait à une femme ayant une antéflexion qui avait avorté trois mois auparavant et avait été traitée deux ans auparavant avec l'éponge préparée.

Chez ces quatre malades les accidents disparurent sans laisser de traces (1).

Le Dr More-Madden a cité une observation de métro-péritonite succédant à l'usage de la seringue à injection ordinaire, probablement, dit l'auteur, à cause du passage du liquide dans le péritoine à travers les trompes (2).

Un autre décès à la suite d'une injection vaginale a encore été rapporté par Lorain. (3)

Dans les cas que nous venons de rapporter, nous devons nous demander si réellement les injections ont été la cause des accidents observés, ou s'il n'y a pas eu une simple coïncidence.

Nous avons tenu à faire connaître ces accidents, non pas en vue de faire proscrire les injections vaginales, mais pour montrer que ce moyen, auquel on a recours d'une façon souvent banale, mérite d'être employé avec certaines précautions.

La plupart des canules à injection dont on se sert sont percées d'un trou à leur extrémité, c'est là, selon nous, un vice de construction auquel il est bon de remédier, car nous croyons que c'est à la projection du liquide dans la cavité utérine par ce trou central que

---

(1) *Revue médicale de l'Est*, t. II, p. 346.

(2) *On metro-peritonitis following the use of the ordinary female syringe* (*Obstetrical Society of Dublin*, séance du 13 février 1875, *in Obstetrical Journal*, avril 1875, p. 56).

(3) *Gazette des hôpitaux*, décembre 1873, no 14.

l'on doit attribuer l'origine des accidents ; il suffit, pour les éviter, d'obstruer cet orifice au moyen d'un bouchon de bois.

Nous avons eu l'occasion d'observer, il y a quelques mois, chez une de nos clientes la production de coliques utérines violentes, revenant d'une façon intermittente peu d'instants après qu'elle avait fait usage d'une injection d'eau tiède au moyen d'un irrigateur. Cette personne était accouchée depuis environ trois semaines ; les coliques durèrent plusieurs heures et disparurent sans laisser la moindre indisposition. Nous avons alors pratiqué le toucher : le col utérin était mou et admettait facilement la première phalange de l'indicateur. Nous avons pensé que la canule avait pénétré dans le col et avait permis, soit à une certaine quantité d'air qui pouvait être contenue dans le tube, soit au liquide de l'injection de s'épancher à l'intérieur de la cavité de la matrice encore dilatée par le fait de l'accouchement récent.

Indications. — Contre-indications. — Les injections tièdes composées de décoctions de plantes narcotiques diverses : morelle, jusquiame, pavot, ou de décoctions émollientes, sont utiles dans les états inflammatoires aigus du vagin, de l'utérus ou des tissus péri-utérins. C'est dans ces conditions qu'il est important de faire prendre les injections, la malade étant au lit dans la position que nous avons indiquée et de conseiller de les faire durer un certain temps, douze à quinze minutes. Il est alors nécessaire de laisser écouler le liquide lentement afin d'éviter qu'il produise une percussion dangereuse sur le col utérin. L'injection agit alors par ses propriétés spéciales narcotiques ou émollientes et en même temps par sa température.

L'absence de réaction, à la suite de leur emploi, doit les faire administrer, de préférence, dans les états inflammatoires des organes pelviens.

Les injections d'eau chaude pure, ou chargée de substances médicamenteuse sont été conseillées par Trousseau dans les métrorrhagies. Ces injections, que certains auteurs ont regardées à tort comme dangereuses, sont au contraire suivies très-souvent de l'arrêt de l'écoulement sanguin. M. Peter (1), qui a eu recours à cette médication, rapporte qu'il a pu guérir ainsi des métrorrhagies qui avaient résisté aux moyens usités en pareil cas.

L'injection doit être faite alors avec de l'eau aussi chaude que la malade peut la supporter et être répétée deux ou trois fois par jour.

L'injection paraît agir par sa température, et l'on explique son action par l'excitation des ganglions lombaires, d'où résulterait une suractivité des vaso-moteurs et une contraction consécutive des vaisseaux.

Au contraire, quand il s'agit de produire une certaine stimulation du côté des organes génitaux, il convient d'employer des injections froides, à cause de la réaction qui suit l'impression passagère du froid sur les tissus et y détermine un afflux sanguin.

Cette stimulation de l'utérus convient particulièrement dans la métrite chronique à sa seconde période, lorsque la vascularisation de l'organe est très diminuée.

____

(1) *Journal de médecine et de chirurgie pratiques*, mars 1877, p. 107.

Les substances médicamenteuses diverses que nous avons précédemment énumérées ont des propriétés variables suivant leur nature. Les injections astringentes, c'est-à-dire celles qui sont composées d'alun, de tannin, de décoction d'écorce de chêne, etc.., sont utiles dans la métrite chronique, avec flux leucorrhéique abondant. Ces diverses substances déterminent une astriction favorable des tissus, et le dégorgement de l'organe; mais pour qu'elles puissent être avantageusement employées, il est nécessaire que l'état inflammatoire soit peu accentué, autrement les injections tièdes et narcotiques sont préférables.

Les injections d'alun que l'on prescrit très-souvent, produisent une constriction des parties, souvent fort désagréable, et une desquamation épithéliale abondante, qui s'accumulant dans le conduit vaginal, y forme parfois un dépôt considérable.

L'emploi des injections de décoction de feuilles de noyer, demande à être surveillé avec soin. Il est des cas, ainsi que l'a fait remarquer M. Gallard, où il se produit un léger degré d'irritation des organes génitaux qui peut-être nuisible.

Les injections précédentes conviennent très-bien dans la vaginite, mais quelquefois elles sont insuffisantes et il est nécessaire de recourir à l'injection d'une solution de nitrate d'argent. L'injection du liquide doit être faite alors avec la seringue priapique de Ricord, la malade étant placée dans la position horizontale; cette injection produit très-souvent de bons effets.

Les injections contenant du perchlorure de fer sont surtout employées dans les métrorrhagies dépendant du cancer, mais elles ne déterminent que bien rarement l'arrêt de l'hémorrhagie et produisent dans le vagin une boue noirâtre devenant très-rapidement fétide, si l'on n'a pas soin de les faire suivre au bout de peu de temps d'une injection détersive.

Dans les hémorrhagies qui proviennent de la cavité utérine elles sont complètement inutiles, le liquide n'arrivant pas au contact du point qui est le siége de l'écoulement sanguin. Si leur emploi est suivi de l'arrêt de la perte, il faut bien plutôt attribuer ce résultat à l'impression du froid sur les vaisseaux qu'à l'action coagulante du perchlorure de fer.

Lorsqu'il s'agit de combattre une hémorrhagie, il est indispensable de faire durer l'injection un peu de temps, afin d'éviter la réaction qui suit l'impression du froid, quand cette impression n'a duré que quelques minutes. Dans les métrorrhagies nous employons de préférence les irrigations d'eau froide que nous ferons bientôt connaître.

Les injections de permanganate de potasse et d'eau alcoolisée contenant une certaine proportion d'acide phénique ou d'eau mélangée avec du coaltar saponiné doivent être administrées quand il existe un écoulement fétide, comme cela se voit à la suite des avortements s'accompagnant de rétention du placenta et dans le cancer de l'utérus. C'est dans ces circonstances qu'une solution d'hydrate de chloral peut encore être utile.

Le Dr Buys (1) préconise, dans les écoulements chroniques du vagin, l'injection suivante :

---

(1) *Bordeaux médical* 1873, p. 280.

R. Teinture alcool. d'iode. . .   3 grammes.
   Acide phénique. . . . . . .   6 gouttes.
   Glycérine. . . . .   30 grammes.
   Eau dist.   150   —
      M.

Les injections composées de plantes narcotiques, morelle, jusquiame, belladone, etc., qui sont surtout utiles dans les états inflammatoires de l'utérus et des annexes, doivent, de préférence, être administrées tièdes, dans la crainte que le liquide froid ne détermine une réaction nuisible.

ARTICLE II.

IRRIGATIONS VAGINALES.

L'irrigation vaginale consiste dans l'introduction, pendant un temps variable, de liquides ou de gaz dans l'intérieur de la cavité vaginale.

L'irrigation est faite avec de l'eau pure ou tenant en dissolution des principes médicamenteux variables. Elle peut aussi être pratiquée froide ou tiède.

Les gaz qui ont été le plus souvent employés sont : l'acide carbonique et la vapeur de chloroforme.

§ I. — IRRIGATIONS LIQUIDES.

Ces irrigations se pratiquent au moyen d'appareils divers.

Le plus simple consiste en un tube de caoutchouc de 1 mètre et demi à 2 mètres de long, dont l'une des extrémités se termine par une canule, et dont l'autre plonge dans un vase contenant le liquide choisi et placé sur un meuble à une certaine hauteur. Le tube, qui fait office de syphon, est amorcé en aspirant avec la bouche par l'orifice inférieur du tube ; l'écoulement une fois commencé on continue sans interruption jusqu'à ce que le vase soit complètement vidé.

On peut se servir avantageusement pour pratiquer ces irrigations de l'appareil décrit page 138, fig. 73. On évite ainsi d'être obligé de se servir de la bouche pour amorcer l'appareil. Il faut munir alors l'appareil d'un tube de caoutchouc suffisamment long. L'aspiration se fait en pressant sur la boule élastique placée au milieu du tube.

La malade s'assied sur un bidet et a soin d'introduire la canule aussi profondément que possible, en prenant la précaution de la diriger en arrière pour atteindre le cul-de-sac postérieur du vagin.

L'irrigation vaginale peut être faite avec plus d'avantage en faisant rester la malade au lit dans la position horizontale. Il faut alors recourir à des appareils qui ne permettent pas l'écoulement du liquide en dehors du vagin, afin d'éviter de salir les pièces de literie.

Plusieurs appareils ont été inventés à cet effet. Les uns permettent au liquide de baigner directement les tissus; les autres, au contraire, sont fermés de toutes parts. Le liquide qui constitue l'injection ne peut guère, avec ces derniers appareils, agir que par sa température.

A. *Appareils dans lesquels le liquide de l'irrigation baigne les tissus.*

a. *Irrigateur vaginal double de Maisonneuve. —*

L'appareil se compose de deux tubes dont l'un aboutit profondément au fond du vagin où il déverse le liquide

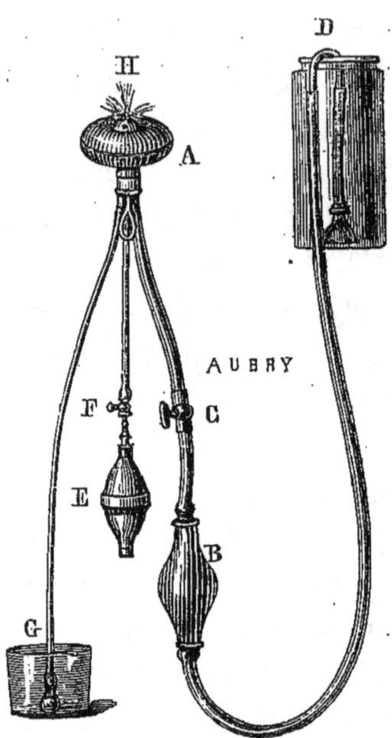

FIG. 78. — Irrigateur vaginal double de Maisonneuve.

A, Pessaire de caoutchouc souple destiné à obturer l'entrée du vagin pour empêcher le liquide de s'étancher au dehors.

B, Poire de caoutchouc destinée à amorcer l'appareil.

C, Robinet servant à régler l'écoulement du liquide.

D, Syphon.

E. Poire de caoutchouc destinée à insuffler le pessaire qui obture la vulve.

F, Robinet pour empêcher l'air de s'échapper du pessaire de caoutchouc A.

G, Tube de décharge.

H, Orifice par lequel le liquide s'écoule dans le vagin.

de l'irrigation, et dont l'autre reprend le liquide près de la vulve après qu'il a baigné les tissus. Ces deux tubes traversent un pessaire à air que l'on distend après qu'il a été introduit dans le vagin et qui a pour but d'empêcher le liquide de s'épancher à l'extérieur.

b. *Irrigateur vaginal double d'Aran.* — Il ne diffère guère du précédent ; son principe est le même ; il est muni d'une plaque métallique légèrement concave destinée à se mouler sur la vulve et à empêcher le

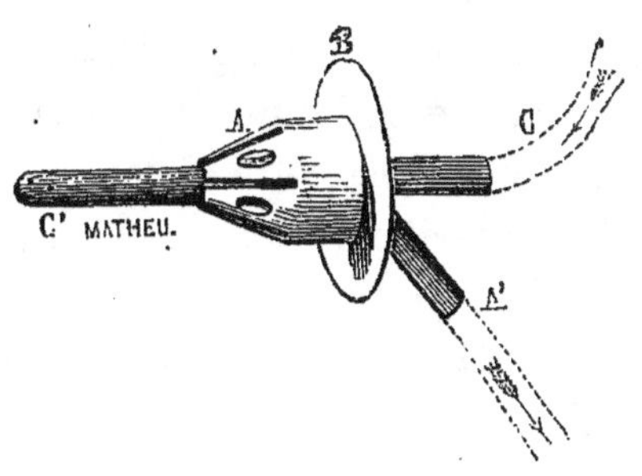

FIG. 79. — Irrigateur vaginal double d'Aran.

A, Tube perforé de trous permettant l'issue du liquide et son écoulement par le tube A'.

B, Plaque qui s'applique contre la vulve et qui l'obture.

C C', Tube d'arrivée du liquide.

liquide de s'écouler au dehors. Cette plaque est traversée par les tubes d'apport et de décharge.

B. *Appareils dans lesquels le liquide de l'irrigation ne baigne pas les tissus.*

Les appareils précédents avec lesquels le liquide baigne les tissus peuvent rendre des services dans bon nombre de cas, mais ils ont l'inconvénient de ne pas fermer hermétiquement la vulve et de permettre à une certaine quantité de liquide de s'écouler au dehors. C'est là un inconvénient sérieux, auquel on remédie en se servant de l'un ou l'autre des appareils suivants, dans lesquels le liquide circule dans une poche fermée et ne se trouve pas en contact direct avec les tissus.

a. *Appareil à irrigations continues de Clausure* (*d'Angoulème*). — Il se compose d'une enveloppe de caoutchouc très-mince dans laquelle viennent se rendre les tubes d'apport et de décharge. Cette enveloppe est placée dans le vagin et le liquide de l'irrigation circule dans son intérieur. De cette façon, on évite tout écoulement à l'extérieur. Cet appareil, qui nous a toujours paru bien préférable à ceux que nous avons précédemment mentionnés, a l'inconvénient de se perforer très-facilement.

b. *Appareil de Clausure modifié.*—L'appareil précédent est très-simple, mais il ne se trouve que chez un petit nombre de fabricants, aussi avons-nous cherché à le simplifier autant que possible, de façon à permettre au médecin de s'en confectionner un lui-même, s'il le désire (voy. fig. 80).

Nous avons remplacé la vessie de caoutchouc de l'appareil de Clausure par un condom que l'on trouve dans toutes les villes. Voici comment on peut confectionner l'appareil : on prend un bouchon de caoutchouc ou de liége d'environ 2 centimètres et demi de diamètre et percé de deux trous, à travers lesquels on fait passer deux tubes de caoutchouc; l'un des tubes dépasse le bouchon de 6 à 8 centimètres, tandis que l'autre n'a que quelques millimètres. Le condom est ensuite fixé sur le bouchon au moyen de plusieurs tours de fil fin.

Les tubes présentent en outre chacun un robinet servant à régler l'entrée et la sortie du liquide.

Lorsqu'on veut faire fonctionner l'un ou l'autre de ces appareils, on place l'un des tubes dans le vase contenant le liquide de l'irrigation et que l'on a placé

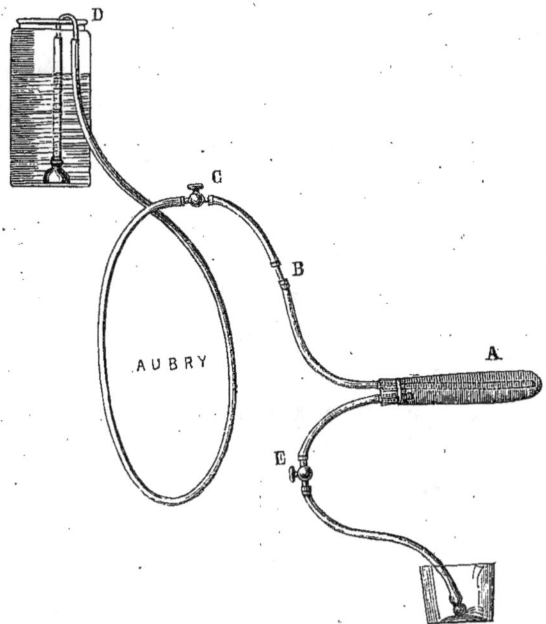

FIG. 80. — Appareil à irrigations continues de Clausure modifié.

A, Sac de baudruche dans lequel circule le liquide de l'irrigation.
B, Tube de verre servant à amorcer le syphon au moyen de la bouche.
C, Robinet servant à régler l'écoulement du liquide.
D, Syphon.
E, Robinet situé sur le tube de décharge.

à une certaine hauteur, on amorce le syphon et lorsque le liquide a traversé la poche fermée placée dans le vagin, il est repris par le tube de sortie qui le déverse dans un second vase placé à côté du lit.

Lorsqu'on se sert de ces appareils qui sont munis

de robinets, on règle l'écoulement comme on le désire. Le robinet qui sert au rejet du liquide doit être moins ouvert que le robinet d'apport afin de produire une légère distension de la vessie de caoutchouc ou du condom. On évitera la distension trop grande de la vessie en ayant soin de ne pas placer le vase supérieur à une hauteur trop considérable.

Ces deux derniers appareils étant hermétiquement fermés ne permettent pas au liquide de baigner les parties, aussi ce dernier ne peut-il agir que par sa température.

Indications.—L'irrigation vaginale est employée dans certains cas de phlegmasies des organes génitaux et dans les métrorrhagies. Quand il s'agit de combattre une phlegmasie c'est à des liquides tièdes et chargés de principes médicamenteux émollients ou narcotiques que l'on doit avoir recours. Dans ce cas, l'irrigateur de Maisonneuve ou celui de Aran doivent être employés de préférence.

Dans les métrorrhagies où l'on se sert surtout d'eau froide, l'appareil de Clausure ou celui que nous avons décrit ensuite conviennent parfaitement. Il est nécessaire, comme nous l'avons déjà dit, de faire durer l'irrigation pendant un temps assez considérable, une demi-heure au moins, afin d'éviter la réaction qui se produit à la suite de l'usage passager du froid. Il est bon également afin d'éviter toute réaction d'élever légèrement et graduellement la température de l'eau jusqu'à 30 ou 35 degrés centigrades avant d'en suspendre complètement l'emploi.

§ 2. — IRRIGATIONS GAZEUSES.

Les gaz qui ont été injectés dans le vagin sont l'acide carbonique et l'air chargé de vapeurs de chloroforme.

A. *Irrigations d'acide carbonique.* — L'acide carbonique a été injecté dans le vagin à l'état de gaz ou en dissolution dans l'eau.

Un assez grand nombre d'auteurs, parmi lesquels nous devons citer Mojon, de Gênes (1), Simpson (2), Churchill (3) en Angleterre, Follin (4), Broca, Demarquay et Monod en France, ont employé ce gaz et en ont retiré des avantages marqués.

L'appareil le plus commode pour l'administration de ces irrigations est celui qui est connu sous le nom d'appareil gazo-injecteur de Fordos (5). (Voyez fig. 81.)

Dans une carafe on introduit des cristaux d'acide tartrique, puis au-dessus du bicarbonate de soude en poudre et on ajoute une suffisante quantité d'eau.

Voici les doses que Fordos emploie ordinairement :

30 grammes d'acide tartrique en cristaux gros comme des noisettes.

38 grammes de bicarbonate de soude en poudre.

Un quart de litre d'eau.

---

(1) Mojon. *De l'emploi du gaz carbonique pour combattre l'aménorrhée* (*Bulletin de thérapeutique*, 1834, t. VII, p. 350).

(2) Simpson. *A few observations on carbonic acid air as a local anæsthesic in uterine diseases* (*Edinb. med. Journ.*, juillet 1856).

(3) Churchill. *Traité pratique des maladies des femmes*, traduction par Wieland et Dubrisay, 2ᵉ édition. Paris, 1874, p. 243.

(4) Follin. *Archives de médecine*, 1856, t. VIII.

(5) Fordos. *Journal de pharmacie*, 1858, 3ᵉ série, t. XXXIII.

L'acide carbonique se produit par suite de la réaction de l'acide tartrique sur le bicarbonate de soude, le gaz traverse un tube d'étain qui garnit la carafe à sa partie supérieure et dans lequel se trouvent des frag-

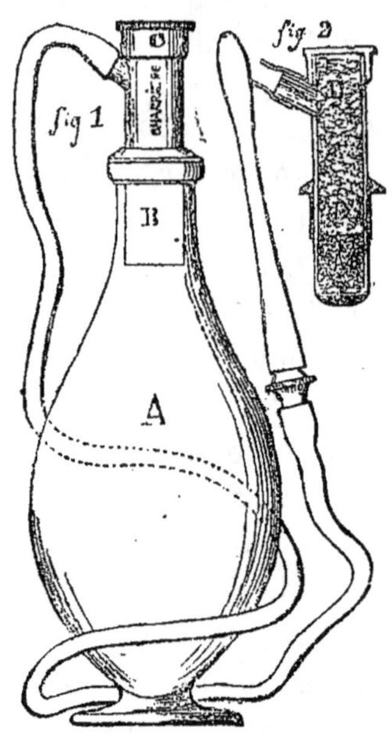

FIG. 81. — Appareil gazo-injecteur de Fordos.

A, Carafe de verre épais.

B, Tube d'étain percé de trous à sa partie inférieure dans lequel son contenus des fragments de marbre et d'éponge et sur lequel est soudé une tubulure latérale pour l'échappement du gaz.

C, Couvercle qui ferme le tube.

La figure 2 représente la coupe du tube BC.

DD, Fragments d'éponge.

M, Fragments de marbre.

ments de marbre et des morceaux d'éponge qui le tamisent et le débarrassent des particules salines ou acides entraînées mécaniquement. De là il s'échappe par un tube de caoutchouc terminé par une canule que l'on fait pénétrer au fond du vagin.

L'introduction des cristaux d'acide tartrique au fond du récipient est nécessaire pour obtenir un dégagement de gaz régulier. L'acide carbonique, à mesure qu'il se produit, soulève et agite le bicarbonate de soude et en facilite la dissolution et la décomposition.

L'acide carbonique peut aussi être injecté, soit au moyen d'eaux naturelles tenant ce gaz en dissolution, soit en se servant d'eau préparée artificiellement. Les syphons d'eau de seltz que l'on trouve aujourd'hui dans toutes les pharmacies conviennent très-bien pour cet usage ; il suffit d'adapter sur le bec de la carafe un tube de caoutchouc présentant à son extrémité une canule à injections vaginales.

Récemment, M. le docteur Thomas Warker, de New-York, a fait connaître un appareil destiné à administrer des douches d'eau chargée d'acide carbonique. Son appareil, très-simple et très-ingénieux, ne diffère pas sensiblement de celui qui est connu en France sous le nom de gazogène Briet ; il est le générateur d'eau chargée d'acide carbonique. L'eau, une fois chargée de gaz, traverse un serpentin placé dans un vase contenant de l'eau que l'on chauffe au degré désiré au moyen d'une lampe à alcool, puis est projetée dans le vagin à l'aide d'une canule placée au centre d'un bidet sur lequel la femme peut s'asseoir (1).

Les eaux naturelles chargées d'acide carbonique qui ont été le plus souvent employées, sont les eaux d'Ems (duché de Nassau). Ces eaux bicarbonatées sodiques, présentent une température de 46° 2 et contiennent 67 cc. 7 d'acide carbonique par litre.

---

(1) *Uterine douche for the injection of alkaline carbonic acid or plain water* (*American Journal of obstetrics*, février 1876, p. 668).

Les eaux de Pougues (Nièvre) remplissent les mêmes indications.

Indications. — L'irrigation d'acide carbonique convient principalement dans les affections douloureuses de l'utérus : la dysménorrhée névralgique, le cancer de l'utérus, le vaginisme. Follin qui a souvent employé les douches d'acide carbonique, les a préconisées comme moyen anesthésique dans les opérations sur la matrice.

Les eaux d'Ems et de Pougues jouissent de propriétés résolutives qui les ont fait rechercher dans les cas d'engorgement et d'affections chroniques de l'utérus et de ses annexes et dans les affections catarrhales des organes génitaux.

Quant à la stérilité, pour la guérison de laquelle la Bubenquelle (source aux garçons) jouit d'une grande réputation, elle cède aux eaux d'Ems, fait remarquer M. Verjon (1), lorsque celles-ci ont guéri les maladies chroniques de l'appareil sexuel qui s'opposaient à la fécondation, mais il n'y a là aucune action spécifique.

B. *Irrigations de vapeurs de chloroforme.*—Ces vapeurs peuvent être injectées au moyen de l'appareil de Scanzoni (2), dont voici la description :

Il se compose d'une sphère creuse de laiton de 52 millimètres de diamètre, qui peut être séparée en deux moitiés et dans laquelle on introduit du coton imbibé de chloroforme; à l'un des pôles de la sphère est adaptée une poche de caoutchouc qui sert d'insufflateur, l'autre

---

(1) Verjon. *Nouveau Dictionnaire de médecine et de chirurgie pratiques*, t. XII, p. 814.

(2) Scanzoni. *Traité des maladies des organes sexuels*, traduction de l'allemand. Paris, 1858, p. 38.

pôle communique avec un tube de caoutchouc terminé par une canule que l'on fait pénétrer au fond du vagin.

On fait fonctionner l'appareil en pressant sur la boule de caoutchouc, l'air traverse la sphère et se charge de vapeurs de chloroforme.

On peut encore injecter les vapeurs de chloroforme au moyen de l'appareil suivant, qui est très-simple et

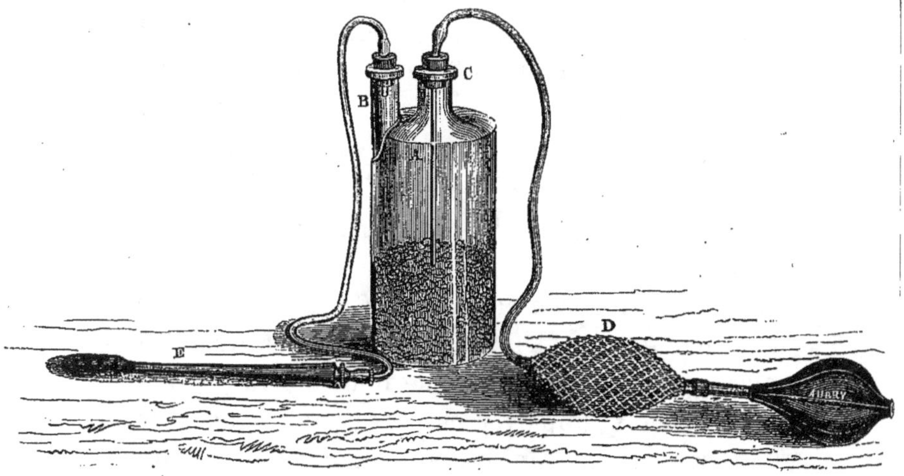

FIG. 82. —Appareil pour l'irrigation des vapeurs de chloroforme.

A, Tube de verre plongeant au milieu de ouate ou de fragments d'éponge imbibés de chloroforme.

B, Tubulure sur laquelle est adapté un tube permettant l'issue de la vapeur du chloroforme projetée par l'insufflateur D.

C, Tubulure traversée par le tube de l'insufflateur.

E, Canule de Delioux de Savignac.

que l'on peut confectionner en quelques minutes : on prend un flacon de verre à deux tubulures portant chacune un bouchon de caoutchouc traversé par un tube de verre. Le tube de la tubulure centrale pénètre au fond du flacon et est entouré de ouate, ou de morceaux d'éponge et communique avec une soufflerie en caoutchouc; le tube de l'autre tubulure dépasse le bouchon de quelques centimètres seulement et est en rapport avec un tube de caoutchouc auquel est adaptée une canule que l'on peut introduire dans le vagin. Quand on veut se servir de l'appareil, on enlève le bouchon qui est en rapport avec la canule à injection et l'on verse une certaine quantité de chloroforme destinée à humecter la ouate contenue dans le flacon. Il suffit alors, après avoir remis le bouchon en place, de presser sur la soufflerie pour faire fonctionner l'appareil.

Indications. — Les injections de vapeurs de chloroforme ont été employées dans la névralgie utérine. Il suffit en général de faire fonctionner l'appareil pendant dix minutes pour diminuer notablement les douleurs ou pour les calmer complètement. Ce moyen convient tout particulièrement à l'approche des règles, quand ces dernières sont accompagnées de douleurs intenses. Il faut quelquefois employer ces insufflations avec une certaine persistance. Dans le cas où les insufflations faites dans le vagin restent sans résultat, on pourra utilement introduire les vapeurs par l'anus dans le rectum.

L'injection de vapeurs de chloroforme détermine quelquefois une vive irritation du côté du vagin et de la vulve, et la douleur qui en résulte force les malades à renoncer à leur emploi.

ARTICLE II.

DOUCHES VAGINALES.

Les douches vaginales sont des injections dans lesquelles le liquide employé est projeté avec une certaine force à la surface du museau de tanche. Le liquide auquel on a généralement recours est l'eau froide ou chaude ou certaines eaux minérales jouissant de propriétés résolutives.

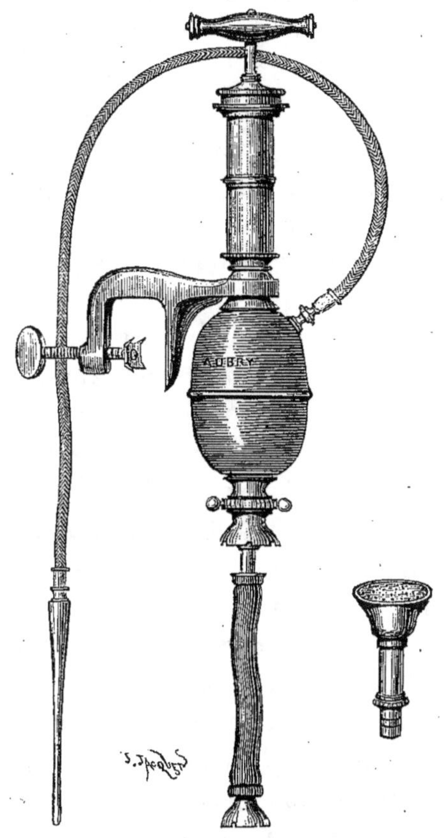

FIG. 83. — Pompe à jet continu.

La douche utérine se pratique soit à travers le spéculum, soit sans le secours de cet instrument.

La douche peut être pratiquée au moyen d'un irrigateur Eguisier, de la pompe à jet continu, représentée figure 83, ou d'un simple réservoir placé à 2 mètres et demi ou 3 mètres de hauteur et auquel est adapté un tube de caoutchouc.

Indications. — Les douches d'eau froide ont été employées en vue de produire une certaine stimulation de l'utérus et d'en modifier la vitalité. C'est surtout dans la métrite chronique à sa seconde période, quand tout élément inflammatoire aigu a disparu, qu'elles ont été conseillées. La douche est un moyen énergique, dont il faut surveiller avec soin les effets, si l'on ne veut pas dépasser le but que l'on se propose. On a vu en effet assez souvent l'usage des douches donner lieu à des recrudescences inflammatoires dont il n'est pas toujours facile de limiter l'étendue, aussi croyons-nous que c'est avec la plus grande circonspection et avec une surveillance de tous les instants, que l'on doit administrer ces douches si l'on se décide à y recourir.

L'action de la douche utérine ne diffère pas sensiblement de celle que l'on obtient dans l'application de l'eau froide à la surface cutanée. L'impression de l'eau froide détermine tout d'abord une contraction des vaisseaux, mais bientôt la contraction est suivie de dilatation et cela pendant un temps bien plus long que celui de la contraction. Comme la réaction est proportionnelle à l'intensité de l'action, il faut se garder d'une réaction trop marquée.

La douche utérine tiède qui détermine un certain état de congestion de la matrice, a été surtout employée pour provoquer l'avortement dans les cas où il est indiqué de produire l'expulsion prématurée du produit de la conception. C'est un moyen qui n'expose pas aux mêmes dangers que l'introduction des corps étrangers dans l'utérus; il ne faudrait pas croire cependant que la douche utérine jouisse d'une innocuité complète, les traités d'accouchements contiennent des cas de mort à la suite de l'emploi de ce moyen (1). Introduite par Kiwish dans la pratique obstétricale en 1848, elle a été employée depuis par un grand nombre d'accoucheurs. On peut pratiquer la douche en introduisant un doigt dans la cavité vaginale et en glissant la canule sur le doigt, comme conducteur, de façon à l'amener au contact du col. Il est bien préférable de mettre le col à découvert au moyen d'un spéculum et de projeter directement le liquide sur l'ouverture du museau de tanche. M. Blot a même introduit la canule dans le col. La durée de chaque douche est de 10 à 15 minutes, elle doit être renouvelée deux ou trois fois par jour ou plus souvent, s'il est nécessaire de provoquer rapidement l'expulsion du fœtus. Il faut en moyenne 10 à 12 séances pour obtenir l'effet désiré. La température de l'eau doit être de 40 à 45° centigrades.

CHAPITRE III.

PANSEMENTS UTÉRINS ET VAGINAUX.

On doit désigner sous le nom de pansements utérins et vaginaux l'application méthodique d'un topique à la surface de ces parties.

---

(1) Cazeaux. *Traité d'accouchements*, 8ᵉ édit. Paris, 1870, p. 1040.

Les divers topiques que l'on emploie sont les cataplasmes, les sachets, les pommades, les pessaires médicamenteux, certaines substances liquides, telles que le collodion, le laudanum, etc.

Nous ne parlerons pas, dans ce chapitre, des topiques connus sous le nom de caustiques ; ces substances, dont l'action est plus ou moins énergique, méritent d'être décrites à part, à cause de leurs indications différentes, suivant les cas, et de leur mode d'emploi qui réclame des précautions spéciales qu'il importe de préciser exactement.

ARTICLE I.

TOPIQUES SOLIDES.

Les topiques solides que l'on a coutume d'employer sont les tampons et les cataplasmes.

§ 1. — TAMPONS.

Les tampons sont faits de substances variables : ouate, charpie, etc., auxquelles on donne une forme à peu près cylindrique et une longueur plus ou moins grande suivant les besoins. Au milieu est attaché un fil assez long pour pouvoir pendre au-dehors de la vulve quand le tampon est appliqué et qui permet à la femme d'extraire ensuite facilement ce dernier. Si le tampon présente une certaine longueur, il est bon de disposer le fil comme l'indique la figure 84, afin d'éviter qu'il se replie sur lui-même quand on opère la traction sur le fil. Ainsi replié sur lui-même il offrirait un volume trop considérable et l'extraction en serait rendue plus difficile ; de plus, à cause de sa longueur, une certaine quantité de la substance dont il est formé pourrait se détacher et rester dans le vagin. Cet accident, sans doute peu important, mérite cependant d'être évité.

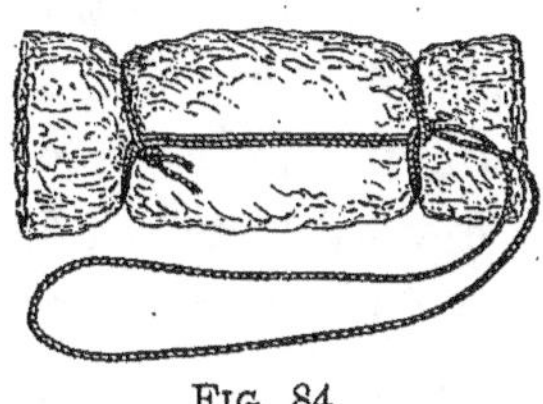

FIG. 84.
Tampon de ouate.

Lorsqu'il est nécessaire d'employer plusieurs tampons, on peut les fixer sur le même fil et leur donner la disposition d'une queue de cerf-volant. Dans ce cas, il est nécessaire d'attacher les boulettes qui le composent à une distance d'au moins 15 centimètres afin de faciliter l'introduction; quand les boulettes sont trop rapprochées le tampon qui suit le tampon précédemment introduit vient boucher l'aire du spéculum et gêne la manœuvre.

Les tampons peuvent être employés soit secs, soit imbibés de liquides médicamenteux divers, ou recouverts de pommades. Quelquefois on renferme dans leur intérieur des substances pulvérulentes destinées à se dissoudre au contact des sécrétions.

Les substances médicamenteuses que l'on emploie le plus ordinairement sont : la glycérine, les glycérolés d'amidon ou de tannin, le coaltar saponiné de Le Beuf, l'alun, le tannin, l'iodure de potassium, l'iodure de plomb.

Indications. — Les tampons secs sont employés comme moyens de soutien lorsqu'il s'agit de maintenir l'utérus en place après que l'on en a opéré la réduction dans les cas de déviation, ou pour remédier à une hémorrhagie venant de la cavité utérine.

Les tampons de ouate sèche sont encore très-utiles dans les maladies inflammatoires de l'utérus; ils servent alors de soutien à l'utérus enflammé auquel ils forment, suivant M. Tarnier (1), un véritable coussin et diminuent ainsi l'élément douleur.

Dans la rétroversion, lorsque l'utérus est mobile et que l'on peut facilement le ramener dans sa position normale à l'aide de la sonde utérine, il est nécessaire de maintenir l'organe réduit au moyen du tamponnement. Voici, dans ce cas, comment il convient de procéder : L'utérus ayant été ramené dans sa position normale, avec les précautions que nous indiquerons lorsque nous parlerons du redressement de cet organe, on presse sur la face antérieure du col au moyen de l'indicateur gauche en vue de repousser le col en arrière, puis on introduit une queue de cerf-volant au moyen de la main gauche de façon que le premier tampon introduit vienne appuyer sur cette face antérieure. Le doigt gauche abandonne alors le col, et l'on continue l'introduction de 4 à 5 tampons.

Les tampons imbibés de glycérine, de glycérolés, sont très utiles dans les affections inflammatoires du col utérin quand il existe une ulcération de cette partie.

Les tampons renfermant de l'alun, du tannin, etc., doivent être principalement utilisés dans la vaginite; dans cette maladie, il convient d'employer un tampon un peu long, afin d'isoler avec soin les parties.

M. Siredey emploie très-fréquemment dans la vaginite des tampons d'ouate imbibés de coaltar saponiné de Le Beuf. Nous avons à plusieurs reprises utilisé cette substance, qui nous a donné d'excellents résultats.

Dans la leucorrhée vaginale, M. le professeur Tré-

____

(1) *Revue de thérap. méd. chir.*, 1875.

lat (1) a l'habitude d'employer le mélange suivant, qu'il porte au fond du vagin au moyen d'un tampon de ouate :

R. Acide phénique pur. . . . 1 gramme.
Eau de Cologne ou alcool . 30 —
Eau. . . . . 70 —
M.

Dès que les surfaces malades sont détergées, l'auteur que nous venons de citer remplace l'alcool phéniqué par une solution moins active et qui renferme par exemple 5 grammes de tannin pour 30 grammes de glycérine; ce mélange sert à imbiber des tampons d'ouate.

Les tampons contenant 50 centigrammes à 1 gramme d'iodure de potassium pulvérisé nous ont paru souvent utiles dans la métrite chronique à sa deuxième période, qu'elle s'accompagne ou non d'ulcération. Après que ces tampons sont retirés, on pratique des injections légèrement astringentes.

Quand le col ne présente pas de solution de continuité lors de l'application du tampon, il n'est pas rare lorsqu'on procède à un nouvel examen, d'y constater l'existence d'une ulcération quelquefois parfaitement circonscrite et due à l'action caustique de l'iodure de potassium. Cette lésion pourrait être confondue, si l'on n'y prenait garde, avec un chancre du col.

Cet agent médicamenteux nous a semblé, dans beaucoup de cas, avoir une action résolutive, salutaire. La pommade à l'iodure de plomb que l'on emploie également dans la métrite chronique à sa deuxième période

---

(1) *Union médicale* et *Annales de gynécologie*, janvier 1877, p. 78.

paraît agir de la même manière, mais d'une façon bien moins énergique.

L'application quotidienne d'un tampon d'ouate contenant une certaine quantité de tannin rend des services dans le prolapsus des parois vaginales, ou dans l'abaissement de l'utérus. L'astriction du vagin sous l'influence du tannin diminue le calibre de ce conduit et maintient l'utérus en place. Dans ce cas, les tampons doivent être aussi volumineux que possible, de façon à tenir lieu de pessaire. Ce moyen nous a paru dans plusieurs circonstances bien supérieur aux divers supports ordinairement employés.

M. Martineau a préconisé les solutions aqueuses d'hydrate de chloral appliquées à l'aide de tampons sur le col utérin affecté de cancer ulcéré. Il a vu sous l'influence de ce moyen disparaître les métrorrhagies et la fétidité de l'écoulement. Les douleurs elles-mêmes ont été calmées. La solution qu'il convient d'employer est la suivante :

R. Eau distillée. . . . . . .   100 gr.
Hydrate de chlorate. . .   4 —
M.

Le pansement doit être renouvelé matin et soir (1).

Quand il s'agit d'isoler les parois vaginales, comme dans la vaginite, deux tampons suffisent généralement ou un seul tampon un peu long. Il faut introduire le tampon au moyen du spéculum. Les tampons que l'on emploie alors doivent contenir dans leur intérieur une petite quantité de tannin, ou être imbibés

______

(1) Martineau. Communication à la *Société de thérapeutique* (*Journal de thérapeutique*, 1874, p. 555).

de glycérine, ou enduits d'une pommade destinée à modifier la surface du conduit vaginal.

Le tamponnement du vagin peut aussi être pratiqué pour prévenir des adhérences vicieuses ou un rétrécissement de ce canal, quand un accouchement laborieux y a déterminé de larges déchirures.

Lorsqu'il s'agit de remédier à une hémorrhagie, le tamponnement pour être efficace doit être fait d'une *façon méthodique* et avec des précautions que nous croyons utile de préciser exactement.

Le col étant mis à découvert au moyen d'un spéculum, on débarrasse le vagin des caillots qu'il contient à l'aide d'une injection détersive ou de tampons d'ouate tenus entre les mors de la pince à pansement utérin ; puis on porte, au contact du col, un premier tampon recouvert de la substance médicamenteuse que l'on a choisie : tannin, alun, perchlorure de fer ; on entoure ensuite le col de plusieurs tampons que l'on fait pénétrer dans les culs-de-sac vaginaux et l'on accumule ainsi successivement un assez grand nombre de boulettes au fond du spéculum. A mesure que les parties profondes sont remplies, on retire quelque peu le spéculum et l'on insinue de nouvelles boulettes jusqu'à ce que le vagin soit parfaitement comblé jusqu'au niveau de la vulve. On applique alors sur l'entrée du vagin un tampon volumineux que l'on maintient en place au moyen d'un bandage en T.

M. Pajot conseille d'entremêler les bourdonnets de charpie de rondelles d'agaric, qui, selon ce maître éminent, s'opposent d'une façon très-efficace au passage du sang.

M. Courty a remarqué qu'en se servant de coton mouillé et fortement comprimé, on donne aux boulettes

une densité favorable à l'efficacité du tamponnement.

Lorsqu'on pratique le tamponnement au moment de
l'accouchement, il faut se souvenir que les parois vaginales jouissent d'une laxité très-considérable, d'où
résulte la nécessité d'employer une quantité vraiment
prodigieuse de charpie.

Il nous a toujours paru avantageux, d'enduire les
tampons de cérat ou d'huile, et de les pétrir, pour ainsi
dire, avec l'un ou l'autre de ces corps gras. De la sorte,
l'extraction est plus aisée. Barnes (1) conseille de les
imbiber d'huile contenant un huitième ou un dixième
de son poids d'acide phénique.

Il est nécessaire d'ôter les premiers tampons au bout
de quelques heures pour permettre à la femme d'uriner, ou bien pour la sonder. Au bout de vingt-quatre ou
de quarante-huit heures au plus, il faut procéder à
l'enlèvement des dernières boulettes. Pour cela, on introduit l'index de la main gauche dans le vagin, afin de
reconnaître la présence des tampons, et l'on glisse sur
ce doigt une pince à pansement utérin à l'aide de
laquelle on extrait ceux-ci un à un. Souvent il est
nécessaire pour terminer l'extraction de recourir au
spéculum.

Si les tampons sont un peu adhérents, il est indispensable de faire une injection d'eau tiède, qui
facilite le détachement et qui évite de produire des
tiraillements et des déchirures de la muqueuse vaginale.

On a encore pratiqué le tamponnement à l'aide d'un
mouchoir, préalablement introduit par son milieu

---

(1) Barnes, *Maladies des femmes*, traduction par Cordes, p. 78.

dans le vagin et dans lequel on fait pénétrer les tampons. Ce procédé ne nous semble pas devoir être préconisé, il oblige à agir en aveugle, et ne permet pas de bourrer les culs-de-sac comme dans le procédé précédemment indiqué, et comme on ne saurait, contrairement à ce que l'on pourrait croire *a priori*, enlever tous les tampons à la fois en retirant le mouchoir, nous croyons que ce moyen n'offre aucun avantage sur le précédent.

Si l'on n'avait pas sous la main une quantité de charpie ou de ouate suffisante, on pourrait tamponner dans un cas urgent, en introduisant un mouchoir, ou un foulard de soie dans le vagin.

Certains auteurs ont encore conseillé de pratiquer le tamponnement en se servant d'un pessaire Gariel, que l'on introduit dans le vagin et que l'on distend ensuite au moyen d'air ou d'eau tiède. Ce procédé est très-expéditif, mais le plus souvent il ne détermine pas l'arrêt de l'écoulement sanguin; le col échappe ordinairement à la pression de l'appareil et le sang qui s'en échappe, s'infiltre entre les parois du vagin et la vessie de caoutchouc.

§ II. — SACHETS OU CATAPLASMES VAGINAUX.

Les sachets et les cataplasmes vaginaux qui ont été très en honneur autrefois ont été presque complètement délaissés depuis un certain nombre d'années.

Le Dr Duclos (de Tours) (1), dans un article intéressant, publié en 1862, vante l'usage de la médication

---

(1) *Médication topique des affections du vagin et du col de l'utérus* (*Bulletin de thérapeutique*, 15 décembre 1862, p. 497).

topique dans la plupart des affections utérines s'accompagnant d'ulcérations du museau de tanche. Cette médication que nous avons employée utilement dans beaucoup de cas, mérite de fixer de nouveau l'attention.

Le sachet est fait avec de la mousseline claire et non empesée, à laquelle on donne la forme d'un doigt de gant. Le sachet une fois rempli de substance médicamenteuse est fermé à l'aide d'un cordonnet qui entoure son ouverture et que l'on fronce à la manière d'une bourse.

Les sachets peuvent renfermer de la poudre de quinquina, de ratanhia ou d'écorce de chêne, de la farine de graine de lin, de la poudre d'amidon ou de la fécule de pommes de terre.

Les cataplasmes vaginaux peuvent être confectionnés très-avantageusement, suivant M. H. Delisle, au moyen des feuilles de cataplasmes de Lelièvre, qui sont en usage depuis quelque temps seulement et qui sont formés, comme l'on sait, de ouate sur laquelle on verse une infusion concentrée de fucus crispus, et que l'on fait ensuite sécher à l'étuve (1). On découpe un carré de ce cataplasme ayant six centimètres de côté, on le plonge pendant quelques instants dans de l'eau tiède et lorsqu'il est ramolli, on le roule sur lui-même, en forme de cylindre auquel on attache un cordonnet comme à un tampon ordinaire, ainsi que le représente la fig. 84.

Mode d'introduction des tampons et des sachets. — Les tampons et les sachets peuvent être introduits par

---

(1) *Annales de gynécologie*, 1876, t. VI, p. 304.

le médecin ou par la malade elle-même. Pour être efficaces ils devront être renouvelés tous les jours, et sans interruption pendant un certain temps. Aussi

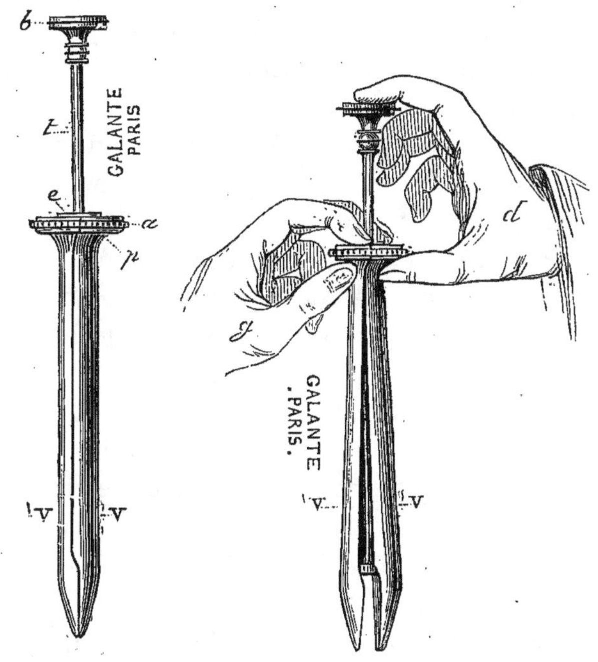

FIG. 85. — Porte-topique de H. Delisle.

a, Anneau de caoutchouc entourant le pavillon *p*, et servant à maintenir les valves au contact l'une de l'autre.

b, Bouton sur lequel on presse pour faire glisser la tige du piston *t*.

e, Bouchon fermant l'ouverture du pavillon *p*, et dans lequel glisse la tige du piston.

V, V', Valves.

dg, Mains soutenant le pavillon quand on fait fonctionner l'appareil.

convient-il, le plus souvent, d'en abandonner l'introduction à la malade elle-même. On aura recours alors à des instruments divers que l'on désigne sous le nom de porte-tampons. Le meilleur de ces instruments est celui qui a été inventé par M. H. Delisle et que l'on désigne sous le nom de porte topique vaginal (voy. fig. 85). Il consiste, comme le montre la figure, en un tube formé de deux valves creuses entre lesquelles glisse un piston destiné à propulser le tampon et qui ramène ensuite à l'extérieur le fil dont ce dernier est muni.

Le porte-tampon de Barnes (1) qui est également très-commode, ne diffère pas sensiblement du précédent.

Pour se servir avantageusement de ces appareils, il convient de faire coucher la femme sur un lit et de l'engager à fléchir les jambes comme lorsqu'on pratique le toucher vaginal; de cette façon, on pénètre mieux dans la direction du vagin.

Ces instruments, bien que très-utiles, ne sont pas cependant indispensables, et la femme peut faire pénétrer assez facilement les tampons en se servant de l'indicateur de l'une ou de l'autre main.

Indications. — Les sachets ou cataplasmes vaginaux sont surtout utiles dans la vaginite, quand il existe une vive inflammation des parties, et dans un assez grand nombre d'affections inflammatoires de l'utérus.

ARTICLE II.

TOPIQUES PULVÉRULENTS.

On a encore employé dans les affections du col utérin et du vagin un assez grand nombre de substances

---

(1) Barnes. *Maladies des femmes*, traduction par Cordes, 1876, p. 117.

pulvérulentes, que l'on place au contact du museau de tanche au moyen d'un spéculum ou du porte-topique vaginal de M. Delisle.

Nous ne croyons pas nécessaire d'énumérer successivement toutes les poudres auxquelles on a eu recours. La liste de ces médicaments étant très-considérable, nous ne passerons en revue que les substances le plus communément usitées. Chemin faisant, nous ferons connaître les indications spéciales de chacune d'elles.

Poudres d'écorce de chêne, de quinquina, de rata-nhia, etc. — Elles conviennent particulièrement dans la vaginite ou dans la leucorrhée, en vue de dessécher les parties et de produire l'isolement des parois.

Poudres d'amidon et de bismuth. — M. Gallard emploie très-fréquemment un mélange, à parties égales, de sous-nitrate de bismuth et d'amidon dans les ulcérations superficielles du col, et principalement dans la vaginite.

On projette ces poudres dans le spéculum à l'aide d'une cuiller, et on les refoule ensuite au fond du vagin au moyen d'un pinceau de charpie ; à mesure que le fond du vagin se remplit on retire le spéculum et l'on continue à refouler la poudre.

L'introduction de ces poudres se fait aussi très-facilement avec le porte-topique vaginal de Delisle.

Alun, tannin. — Ces substances à l'état pulvérulent peuvent être employées pures ou mélangées à une certaine quantité de sous-nitrate de bismuth ou d'amidon. La quantité de substance active varie au gré de l'opérateur.

Dans la vaginite et la vulvite qui se développent si souvent sous l'influence de la grossesse, M. Millard se sert du mélange suivant (1) :

R. Talc en poudre . . . . ⎫ āā 50 grammes.
   Fécule de pomme de terre. . ⎬
   Tannin porphyrisé   10   —
       M.

Poudre d'iodoforme. — Quant à la poudre d'iodoforme, nous en étudierons le mode d'application quand nous passerons en revue les agents caustiques employés dans les maladies de l'utérus et du vagin (voy. p. 191).

ARTICLE III.

TOPIQUES DEMI-SOLIDES.

Les topiques semi-solides sont : les pommades, les glycérolés et les suppositoires.

§ 1. — POMMADES ET GLYCÉROLES.

Les pommades le plus ordinairement employées, sont celles à l'iodure de plomb ou à l'iodure de potassium. M. Courty a souvent recours à l'onguent napolitain ordinaire, ou à la glycérine, additionné de 1/10 d'extrait de belladone, à l'emplâtre de Vigo *cum mercurio*, aux pommades au calomel au précipité rouge au minium.

Les pommades sont portées au contact du col sur

____

(1). *Progres médical*, 1874, p. 686.

tampon d'ouate muni d'un fil, après que l'on a mis l'organe à découvert au moyen d'un spéculum. M. Courty recommande de les appliquer sur une rondelle de gros fil de coton enroulé en spirale, et formant une petite coupe dans laquelle le col est reçu et que l'on maintient à l'aide d'un tampon de coton. Ce pansement est conservé pendant vingt-quatre heures. Une injection détersive est ensuite pratiquée. M. Courty assure avoir obtenu ainsi au bout de quelque temps des effets résolutifs assez marqués.

Ces pommades peuvent être appliquées très-facilement par la malade elle-même en recourant au porte-topique vaginal de Delisle (voy. fig. 85, p. 174).

Les pommades peuvent encore servir à enduire une mèche de charpie que l'on fait pénétrer dans le vagin. Nous avons employé plusieurs fois dans le vaginisme des mèches ainsi enduites de pommade iodoformée dont nous augmentions graduellement le volume, chaque jour, mais très-lentement. Cette médication nous a donné, dans plusieurs cas, de bons résultats.

§ 2. — SUPPOSITOIRES VAGINAUX.

Les suppositoires vaginaux employés depuis la plus haute antiquité, ont été recommandés par Simpson sous le nom de *pessaires médicamenteux*. Formés de cire et d'axonge en proportions convenables pour leur donner une consistance suffisante, ils servent d'excipient à des principes médicamenteux divers, tels que l'onguent napolitain, l'extrait de belladone, le chlorhydrate de morphine, l'iodure de plomb. Leurs dimensions doivent présenter environ 4 centimètres de

long sur 2 de large; ils sont introduits tous les jours
par la malade elle-même. M. Courty fait remarquer,
avec raison, qu'il ne faut pas trop compter sur l'action
de ces pessaires, qui fondent souvent difficilement et
qui produisent peu d'effet à cause de l'absorption
presque nulle de la muqueuse vaginale. Aussi, nous pa-
raît-il préférable de les introduire dans le rectum.

Indications. — Les suppositoires contenant des substances calmantes doivent être employés lorsqu'il
existe une douleur vive du côté des organes génitaux.
Ceux renfermant de l'iodure de potassium, seront surtout utiles dans la métrite chronique, en vue d'amener
la résolution de l'engorgement utérin.

ARTICLE IV.

TOPIQUES LIQUIDES.

Les topiques liquides sont portés sur la surface du
col ou sur le vagin à l'aide d'un pinceau ou d'un tampon imbibé de la solution choisie.

Les liquides auxquels on a le plus souvent recours,
sont : le laudanum, les solutions d'alun, de tannin,
l'eau blanche, la teinture d'iode affaiblie, le vin al-
coolisé, l'alcool camphré, la glycérine, le collodion.

Lorsqu'on fait usage de laudanum, on verse une
certaine quantité de cette substance au fond du spéculum, puis on projette une poudre inerte, licopode,
poudre d'amidon, destinée à former avec le liquide un
magma qu'on laisse ensuite au contact du col. Quand
on a recours à l'alun, il convient de n'employer que des
solutions faibles, cet agent ayant l'inconvénient quand
il est employé à une dose élevée de coaguler le mucus
et de former, avec les cellules épithéliales, des fausses

membranes qui irritent la muqueuse, et déterminent parfois la production d'érosions.

Le cathérétique le plus souvent utilisé, comme topique liquide, est la solution de nitrate d'argent (au 30ᵉ ou à un degré plus concentré).

Lorsque cette solution est destinée à agir sur toute la surface du vagin, voici comment il convient de procéder. On met le col à découvert au moyen d'un spéculum, puis on promène un pinceau imbibé de la solution cathérétique sur le col et dans les culs-de-sac vaginaux ; cela fait, on retire légèrement le spéculum et l'on continue à badigeonner les parois vaginales à mesure que celles-ci viennent se présenter à l'orifice de l'instrument pendant le mouvement de retrait qu'on lui fait subir. De la sorte, le vagin se trouve parfaitement badigeonné jusqu'au niveau de la vulve.

La glycérine, qui a été surtout préconisée par *Sims*, sert à imbiber des tampons de ouate que l'on place au contact du col. Il est bon de prévenir les femmes qu'elles auront à subir un écoulement séreux assez abondant, dû à l'exagération de sécrétion des glandes sous l'influence de ce médicament. La glycérine produit une astriction très-notable des parties et souvent un dégorgement très-salutaire des tissus.

Le badigeonnage du col au collodion a été préconisé par M. Mitchell (1) dans les ulcérations de cet organe. Il sert à recouvrir le museau de tanche d'une couche de collodion destinée à former une pellicule protectrice qui favorise la cicatrisation.

On procède de la manière suivante : le col étant

____

(1) *Dublin medical Press,* octobre 1848 ; *Gazette méd. de Paris,* 1849, p. 446.

bien essuyé, on badigeonne le tissu avec un pinceau imbibé de collodion. Quand cette première couche est séchée, au bout de 1 à 2 minutes, on en dépose une seconde, puis une troisième si cela est nécessaire. Le pansement a besoin d'être renouvelé au bout de 48 heures, le collodion se détachant sous l'influence des sécrétions qui se produisent à la surface de la plaie.

Aran (1), qui a aussi employé ce moyen, rendait le collodion médicamenteux par l'addition d'une certaine quantité d'iode;

R. Iode pur . . . .   4 grammes.
   Collodion ordinaire . . . . . . 100 gr.
     M.

ou de perchlorure de fer;

R. Perchlorure de fer liquide à 30° 30 gr.
   Collodion ordinaire. . . . . . . 100 gr.
     M.

Ce savant praticien recommandait ces collodions médicamenteux lorsque l'ulcération était un peu bourgeonnante.

Il employait aussi le collodion rendu élastique par l'addition d'une petite quantité d'huile de ricin et de quelques centigrammes de térébenthine lorsqu'il existait une simple érosion du col.

Ce badigeonnage au collodion est aujourd'hui à peu près abandonné. M. Courty, sans en rejeter complètement l'emploi, dit qu'il n'a pas une efficacité

---

(1) Aran. *Note sur les collodions médicamenteux* (*Bulletin de thérapeutique*, t. L., p. 22, Paris, 1855) et *Maladies de l'utérus*, p. 217, 550, 551.

marquée, à cause de son peu d'adhésion au tissu et de son décollement rapide sous l'influence des sécrétions. M. Gallard n'en recommande pas non plus l'usage.

CHAPITRE IV.

PANSEMENTS VULVAIRES.

Sous le nom de pansements vulvaires, nous passerons en revue les agents topiques divers employés contre les lésions dont cette partie des organes génitaux peut être le siége et qui n'obligent pas de recourir à des opérations sanglantes.

Les opérations dont la vulve peut être le siége, seront étudiées dans la troisième partie de ce traité.

Les lésions de la vulve qui réclament l'emploi de simples pansements sont : le prurit, la vulvite simple, la folliculite vulvaire, l'eczéma, l'herpès, les chancres, les plaques muqueuses, l'esthiomène, la diphthérite la gangrène.

Ces lésions qui diffèrent essentiellement par leur nature réclament, on le conçoit, des moyens thérapeutiques variables.

Les pansements vulvaires peuvent consister en bains et en lotions d'eau simple ou chargées de principes médicamenteux. Les lotions peuvent être alcalines, composées de carbonate de potasse et d'ammoniaque ; astringentes, telles que celles pratiquées avec l'eau blanche, une solution d'alun, de sulfate de zinc, du vin aromatique, de l'eau de sureau, de feuilles de noyer.

Quelquefois on recouvre la vulve de cataplasmes de fécule de riz, de pommes de terre, ou on la saupoudre de poudres inertes, telles que les fécules de riz ou de pommes de terre, le lycopode, le sous nitrate de Bismuth, ou de poudres médicamenteuses, telles que le tannin, l'iodoforme ; ou bien on interpose entre les lèvres, de la charpie imbibée de glycérolé d'amidon ou de tannin.

D'autres fois, on touche les parties avec un pinceau imbibé de solution d'azotate d'argent ou de sulfure de carbone, ou bien avec le crayon d'azotate d'argent.

On a aussi recours à des pommades diverses que l'on étend sur la surface des tissus.

Indications. — Contre le *prurit de la vulve*, Meigs (1) conseille des lotions plusieurs fois répétées dans la journée avec la solution suivante :

R. Biborate de soude. . . . .   15 grammes.
  Eau de roses . . . .   120 grammes.
  Sulfate de morphine. . . .   30 centigrammes.
        M.

M. le Dr Gellé (2) a préconisé récemment l'emploi de la solution suivante :

R. Eau distillée. . . . .   1000 grammes.
  Hydrate de chloral. . , . . .   10 grammes.
        M.

Nous avons fait pratiquer avec succès, dans cette maladie, d'après le conseil du Dr Gill (3), des lavages

____

(1) Meigs. *Females and their diseases*, p. 78.
(2) Gellé. *Tribune médicale*, 1875, p. 766.
(3) *Saint-Louis medical journal* et *Annales de Gynécologie*, t. V, p. 347

avec une solution de nitrate d'alumine dans la proportion d'une cuillerée à café de ce sel pour 500 à 600 grammes d'eau.

Beaucoup d'autres moyens ont encore été employés qu'il serait trop long d'énumérer.

La *vulvite*, à sa période d'acuité, réclame l'usage de bains prolongés et de cataplasmes émollients; plus tard, quand les symptômes inflammatoires se sont amendés, on se trouve bien de lotions astringentes ou alcalines. Ces dernières sont particulièrement utiles en dissolvant les produits sébacés qui se déposent à la surface de la peau. Les lotions astringentes sont surtout indiquées d'après M. A. Guérin (1), « quand la muqueuse ajoute son produit de sécrétion à celui des glandes sébacées et quand les tissus sont comme ramollis et macérés. »

Quant à la solution de nitrate d'argent, d'après la formule suivante indiquée par M. A. Guérin, elle convient plus particulièrement dans la vulvite virulente :

R. Eau distillée. . . . . 30 grammes.
Nitrate d'argent. . . 5 ou 10 centigrammes.
        M.

Dans l'*eczéma* et dans l'*herpès vulvaire*, on devra recourir aux bains et aux lotions émollientes ou bien on saupoudrera les parties avec l'une des poudres inertes que nous avons mentionnées précédemment.

Les *chancres* seront pansés avec de la charpie imbibée de vin aromatique, d'eau phagédénique, qui est

---

(1) A. Guérin, *Maladies des organes génitaux et sexuels externes*, 1864, p.256

composée de sublimé et de chaux éteinte, ou seront saupoudrés de calomel.

M. Guérin touche assez souvent les chancres avec la teinture d'iode qui a la propriété de modifier assez vite l'ulcération et de détruire la virulence des sécrétions au bout de peu de temps. Le même auteur conseille encore le perchlorure de fer à 45°, mais, comme pour la teinture d'iode, ce liquide ne doit toucher que la partie malade.

Les pansements doivent être fréquents afin d'empêcher le pus de contaminer les parties voisines.

Dans le *chancre phagédénique*, il est nécessaire de se servir d'agents d'une causticité plus marquée. On peut alors recourir à une solution de chlorure de zinc.

M. A. Guérin a employé avec succès, contre cette lésion, l'emplâtre de Vigo vanté par Vidal.

Les *plaques muqueuses* de la région ano-vulvaire sont très-rapidement modifiées par des attouchements répétés tous les trois ou quatre jours avec un pinceau imbibé d'une solution de nitrate d'argent au tiers ou au quart.

La pâte de Vienne a été conseillée dans l'*esthiomène* pour détruire la partie qui est le siége de l'ulcération. C'est le caustique préféré par M. Alph. Guérin. On s'est aussi servi de la pâte arsénicale, ou du chlorure de zinc. On dose facilement l'action de ce dernier agent par une addition plus ou moins grande de farine.

Le biodure de mercure a été préconisé par Cazenave contre cette affection.

Voici la formule recommandée par ce savant praticien :

R. Huile d'amandes douces. .   10 grammes.
Axonge . . . .   5 grammes.
Biodure de mercure . . .   15 centigrammes.
     M.

Après dix minutes d'application il survient une douleur vive qui augmente pendant une heure et qui diminue ensuite. Ce mélange détermine un érythème intense qui disparaît au bout de trois ou quatre jours. Il se forme une croûte qui tombe du huitième au dizième jour.

Nous avons vu dernièrement dans le service de M. Siredey, à Lariboisière, un cas d'esthiomène étendu, complètement guéri par des applications quotidiennes de poudre d'iodoforme.

M. Guillaumet (1) a préconisé dans les *scrofulides ulcéreuses de la vulve*, *les chancres*, *les syphilides muqueuses*, *érosives*, *génito-anales*, les *plaques muqueuses*, le sulfure de carbone d'après l'une ou l'autre des formules suivantes :

1° R. Sulfure de carbone. . . . 10 grammes.
  Essence de menthe. . . . 10 à 15 gouttes.
   M.

2° R. Sulfure de carbone . . . . 10 grammes.
  Iode. . . . . 1 gramme.
   M.

Voici, d'après M. Guillaumet, comment il convient d'employer cet agent. Le flacon qui renferme le sulfure de carbone est tenu très près de la plaie à panser, *loin de tout corps enflammé ;* un pinceau de charpie imbibé du liquide et exprimé sur les bords du flacon, afin d'enlever l'excès du médicament, est promené sur toute la surface de la plaie, que l'on recouvre im-

---

(1) Guillaumet. *Du traitement des ulcérations chroniques et des plaies atoniques par le sulfure de carbone.* Thèse de Paris, 1876.

médiatement de sous-azotate de Bismuth finement pulvérisé. Sur la poudre on applique un gâteau de charpie sèche. On fait en général un seul pansement par jour.

La *gangrène de la vulve*, que l'on rencontre assez souvent dans les hôpitaux d'enfants, se trouve très-rapidement arrêtée par des applications de poudre d'iodoforme. Il ne faut pas ménager la poudre, dit M. Coyne (1), qui nous a fait connaître ce mode de pansement maintenant employé par M. Parrot presque à l'exclusion de tout autre. Avant l'application, la surface ulcérée doit être abstergée avec soin et toutes les anfractuosités de la plaie doivent être remplies de poudre.

CHAPITRE V.

CAUTÉRISATION DU COL.

On doit désigner par ces mots, l'action de porter à la surface du museau de tanche des agents divers, susceptibles de modifier la vitalité de cet organe et produisant une destruction plus ou moins profonde du tissu avec lequel ils se trouvent en contact.

Depuis que le spéculum remis en honneur par Récamier a permis de découvrir les lésions du col, les cautérisations sont devenues un moyen de trai-

(1) *Progrès médical*, 1873, p. 40.

tement souvent banal, et dont on n'a pas toujours parfaitement saisi les indications. Bon nombre de femmes ont été cautérisées à outrance qui auraient guéri aussi bien, sinon mieux, à l'aide de quelques pansements simples et d'un traitement général approprié ; car, hâtons-nous de le dire, la découverte des lésions du col a fait perdre de vue, dans beaucoup de cas, la maladie générale dont la lésion locale peut être une manifestation et a conduit ainsi à instituer une médication erronée.

Nous ne voulons cependant pas soutenir qu'il faille négliger le traitement de la maladie locale et se préoccuper uniquement de combattre l'état général. Nous voulons seulement faire remarquer que le traitement combiné de la lésion et de l'état constitutionnel ou diathésique coexistant, donne des résultats bien plus satisfaisants et plus rapides que si on se contente du traitement local.

Les cautérisations du col de l'utérus que l'on emploie souvent à la légère, ont donné naissance parfois, à des accidents inquiétants.

C'est ainsi que le Dr Boissarie (de Sarlat) a signalé des susceptibilités individuelles qui ne sont que des exceptions à la loi commune, mais qui ne se prêtent pas sans danger à cette pratique générale (1).

Ce praticien distingué a vu survenir quatre fois après des cautérisations, même superficielles, des souffrances très-vives, et a observé des symptômes alarmants, chez des malades, qui semblaient ne présenter aucune contre-indication à ce genre de traitement.

---

(1) *Bulletin de la Société médicale d'observation de la Dordogne*, mai, juin 1874 et *Annales de gynécologie*, t. II, p. 313.

La possibilité d'accidents à la suite des cautérisations du col de l'utérus, signalée encore par Aran, Courty et beaucoup d'autres auteurs, mérite donc de fixer notre attention. Elle doit nous conduire à ne pratiquer des cautérisations que lorsque celles-ci sont jugées indispensables et en s'entourant de toutes les précautions qu'elles réclament.

Cela dit, abordons l'étude de la cautérisation.

La cautérisation peut être potentielle ou actuelle.

ARTICLE I.
CAUTÉRISATION POTENTIELLE.

Les caustiques auxquels on a recours pour pratiquer cette cautérisation sont tous des substances chimiques. Les effets qu'ils produisent sont très-différents suivant qu'ils sont plus ou moins énergiques ; aussi convient-il de les diviser en *caustiques faibles* et *caustiques énergiques*. Ils sont employés à l'état liquide ou solide.

La cautérisation peut être effectuée en plaçant le caustique simplement en contact avec la surface que l'on veut atteindre, ou en faisant pénétrer la substance dans l'épaisseur même du tissu ; d'où la division de cautérisation en surface et de cautérisation intra-parenchymateuse.

§ I. — CAUTÉRISATION POTENTIELLE EN SURFACE.

A. *Caustiques faibles.*

a. **Caustiques liquides.** — Ces caustiques sont la *teinture d'iode* (solution Pravaz à 30°), la *solution de perchlorure de fer* (formule du Codex), la *solution d'azotate d'argent*, l'*acide pyroligneux*, l'*acide acétique cristallisable*, l'*hydrate de chloral en solution*, etc.

Mode d'emploi. — Lorsqu'on veut faire une application d'une des substances caustiques que nous venons d'indiquer, on commence par mettre le col de l'utérus à découvert au moyen d'un spéculum, on absterge à l'aide d'un tampon d'ouate tenu à l'extrémité de la pince à pansement utérin, la surface du museau de tanche pour la débarrasser des produits de sécrétion qui la recouvrent, puis on porte sur la partie ulcérée du col un pinceau imbibé de la solution que l'on a choisie.

Le pinceau dont on se sert généralement est formé de charpie attachée à l'extrémité d'une tige de bois de 15 à 20 centimètres de longueur ou tenue entre les mors d'une pince à coulant (voy. fig. 5 et 6, p. 11).

Lorsqu'il s'agit d'atteindre une ulcération qui pénètre dans l'intérieur du col, il est nécessaire de faire pénétrer l'agent caustique au moyen d'une tige de bois de petit diamètre et recouverte dans une étendue de 2 à 3 centimètres de charpie ou de ouate.

Quand on a affaire à une vaginite, il est nécessaire de pratiquer le *badigeonnage du vagin* dans toute sa longueur. On doit alors procéder ainsi qu'il a été dit précédemment (voy. p. 180).

b. **Caustiques solides.** — Les caustiques solides faibles peuvent être employés à l'état pulvérulent ou sous forme de crayons médicamenteux que l'on introduit dans la cavité du col.

1° *Caustiques faibles pulvérulents.* — Les caustiques faibles employés à l'état pulvérulent sont : la *poudre d'iodoforme*, l'*iodure de potassium*, l'*alun*, le *tannin*.

Quelques-unes de ces substances ont déjà été

étudiées lorsque nous avons parlé des pansements utérins et vaginaux ; nous n'avons dons pas à y revenir.

Mode d'emploi. — Les substances pulvérulentes sont portées sur le col, préalablement mis à découvert au moyen du spéculum et débarrassé des sécrétions qui le recouvrent, en se servant d'un tampon d'ouate ou d'un insufflateur, ou bien elles sont déposées dans le spéculum et propulsées ensuite au contact du col à l'aide d'un pinceau de charpie ou d'une boulette de ouate tenue entre les mors de la pince à pansement utérin. On maintient ensuite la substance médicamenteuse en appliquant un tampon d'ouate, muni d'un fil, que la malade enlève au bout de quelques heures. On peut encore se servir avantageusement du porte-topique vaginal de Delisle dont nous avons donné la figure page 174. Cet instrument a l'avantage de permettre aux femmes de répéter l'application tous les jours, ce que ne pourrait faire aisément le médecin.

L'iodure de potassium sera porté au contact du col ainsi que nous l'avons déjà indiqué (voy. p. 168), enfermé dans un nouet de ouate.

Une injection détersive doit être pratiquée après comme avant l'application du tampon, afin de débarrasser le vagin des débris d'épithélium qu'il contient et qui pourraient être une cause d'irritation.

2° *Crayons médicamenteux.* Les substances employées sous forme de crayons sont : l'*azotate d'argent*, l'*iodoforme*, le *tannin*, le *sulfate de zinc*.

La préparation de ces crayons réclame quelques

précautions qu'il importe de ne pas négliger. Les crayons doivent être assez solides, pour ne pas s'écraser entre les mors de la pince, lorsqu'on procède à leur introduction ; de plus, ils doivent fondre assez rapidement, afin de permettre à la substance qui entre dans leur composition, de se trouver rapidement au contact des tissus. Les crayons qui se dissolvent trop lentement ont, en outre, l'inconvénient d'agir comme corps étranger et de solliciter des contractions utérines parfois très-douloureuses (1).

---

(1) Les formules suivantes que nous avons adoptées pour la confection des crayons nous ont été fournies par M. Godin, pharmacien, qui a bien voulu se charger de nombreux essais.

Le mode de préparation des crayons de tannin diffère notablement de celui des autres crayons.

1º Formule des crayons de tannin :

R. Tannin.......... 1 gramme.
Glycérine pure... 1 goutte et demie.
M.

pour faire deux crayons de 5 centimètres de longueur.

Les crayons se conservent fort bien, sans se déformer; après un certain temps toutefois, ils deviennent un peu durs et se brisent facilement sous la moindre pression, il suffit de les chauffer légèrement dans la paume de la main ou au-dessus de la flamme d'une lampe pour leur redonner immédiatement une certaine élasticité.

2º Formule générale de M. Godin pour la confection des crayons autres que les crayons au tannin :

R. Substance médicamenteuse (*) }
Gélatine.................. } ââ 2 gr. 50
Glycérine pure............. 5 gouttes
M.

pour dix crayons d'une longueur de 6 centimètres.

Voici maintenant la manière dont il faut procéder pour la confection de ces crayons : on doit commencer par compter *exactement* les gouttes de glycérine, qu'on laisse tomber sur la gélatine préalablement pulvérisée et contenue dans une capsule de porcelaine placée sur un bain de sable. On ajoute alors une dizaine de gouttes d'eau et l'on remue avec

(*) Iodoforme, sulfate de zinc, perchlorure de fer, etc.

Lorsqu'on veut porter un crayon dans le col uté-rin, on y parvient en mettant le museau de tanche à découvert à l'aide d'un spéculum et en faisant péné-trer le crayon, dans le col, au moyen de la pince à pansement utérin, ou du porte-crayon dont nous avons donné précédemment la description (voyez fig. 9, p. 13).

Si on fait usage de ce dernier instrument, il n'est pas nécessaire de se servir d'un spéculum. Il suffit d'introduire le porte-crayon dans le col et de pous-ser le piston qu'il présente pour dégager le crayon.

Nous préférons cependant avoir recours au spéculum qui permet d'appliquer au fond du vagin un tampon d'ouate destiné à maintenir le crayon en place ; car le plus souvent celui-ci est expulsé après quelques in-stants sous l'influence de la pression des tissus lubréfiés par le mucus sécrété.

---

une baguette de verre jusqu'à ce que la gélatine forme une pâte molle et homogène. On ajoute à ce moment la substance médicamenteuse que l'on mélange exactement et de nouveau quelques gouttes d'eau s'il est né-cessaire. La pâte mise à refroidir au bout de la baguette, comme essai, ne doit pas adhérer aux doigts. On retire alors de la capsule la quantité de pâte nécessaire pour obtenir un crayon ; celle-ci est roulée rapidement sur un pilulier comme on le fait pour une masse de pilules ordinaires. On a eu soin de déposer sur ce pilulier un peu de sucre de lait pulvérisé pour empêcher l'adhérence au bois. Le sucre de lait est choisi de préférence à la poudre de réglisse et au lycopode en raison de sa solubilité. Puis on opère ainsi successivement pour chaque crayon.

Les crayons ainsi préparés, jouissent de l'incomparable avantage d'être flexibles, tout en étant assez résistants pour pouvoir être saisis, sans s'écraser, entre les mors de la pince à pansement utérin. La flexibilité de ces crayons permet de les introduire facilement dans la cavité utérine dont ils suivent la courbure.

Quant aux crayons de nitrate d'argent, soit pur soit mitigé par le nitrate de potasse, ils sont confectionnés, comme l'on sait, en faisant fondre ces substances dans une capsule et en les coulant ensuite dans une lingotière. (*Annales de Gynécologie*, t. V et VI, p. 396 et 235.)

Indications. — Les caustiques dont nous venons de parler trouvent leur application dans les diverses variétés d'ulcérations du col de l'utérus. Nous passerons donc en revue très-succinctement ces ulcérations, afin de décider à quel caustique nous devons avoir recours.

Si l'on a affaire à une ulcération folliculeuse occupant la surface du museau de tanche ou la cavité du col, on se trouve très-bien de la solution de nitrate d'argent au tiers ou au quart. Nous préférons la solution au crayon, parce qu'elle pénètre mieux dans tous les replis de la muqueuse.

L'application de la solution de nitrate d'argent donne une eschare de peu d'épaisseur qui tombe en général au bout de cinq à six jours. Aussi, convient-il de ne renouveler les applications qu'au bout de ce temps.

Dans ces ulcérations superficielles, on se trouvera bien également des applications de poudre d'iodoforme ou de tannin.

Lorsque la surface ulcérée est rouge, mollasse, et que le col est tuméfié, nous préférons la teinture d'iode à cause de sa propriété résolutive.

L'iodoforme jouit, comme l'on sait, de propriétés cicatrisantes énergiques, en même temps que d'un pouvoir anesthésique très-marqué. Il nous a toujours paru remplacer très-avantageusement les attouchements avec la teinture d'iode.

Les ulcérations saignantes et à aspect variqueux seront modifiées heureusement par la solution de perchlorure de fer à 30°.

Lorsqu'on fait usage de l'une ou l'autre de ces solutions, il faut renouveler l'application tous les cinq ou six jours.

Le Dr Antonio di Bernardo (de Castagirone) (Sicile), dans une lettre publiée par la *Gazette hebdomadaire* du 20 novembre 1874, vante les applications locales de solutions d'hydrate de chloral contre les ulcérations rebelles du col utérin. Il touche la surface ulcérée une fois par jour à l'aide d'un pinceau imbibé d'une solution assez concentrée (2 gr. de chloral pour 25 grammes d'eau). Il prétend avoir obtenu en peu de temps, à l'aide de ce moyen, la guérison d'ulcérations jusqu'alors rebelles aux applications topiques usitées en pareil cas.

Lorsque les ulcérations sont un peu boursouflées, végétantes, il convient de se servir d'un caustique plus énergique que ceux que nous venons d'indiquer. Mayer et Scanzoni vantent alors l'acide pyroligneux. M. Gallard préfère l'acide acétique cristallisable, bien que son application soit très-douloureuse, ou l'acide phénique dissous dans l'alcool.

Les crayons de tannin qui ont été surtout préconisés par Becquerel et Rodier jouissent de propriétés astringentes très-marquées, ils peuvent être utiles dans la métrite chronique avec ulcération. Sous l'influence de cette substance, le col se rétracte et son volume devient moindre; le catarrhe utérin et vaginal qui accompagne la métrite diminue notablement.

Bien que les crayons de tannin jouissent de grands avantages, au dire de certains auteurs, il n'en faut pas moins les employer avec réserve, car leur simple introduction dans le col a pu déterminer des accidents que nous ferons connaître quand nous étudierons la médication intra-utérine (voyez p. 245).

Le crayon d'azotate d'argent sert à toucher la surface ulcérée du col ou à être introduit dans sa cavité.

Nous préférons la solution qui pénètre mieux dans tous les interstices.

On a encore employé ce crayon mitigé avec du nitrate de potasse et laissé à demeure dans le col.

Les crayons d'iodoforme auxquels nous avons recours depuis plusieurs années, nous ont rendu de véritables services dans le cas d'ulcération inflammatoire. Ils ne déterminent pas en général de coliques et sont très-bien supportés.

Nous venons de passer en revue les divers agents que l'on utilise quand il existe des ulcérations du museau de tanche. Nous devons ajouter qu'il existe des malades atteintes de métrite chronique chez lesquelles le col bien que volumineux ne présente pas d'ulcération et où il est néanmoins utile d'appliquer à sa surface certaines substances qui ont pour but d'en amener le dégorgement. C'est dans ces cas que nous avons vu M. Gallard employer avec succès l'iodure de potassium contenu dans l'intérieur d'un tampon d'ouate. Cette substance placée au contact du col y détermine le plus souvent une ulcération qui guérit en général assez rapidement. On observe ensuite une diminution du volume de l'organe. Il est nécessaire de recourir à l'emploi de ces tampons, à plusieurs reprises et après un intervalle qui doit être de huit à dix jours.

B. *Caustiques énergiques.*

Les caustiques énergiques dont on fait usage sont employés à l'état liquide ou à l'état solide.

a. **Caustiques énergiques liquides.** — Les caustiques énergiques liquides auxquels on recourt d'habitude sont : l'*azotate acide de mercure*, le *bi-chlorure de mercure en solution alcoolique* (solution de Plenck), l'*acide chromique en solution concentrée*, les *acides sulfurique, azotique, phénique*, les *solutions de chlorure d'antimoine et de zinc*.

Mode d'emploi. — Ces caustiques sont appliqués sur le col mis à découvert par le spéculum au moyen d'un pinceau monté sur une tige de bois (voy. fig. 6, p. 11). Le pinceau imbibé de la substance caustique doit être fortement exprimé contre les parois du vase pour éviter que le liquide fuse le long du museau de tanche et produise des eschares de la paroi vaginale.

Une fois l'application terminée, il est nécessaire, avant de retirer le spéculum, de faire une injection d'un demi-litre d'eau au moins, pour enlever l'excès de caustique. C'est là une précaution qu'il ne faut jamais négliger. Une fois l'injection pratiquée et le vagin desséché au moyen de charpie ou de ouate, il est bon d'appliquer un tampon muni d'un fil, au contact du col.

Lorsque nous avons recours aux caustiques énergiques, nous préférons remplacer le pinceau de charpie par une mince baguette de bois à l'extrémité de laquelle nous enroulons une légère couche de ouate: de cette façon on n'a pas à redouter de voir le caustique fuser au delà du point que l'on veut toucher, à cause de la très-petite quantité de liquide absorbée par la ouate, mais qui cependant est suffisante.

b. Caustiques solides énergiques. — Les caustiques solides énergiques employés sont : l'*acide chromique cristallisé*, la *pâte de Canquoin*, la *pâte de Vienne*, le *caustique Filhos*, la *potasse caustique*.

Il faut avoir grand soin, quand on fait usage de l'une ou l'autre de ces substances, d'éviter qu'une certaine quantité de l'agent caustique vienne toucher les parois du vagin, car il pourrait en résulter des désordres graves. Outre des cicatrices vicieuses, on s'exposerait à voir survenir une ouverture du cul-de-sac péritonéal rétro-utérin ou une fistule vésico-vaginale.

Mode d'emploi. — L'acide chromique dont l'énergie est très-considérable et qui par cela même se rapproche beaucoup du fer rouge, comme action, donne une eschare sèche, jaunâtre. M. Gallard, auquel nous l'avons souvent vu employer, le considère comme un des meilleurs caustiques énergiques auquel nous puissions recourir. M. Siredey en fait de fréquentes applications dans son service à l'hôpital, et récemment M. Kœberlé (1) en a préconisé l'emploi dans les altérations rebelles du col et dans l'épithélioma. Ce dernier auteur conseille d'appliquer cet agent avec certaines précautions que nous allons faire connaître.

La forme sous laquelle M. Kœberlé emploie l'acide chromique est la substance en cristaux. Il prend dans une soucoupe une petite quantité de cet acide, et porte, à travers un spéculum plein, quelques cristaux sur les différents points de la plaie, à l'aide d'un tortillon de charpie fixé à l'extrémité de la pince à pansement utérin; il maintient le tortillon appliqué pendant quelques instants sur la surface de l'ulcération,

---

(1) *Traitement des ulcérations du col par l'acide chromique* (*Gazette médicale de Strasbourg*, 1ᵉʳ septembre 1876 et *Annales de gynécologie* octobre 1876, p. 305).

puis il le retire, de temps en temps, afin d'en essuyer l'humidité et le reporte sur la partie malade, chargé de nouveaux cristaux, jusqu'à ce que toute la surface en soit couverte.

L'eschare ainsi obtenue présente une épaisseur de 2 à 3 millimètres.

L'application du caustique exige quelquefois un temps assez long, d'un quart d'heure à une demi-heure. Il est bon de garnir la partie inférieure du col d'une petite quantité de charpie pour éviter que le sel dissous par les liquides sécrétés s'insinue entre le col et les parois du spéculum.

Il n'est pas rare de voir survenir à la suite de cette cautérisation quelques symptômes d'empoisonnement qui se traduisent par des vomissements et quelquefois de la diarrhée. Aussi, est-il nécessaire, lorsque la cautérisation est effectuée, d'enlever l'excès du médicament en se servant d'un tampon de charpie imbibé d'eau fraîche, que l'on porte à plusieurs reprises sur la surface cautérisée, jusqu'à ce que l'eau ressorte parfaitement claire. Une bonne précaution consiste alors à projeter sur le col une certaine quantité d'eau (1 litre), au moyen d'un irrigateur.

Les vomissements surviennent quelquefois au bout de 15 à 20 minutes, d'autres fois au bout d'une heure à une heure et demie, mais après 7 heures, tout accident d'intoxication a généralement disparu.

L'eschare produite se détache du 10° au 15° jour, et la cicatrisation est obtenue au bout de 5 à 6 semaines.

Lorsque les tissus sont profondément altérés il est indispensable de faire de nouvelles cautérisations ; M. Kœberlé ne s'est pas encore trouvé dans la nécessité d'en faire plus de trois.

Après la cautérisation il convient d'appliquer un tampon et de faire pratiquer deux injections détersives par jour.

Lorsqu'on emploie la *pâte de Vienne* ou la *potasse caustique,* on laisse le spéculum en place pendant tout le temps que dure l'application, temps qui n'excède guère 8 à 10 minutes, puis on fait une injection à travers le spéculum et l'on applique un tampon d'ouate.

Le *caustique Filhos* (1) qui est de la pâte de Vienne solidifiée, s'emploie dans les mêmes conditions que la pâte de Vienne, il a l'avantage de pouvoir être manié beaucoup plus facilement.

La *pâte de Canquoin* s'applique à la surface du col, ou dans sa cavité.

Lorsqu'on veut étendre cette pâte sur le museau de tanche, on taille une rondelle d'une étendue proportionnelle à la surface que l'on veut couvrir, puis on applique un large tampon destiné à préserver les parois vaginales du contact de ce puissant caustique.

Quelquefois aussi on place cette pâte dans l'intérieur du col; il faut comme dans l'application faite à la surface, introduire un tampon de façon à soutenir la flèche de caustique et à l'empêcher de tomber dans le vagin.

Nous conseillons d'employer ces caustiques très-énergiques avec les plus grandes précautions, à cause des désordres graves qu'ils pourraient déterminer s'ils venaient à se mettre en contact avec les parois vaginales.

---

(1) *De la cautérisation du col de l'utérus avec le caustique solidifié de potasse et de chaux,* par le Dr Filhos. *Revue médicale,* cahier de janvier 1847.

Indications. — Les caustiques solides et liquides énergiques, conviennent dans les ulcérations rebelles et végétantes, dans l'épithélioma du col.

Le nitrate acide de mercure qui permet d'obtenir des cautérisations également profondes présente l'inconvénient de fuser au delà du point touché, de mettre ainsi à vif des parties saines, et au dire de M. Kœberlé, il prédispose à des cicatrices vicieuses. Il a pu aussi donner lieu parfois à des accidents d'intoxication mercurielle. Ce caustique a surtout été conseillé dans les ulcérations syphiliques du col : plaques muqueuses ou chancres.

L'acide nitrique, préconisé récemment par le docteur Woodbury (de Washington) et par le docteur James Braithwite (de Leeds) (1), nous a fourni de bons résultats dans certains cas d'ulcérations végétantes ; son application n'est pas douloureuse, et l'eschare qu'il détermine est assez profonde.

Contre-indications. — La cautérisation du col peut déterminer des accidents dont il est bon d'être prévenu si l'on ne veut discréditer une méthode d'une utilité incontestable.

Lorsqu'on se met en devoir de pratiquer une cautérisation du col, même légère, il faut s'être assuré au préalable par le toucher qu'il n'existe pas de complication inflammatoire des tissus péri-utérins, ou un état inflammatoire aigu de l'organe utérin luimême. La cautérisation pratiquée dans ces circonstances pourrait amener une recrudescence de l'état

---

(1) *Obstetrical Journal*, 1875, p. 467, et *Annales de gynécologie*, novembre 1875, p. 392.

inflammatoire et l'extension de l'inflammation au péritoine.

La cystite que l'on rencontre assez souvent comme complication des maladies de l'utérus, doit également ment rendre très-réservé dans l'emploi de la cautérisation.

§ II. — CAUTÉRISATION POTENTIELLE INTRA-PARENCHYMATEUŚE.

Dans la cautérisation intra-parenchymateuse, la substance caustique est injectée, dans l'épaisseur du tissu utérin, au moyen d'une seringue armée d'un trocart capillaire.

Les caustiques que l'on emploie alors sont destinés à amener la destruction du tissu, dans les cas de dégénérescence de l'organe. Les substances qui ont été ainsi injectées sont : une *solution de chlorure de zinc, l'acide acétique, le perchlorure de fer.*

Nous ne nous étendrons pas plus longuement ici sur ce mode de cautérisation, que nous nous proposons de décrire dans un chapitre ayant pour titre : *injections intra-parenchymateuses.*

ARTICLE II.

CAUTÉRISATION ACTUELLE.

La cautérisation du col de l'utérus par le cautère actuel n'a pris rang dans la thérapeutique des maladies utérines que depuis un petit nombre d'années. C'est à Jobert (de Lamballe), en 1830, que revient l'honneur d'avoir fait connaître les indications thérapeutiques précises de cet utile agent.

Depuis cette époque, la cautérisation actuelle n'a cessé
d'être employée, par la plupart des chirurgiens, entre
les mains desquels, elle a rendu d'incontestables services.

La cautérisation actuelle se pratique au moyen d'appareils divers : fer rougi au feu, thermo-cautère,
galvano-cautère, cautère à gaz, cylindres de charbon, etc.

Mais avant de faire connaître ces divers appareils,
il est utile d'examiner l'action physiologique du cautère actuel, afin d'en mieux saisir les indications thérapeutiques.

Dans la description que nous allons fournir, nous
aurons surtout en vue la cautérisation au moyen d'un
fer rougi au feu, à laquelle on a plus généralement
recours, et dont l'action thérapeutique est aussi plus
énergique.

Lorsque nous examinerons ensuite les autres appareils employés, nous indiquerons, chemin faisant, les
différences qu'ils présentent soit dans leur action
physiologique, soit dans leur mode d'application.

Action physiologique du fer rouge. — L'action du
cautère actuel varie suivant que la cautérisation est *profonde* ou *superficielle*, dans un cas elle est *destructive*,
dans l'autre elle est surtout *modificatrice*. Ces deux
modes d'action différents trouvent leur application dans
les diverses affections de la matrice.

L'application d'un fer rouge à la surface du col utérin n'est point douloureuse. C'est à peine si les malades éprouvent la sensation d'une légère chaleur s'irradiant dans l'abdomen, ou d'un liquide chaud que l'on verserait dans le vagin. La douleur, quand elle existe, est due à la pression de l'instrument sur le col utérin.

La cautérisation au fer rouge détermine une eschare blanchâtre qui varie en épaisseur, suivant le temps pendant lequel le fer rouge a été maintenu au contact des parties ; elle produit en outre, une coagulation du sang dans les vaisseaux, à une certaine distance du point mortifié; d'où résulte une diminution de la vascularisation et la rétraction du tissu, au moment de la cicatrisation. L'eschare, qui a une certaine épaisseur, met en général huit à dix jours avant de se détacher. Elle laisse à nu, après sa chute, une surface recouverte de bourgeons charnus, qui se cicatrise après un nombre de jours variable suivant les sujets et l'étendue de l'eschare. La cautérisation actuelle, même profonde, ne détermine pas la production d'un tissu de cicatrice; la muqueuse se répare et, au bout de peu de temps, il ne reste plus de traces de la cautérisation.

M. Courty a rapporté un exemple remarquable de cette réparation de la muqueuse (1). Il s'agissait d'un renversement de la matrice, chronique et irréductible, pour lequel l'ablation ou la destruction de l'organe paraissaient indiquées. M. Courty recourut à un cautère composé d'une masse de fer considérable afin de constituer un réservoir de chaleur supérieur à celui des cautères ordinairement employés. Malgré des cautérisations énergiques et répétées jusqu'à quatorze fois, cet auteur vit la muqueuse se régénérer au point de l'obliger à renoncer à ce moyen.

---

(1) Courty, *Traité des maladies de l'utérus*, 1872.

Cette réparation de la muqueuse est une circonstance importante à noter en ce qu'on n'est pas exposé à voir des cicatrices vicieuses se produire, non plus que la réunion du col avec les parois vaginales.

Lorsque l'application du cautère rougi au feu a lieu rapidement à la surface du tissu, la destruction est superficielle ; l'application a alors pour but d'imprimer une modification à la vitalité de l'organe et d'en changer le mode de nutrition. L'eschare se présente alors sous forme d'une pellicule mince, blanchâtre, qui se détache, en général, au bout de trois à quatre jours, et laisse à nu une surface rouge, granuleuse, bourgeonnante qui se cicatrice après un temps variable. La cautérisation légère ne produit pas, comme la cautérisation profonde, la coagulation du sang dans l'intérieur des vaisseaux ; elle détermine, au contraire, une augmentation de la vascularité et la production de vaisseaux de nouvelle formation.

La cautérisation au fer rouge n'a que peu d'influence sur la menstruation ; disons même, qu'il n'est pas rare d'observer le retour régulier des règles, chez des femmes qui présentaient auparavant quelques irrégularités de cette fonction, sous l'influence de la lésion qui a nécessité l'emploi de la cautérisation actuelle.

Cela dit, passons en revue les divers appareils destinés à pratiquer la cautérisation actuelle.

A. Fer rougi au feu. — Le cautère que l'on fait rougir au feu se compose d'une tige de fer de 25 à 30 centimètres de longueur, terminée à l'une de ses extrémités par un renflement de forme variable et pouvant de l'autre s'adapter sur un manche de bois, destiné à être saisi par la main de l'opérateur.

La partie renflée possède des formes variables, oli-vaire, sphérique, en roseau, nummulaire ou en bec d'oiseau (voy. fig. 86). Cette dernière forme est sur-tout employée quand on se propose de cautériser la cavité du col ou de pratiquer l'igniponcture du museau de tanche.

Le fer doit être porté au rouge blanc, afin d'éviter l'adhérence aux tissus, ce qui ne manquerait pas d'arri-ver si l'instrument était au rouge sombre.

B. **Thermo-cautère.** — Cet appareil très-ingénieux inventé il y a quelques mois par M. le docteur Pa-quelin, est d'un maniement facile ; il nous semble de-voir remplacer très-avantageusement, dans un grand nombre de circonstances, les cautères précédents ; di-sons cependant, qu'à cause de son peu de rayonnement

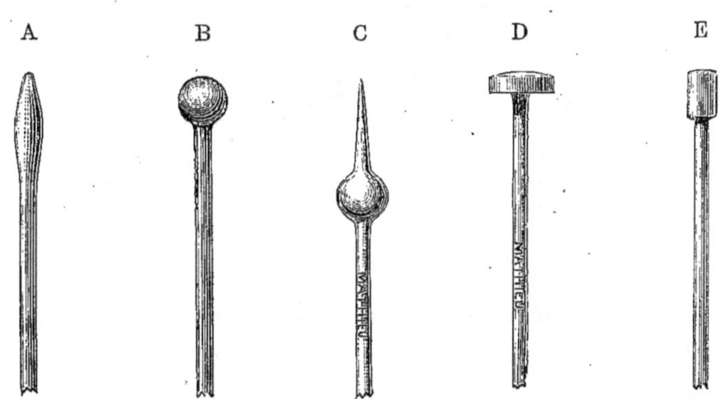

FIG. 86. — Diverses formes de cautères.

A, Cautère olivaire. — B, Cautère sphérique. — C, Cautère, en bec d'oiseau. — D, Cautère nummulaire. — E, Cautère en roseau.

il ne nous paraît pas pouvoir modifier, aussi énergique-ment que le fer rougi au feu, la vitalité des tissus. C'est,

peut-être, un inconvénient, sur lequel il est bon d'ap-
peler l'attention. En revanche il n'expose pas aux
mêmes dangers à cause de sa sphère d'action beaucoup plus limitée.

L'appareil de M. Paquelin repose sur des principes
que nous avons appris à connaître, dans nos cours
de physique, à savoir : qu'un fil de platine préalable-

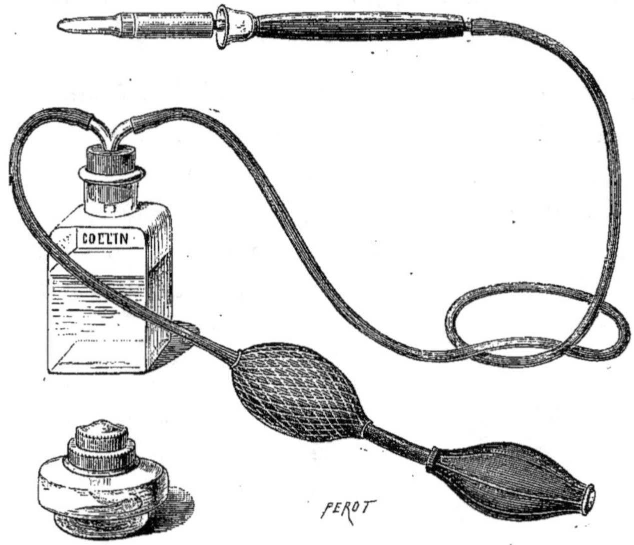

FIG. 87. — Thermo-cautère du Dr Paquelin.

ment rendu incandescent au moyen d'une lampe à alcool conserve sa température lorsqu'on le place dans
la vapeur d'un hydrocarbure d'hydrogène.

Le thermo-cautère se compose de trois parties essen-
tielles: un flacon contenant une certaine quantité d'essence minérale, une soufflerie, le cautère.

Le cautère est formé d'un cône de platine au centre duquel la vapeur d'hydrocarbure d'hydrogène
est projetée au moyen de la soufflerie. L'extrémité du

cautère présente des formes variables, de façon à s'adapter aux divers besoins de la pratique gynécologique (voy. fig. 88).

Quand on veut se servir de l'instrument, on plonge l'extrémité de platine dans la partie blanche de la flamme d'une lampe à alcool, puis au bout de 30 à 40 secondes

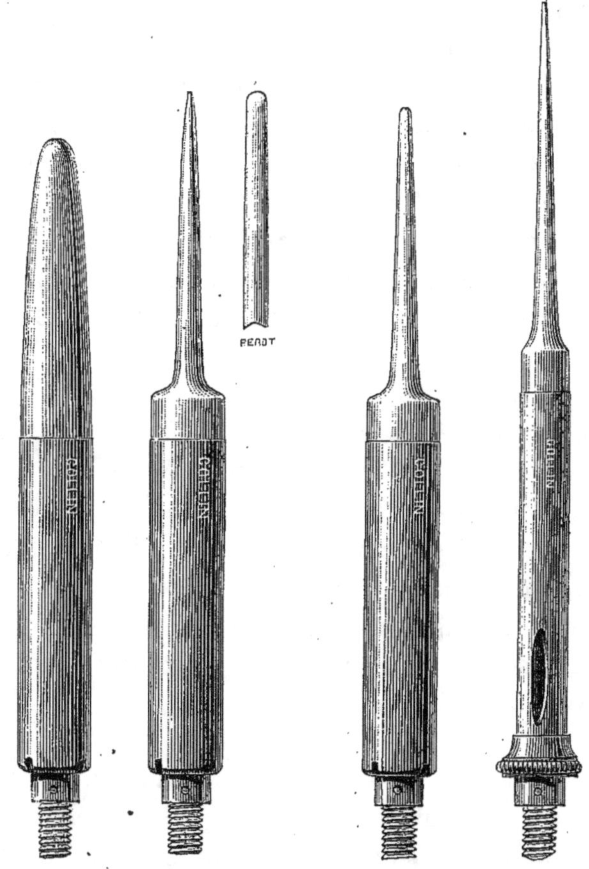

FIG. 88. — Formes diverses des cautères thermo-caustiques du Dr Paquelin.

sans cesser de maintenir le cautère dans la flamme, on fait fonctionner l'insufflateur par petites saccades. Une sorte de bruissement annonce alors que la combustion s'opère et presque à l'instant le platine devient incandescent. L'instrument fonctionne avec une régularité parfaite, pourvu toutefois, qu'on ait soin de ne pas insuffler la vapeur d'essence minérale avec trop de violence, surtout lorsqu'on fait les premières insufflations.

Le thermo-cautère a en outre l'avantage de ne pas effrayer les malades, l'appareil pouvant être mis en état de fonctionner à l'insu pour ainsi dire de la femme.

M. Guérard a fait construire, il y a plusieurs années déjà, chez M. Mathieu, un cautère assez analogue au précédent, quant à la forme, mais dont le principe est un peu différent. Comme le thermo-cautère, il peut être très-utilement employé dans la pratique gynécologique.

C. Galvano-cautère. — Nous ne ferons que mentionner ici cet appareil qui, à cause de son volume et du maniement de liquides qu'il nécessite, doit être complètement laissé de côté quand il s'agit de pratiquer une simple cautérisation du col.

Nous aurons l'occasion de parler de cet instrument, quand nous étudierons les divers procédés d'amputation du col.

D. Cautère à gaz. — Il se compose (voy. fig. 89) d'un ballon de caoutchouc, dans lequel on accumule une certaine quantité de gaz d'éclairage ou de gaz hydrogène ; le jet de gaz est ensuite enflammé, à l'extrémité d'un tube capillaire dont on règle le débit, au moyen d'un robinet. La flamme est alors projetée sur le tissu qu'il s'agit de cautériser, et maintenue en contact avec lui, pendant un temps plus ou moins long, suivant l'épaisseur de l'eschare que l'on désire produire.

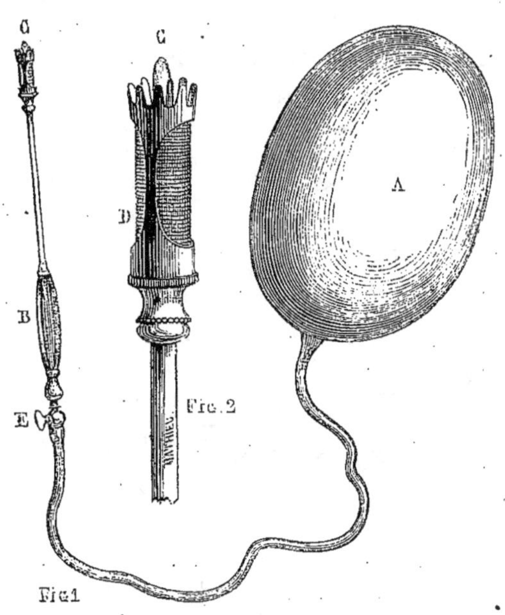

FIG. 89. — Cautère à gaz.

Fig. 1. — A, Réservoir de caoutchouc destiné à contenir le gaz d'éclairage.

B, Tube muni d'un manche et d'un robinet E.

C, Pertuis par lequel s'échappe le gaz.

Fig. 2. — D, Toile métallique qui entoure l'extrémité du tube.

E, Jet de gaz enflammé.

Lorsqu'on a recours au cautère à gaz, il est nécessaire de faire usage d'un spéculum à double paroi dans laquelle circule un courant d'eau froide (voy. fig. 90).

B. Cylindres de charbon et bâton de cire à cacheter. — M. Bonnafond a eu l'idée de se servir pour la cautérisation actuelle du col, de petits cylindres formés de charbon mélangé à une certaine quantité de nitrate de potasse et que l'on enflamme au contact d'une bougie.

Voici la composition de ces crayons :

R. Nitrate de potasse. . . . .   2 grammes
    Poudre de charbon de bois.   30   —
    Gomme adragant   10   —
       M.

Plus récemment, le docteur Getchel (1) a préconisé

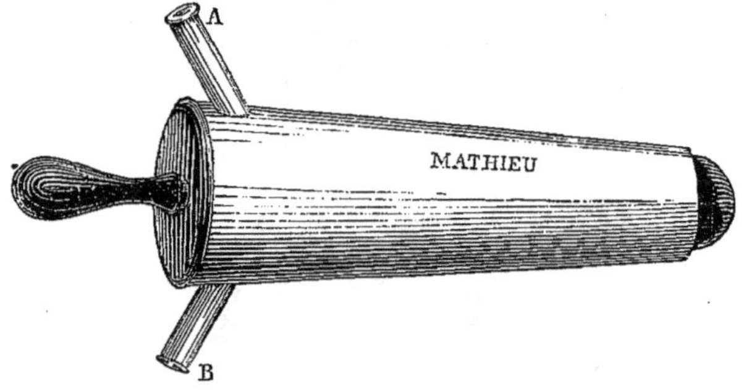

FIG. 90. — Spéculum à double courant pour la cautérisation du col.

A, Tube servant à l'arrivée du liquide.
B, Tube servant à la sortie du liquide.

des crayons presque entièrement semblables aux précédents et dont voici la composition :

R. Nitrate de potasse . . . . .   1 gramme.
    Charbon de bois   28   —
    Poudre d'acacia   4   —
    Eau. . . . .   Q.S.
       M.

Ces cylindres qui s'éteignent, dès qu'ils arrivent au

---

(1) *L'osservatore*, mars 1874 et *Annales de gynécologie*, t. I, p. 399.

contact des tissus, ne peuvent guère être utilisés que lorsqu'il s'agit de produire des eschares superficielles.

Quant au bâton de cire à cacheter enflammé, préconisé par Scanzoni, nous ne le citons que pour mémoire, à cause de son action tout à fait insuffisante.

Mode d'emploi du cautère actuel. — Quand on se propose de recourir à l'emploi du cautère actuel, il faut mettre le col à découvert au moyen d'un spéculum plein, mauvais conducteur du calorique, tels que les spéculums en bois et en ivoire. Il faut avoir grand soin que le spéculum embrasse exactement le museau de tanche et qu'aucun repli du vagin ne se trouve interposé entre l'instrument et le col. Sans cette précaution, le tissu vaginal se trouverait atteint par la cautérisation et l'on pourrait voir survenir plus tard une cicatrice vicieuse, ou bien l'inflammation, ou même l'ouverture du péritoine qui, comme l'on sait, tapisse la partie supérieure de la paroi vaginale postérieure.

Avant d'appliquer le fer rouge sur le museau de tanche, il faut absterger la surface à cautériser, avec un tampon d'ouate tenu à l'extrémité d'une pince à pansement utérin, puis, porter sans hésitation le fer rouge sur le col et le laisser en contact avec lui, plus ou moins longtemps, suivant le but qu'on se propose et que nous ferons connaître quand nous parlerons des indications de la cautérisation actuelle.

Il peut être nécessaire de porter successivement deux fers rougis, à la surface du tissu, mais c'est là, il faut le dire, une exception, un seul fer rouge suffisant généralement. Lorsqu'on applique ainsi deux fers rouges sur le museau de tanche, il est bon de faire entre les deux applications une injection d'eau froide dans le spéculum, âfin d'éviter l'échauffement de cet instrument, et l'accumulation du calorique dans l'épaisseur des tissus. Même lorsqu'on ne fait usage que d'un seul fer rouge, il faut toujours avoir soin, avant de retirer le spéculum, de faire l'injection dont nous venons de parler. Cette injection d'eau sera faite au moyen d'un irrigateur Eguisier ou d'une poire de caoutchouc. Il ne faut jamais oublier de faire garder le repos à la malade ; aussi convient-il d'éviter de faire des cautérisations dans son cabinet.

La cautérisation a pour but, avons-nous dit, d'agir superficiellement en vue de modifier la vitalité de l'organe ou bien de détruire une certaine épaisseur des tissus. Dans le premier cas, on obtiendra le résultat désiré, en laissant le cautère en contact avec la muqueuse, pendant une ou deux secondes ; dans le second, en appliquant le cautère pendant plusieurs secondes ou en faisant agir successivement deux fers rougis.

La cautérisation que nous venons de décrire, peut être appelée cautérisation en surface. Dans une autre variété, on a recours à des cautères filiformes, que l'on fait pénétrer dans l'épaisseur du tissu utérin à une profondeur variable, 4 à 8 millimètres, et dans six ou huit endroits différents. La cautérisation prend alors le nom *d'igniponcture*.

Cette méthode signalée récemment par M. Courty, et que M. Siredey emploie depuis un certain temps déjà, comme l'atteste la thèse publiée par M. Boda (1)

---

(1) Boda. *Traitement de la métrite parenchymateuse chronique.* Paris 1875.

en 1875, nous a paru rendre de véritables services dans le traitement de la métrite chronique.

L'igniponcture peut être pratiquée en se servant d'un fer en forme de bec d'oiseau (voy. C, fig. 86) ou mieux au moyen du thermo-cautère filiforme du docteur Paquelin. Le galvano-cautère qui a été employé avant l'invention du thermo-cautère conviendrait également très-bien, mais à cause de la complication de l'appareil nous préférons de beaucoup le thermo-cautère.

Lorsqu'on pratique l'igniponcture, le col doit être mis à découvert, comme nous l'avons indiqué précédemment, puis la pointe du cautère est enfoncée dans le tissu, à une profondeur de 4 à 8 millimètres. Si le col est un peu volumineux, six points d'igniponcture sont nécessaires, trois sur la lèvre antérieure et les trois autres sur la lèvre postérieure. Quatre points suffisent amplement, si le col n'est pas trop volumineux.

Après la cautérisation, il est nécessaire de faire une injection d'eau froide, et surtout de faire garder le repos au lit pendant plusieurs heures et même pendant tout le cours de la journée qui suit l'opération.

Ce mode de cautérisation mérite au plus haut point de fixer l'attention à cause des bons résultats qu'il fournit dans le traitement de la métrite chronique.

Indications. — Les deux affections principales du col utérin, dans lesquelles le fer rouge a été employé, sont: la métrite chronique et le cancer; mais, c'est dans la première de ces affections, qu'elle s'accompagne ou non d'ulcérations, que le fer rouge a rendu le plus de services.

La métrite chronique comprend deux périodes distinctes. Dans une première période, que l'on doit désigner sous le nom de période de *ramollissement* ou *d'in-filtration*, le col est gros, rougeâtre, mollasse, ordinairement recouvert d'une ulcération d'étendue variable. Cette période est caractérisée, au point de vue anatomo-pathologique, par une augmentation de vascularité des tissus qui sont en même temps infiltrés de sang et de sérosité. Dans la seconde période, que l'on désigne sous le nom de période *d'épaississement* ou *d'induration*, l'utérus augmenté de volume et induré présente une coloration plus pâle, souvent jaunâtre. Cette seconde période est due à une prolifération exagérée du tissu conjonctif qui est venu, pour ainsi dire, étouffer les vaisseaux de l'organe et produire l'anémie du tissu.

Dans l'une et l'autre période la cautérisation se propose deux buts différents.

Dans la première elle devra être profonde, afin de détruire une portion notable du col et d'obtenir, lors de la cicatrisation, une rétraction des tissus capable d'exprimer, pour ainsi dire, les exsudats contenus dans leur épaisseur. Lorsque le col est très-gros et gorgé de liquides et qu'il est nécessaire d'agir profondément, Huguier et M. Courty commencent par opérer sur le col des scarifications et lorsque le sang a cessé de couler, ou le lendemain, ils pratiquent la cautérisation d'une façon vigoureuse. Lorsqu'il s'agissait de produire ainsi des cautérisations profondes, Jobert (de Lamballe) se servait d'un fer rouge terminé par une boule volumineuse et remplissant la majeure partie du champ du spéculum.

C'est dans ces cas que l'igniponcture peut être employée très-utilement. Nous avons vu sous l'influence de ce mode de cautérisation l'utérus se dégorger très-rapidement et une diminution considérable du volume du col en être la conséquence.

Quand le museau de tanche est volumineux et que les lèvres du col sont déjetées en dehors, de manière à constituer la déformation décrite sous le nom d'ectropion des lèvres du col, l'introduction dans la cavité du museau de tanche d'un cautère en bec d'oiseau est nécessaire pour déterminer la rétraction des tissus vers l'axe de l'organe.

Pour obtenir un dégorgement suffisant des tissus, il est souvent indispensable de recourir à l'emploi du cautère actuel à plusieurs reprises. Les cautérisations ne doivent être renouvelées que tous les 12 ou 15 jours.

La seconde période ou période d'induration de la métrite chronique réclame une cautérisation légère et rapide. Dans ce cas, l'application du fer rouge a pour but non plus de détruire les tissus, mais d'en réveiller la nutrition en y déterminant un certain afflux sanguin. Sous l'influence de cautérisations légères et rapides à des intervalles de temps assez rapprochés et qui peuvent varier entre huit ou dix jours, la vitalité de l'organe est augmentée, sa nutrition se fait mieux, des vaisseaux de nouvelle formation se produisent et les ulcérations, qui jusqu'alors ne tendaient point vers la guérison, se cicatrisent rapidement.

Pour obtenir une cautérisation superficielle le cautère à gaz convient très-bien ; l'eschare qu'il produit est peu profonde, quand son action est rapide et elle s'étend à presque toute la surface du museau de tanche.

Le plus souvent, la cautérisation est pratiquée sur un col atteint d'ulcération ; il peut se faire cependant que le museau de tanche soit exempt de cette complication. Cette absence d'ulcération n'est pas une raison pour rejeter l'emploi du cautère actuel car l'on doit avoir uniquement égard, pour accepter ou pour repousser le cautère actuel, à l'examen des symptômes qui caractérisent l'une ou l'autre des périodes de la maladie, bien plutôt qu'à la présence ou à l'absence d'ulcérations.

Lorsque l'augmentation de volume du col est peu considérable et que les ulcérations ne sont pas boursouflées, saignantes, l'emploi du fer rouge est de peu d'utilité ; l'application de caustiques moins énergiques tels que la teinture d'iode ou la solution de nitrate d'argent au tiers ou au quart suffit généralement.

Il peut être encore indiqué de pratiquer la cautérisation actuelle, dans l'épithélioma du col, lorsque la production morbide est très-limitée et qu'on est sûr de pouvoir en atteindre les limites extrêmes.

Dans ce cas, la cautérisation devra être profonde et très-énergique, il ne faudra pas craindre d'éteindre successivement deux, et même trois fers rouges, sur la surface du tissu dégénéré.

On doit se souvenir alors que l'eschare produite par le fer rouge est bien moins profonde qu'on le suppose généralement, et qu'il faut des cautérisations nombreuses et très-énergiques pour obtenir la destruction d'une partie notable de l'organe.

Dans quelques cas d'épithélioma limité au col, Nélaton a employé le cautère à gaz, cet instrument étant, au dire de l'auteur, susceptible de produire des eschares de 1 à 2 centimètres d'épaisseur, quand son action est suffisamment prolongée.

M. T. Anger (1), qui a employé ce moyen pendant un

____

(1) T. Anger. *Thèse d'agrégation*, 1869.

temps considérable (jusqu'à 30 minutes), a remarqué qu'au bout de 10 à 15 minutes d'application, l'escharification ne faisait plus de progrès, à cause du peu de conductibilité de l'eschare pour le calorique et de l'existence, autour de la partie mortifiée, du courant sanguin qui la rafraîchit incessamment. Plusieurs cautérisations faites à quelques jours de distance sont alors nécessaires pour obtenir la guérison.

A quel moment doit-on pratiquer la cautérisation? — Bien qu'on ait vu des femmes subir une cautérisation au fer rouge la veille ou le matin même du jour de l'éruption menstruelle, sans éprouver aucun dommage, nous pensons, avec la plupart des chirurgiens, qu'il faut, autant que possible, éloigner la cautérisation de la période menstruelle. Huit jours après les règles ou huit jours avant, sont les deux termes extrêmes, entre lesquels la cautérisation peut être faite sans danger.

Contre-indications. — Les contre-indications à l'emploi du cautère actuel, sont nombreuses et pour la plupart très-importantes.

De l'avis de tous les auteurs, la principale contre-indication est l'existence d'une *phlegmasie péri-utérine*: ovarite, inflammation de la trompe ou du péritoine pelvien. Cette contre-indication est formelle, si l'on ne veut pas s'exposer à des mécomptes sérieux et même à voir survenir des accidents capables d'entraîner la mort.

Ajoutons que l'existence d'un certain degré d'acuité de la métrite elle-même, sans être une contre-indication aussi formelle que l'existence d'une inflammation péri-utérine, n'en doit pas moins faire rejeter l'emploi du cautère actuel.

De là résulte pour le praticien, l'obligation de se rendre un compte exact du degré d'acuité de la métrite, et d'explorer avec soin les tissus péri-utérins, pour voir s'il n'existe pas quelque inflammation plus ou moins ancienne et en partie éteinte soit du tissu cellulaire péri-utérin, soit des ovaires, de la trompe ou du péritoine pelvien, susceptible de se raviver sous l'influence de l'excitation déterminée par la cautérisation et d'entraîner une péritonite aiguë dont on connaît toute la gravité.

Quant à la cystite qui complique quelquefois les maladies utérines, elle doit rendre très-réservé dans l'application de ce moyen thérapeutique, dans la crainte de déterminer une acuité plus grande de cette maladie.

Le cancer de l'utérus qui occupe tout le col, qui a pénétré jusque dans l'intérieur de la cavité utérine ou a envahi les tissus péri-utérins, contre-indique également l'emploi du fer rouge. La stimulation résultant de l'action du fer rouge active alors le développement du tissu morbide et produit une terminaison fatale dans un espace de temps moindre que lorsque la maladie a été abandonnée à sa marche naturelle.

Nous croyons aussi que les ulcérations que l'on rencontre si souvent dans le cours de la grossesse ne doivent pas être soumises à l'application du cautère actuel.

Bennet, Boys de Loury, Costilhes et Courty pensent qu'on peut employer le fer rouge contre ces ulcérations sans crainte de déterminer l'avortement. Aran, Gosselin et Richet au contraire, admettant que les ulcérations de la grossesse existent chez la plupart des femmes enceintes sans déterminer d'accidents, veulent qu'on les abandonne à elles-mêmes et qu'on ne dirige contre elles aucun traitement.

Bien que dans beaucoup de cas la grossesse ait pu suivre son cours sans accident, après une cautérisation au fer rouge, je pense, avec les derniers auteurs que je viens de citer, qu'il est préférable de ne pas avoir recours au cautère actuel.

Si cependant on jugeait à propos d'employer cet agent, il est bien entendu qu'on devrait éviter de faire pénétrer le cautère dans la cavité du col et surtout dans son orifice interne.

CHAPITRE VI.

MÉDICATION INTRA-UTÉRINE.

La médication intra-utérine consiste dans l'emploi d'agents divers destinés à agir sur la muqueuse de la cavité utérine, et à en combattre les altérations. Ces agents sont liquides, solides, ou demi-solides.

ARTICLE I.

AGENTS LIQUIDES.

Les agents liquides sont introduits dans l'intérieur de la cavité utérine sous forme d'injection ou au moyen de pinceaux imbibés du liquide caustique adopté

§ 1. — INJECTIONS INTRA-UTÉRINES.

Les injections de liquides, dans la cavité de l'utérus, ont donné lieu à des discussions nombreuses. Acceptées par les uns, rejetées par les autres, elles méritent cependant de fixer l'attention à cause des résultats avantageux qu'elles fournissent dans certaines lésions de la muqueuse de la cavité utérine.

Gaillard Thomas, en Amérique, condamne l'usage des injections dans l'intérieur de la cavité utérine, et Barnes, en Angleterre, ne les adopte qu'avec une certaine répugnance. En France, MM. Gallard et Guichard se sont fait les champions de la méthode.

Le docteur Liebmann (1), en Italie, se prononce également en faveur des injections intra-utérines. « Dans ces quatre dernières années, dit ce médecin distingué, j'ai pratiqué beaucoup d'injections tant à l'hôpital que dans ma clientèle privée sans avoir jamais eu de motif de m'en plaindre, c'est pourquoi je puis, en toute conscience, encourager mes confrères à recourir avec confiance à un mode de traitement qui souvent entraîne la guérison. »

De notre côté, nous avons employé les injections intra-utérines, dans un assez grand nombre de circonstances, et nous n'avons jamais eu à déplorer d'accident sérieux.

Qu'on nous permette de fournir sous forme de ta-

---

(1) *Della medicazione entrouterina*, mémoire publié par les *Annali universali di medicina*, vol. 235, 1876.

bleau le résumé des injections que nous avons pratiquées et l'on verra que les quelques accidents qui se sont développés ont été pour la plupart des troubles d'ordre réflexe. (Voir le tableau).

Chez une malade (observation 4) une ovarite paraît s'être developpée, sous l'influence de l'injection, mais cet accident a cédé au bout de quelques semaines.

Dans l'observation 7, une phlegmasie péri-utérine est survenue huit jours après l'injection, mais nous ferons remarquer que le tamponnement ayant été pratiqué pendant plusieurs jours de suite, il y a peut-être lieu d'attribuer à ce mode de pansement la production de la phlegmasie, et ce qui nous permet de supposer qu'il en est réellement ainsi, c'est le temps qui s'est écoulé entre le moment de l'injection intra—utérine et le début des accidents intlammatoires.

Quelques cas de mort ont été rapportés à la suite des injections intra-utérines. Cela est incontestable, mais nous croyons que ces cas ne doivent pas nous faire hésiter à recommander la méthode, car si nous analysons quelques-unes des observations publiées, nous voyons qu'il existait des lésions qui auraient dû faire rejeter l'emploi de ce moyen thérapeutique ; nous voyons aussi que les précautions que nous indiquerons, quand nous allons donner la description de la méthode opératoire, n'ont pas été prises assez soigneusement. Dans une observation citée par Barnes, l'injection fut faite, dans un utérus rétrofléchi, après dilatation préalable du col et réduction de l'utérus déplacé; une injection d'un demi-litre de liquide fut pratiquée à l'aide de la seringue d'Higginson au moyen d'une sonde à double courant. C'est là une méthode que certes nous ne conseillerons jamais. D'abord la dilata-

NOMBRE des MALADES TRAITÉS	DIAGNOSTIC	NOMBRE DES INJECTIONS DE CHAQUE CAS	NATURE DE L'INJECTION	DOULEUR AU MOMENT DE L'INJECTION	DOULEUR DANS LES HEURES QUI ONT SUIVI	ACCIDENTS CONSÉCUTIFS
1	Métrite interne. (M⁰ H..., 29, passage Saulnier).	1	Solut. nitr. arg. au 1/4.	—	—	—
		2	Id.	—	—	—
		3	Id.	—	—	—
2	Métrite interne. Métrorrhagie (M⁰ D. ., 153, rue du Temple).	1	Huile iodoformée.	—	—	—
		2	Perchl. de fer à 30°.	Doul. à peine marquée.	—	—
		3	Id.	—	—	—
		4	Id.	—	—	—
		5	Id.	—	—	—
		6	Id.	—	—	—
		7	Glycérine iodoformée.	—	—	—
		8	Id.	—	—	—
		9	Id.	—	—	—
		10	Perchlor. de fer à 30°.	Douleur assez intense à l'hypogastre.	Douleur pendant plusieurs heures à l'hypogastre.	Le lendemain, douleur à la pression dans les fosses iliaques et à l'épigastre. — Pouls, 72. — Le surlendemain, la douleur a diminué très-notablement et a disparu au bout de quelques jours.
		11	Huile iodoformée.	—	—	—
		12	Id.	—	—	—
		13	Id.	—	—	—
		14	Id.	—	—	—
		15	Id.	—	—	—
		16	Id.	—	—	—
3	Métrorrhag. grave dans la convalescence d'une fièvre typhoïde. (M⁰ O..., 56, b⁴ Magenta).	1	Perchl. de fer à 30°.	Légère sensation de chaleur à l'hypogastre.	—	—
4	Métrite interne. (M⁰ N..., 15, rue Albouy.)	1	Solution nitrate argent au 1/4.	Douleur à peine marquée.	—	—
		2	Id.	Douleur peu marquée.	Douleur vive à l'hypogastre pendant plusieurs heures.	—
		3	Id.	Douleur légère		
		4	Teinture d'iode pure.	Douleur intense à la partie supérieure et antérieure de la cuisse droite et vers la partie moyenne de la région inguinale disparition au bout d'un quart d'heure.	—	—
		5	Teinture d'iode.	Douleur vive à l'hypogastre et s'irradiant aux courbes pendant plus d'une demi-heure.	Disposition des douleurs au bout de 3 heures.	Pendant plusieurs jours, douleur dans la fosse iliaque droite. — Quelques jours plus tard, le toucher révèle une petite tumeur du volume d'une noix au niveau du cul-de-sac droit. — Disparition de la tumeur et de la douleur au bout de quelques semaines.
5	Métrite interne. Métrorrhagies. (M⁰ C..., 8, rue des Deux-Gares.)	1	Perchl. de fer à 30°.	Sensation de chaleur dans tout le ventre.	Disparition de la douleur au bout d'une demi-heure. Chaleur à l'hypogastre pendant une demi-heure.	—
		2	Teinture d'iode.	—	—	—
6	Métrorrhagie datant de plusieurs mois et consécutive probablement à une fausse couche. (M⁰ M..., 48, rue Charlot.)	1	Perchl. de fer à 30°.	Très-légère chaleur à l'hypogastre.	—	—
7	Métrorrhagies liées à l'existence d'un corps fibreux. (M⁰ B..., 83, rue d'Hauteville.)	1	Perchl. de fer à 30°.	Très-légère chaleur à l'hypogastre.	—	—
		2	Perchl. de fer à 30°.	Chaleur interne à l'hypogastre.	Douleur vive pendant une heure.	Un léger écoulement sanguin persistant, le tamponnement du vagin fut pratiqué pendant plusieurs jours après l'injection. — au bout de huit jours, Cystite légère: phlegmasie péri-utérine subaiguë. — Deux mois après, les symptômes inflammatoires ont disparu.
	Nombre total des injections.........	30				

Le signe — indique que rien n'a été noté dans l'observation. — Les chiffres placés dans la première colonne de gauche indiquent le nombre des malades traités. — Les chiffres de la deuxième colonne indiquent le nombre d'injections pratiquées chez chacune des malades traités.

tion à elle seule peut être cause d'accidents; ensuite l'injection d'un demi-litre de liquide avec la seringue d'Higginson qui projette, comme l'on sait, le liquide d'une façon intermittente et avec une force que nous ne pouvons mesurer facilement, nous semblent exposer à de graves dangers.

Dans un autre cas, dû à Haselberg et que Barnes nous fait connaître, l'autopsie révéla la présence d'un kyste suppuré et rompu. Nous verrons plus tard que la présence d'une tumeur inflammatoire au voisinage de l'utérus, est une contre-indication formelle à l'emploi des injections intra-utérines.

Barnes cite encore une malade de Hermann qui mourut à la suite d'une injection intra-utérine faite à l'aide d'un clysopompe, pratique que nous n'hésitons pas à déclarer des plus défectueuses.

Chez une malade observée par Liebman, chez laquelle l'utérus était fortement antéfléchi, il survint une péritonite qui fit courir des dangers à la patiente pendant plusieurs jours.

Ces cas malheureux portent à conclure qu'il faut être très-réservé dans l'emploi des injections intra-utérines, lorsqu'il existe une déviation ou une lésion inflammatoire au voisinage de l'utérus, mais ne sont pas suffisants, pour faire rejeter une méthode qui a donné de véritables succès entre les mains de ceux qui ont su en saisir avec précision les indications.

N'a-t-on pas vu la mort survenir après un simple toucher ou à la suite de l'examen au spéculum. Est-ce une raison pour rejeter ces moyens d'exploration? nous ne le croyons certes pas.

L'objection la plus sérieuse que l'on ait faite à la méthode, c'est la possibilité du passage du liquide à travers les trompes. Les expériences de Guyon, de Fontaine (1), d'Ambroise Guichard (2) tendent à prouver que cette pénétration ne peut s'effectuer, mais ces expériences ayant été faites sur des cadavres, ne permettent pas de juger la question d'une façon définitive, car elles ne tiennent pas compte des contractions qui peuvent se produire chez la femme vivante et changer ainsi les conditions de l'expérimentation.

De plus, les examens nécroscopiques ont démontré la possibilité de la dilatation des trompes, circonstance anatomique se rencontrant assez fréquemment dans le cas d'inflexion de l'organe et pouvant faciliter le passage du liquide injecté dans l'intérieur de la cavité péritonéale.

Disons, cependant, que malgré les dangers auxquels cette méthode peut exposer, elle n'en reste pas moins une ressource précieuse dans le traitement de l'endo-métrite, affection pénible et qui épuise si rapidement la santé des femmes qui en sont atteintes.

Dans ce chapitre, nous ne parlerons qu'incidemment des injections intra-utérines à la suite des couches, ce que nous dirons s'appliquera plus spécialement aux injections pratiquées dans l'utérus, en dehors de l'état puerpéral.

Appareil instrumental. — L'injection doit être pratiquée à l'aide d'une seringue, munie d'un ajutage conique pouvant s'adapter sur une sonde en gomme. La sonde qu'il convient d'employer ne doit pas avoir plus de 3 millimètres à 3 millimètres et demi de diamètre,

---

(1) Fontaine. *Etude sur les injections utérines après l'accouchement,* Paris, 1869.

(2) Guichard, *Recherches sur les injections utérines en dehors de l'état puerpéral,* thèse 1870.

ce qui correspond au n° 9 ou 10 de la filière Charrière, afin de pénétrer facilement dans l'orifice interne du col qui présente à l'état normal 4 millimètres de diamètre.

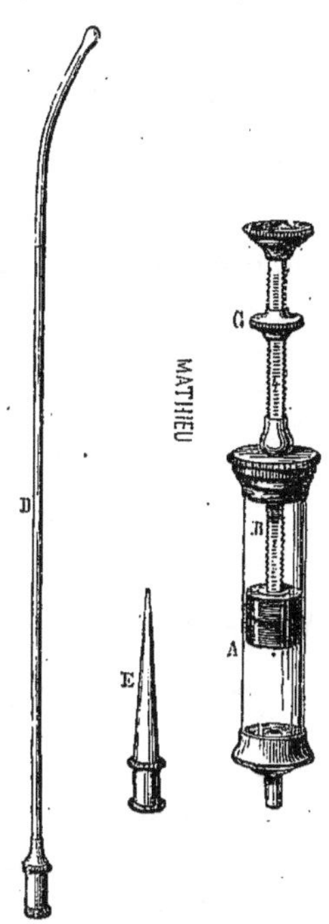

FIG. 91. — Seringue à injections intra-utérines.

A, Piston.

B, Tige graduée sur laquelle glisse un curseur C.

D, Sonde métallique ayant la courbure de l'hystéromètre d'Huguier.

E. Ajutage conique sur lequel s'adapte une sonde en gomme.

De la sorte, il reste au pourtour de la sonde un espace libre qui permet au liquide injecté de refluer facilement et l'on évite ainsi la distension de la cavité utérine. M. Gallard préfère la sonde en gomme, qui ne heurte pas les parois de la matrice et en suit mieux les sinuosités qu'une sonde rigide. Disons cependant qu'on peut, dans certains cas, employer une sonde métallique, présentant une courbure analogue à celle de l'hystéromètre d'Huguier; mais pour recourir à la sonde rigide il est nécessaire que l'utérus ne soit pas dévié afin que la pénétration puisse se faire sans obstacle et sans produire de froissements de la muqueuse.

La sonde rigide dont nous nous servons alors présente 2 millimètres de diamètre; elle est percée à son extrémité qui se termine par un léger renflement de 2 millimètres et demi de diamètre. Cette dimension lui permet de jouer librement dans l'orifice interne du col. La sonde, pour traverser facilement le spéculum et atteindre le fond de la matrice, doit avoir au moins 20 centimètres de longueur.

La seringue que nous employons est entièrement semblable à celle usitée pour pratiquer les injections hypodermiques; sa capacité seule est plus grande, elle atteint 5 centimètres cubes. La tige qui porte le piston présente une graduation qui permet de se rendre compte à tout instant de la quantité de liquide injectée.

M. le professeur Pajot a fait construire une sonde à jets multiples et récurrents en vue d'éviter la projec-

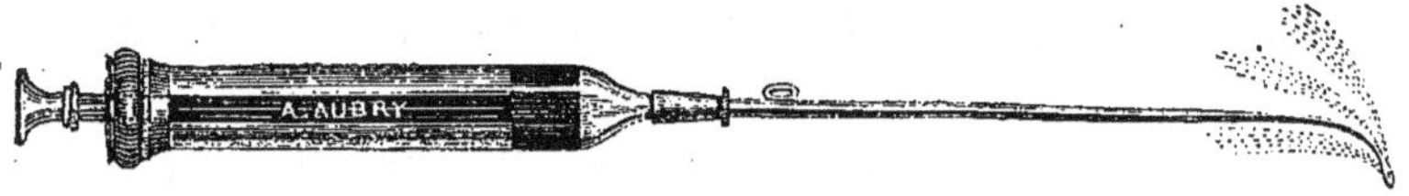

FIG. 92. — Seringue à injections intra-utérines à jets continus recurrents du professeur Pajot.

tion du liquide contre la paroi supérieure de la matrice. C'est là une disposition que nous ne croyons pas indispensable. Quelques auteurs ont cru devoir recommander l'emploi d'une sonde à double courant, destinée à assurer le retour du liquide; mais cette sonde ne nous paraît avoir aucun avantage sur une sonde à courant unique de petite dimension; le tube qui doit servir au retour du liquide est exposé à se boucher par la présence des mucosités, ou des caillots contenus dans la cavité utérine, ou par la coagulation de ceux-ci au contact du liquide employé.

Manière de procéder. — La malade doit être placée sur le dos, sur le bord d'un lit, dans la position que l'on fait prendre en France aux femmes pour l'examen au spéculum. Le col étant mis à découvert avec un spéculum bivalve de Ricord ou de Bouveret, on introduit doucement la sonde en gomme dans la cavité de l'utérus au moyen d'une pince à pansement utérin, jusqu'à ce qu'elle atteigne le fond de cette cavité. Pour s'assurer que la sonde a bien pénétré jusqu'au fond de la matrice, il suffit de prendre une autre sonde de même longueur que celle qui a pénétré dans l'intérieur de l'utérus et de porter son extrémité au contact du col; la différence de longueur entre les deux sondes, indique exactement de quelle quantité la première a pénétré dans l'utérus.

La sonde, pour atteindre le fond de la cavité utérine, doit pénétrer d'au moins 6 centimètres. Assez souvent la sonde pénétre plus profondément à cause de la dilatation que la matrice a subie.

Quand on introduit la sonde et que l'on est arrêté à 2 ou 3 centimètres, c'est qu'il existe un obstacle à son introduction. On doit, dans ce cas, retirer légèrement la sonde et essayer de la faire pénétrer de nouveau. On y parvient, le plus souvent, sans peine.

Avant de pratiquer l'injection, il convient de s'assurer que la sonde joue librement dans l'orifice interne du col; cette précaution est indispensable pour que le liquide injecté puisse facilement refluer au pourtour de la sonde.

Une fois la sonde introduite, il convient d'injecter une certaine quantité d'eau tiède, en vue de débarrasser la muqueuse des produits de sécrétion ou du sang qui la recouvrent. La température de l'eau doit avoir 30 à 35 degrés centigrades, pour éviter que l'impression du froid détermine la contraction des fibres musculaires et la production de coliques.

L'injection doit être poussée lentement afin de ne pas distendre la cavité utérine et d'éviter une projection brusque du liquide contre les parois. On suit de l'œil le moment précis où l'eau reflue au pourtour de la sonde et l'on cesse de pousser le piston. On lit alors sur la tige graduée la quantité d'eau injectée et l'on a ainsi la mesure exacte de la cavité utérine. Il faut se souvenir qu'une certaine quantité de liquide a rempli la sonde; cette quantité peut être évaluée exactement en prenant la précaution de remplir la sonde, au moyen de la seringue graduée, avant son introduction dans l'utérus.

Il est bon, une fois la capacité de la cavité utérine connue, de continuer l'injection en vue de pratiquer un lavage complet de la muqueuse. Lorsque la récurrence du liquide s'effectue bien, il n'y a nul danger à continuer l'injection qui reflue à travers le col et tombe dans le spéculum.

Après que la muqueuse utérine a été ainsi débarrassée des produits de sécrétion qui la recouvraient, on procède à l'injection du liquide caustique que l'on a choisi.

La seringue qui a servi à l'injection d'eau tiède est remplie du liquide à injecter et adaptée de nouveau sur la sonde que l'on a laissée en place et maintenue jusqu'au fond de la cavité utérine. On pousse alors lentement le piston de la seringue de façon à faire pénétrer sans brusquerie le caustique qu'elle contient. On injecte ainsi une quantité de liquide égale à celle que peut contenir l'utérus et dont la mesure a été prise au moment de l'injection d'eau tiède. Quand la récurrence du liquide a lieu facilement, on peut, sans inconvénient, continuer l'injection, l'excès de liquide s'écoulant au pourtour de la sonde.

Lorsque l'injection est terminée, on retire la sonde, puis le spéculum, et l'on recommande à la femme de garder le repos au lit pendant plusieurs heures.

Il survient souvent, au moment de l'injection, une sensation de chaleur plus ou moins vive au niveau de l'hypogastre suivant la susceptibilité propre de chaque femme et la nature du liquide employé. La douleur disparaît, le plus ordinairement, au bout de quelques heures; le ventre devient un peu douloureux et il se produit un léger mouvement fébrile ; mais, le lendemain, le plus souvent, tout rentre dans l'ordre, et la malade n'éprouve plus aucun trouble dépendant de l'opération.

Lorsqu'il survient ainsi quelques symptômes douloureux, il est nécessaire de recouvrir le ventre d'un cataplasme laudanisé et de faire prendre une potion contenant quelques centigrammes d'extrait thébaïque ou de chlorhydrate de morphine.

Un grand nombre d'auteurs, parmi lesquels nous devons citer Spiegelberg, Barnes, Schrœder, ont conseillé de dilater le col en vue de faciliter le reflux du liquide injecté à l'intérieur et d'éviter ainsi son séjour dans la cavité utérine et son passage à travers les trompes; mais cette dilatation ne nous paraît guère utile en raison de la nature musculaire du col, dont l'orifice interne surtout se contracte quelquefois très-énergiquement sous l'influence du liquide irritant qu'on injecte. L'utilité de cette dilatation est donc contestable et nous suivons à cet égard la pratique de

Hildebrand, de Liebman, de Gallard, de Guichard, qui rejettent cette dilatation préalable.

Liebman remédie à cette contraction possible des fibres musculaires en se servant d'une sonde à double courant, de calibre assez considérable pour ne pas être obstruée par les mucosités ou les caillots contenus dans la cavité de la matrice.

Nature des liquides injectés. — On a injecté des liquides très-variés dans l'intérieur de la cavité utérine. Nous ne croyons pas devoir examiner toutes les substances auxquelles on a eu recours. M. Gallard se sert habituellement de solution de perchlorure de fer (solution Pravaz à 30°), de teinture d'iode, de solution d'azotate d'argent cristallisé au cinquième ou au quart. Nous avons encore employé un mélange de glycérine ou d'huile d'amandes douces, contenant une forte proportion d'iodoforme finement pulvérisé.

L'iodoforme ne se dissout pas dans l'huile ou la glycérine, mais il forme avec ces substances un mélange que l'on injecte facilement.

M. Liebman se sert souvent de perchlorure de fer dissous dans la glycérine, dans la proportion de 1/10.

Ce médecin préfère la glycérine à l'eau parce qu'elle coule plus lentement, et que le perchlorure a plus de temps pour exercer son action sur la muqueuse malade.

Les injections de teinture d'iode et de perchlorure de fer occasionnent en général très-peu de douleur. Les malades éprouvent, au moment de l'injection, une sensation de chaleur siégeant au niveau de l'hypogastre, qui cesse au bout de peu de temps.

Le nitrate d'argent donne naissance à des coliques

utérines, souvent violentes, qui durent pendant un temps beaucoup plus long. Aussi avous-nous presque complètement renoncé à l'emploi de cet agent.

Indications. — Les injections intra-utérines ont été surtout employées dans la *métrite interne* ou *endomé-trite*. Les fongosités et les métrorrhagies (1), que l'on rencontre si souvent comme conséquence de cette affection, sont surtout justiciables de l'emploi de ce moyen thérapeutique.

Les injections sont également indiquées dans les métrorrhagies qui dépendent de la présence de corps fibreux. L'existence de ces tumeurs, lorsqu'elles proéminent du côté de la cavité utérine, occasionne ordinairement une hypervascularisation de la membrane muqueuse, qui est l'origine des pertes si rebelles que l'on observe dans le cours de cette maladie. On conçoit, dès lors très-bien, qu'une injection de perchlorure de fer puisse amener l'oblitération des vaisseaux et fasse cesser l'écoulement sanguin qui en est la conséquence, ou tout au moins en diminue l'abondance.

Sans doute l'injection ne peut avoir aucune influence sur la diminution de volume du fibrôme ou sur sa disparition, mais tout au moins, elle peut faire cesser un des accidents les plus graves occasionnés par ces tumeurs l'hémorrhagie, et prolonger ainsi l'existence de malheureuses que des pertes sanguines répétées et souvent abondantes, feraient pé-

---

(1) Devins. *Etude sur le traitement des ménorrhagies en général et spécialement sur les cautérisations intra-utérines*. Paris, 1876.

rir infailliblement dans un assez court espace de temps.

Dans la convalescence de certaines maladies qui ont profondément altéré la constitution des femmes, il peut se produire, lors de l'époque menstruelle, une métrorrhagie capable de compromettre les jours de la malade par son abondance ou par sa durée ; dans ce cas, l'injection intra-utérine de perchlorure de fer nous semble encore indiquée. Nous avons été mandé, il y a quelques années, auprès d'une dame convalescente de fièvre typhoïde grave, qui fut prise d'une métrorrhagie abondante. L'écoulement sanguin avait résisté aux moyens ordinaires, et la vie était sur le point de s'éteindre. Je crus devoir pratiquer une injection intra-utérine de perchlorure de fer. La perte s'arrêta, et, bien que la malade ait eu beaucoup de peine à sortir de l'état d'anémie profonde où elle était tombée, la santé se rétablit néanmoins complètement.

Les injections intra-utérines de perchlorure de fer, dans les hémorrhagies post–puerpérales conseillées en France depuis plusieurs années (1), ont été employées récemment en Angleterre où elles ont donné lieu à de nombreuses discussions au sein de la Société obstétricale de Londres (2). Les opinions qui ont été émises par les divers orateurs qui ont pris successivement la parole sont contradictoires; aussi ne pouvons nous nous permettre de formuler notre opinion dans l'état actuel de nos connaissances. Ce que nous devons dire c'est que beaucoup de membres éminents de

---

(1) Fontaine. *Sur les injections utérines après l'accouchement.* Paris, 1869.

(2) *Transactions of the obst. Soc. of London*, vol. 15. London, 1874.

la société ont condamné ces injections. Pour notre part, nous croyons que les injections de perchlorure de fer, immédiatement après l'accouchement, alors que l'utérus est encore fortement distendu et que ses vaisseaux sont béants, constituent une pratique dangereuse que nous ne croyons pas devoir conseiller.

Néanmoins, nous serions disposé à pratiquer l'injection intra-utérine de perchlorure de fer dans l'hémorrhagie *post partum*, si tous les moyens que nous avons à notre disposition, en pareil cas, avaient été préalablement essayés, et s'il nous paraissait évident que la vie de la malade est sur le point de s'éteindre (1).

Examinons maintenant *à quel moment l'injection intra-utérine doit être pratiquée*. L'utérus étant fortement congestionné au moment des règles, et pour ainsi dire sous l'imminence d'une inflammation, on conçoit qu'il faille, de toute nécessité, éviter de pratiquer les injections au voisinage de cette époque. Nous croyons devoir renoncer à ce moyen thérapeutique dans les huit jours qui suivent ou qui précèdent l'éruption menstruelle.

Il est des cas cependant où l'injection devra être faite pendant le cours des règles, c'est lorsque l'époque se prolonge au delà de son terme physiologique et menace de se continuer sans interruption. Nous ne voyons alors, nul inconvénient à procéder à l'injection. Disons, toutefois, que celle-ci devra être pratiquée, au plus tôt, dix jours après le commencement de l'époque menstruelle, c'est-à-dire au moment où l'état

---

(1) On trouvera un résumé de la question dans les *Annales de gynécologie*, publié par M. Martin, n° d'avril 1875, p. 285.

d'éréthisme, qui survient du côté de tout l'appareil gé-nital, est déjà passé depuis plusieurs jours.

L'injection intra-utérine convient lorsque la cavité utérine est agrandie, ou bien devenue anfractueuse par la présence d'une tumeur fibreuse proéminant dans son intérieur ; le liquide injecté parvient à toucher tous les points de la muqueuse malade, ce que ne pourrait faire aisément un simple pinceau imbibé de liquide caustique.

L'injection est aussi préférable au pinceau dans le cas d'hémorrhagie, par la raison bien simple que le pinceau, qui ne contient qu'une petite quantité de liquide, se trouve immédiatement imbibé de sang qui vient diluer la substance caustique et en rend l'action presque nulle.

Il est encore une maladie de la matrice dans laquelle les injections utérines ont fourni des résultats favorables ; je veux parler de la dysménorrhée membraneuse. Cette affection qui est caractérisée par le rejet périodique de la membrane muqueuse utérine, semble liée, dans un certain nombre de cas, à l'existence d'une endométrite chronique. M. Courty a conseillé, dans cette affection, de recourir aux injections de nitrate d'argent, de tannin, de perchlorure de fer, de teinture d'iode, de liqueur iodo-tannique, de solutions arsenicale ou mercurielle très-faibles.

Contre-indications. — *Toute plegmasie aiguë siégeant au voisinage de l'utérus est une contre-indication formelle à l'emploi des injections intra-utérines. Les* phlegmasies anciennes elles-mêmes, alors que toute trace d'état inflammatoire aigu a disparu, doivent rendre très-réservé dans l'emploi de ces injections.

dans la crainte de réveiller des accidents aigus dont l'extension au péritoine serait capable d'entraîner la mort.

Aussi, devons-nous, avant de pratiquer l'injection examiner, avec le plus grand soin, l'état des tissus ou des organes qui entourent l'utérus, et si nous constatons l'existence d'un phlegmon péri-utérin ou quelque trace d'ovarite, de salpingite ou de cystite, nous devons renoncer à l'emploi de ce moyen curatif.

C'est pour avoir négligé l'observation de ces préceptes que certains médecins ont eu à déplorer des accidents graves, et même la mort.

L'existence d'une flexion utérine contre-indique également l'emploi de ces injections, comme le prouvent les faits cités par Barnes, et que nous avons fait connaître précédemment. On doit, en effet, se rappeler que, dans les cas de flexion, les trompes utérines pouvant être dilatées, le passage du liquide dans le péritoine peut alors se produire assez facilement.

§ II. — Emploi des pinceaux.

La cautérisation de la cavité utérine peut être faite utilement, dans beaucoup de cas, à l'aide d'un pinceau imbibé d'un liquide caustique ; un grand nombre d'auteurs préfèrent même aux injections intra-utérines, cette méthode qui, selon eux, expose à moins de dangers.

Pour introduire un pinceau dans la cavité de l'utérus, on s'est servi de moyens variés que nous allons passer en revue.

A. Instrument de Woodbury (de Washington). — M. le Dr Woodbury a décrit sous le nom d'*applicateur* un instrument formé d'un tube de verre, deux fois recourbé en sens inverse, comme l'indique la figure 93.

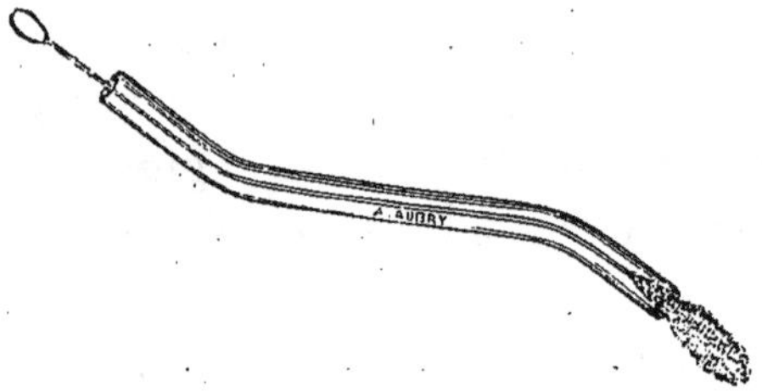

FIG. 93. — Applicateur du Dr Woodbury.

Le tube dont les extrémités ont été soigneusement arrondies, à la flamme de la lampe, afin de ne pas blesser le col au moment où il est introduit, doit présenter environ 6 millimètres de diamètre. Bien que ce volume soit un peu supérieur à celui de l'orifice interne de l'utérus qui a, on le sait, 4 millimètres à l'état normal, le tube pénètre en général assez facilement, cet orifice étant dilaté dans la plupart des cas où l'usage de cet instrument est indiqué.

Dans ce tube glisse une tige flexible, de façon à suivre les sinuosités du tube et à lui permettre ainsi des mouvements de va et vient. Cette tige, dans le modèle que nous avons fait construire en France, est formée d'un fil de cuivre recouvert de gutta-percha (1). Une des extrémités de la tige est garnie de ouate, maintenue en place à l'aide d'un fil fin, l'autre extrémité forme un anneau qui peut être saisi par la main.

---

(1) Le fil dont nous nous servons est celui qui est employé dans la télégraphie électrique.

L'instrument de M. Woodbury est destiné à cautériser la surface interne de l'utérus au moyen de l'acide
azotique. C'est pour cet usage particulier que M. Woodbury a cru devoir faire confectionner son instrument en
verre, substance inattaquable par l'acide azotique.

Voici comment il convient d'employer cet appareil.
Le col étant mis à découvert à l'aide d'un spéculum, on
nettoie l'intérieur de la cavité utérine, — dont on a
noté préalablement la direction par l'hystéromètre,
— en se servant d'une tige métallique entourée de
ouate à son extrémité. Cela fait, on imbibe le tampon
qui termine la tige de l'applicateur avec le liquide
caustique, on retire la tige de façon que le tampon
soit tout entier contenu dans l'intérieur du tube ; on
essuie avec soin ce dernier que l'on introduit ensuite à
travers le col. Quand on suppose qu'il a franchi l'orifice
interne, on fait saillir le tampon en poussant sur la tige
et l'on imprime au tube quelques mouvements de latéra-
lité afin de badigeonner toute la surface de la muqueuse
utérine ; on laisse l'instrument en place quelques secondes, puis on fait rentrer le tampon dans le
tube en tirant sur l'anneau et l'on enlève l'appareil.
On applique alors un tampon d'ouate enduit de glycérine au contact du col, pour recevoir l'excès de liquide
caustique qui pourrait s'écouler du col et pour prévenir
ainsi la cautérisation du vagin.

Avant de pratiquer la cautérisation, il est bon de faire
tomber dans le spéculum une petite quantité d'eau destinée à diluer le liquide caustique, dans le cas où un
excès de celui-ci viendrait à s'écouler par le col, ou de
glisser un petit tampon d'ouate imbibé d'eau entre la
valve inférieure du spéculum et la surface inférieure du
col.

On a reproché à cet instrument sa fragilité, qui l'exposerait à se briser entre les mains de l'opérateur. Ce n'est pas là, selon nous, une objection sérieuse, car l'on sait qu'on ne doit jamais employer la moindre force pour pénétrer dans l'utérus et la résistance que l'appareil présente est plus que suffisante pour ne pas avoir à redouter cet accident.

B. Instrument de Nonat. — Il se compose d'un tube fermé par un embout et présentant un renflement à quelques centimètres de son extrémité utérine; ce renflement sert de point de repère.

On introduit l'instrument dans le col, préalablement mis à découvert au moyen du spéculum. Lorsque le tube a franchi l'orifice interne, on retire l'embout et l'on fait pénétrer dans l'intérieur du tube une tige portant à son extrémité une boulette de ouate imbibée de la solution caustique choisie.

L'instrument de Nonat, qui est rectiligne, pénètre quelquefois difficilement ; aussi préférons-nous de beaucoup celui que nous avons décrit précédemment.

C. Graphidomètre de M. Menières. — Le graphidomètre (de γραφις, ιδος pinceau, et μετρα matrice), ou pinceau utérin, se compose de deux tubes concentriques. Le tube extérieur sert de gaîne à un pinceau fixé à l'extrémité du tube intérieur, et destiné à être imbibé de la substance caustique. Le liquide est propulsé dans le tube intérieur au moyen d'une seringue graduée (1).

---

(1) *Le Moniteur*, 15 juillet 1876,

Après que l'on a mis le col à découvert au moyen d'un spéculum, on fait pénétrer le tube en ayant soin d'incliner assez fortement en bas son extrémité externe, afin de pouvoir franchir plus facilement l'orifice interne du col. Une fois cet orifice franchi, on presse légèrement sur le piston de la seringue ; on imbibe ainsi le pinceau de liquide caustique et l'on pousse le tube intérieur de façon à faire saillir le pinceau ; on incline le graphidomètre à droite et à gauche pour badigeonner toute la surface de la muqueuse utérine, puis on fait rentrer le pinceau dans sa gaîne avant de retirer l'instrument.

Cet appareil très-ingénieux, a l'inconvénient d'être d'un prix élevé, il ne nous paraît présenter aucun avantage sur l'applicateur de Woodbury que nous avons précédemment mentionné ; disons même qu'il a le désavantage d'être introduit beaucoup plus difficilement à cause de sa disposition rectiligne.

D. Instrument de Barnes. — Les substances liquides peuvent encore être portées dans l'utérus au moyen de l'instrument décrit page 3, fig. 9. Pour cela, on garnit, comme le recommande M. Barnes, l'intérieur du tube de quelques fils d'amiante ou d'une éponge imbibée du caustique choisi, puis on exprime le liquide que ces substances contiennent en pressant sur le piston qui glisse dans le tube.

Nature des liquides employés. — Les liquides qui sont le plus souvent employés pour badigeonner la muqueuse utérine au moyen du pinceau sont : la *teinure d'iode* (formule du Codex), le *perchlorure de fer* (solution Pravaz), *la solution de nitrate d'argent* au tiers ou au quart, *l'acide azotique.*

Ce dernier agent, surtout, à donné de bons résultats dans les mains d'un assez grand nombre d'expérimentateurs ; en Amérique, il a été préconisé par le Dr Woodbury, de Washington (1) ; en Angleterre par James Braithwaite (de Leeds) (2), et Lombe Atthill (de Dublin) (3) ; en Italie, par le Dr Carlo Liebman (4). De notre côté (5), nous avons employé ce caustique puissant avec grand succès et nous proclamons hautement, avec les auteurs qui précèdent, son utilité dans le traitement de l'endométrite chronique.

Le peu de douleur qu'il produit et la rapidité de ses effets nous le font préférer aux autres substances usitées dans le traitement de cette maladie.

Indications. — La cautérisation à l'aide des pinceaux est surtout indiquée dans l'endométrite chronique légère, dans la forme qui n'est que peu ou point accompagnée de métrorrhagie ; car on conçoit que la petite quantité de liquide caustique qui imbibe le pinceau, venant à être diluée par le fait de l'écoulement de sang, ne peut avoir d'effet utile sur les lésions de la muqueuse.

Le pinceau convient encore dans les cas où la cavité utérine n'est point anfractueuse et quand la dilatation de cette cavité est peu prononcée, c'est-à-dire quand on

---

(1) *American Journal of obstetrics,* février 1875 et *Annales de gynécologie,* t. III, p. 296.

(2) *Obstetrical Journal,* octobre 1875, p. 467.

(3) *Obstetrical Journal,* juin 1873.

(4) *De la médication intra-utérine,* traduction in : *Archives de tocologie,* avril 1877, p. 207.

(5) *Annales de gynécologie,* t. IV, 1875, p. 392.

a lieu de supposer que toute la surface de la muqueuse peut être facilement touchée par le liquide caustique.

Contre-indications. — Nous ne parlerons pas ici des contre-indications de la cautérisation intra-utérine au moyen des pinceaux, ces contre-indications étant les mêmes que celles que nous avons énumérées précédemment, lorsque nous avons parlé des injections intra-utérines.

ARTICLE II.

AGENTS SOLIDES.

Les agents solides que l'on fait pénétrer dans l'intérieur de la cavité utérine peuvent y être introduits sous forme de crayons, de capsules, ou de poudres.

§ I. — CRAYONS.

Les agents caustiques solides sont, en général, portés dans la cavité utérine sous forme de crayons du volume du crayon d'azotate d'argent qui garnit nos trousses ; tantôt ils sont abandonnés dans la cavité où ils se dissolvent, tantôt ils sont retirés peu de temps après y avoir été introduits.

Les substances qui ont été le plus souvent employées sont : *l'azotate d'argent fondu, l'iodoforme, le sulfate de zinc, l'alun,* etc., etc.

Le crayon d'azotate d'argent peut être porté dans la cavité utérine, monté sur un porte-nitrate un peu long ; il doit avoir 5 à 6 cent., pour atteindre le fond de la cavité. Le crayon étant monté sur une tige droite pénètre quelquefois difficilement dans la matrice à cause de l'inclinaison de cet organe en avant. De plus, avec le crayon droit, il est presque impossible d'atteindre les angles de l'utérus. M. Ambroise Guichard a fait, à cet égard, des expériences qui démontrent parfaitement cette impossibilité.

Quelques auteurs ont conseillé de laisser tomber le crayon d'azotate d'argent dans l'intérieur de la matrice et de l'y abandonner, mais c'est une pratique que nous ne recommandons pas, à cause des douleurs vives que le séjour du crayon peut déterminer et des accidents inflammatoires qui peuvent en être la conséquence. Si l'on se décidait à laisser un crayon de nitrate d'argent dans l'utérus, il serait utile d'en diminuer l'énergie en l'additionnant d'une forte proportion de nitrate de potasse.

Lorsque nous pratiquons la cautérisatison intra-utérine au moyen de l'azotate d'argent, nous préférons avoir recours à l'hystéromètre porte-caustique de Siredey à la sonde de Lallemand, ou au simple fil d'argent, dont nous parlerons dans un instant. Ces instruments, dont l'extrémité est recouverte de nitrate d'argent, présentent une courbure qui permet de les faire pénétrer facilement dans l'utérus à raison de son obliquité antérieure.

L'instrument de Siredey (voy. fig. 10, p. 16) se compose d'une tige d'argent montée sur un manche et reproduisant la longueur et la courbure de l'hystéromètre d'Huguier. Son extrémité utérine présente deux cuvettes, l'une sur la convexité de la courbure, l'autre sur sa concavité. On charge l'hystéromètre en le plongeant, à plusieurs reprises, dans une capsule de porcelaine contenant une certaine quantité de nitrate d'argent en fusion. On obtient ainsi un dépôt de substance caustique d'une épaisseur plus ou moins grande, suivant les besoins. Cette méthode permet de recouvrir la tige d'une couche de sel parfaitement pur, ce qui ne peut être obtenu par le procédé employé pour garnir la cuvette de la sonde de Lallemand, et qui consiste, comme l'on sait, à faire fondre le nitrate d'argent dans la flamme d'une lampe à alcool.

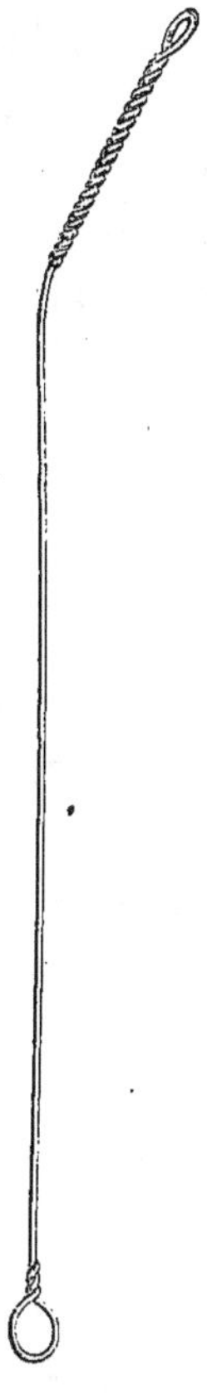

Lorsque nous voulons cautériser la muqueuse de la cavité utérine au moyen du nitrate d'argent, nous avons l'habitude de remplacer l'hystéromètre porte-caustique par un simple fil d'argent, de 10 à 12 cent. de longueur, enroulé sur lui-même à l'une de ses extrémités dans une étendue de 4 à 5 cent. et formant de l'autre un anneau destiné à être saisi entre les mors d'une pince à pansement utérin. Nous avons préalablement chargé ce fil de nitrate d'argent, comme il a été dit pour l'hystéromètre porte-caustique de Siredey.

Le fil d'argent a l'avantage de ne pas nécessiter un instrument spécial, et d'être d'un prix très-peu considérable; de plus, sa flexibilité permet de l'introduire dans un utérus, même dévié, et, à raison de son petit volume, il peut franchir un col étroit.

FIG. 94.

Fil d'argent dont l'extrémité entortillée sur elle-même peut être recouverte d'azotate d'argent.

Le porte-caustique de Lallemand, modifié en vue de la cautérisation intra-utérine, permet d'introduire dans l'utérus la cuvette qui renferme l'azotate d'argent, sans toucher la cavité du col, cette cuvette étant protégée, à son passage à travers le canal cervical, par une gaîne métallique.

Pour pratiquer la cautérisation, on fait saillir la cuvette en pressant sur la tige qui traverse le tube protecteur, et l'on imprime à cette tige un mouvement de rotation sur son axe ; on incline, pendant qu'on fait c [mouvements, le tube à droite et à gauche, de façon à toucher tous les points de la cavité.

L'hystéromètre de Siredey est bien préférable au porte-caustique de Lallemand, à cause de la quantité plus grande de substance caustique dont il est chargé.

On a reproché au crayon d'azotate d'argent, porté dans l'utérus, de cautériser le col à son passage dans ce conduit, mais cet inconvénient ne nous semble pas avoir une bien grande importance, le col étant lui-même, le plus souvent, le siége de lésions qu'il n'est pas inutile de modifier.

La cautérisation de la cavité utérine, avec le crayon d'azotate d'argent, ne jouit pas partout de la même faveur qu'en France.

Liebmann pense que l'action du crayon est assez faible, et, à cet égard, il partage l'opinion de Spiegelberg et de Schrœder. Ces auteurs expliquent le peu d'action de l'azotate d'argent par ce fait, que le mucus et le sang contiennent une grande quantité de chlorures qui neutralisent le sel et en atténuent l'action. Sans aller jusqu'à prétendre avec ces auteurs que l'azotate d'argent est presque inefficace, nous dirons cependant qu'il nous a donné peu de résultats dans les cas d'endométrite simple où nous l'avons employé, et que son action nous a paru bien inférieure à celle de l'acide nitrique appliqué sur la surface utérine, au moyen de l'instrument de M. Woodbury (de Washington), dont nous avons donné la description précédemment (voyez fig. 93, p. 236).

Le *sulfate de zinc*, sous forme de crayons (12 à 15 centigrammes par crayon), peut être porté dans l'utérus à l'aide du porte-crayon que nous avons déjà fait connaître (voyez fig. 9, p. 13); il en est de même de l'*iodoforme* et du *tannin*.

Quant à la préparation de ces crayons, nous n'avons pas à y revenir ici; elle a été indiquée précédemment quand nous avons étudié la médication applicable aux lésions de la surface externe du col ou de sa cavité (voyez p. 192).

Le sulfate de zinc est considéré par Barnes comme un des topiques le plus largement utiles pour la muqueuse du col et du corps de l'utérus. Ne l'ayant jamais employé ni vu employer par nos maîtres, il nous est impossible de nous prononcer sur la valeur de ces agent.

Quant aux crayons de *tannin*, qui ont été surtout préconisés par Becquerel, ils paraissent aujourd'hui condamnés par la plupart de ceux qui les ont employés. Noël Gueneau de Mussy (1), Hildebrand (2), Carlo Liebman ont observé, à la suite de leur introduction dans la matrice, des accidents souvent graves. Dans presque tous les cas, ils ont déterminé des coliques uté-

---

(1) *Clinique médicale.* Paris, 1875, p. 305.
(2) *Sammlung Klinischer Vortræge.* Leipzig, 1872.

rines violentes, et on les a vus être le point de départ de métrites et de pelvi-péritonites.

M. Noël Gueneau de Mussy, en vue de prévenir la rupture des crayons de tannin, et aussi pour pouvoir les extraire de la cavité utérine quand il le juge à propos, a eu l'idée de faire placer dans leur centre un gros fil ou un cordonnet autour duquel on enroule le tannin au moment de la confection des crayons.

Les crayons d'iodoforme que nous avons employés, dans un assez grand nombre de cas, ne paraissent pas exposer aux mêmes dangers ; ils sont bien tolérés et ne déterminent pas ordinairement de coliques utérines ; il faut veiller, toutefois, à ce qu'ils soient préparés avec soin afin qu'ils se désagrégent rapidement et ne jouent pas le rôle de corps étranger.

Ces crayons nous ont rendu de grands services dans les formes légères d'endométrite. Quand on se trouve en présence de fongosités, leur action est insuffisante et il ne faut pas perdre son temps à les employer, mais recourir immédiatement à une médication plus énergique.

Lorsqu'on veut introduire un crayon dans l'intérieur de la cavité du col, voici comment il convient de procéder :

On prend un crayon d'environ trois centimètres de long et de trois à quatre millimètres de diamètre. On le place dans le porte-crayon représenté page 13, puis on introduit l'extrémité de ce porte-crayon dans le col, mis préalablement à découvert avec un spéculum. L'instrument étant insinué dans le col le plus profondément possible, on pousse le piston au moyen de la tige qui glisse dans le tube, afin de faire tomber le crayon dans la cavité de l'utérus, et l'on retire l'instrument. Le crayon, une fois introduit au delà de l'orifice interne, reste dans la cavité de l'organe où il fond dans l'espace de quelques minutes. Il est bon toutefois d'appliquer un tampon d'ouate au contact du col.

Si l'on n'a pas à sa disposition de porte-crayon, l'introduction du crayon est encore possible au moyen de la pince à pansement utérin.

Lorsqu'on introduit le crayon au moyen de la pince, il faut, au moment où l'on va en écarter les mors, que la main du côté opposé soit armée d'un hystéromètre, à l'aide duquel on presse sur l'extrémité du crayon de façon à le faire pénétrer au delà de l'orifice interne du col. Sans ce petit artifice, le crayon, aussitôt devenu libre, est expulsé et rejeté au dehors.

Quand on emploie des crayons qui se dissolvent trop lentement, il se produit assez souvent des contractions de l'utérus qui déterminent l'expulsion du cylindre avant sa dissolution par les liquides sécrétés. Aussi conseillons-nous d'apporter les plus grands soins à la fabrication de ces crayons. Les formules que nous avons fait connaître et que nous avons adoptées, après de nombreux tâtonnements, nous semblent devoir être particulièrement recommandées.

§ II. — Capsules médicamenteuses.

L'emploi de ces capsules, préconisé par le Dr Sale, d'Aberden (1), n'a pas encore été essayé en France.

---

(1) *The american Practitioner*, juin 1875.

Mais comme ce moyen nous semble pouvoir rendre quelques services, nous croyons utile de le mentionner. Les capsules dont se sert le Dr Sale sont faites de gélatine, ont une forme allongée et contiennent, dans leur intérieur, les diverses substances médicamenteuses que l'on porte habituellement dans l'utérus sous forme d'injections ou de crayons. Les capsules médicamenteuses sont introduites dans l'intérieur de la cavité utérine en prenant les précautions que nous avons indiquées quand il s'est agi de l'introduction des crayons.

§ III. — SUBSTANCES PULVÉRULENTES.

Des substances pulvérulentes ont été rarement portées dans l'intérieur de la cavité utérine. M. Noël Gueneau de Mussy (1) les a employées plusieurs fois, mais sans grand succès.

Manière de procéder à l'injection pulvérulente. — Voici comment l'auteur que nous venons de citer a l'habitude de procéder à ces injections :

Il se sert d'un tube en argent dans lequel se meut un piston fixé au bout d'une longue tige. On tire ce piston en arrière d'une longueur déterminée avec soin et qui limite ainsi la quantité de poudre à injecter. On plonge ensuite le tube dans un vase renfermant la poudre dont on veut faire usage et, quand il est rempli jusqu'à la hauteur du piston, on applique ce tube contre l'orifice utérin, puis, poussant le piston, on introduit dans le

---

(1) *Clinique médicale*, 1875, p. 305.

col la quantité de poudre que l'on a réglée à l'a-vance.

L'instrument de Woodbury (voy. fig. 93, p. 236) peut remplacer avantageusement le tube d'argent pré-conisé par M. N. Gueneau de Mussy.

Ce savant praticien a ainsi injecté de la poudre de calomel, de la poudre d'alun, de sang-dragon. L'in-jection d'alun provoqua une fois des accidents sérieux, et le tannin a produit des symptômes alarmants : douleurs atroces, tympanite, syncopes, convulsions hystériques. Aussi cet auteur a-t-il cru devoir renoncer à cette médication.

Nous avons employé plusieurs fois la poudre d'iodo-forme. Cette substance, qui nous a donné de bons résul-tats, ne présente pas les mêmes dangers que celles auxquelles M. N. Gueneau de Mussy a eu recours.

ARTICLE III.

AGENTS SEMI-SOLIDES : POMMADES, GLYCÉROLÉS.

La plupart des agents médicamenteux, usités dans la thérapeutique des maladies utérines, peuvent être portés dans la cavité de l'utérus en les incorporant à l'axonge ou à la glycérine.

Ces pommades sont introduites dans l'utérus à l'aide de l'hystéromètre injecteur du Dr Camuset (voy. fig. 95), ou du porte-pommade que nous avons fait con-struire chez M. Aubry (voy. fig. 9, p. 13).

L'hystéromètre injecteur, qui présente la forme et les dimensions d'un hystéromètre d'Huguier, se compose d'un tube vissé sur un manche de bois

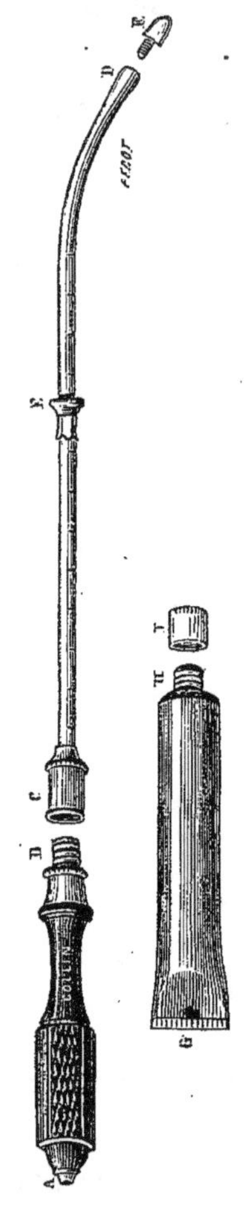

Fig. 95.
Hystéromètre injecteur
du Dʳ Camuzet.

AB, Manche de l'instrument qui se visse sur le tube CD.
E. Curseur.
F. Bouchon que l'on peut visser en D.
GH. Tube de plomb destiné à contenir la pommade.
I. Bouchon destiné à fermer le tube de plomb.

et terminé à son autre extrémité par un bouton légèrement renflé.

Lorsqu'on veut se servir du tube pour l'injection des pommades ou des glycérolés, on remplace le manche de bois par un récipient contenant la pommade que l'on désire injecter, et l'on dévisse le bouton qui termine le tube. Ce récipient n'est autre que le tube compressible en étain qui sert aux peintres pour renfermer les couleurs à l'huile.

Le col de l'utérus étant mis à découvert au moyen d'un spéculum, on y introduit le bec de l'hystéromètre injecteur jusqu'à une profondeur que l'on a déterminée d'avance à l'aide du curseur E, et on obtient l'expulsion du médicament en pressant entre les doigts l'extrémité G du récipient.

Les pommades que l'on renferme dans les tubes d'étain doivent être rendues légèrement fluides par l'addition d'une certaine quantité d'huile d'amandes douces, afin de faciliter leur passage à travers le tube.

Voici la formule d'une pommade que nous avons employée à

plusieurs reprises dans le cas d'endométrite chronique simple :

R. Axonge . . . . 20 gr.
Poudre d'iodoforme. . . . . |
Huile d'amandes douces. . | $\overline{aa}$ 5 gr.
M.

Dans l'hiver, il convient d'augmenter notablement la quantité d'huile d'amandes douces à cause de la consistance beaucoup plus grande de la pommade, sous l'influence du froid.

Outre les pommades, on peut encore employer les glycérolés d'amidon, de tannin, etc.

Les pommades peuvent encore être introduites, avons-nous dit, en se servant du porte-pommades que nous avons décrit précédemment (voyez fig. 9, p. 13).

L'instrument, qui est fait de caoutchouc durci, se charge en faisant pénétrer la pommade par les yeux, qu'il présente latéralement. On insinue doucement le tube dans le col, mis à découvert au moyen d'un spéculum, à une profondeur de cinq ou six centimètres, puis on pousse le piston qui exprime la pommade. Une fois l'injection terminée, on applique un tampon d'ouate au contact du museau de tanche pour empêcher la pommade de s'épancher à l'extérieur.

Indications. — Les injections de pommades dans la cavité utérine ont été jusqu'ici peu employées dans le traitement de l'endométrite chronique ; c'est cependant un moyen qui peut rendre des services, mais dans les cas légers seulement.

Quant aux contre-indications, elles ne diffèrent pas de celles que nous avons fait connaître en parlant des injections intra-utérines. Nous n'avons donc pas à y revenir ici.

CHAPITRE XI.

INJECTIONS INTRA-PARENCHYMATEUSES DU COL.

On désigne sous ce nom l'injection dans l'épaisseur du tissu du museau de tanche de liquides divers.

Kiwish, le premier, conseilla dans le cancer de dilacérer le tissu du col, et d'injecter ensuite au milieu du magma une certaine quantité de perchlorure de fer. Cette idée fut reprise plus tard par M. Gallard qui, dans les cas de dégénérescence cancéreuse du museau de tanche, injecta au moyen d'une seringue de Pravaz, munie d'une aiguille un peu longue, des caustiques divers, en vue de produire la mortification du tissu dégénéré et d'en obtenir l'élimination. Les résultats de ces expériences de M. Gallard, ont été consignés dans la thèse d'un de ses élèves, M. Guichard (1).

Des liquides divers ont été injectés dans l'épaisseur du tissu utérin. Parmi les principaux, nous citerons : le *sulfate d'atropine*, le *laudanum*, la *morphine*, le *perchlorure de fer* à 30°, l'*acide acétique*, le *chlorure de zinc*, l'*ergotine*.

L'appareil instrumental nécessaire pour pratiquer l'injection se compose d'une seringue graduée, ana-

---

(1) Guichard. *Recherches sur les injections utérines en dehors de l'état puerpéral.* Paris, 1870.

logue à la seringue de Pravaz, mais un peu plus grande, d'un trocart capillaire pouvant s'adapter sur la seringue et assez long pour atteindre facilement le tissu utérin.

On fait coucher la malade dans le décubitus latéral gauche (voy. fig. 48, p. 82) et l'on applique le spéculum de Sims. On fait alors pénétrer le trocart à une profondeur qui varie entre 5 millimètres et 1 centimètre, l'on injecte 4 ou 5 gouttes de la substance choisie, et on répète l'injection sur deux ou trois autres points.

Quand on a recours à des substances narcotiques ou à la solution d'ergotine, une seule ponction suffit généralement.

Il s'écoule ordinairement une très-petite quantité de sang au niveau du point piqué; cet écoulement s'arrête d'ailleurs très-rapidement si l'on a employé une substance caustique. Pour faciliter l'introduction du trocart, il est nécessaire de fixer le col avec le ténaculum de Sims, afin d'empêcher l'organe de fuir sous la pression de l'instrument.

Indications. — Les injections intra-parenchymateuses de substances narcotiques ont été employées dans le cancer utérin en vue de calmer les douleurs que l'on observe si souvent dans le cours de cette maladie. Ces injections ne doivent guère être recommandées, à cause de la facilité avec laquelle on obtient la diminution des douleurs, par l'introduction des narcotiques dans l'économie par la méthode hypodermique ou par la voie stomacale ou rectale.

Quant aux liquides caustiques, ils ont été préconisés dans le but d'amener la destruction du col atteint de cancer.

Le Dr Guichard a rapporté dernièrement un cas de

guérison d'une tumeur végétante siégeant sur la lèvre postérieure du col par l'emploi d'injections intra-parenchymateuses de chlorure de zinc (1).

La tumeur (voy. fig. 96), qui mesurait 4,5 centimètres

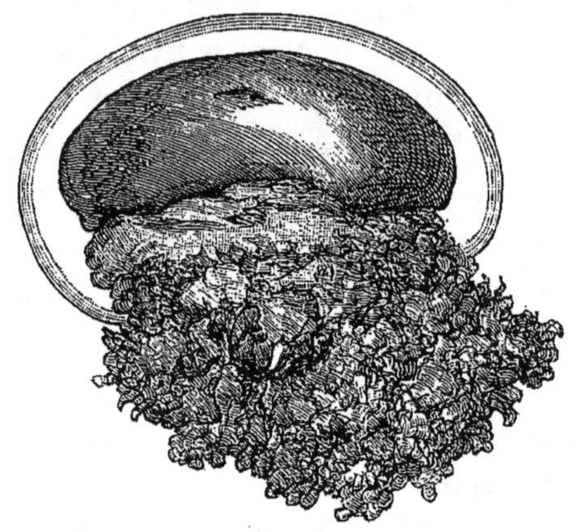

FIG. 96. — Aspect de la tumeur avant l'injection parenchymateuse.

traversalement et 3 centimètres de hauteur, s'insérait sur la lèvre postérieure et était parfaitement limitée. Au bout de deux mois, après que des injections eurent été pratiquées à cinq reprises différentes avec une solution de chlorure de zinc au 1/5, la lèvre postérieure avait complètement disparu ; et, moins de trois mois après le début du traitement, on constatait que le col avait sa coloration normale, excepté dans le point correspondant au tissu détruit, qui était rougeâtre et saignait un peu (voy. fig, 97). La malade, revue au bout d'un an, était parfaitement guérie.

Les injections destructives trouveront surtout leur application lorsqu'on aura affaire à un cancer, ayant

---

(1) Guichard. *Annales de Gynécologie.* T. VII, p. 142, 225.

détruit en partie le col et ne permettant pas de recourir à l'un des procédés d'amputation que nous ferons connaître ultérieurement. L'injection intra-

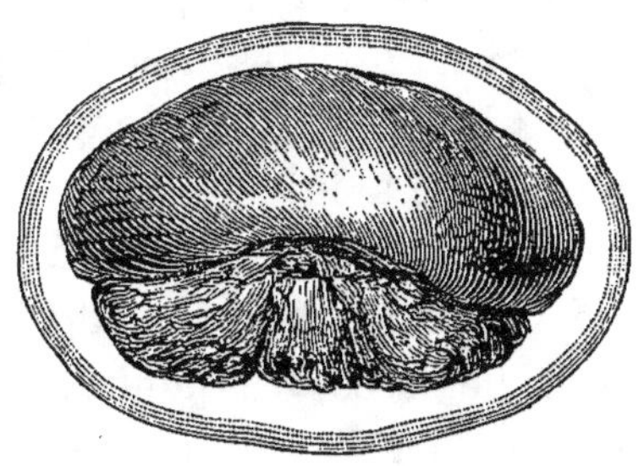

FIG. 97. — Aspect du col après guérison de la tumeur.

parenchymateuse remplacera alors avantageusement la cautérisation au fer rouge, ou avec les flèches de Canquoin.

Les injections de solution d'ergotine ont été préconisées par le Dr Collins, de Guilford, dans les États-Unis, dans le cas de subinvolution de l'utérus et dans la métrite chronique (1). Avant de pratiquer l'injection, ce médecin produit l'anesthésie localement, en plaçant au contact du col un bourdonnet de coton imbibé de chloroforme. Les injections, qu'il répète tous les six jours, déterminent une très-légère irritation locale, et la douleur, s'il en survient, est passagère.

Récemment M. Delore (de Lyon) a eu recours aux injections d'ergotine dans l'épaisseur du museau de tanche, chez des malades atteintes de tumeurs fibreuses utérines (2).

---

(1) *The Clinic* et *The medical Record*, 29 septembre 1877.
(2) Communication à la Société de chirurgie. Séance du 31 octobre 1877, publiée in *Annales de gynécologie*, t. IX, p. 93.

M. Delore emploie une partie d'ergotine pour deux d'eau distillée. Il injecte 20, 30 ou 40 centigrammes d'ergotine.

Au point de vue physiologique, cet auteur a noté que les effets sont beaucoup plus intenses que lorsque le médicament est absorbé par l'estomac. Il a observé chez les malades qu'il a injectées des phénomènes de diverse nature : frisson, tremblement, vomissements bilieux, syncope, troubles de la vue, diarrhée, douleurs dans les reins, les cuisses, les jambes, le ventre ou la tête ; dans deux cas, il a vu se produire des abcès.

Au point de vue thérapeutique, les malades ont été soulagées : les hémorragies se sont arrêtées.

CHAPITRE XII.

CEINTURES ABDOMINALES ET HYPOGASTRIQUES.

On désigne sous le nom de ceintures des bandes d'étoffe, de peau, de cuir ou de métal, destinées à entourer la partie inférieure du tronc. Ces ceintures ont pour but de renforcer la paroi de l'abdomen et de soutenir la masse intestinale, afin d'en diminuer le poids et de l'empêcher de presser sur les organes contenus dans le petit bassin.

Les ceintures employées dans la pratique gynécologique sont de deux espèces : les *ceintures abdominales* et les *ceintures hypogastriques*.

Les premières entourent la paroi abdominale dans

une hauteur plus ou moins grande, et pressent à peu près
également sur toute la surface avec laquelle elles se
trouvent en contact; les secondes, au contraire, n'exercent de pression que sur la partie inférieure de l'abdomen, au-dessus du pubis, dans une étendue peu considérable.

§ I. — CEINTURES ABDOMINALES.

On a inventé un très-grand nombre de ces ceintures. Il n'est pour ainsi dire pas de fabricant ou de
bandagiste qui n'ait tenu à avoir son modèle. Nous ne
décrirons que les ceintures les plus communément
employées et celles qui se recommandent par quelques avantages spéciaux.

Ceinture abdominale à articulations latérales. —
Cette ceinture (voy. fig. 98) est formée de trois bandes

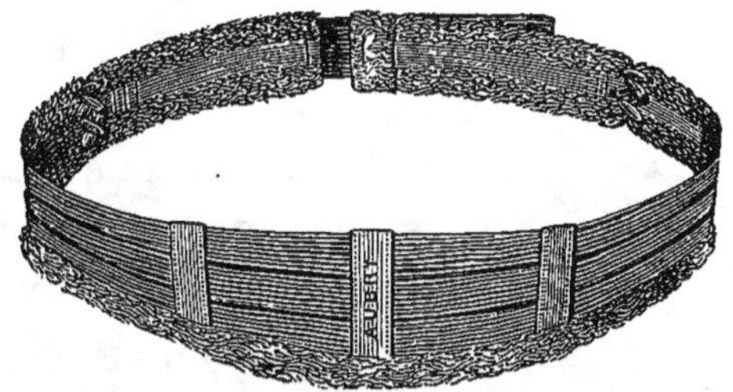

FIG. 98.— Ceinture abdominale à articulations latérales.

de tissu élastique de 3 centimètres de largeur; les
bandes sont reliées entre elles par d'autres bandes de
même tissu, au-dessous desquelles sont placées des baleines très-flexibles, afin de maintenir l'écartement
qu'elles présentent.

La largueur de la ceinture est de 10 centimètres à sa partie antérieure, tandis qu'elle n'est plus que de 5 centimètres au niveau du point qui est destiné à contourner les parties latérales du tronc.

En outre, la ceinture présente une solution de continuité de chaque côté, à 14 ou 15 centimètres du point où elle doit être bouclée en arrière. Les trois parties qui forment dès lors la ceinture (une antérieure et deux postérieures) sont réunies par des lacets de tissu élastique qui passent dans des œillets.

Il résulte de cette disposition deux articulations latérales qui empêchent la ceinture de se déplacer dans les mouvements du tronc.

Ceinture du Dr Bourgeaurd. — Cette ceinture, qui est formée d'un assez grand nombre de bandes de tissu élastique, enveloppe presque tout l'abdomen et lui forme un appui excellent quand il est régulièrement globuleux.

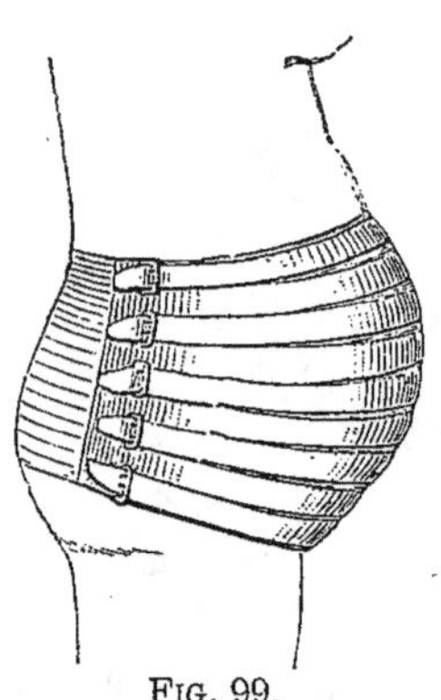

FIG. 99.
Ceinture à compression méthodique de M. Courty.

Lorsque le ventre présente des inégalités, on se trouve bien de recourir à la ceinture imaginée par M. Courty et qui est connue sous le nom de *ceinture à pression méthodique* (voy. fig. 99). Cette ceinture présente sur l'un des côtés une série de boucles qui permettent de serrer plus ou moins les bandes qui la composent.

La *ceinture du Dr Pinard*, imaginée pour soutenir l'abdomen pendant la grossesse, a pour but de maintenir le fœtus dans une position déterminée quand

une présentation vicieuse a été tranformée en présentation régulière, au moyen de manœuvres externes. Cette
ceinture, que nous ayons vu appliquer chez plusieurs
femmes à l'hôpital des Cliniques, rend de très-grands

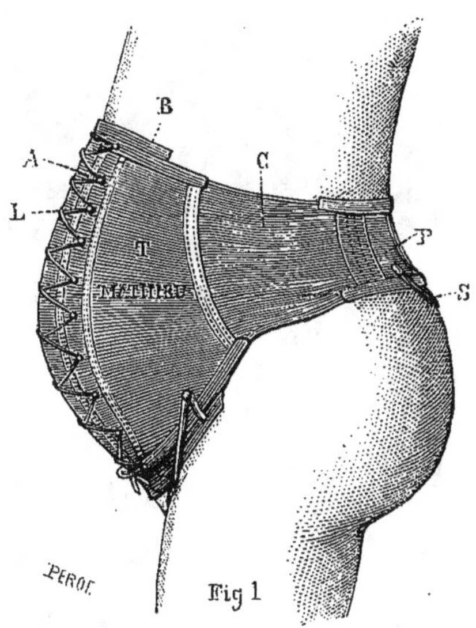

Fig. 100. — Ceinture abdominale du Dr Pinard, vue de profil.

A. Cordons lacés et croisés.
B. Pièce médiane et mobile.
C. Tissu élastique formant sangle latérale.
L. Agrafes.
P. Boucles postérieures.
S. Sous-cuisses.
T. Toile tendue par des baleines.

services. Elle devrait être employée chez presque toutes
les femmes dont la paroi abdominale est tant soit peu
relâchée, comme cela s'observe si souvent à la suite des
accouchements multiples.

Ceinture ventrière. — Cette ceinture, formée d'un tissu

élastique (vòy. fig. 102), présente dans son épaisseur un certain nombre de baleines très-minces, qui l'em-

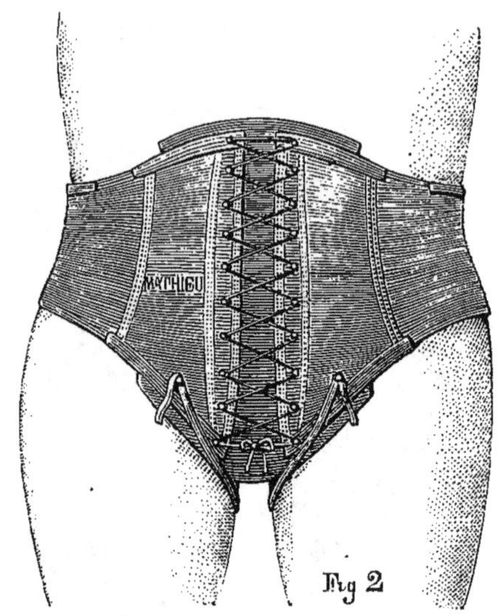

FIG. 101. — Ceinture du Dr Pinard, vue de face.

pêchent de se plisser. Deux boucles placées à la partie postérieure servent à la fixer.

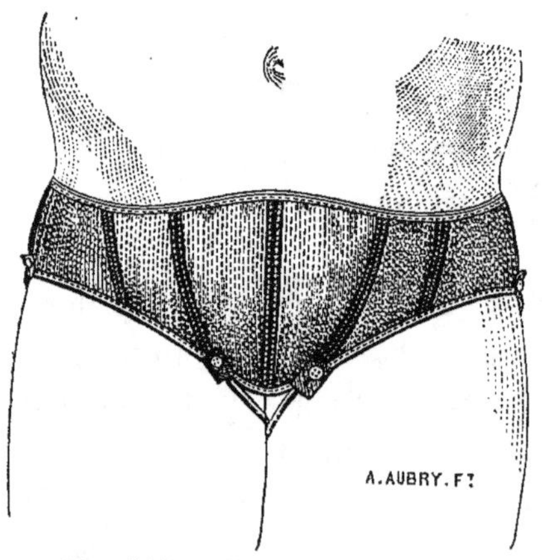

FIG. 102. — Ceinture ventrière.

§ II. — Ceintures hypogastriques.

Elles sont surtout destinées à agir sur la partie inférieure de la paroi abdominale. Placées immédiatement
au-dessus du pubis, et présentant une face postérieure
qui regarde légèrement en haut et en arrière, elles supportent une partie du poids des viscères abdominaux et
déchargent ainsi l'utérus d'une partie de ce poids.

Les ceintures hypogastriques sont formées d'une

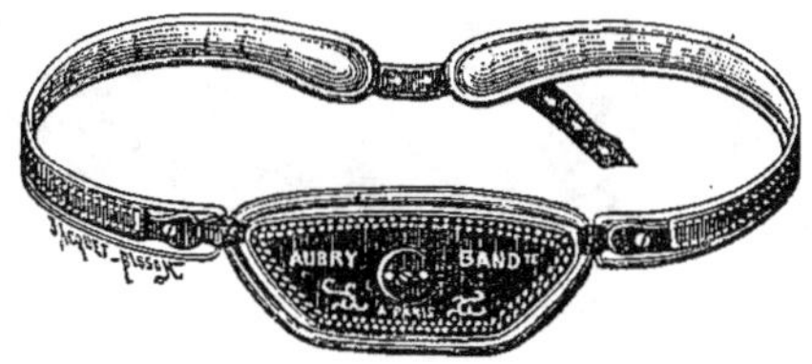

Fig. 103. — Ceinture hypogastrique.

plaque métallique, rembourrée de crin, doublée de peau
de chamois à sa partie postérieure, et mobile à l'aide

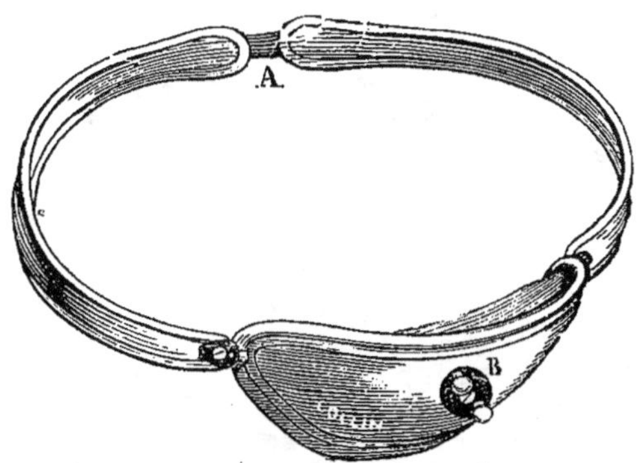

Fig. 104. — Ceinture hypogastrique.

A. Courroie servant à réunir les extrémités de la ceinture en arrière.
B. Clef servant à incliner plus ou moins la pelote.

d'une clef, autour d'un axe horizontal permettant à la
plaque de s'incliner plus ou moins (voy. fig. 103 et 104).

La plaque est supportée par deux ressorts d'acier qui contournent les parties latérales du tronc et dont les extrémités postérieures sont réunies au moyen d'une courroie de cuir.

M. le professeur Pajot a fait construire une ceinture à pelote plus large que la précédente, qui a pour but de

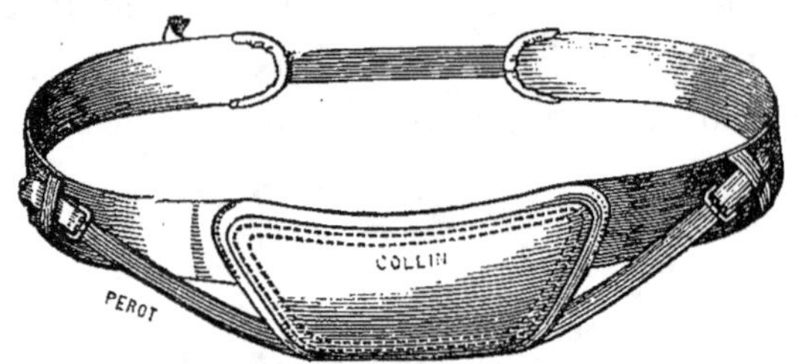

FIG. 105. — Ceinture hypogastrique du professeur Pajot.

soutenir la paroi abdominale sur une étendue beaucoup plus considérable.

M. Guéniot a présenté à la Société de chirurgie une ceinture hypogastrique qu'il désigne sous le nom de

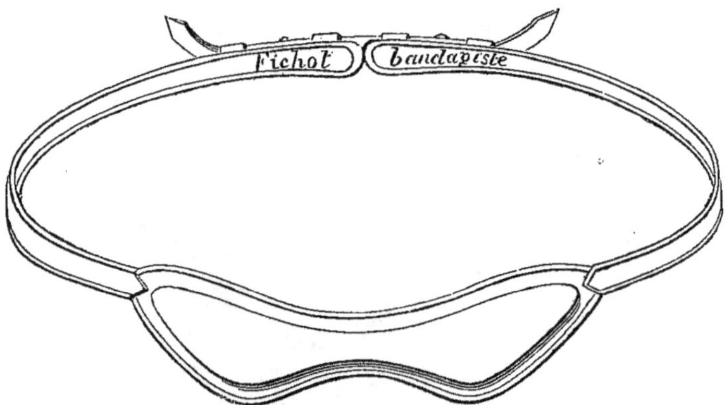

FIG. 106. — Ceinture hypogastrique de M. Guéniot.

ceinture à pression continue et à laquelle il attribue certains avantages sur les autres modèles

La ceinture de Bourgeaurd dont nous avons donné précédemment la description peut aussi tenir lieu de ceinture hypogastrique. Il suffit pour cela d'adapter à la partie postérieure du tissu qui la compose une pelote de caoutchouc que l'on distend au moyen de l'air.

Indications.— Les ceintures abdominales sont utilement employées dans la plupart des maladies inflammatoires de l'utérus. Comme elles soutiennent la masse intestinale, elles ont pour résultat de diminuer la pression que cette masse exerce sur l'utérus et de soulager ainsi notablement les malades. La ceinture à laquelle nous avons habituellement recours est celle que nous avons désignée sous le nom de ceinture à articulations latérales. Chez les femmes dont l'abdomen est volumineux, on se trouvera bien de faire porter la ceinture ventrière.

La ceinture élastique du Dr Bourgeaurd est utile dans l'ascite, en ce qu'elle retarde l'accumulation du liquide. Elle a encore été employée dans les cas de kyste de l'ovaire, en vue de faciliter l'issue du liquide contenu dans la poche kystique, lorsqu'on fait la ponction de la tumeur. Cette ponction est alors pratiquée au moyen d'un trocart aspirateur plongé dans la tumeur au travers de la ceinture.

Dans la grossesse, c'est à la ceinture du Dr Pinard que l'on doit recourir de préférence.

Les ceintures hypogastriques ont été conseillées dans les déplacements utérins, et plus particulièrement dans l'antéversion, dans le but de replacer l'utérus dans sa situation normale. Ces ceintures, qui sont lourdes et ne suivent que difficilement les mouvements du tronc, déterminent des froissements de la peau et quelquefois même des excorations qui obligent bientôt les femmes à renoncer à leur emploi. Comme elles n'ont jamais guéri une déviation utérine et ne soulagent qu'en apportant un soutien à la paroi de l'abdomen, nous leur préférons de beaucoup les ceintures dites abdominales. Disons cependant que quelques malades se trouvent bien de leur usage.

CHAPITRE XIII.

PESSAIRES.

Les pessaires sont des appareils destinés à maintenir l'utérus dans sa situation naturelle dans les cas de chute ou de déviation de cet organe, ou à remédier au prolapsus des parois du vagin.

Les pessaires sont faits de substances variables : buis, ivoire, étain, plomb, argent, etc... Ceux dont on se sert le plus habituellement aujourd'hui sont confectionnés avec du caoutchouc souple ou durci, de l'étain, de l'aluminium, du zinc, du cuivre et du zinc.

Ces appareils, qui étaient connus dès l'antiquité, ne sont guère employés méthodiquement que depuis le commencement de notre siècle.

La forme des pessaires a considérablement varié. Presque tous ceux qui se sont occupés de ces appareils se sont appliqués à créer des modèles nouveaux ou à modifier ceux qui étaient précédemment connus. C'est dans ces dernières années surtout que les pessaires ont subi des perfectionnements importants, destinés à les adapter convenablement aux dimensions du vagin et au but en vue duquel ils ont été construits.

Sans être un partisan bien déclaré des pessaires, nous devons dire cependant qu'ils rendent de véritables services dans un assez grand nombre de cas que nous nous appliquerons à faire connaître. Il faut parfois des tâtonnements assez longs pour découvrir le modèle qui convient, et il arrive souvent qu'une malade, qui n'a été que peu ou point soulagée par un appareil appliqué lors d'un premier examen, porte avec avantage un pessaire, mieux choisi, lors d'une seconde exploration. Aussi le praticien qui se met en devoir de recourir à ce moyen de prothèse doit-il posséder un nombre assez considérable de ces instruments, de formes et de dimensions variables, afin de pouvoir choisir au milieu d'eux celui qui convient.

Notre intention n'est pas de fournir une description complète de tous les pessaires connus. Beaucoup d'entre eux sont tombés dans un juste oubli. Nous ne parlerons pas non plus des pessaires, qui ont été désignés sous le nom de *pessaires médicamenteux.* Ces derniers, que nous avons décrits quand nous nous sommes occupé de la médication intra-vaginale (voy. pag. 178), sont plutôt destinés à agir sur les organes par la substance dont ils sont formés que comme moyens de soutien.

Les pessaires que l'on emploie de nos jours peuvent être ramenés à quatre types principaux : les uns sont composés d'une masse plus ou moins volumineuse destinée à soutenir l'utérus, ce sont les *pessaires-soutiens ;* les autres distendent les parois vaginales et tendent à diminuer la longueur de ce conduit : ils peuvent être désignés sous le nom de *pessaires-dilatateurs.* Dans une troisième variété, l'instrument agit à la façon d'un levier, d'où le nom de *pessaires-leviers* qui leur a été assigné. La quatrième variété, qui est munie d'une tige destinée à être introduite dans la cavité utérine, comprend les *pessaires intra-utérins*.

§ 1. — Pessaires-soutiens.

Les pessaires-soutiens sont formés d'une masse plus ou moins volumineuse que l'on introduit dans le vagin et sur laquelle vient reposer le col de l'utérus. Ces pessaires, dont la forme et les dimensions ont varié considérablement, sont peu employés de nos jours, et nous croyons que c'est à juste titre, à cause de l'irritation qu'ils déterminent assez rapidement du côté des organes génitaux et du dégoût qu'ils inspirent aux malades et aux personnes qui entourent ces dernières. C'est pourquoi nous nous contenterons de passer rapidement en revue ces appareils, sans donner une description détaillée de chacun d'eux.

Le *pessaire en bondon ou de Velpeau* a la forme cylindrique (voy. fig. 107).

Le *pessaire élythroïde de Jules Cloquet* est cylindri-

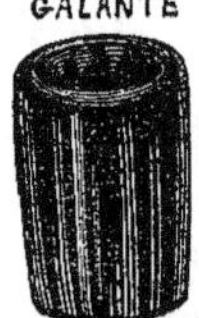

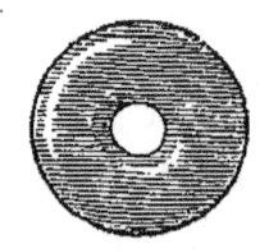

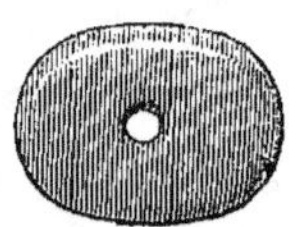

FIG. 107.
Pessaire en bondon.

FIG. 108.
Pessaire en gimblette circulaire.

FIG. 109.
Pessaire en gimblette elliptique.

que comme le précédent; seulement il présente une certaine courbure sur son axe, de façon à lui permettre de se mouler exactement sur la courbure normale du vagin.

Les *pessaires en gimblette circulaire* (voy. fig. 108) *elliptique* (voy. fig. 109) *ou en 8 de chiffre* sont formés d'une masse dont les bords sont arrondis et de formes variables ; ils sont percés d'un orifice vers leur partie centrale.

Le *pessaire en entonnoir* est très-évasé et fortement échancré en avant (voy. fig. 110).

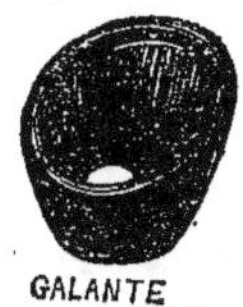

Fig. 110.   Fig. 111.

Pessaire en entonnoir échancré.   Pessaire en raquette.

Le *pessaire en raquette* est de forme quadrangulaire ; il présente à sa partie inférieure une petite tige qui fait saillie en dehors de la vulve quand l'instrument est en place (voy. fig. 111).

Ces deux derniers pessaires sont destinés non-seulement à soutenir l'utérus, mais encore à appuyer sur sa face postérieure quand cet organe se trouve en rétroversion.

Les divers appareils que nous venons de mentionner sont faits de feutre recouvert de gomme élastique.

Ils sont introduits après avoir été préalablement enduits d'un corps gras, en faisant placer la femme dans la position que nous avons indiquée pour l'examen au spéculum (voy. pag. 74).

D'autres pessaires dont les formes sont à peu près

semblables à celles que nous venons de faire connaître sont faits de caoutchouc souple (voy. fig. 112, 113 et 114),

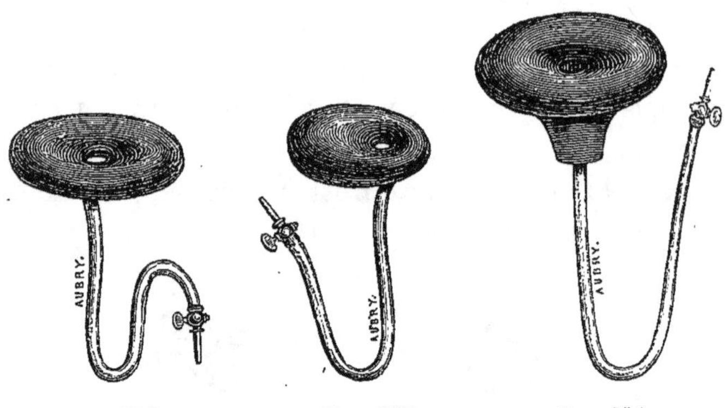

FIG. 112.   FIG. 113.   FIG. 114.

Pessaire circulaire.   Pessaire dont l'une des   Pessaire en anneau.
                        extrémités est plus épaisse
                             que l'autre.

que l'on peut ensuite distendre au moyen d'un insufflateur (voy. fig. 112, 113 et 114).

Les pessaires en caoutchouc souples sont introduits

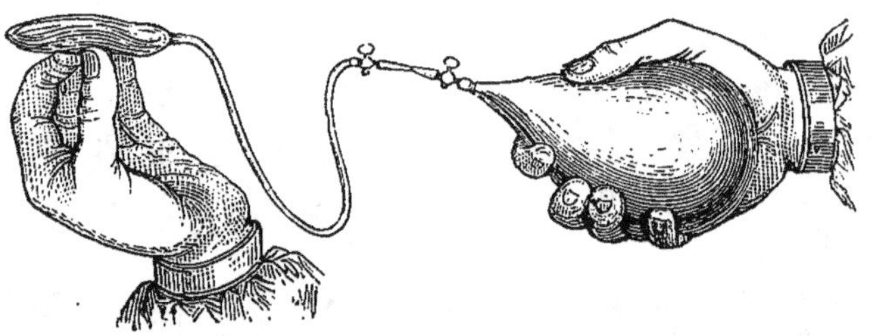

FIG. 115. — Pessaire Gariel en caoutchouc vide, avant son introduction.

dans le vagin lorsqu'ils sont vides d'air ; leur volume se
trouvant ainsi considérablement réduit, l'introduction
est rendue plus aisée. Pour faciliter le glissement, il
faut les mouiller et les enduire d'une couche de savon.

On doit éviter de recourir aux corps gras : cérat ou huile,
qui ont l'inconvénient de détériorer le caoutchouc.

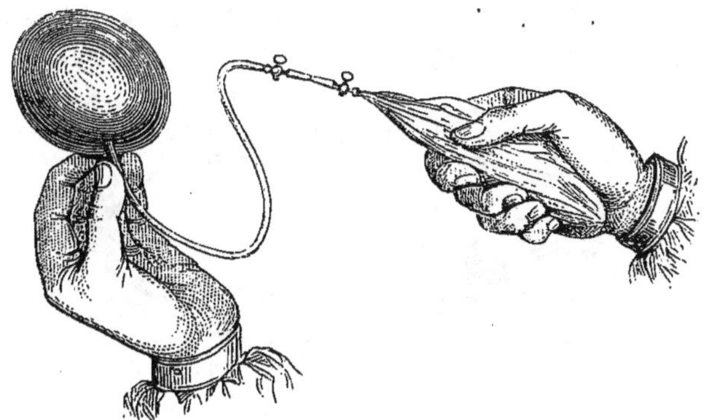

FIG. 116. — Pessaire Gariel, distendu par l'air.

Lorsque l'introduction a eu lieu, on adapte, sur le
tube de caoutchouc qui leur est annexé et qui est fermé
par un robinet, un insufflateur qui permet de les rem-

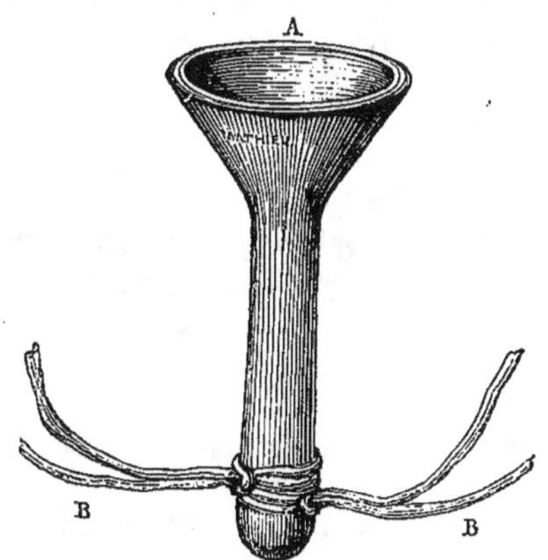

FIG. 117. — Redresseur utérin de Nélaton.
A, Capsule pour recevoir le col.
B B, Rubans pour fixer le pessaire au dehors.

plir d'une quantité d'air variable suivant le degré de
distension que l'on veut obtenir ; une fois le pessaire

rempli d'air, on ferme le robinet et l'on enlève l'insufflateur. Le tube de caoutchouc qui pend en dehors de la
vulve est relevé sur le devant de l'abdomen et fixé à une
ceinture que doit porter la malade.

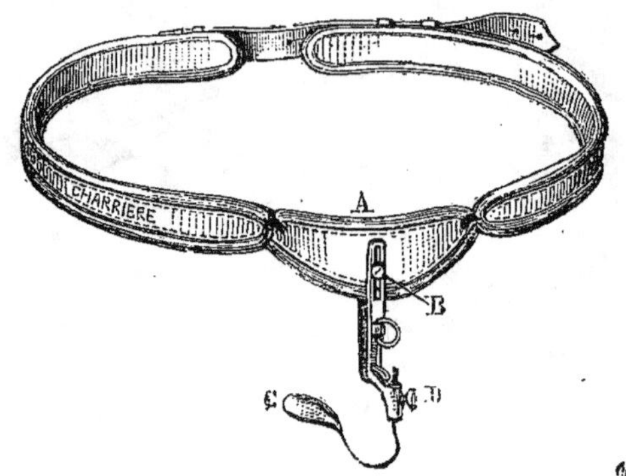

Fig. 118. — Ceinture de Becquerel (1).

Les pessaires de Gariel ont l'inconvénient, par suite
de la distension continue qu'il font subir aux parties, de
dilater la vulve, et de s'échapper au dehors au bout
d'un certain temps.

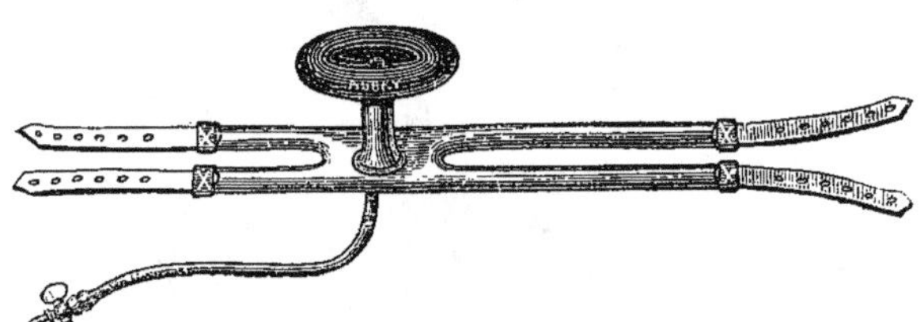

Fig. 119. — Pessaire à air de Bourgeaurd.

Quelquefois ces pessaires sont munis d'une tige qui

---

(1) A, plaque dorsale munie d'une ceinture à ressort de bandage se
bouclant en avant.

B, tige d'acier fendue au milieu, glissant de haut en bas et de bas en haut,
et que l'on fixe au moyen d'une vis de pression.

D, articulation dite à marteau, servant à incliner plus ou moins la tige
partant de la pelote C.

prend un point d'appui sur un coussin passant au devant de la vulve, tels sont : le *pessaire de Coxeter*, le *pessaire de Scanzoni*, le *redresseur utérin de Nélaton* (voy, fig. 117), l'*hystérophore de Roser*, modifié par Scanzoni, la *ceinture de Becquerel* (voy. fig. 118), le *pessaire à ressort de Coxeter*, le *pessaire à air de Bourgeaurd* (voy. fig. 119), les *pessaires de Bor-*

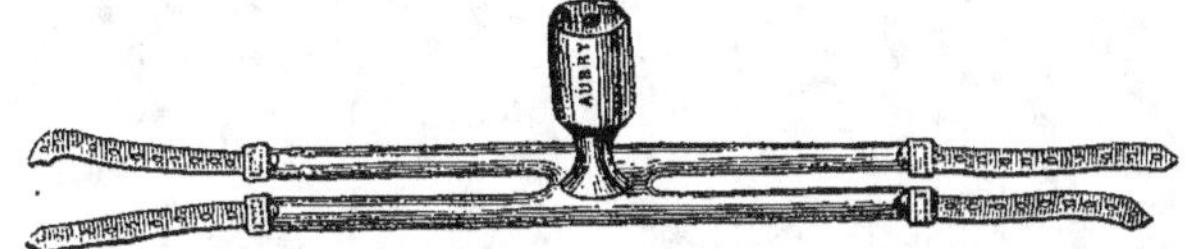

FIG. 120. -- Hystérophore de Borgniet.

gniet pour le prolapsus simple et pour l'antéver-

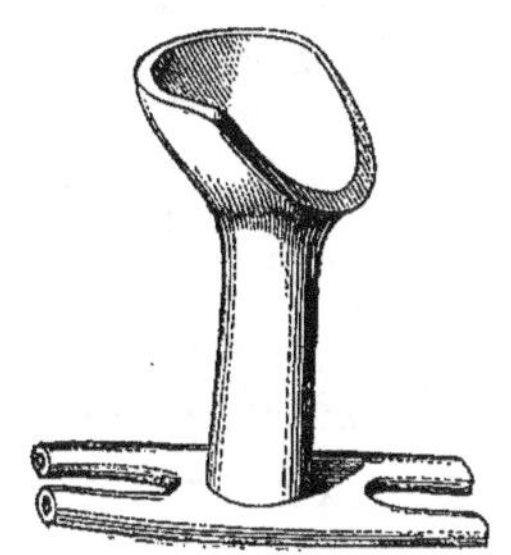

FIG. 121.—Redresseur de Borgniet pour l'antéversion.

sion (voy. fig. 120 et 121), le *pessaire de Cutter* pour le prolapsus, dont la tige peut être fixée sur une ceinture, indifféremment à la partie antérieure ou à la partie postérieure du tronc (voy. fig. 122 et 123). Citons en dernier lieu l'*hystérophore de Grandcollot*. qui se compose d'une ceinture sur la partie antérieure de laquelle est placée une tige courbe terminée par une cupule destinée à supporter le col utérin, et qu'on peut élever ou abaisser suivant les besoins (voy. fig. 124).

Quelques-uns de ces pessaires à tiges sont spécialement destinés à être employés dans la rétroversion ; d'autres, dans l'antéversion.

Le *pessaire de Cutter* (voy. fig. 125), modifié par Gaillard Thomas (voy. fig. 126), se compose d'une partie

cylindrique destinée à être introduite dans le cul-de-sac
vaginal postérieur et supportée par une tige qui se re-

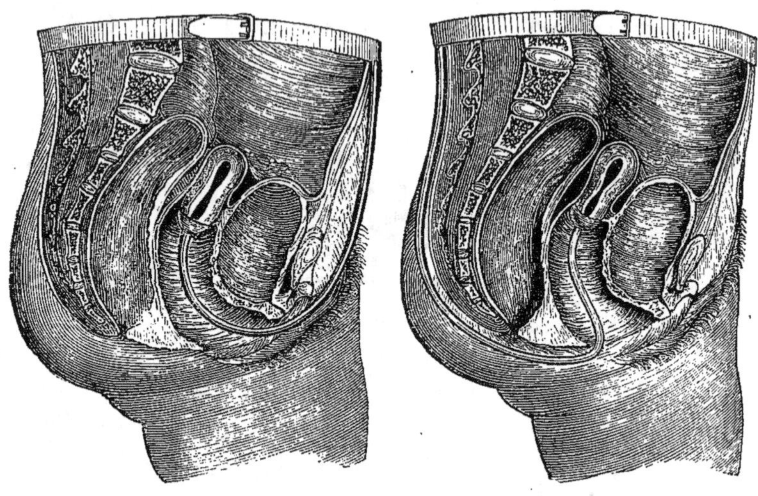

Fig. 122.
Fig. 123.

Pessaires de Cutter pour le prolapsus utérin.

courbe en arrière pour se placer au-dessous du coccyx,
d'un tube de caoutchouc qui lui est annexé et qui prend

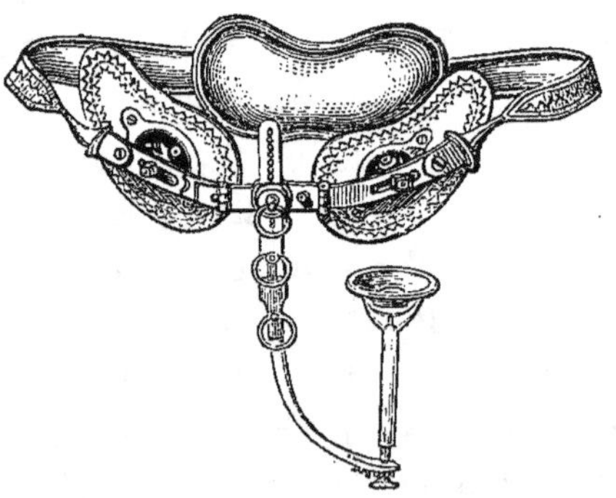

Fig. 124. — Hystérophore de Grandcollot,

son insertion au-dessus du sacrum sur une ceinture qui

entoure le tronc. M. Gaillard Thomas recommande l'emploi de ce pessaire dans la rétroversion.

Dans l'antéversion, cet auteur emploie quelquefois un pessaire composé d'une partie renflée, supportée par une tige qui fait saillie en dehors de la vulve, et qui vient s'appliquer sur une ceinture en avant du tronc ou en arrière.

La partie renflée est insérée par le médecin dans le cul-de-sac antérieur du vagin, de façon à refouler ce cul-de-sac en haut et à repousser le corps de l'utérus en arrière (voy. fig. 127 et 128).

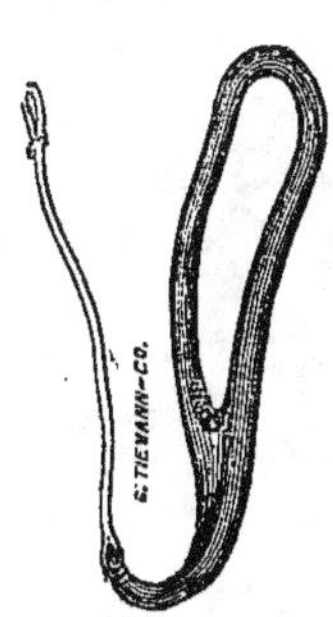

Fig. 125.
Pessaire de Cutter.

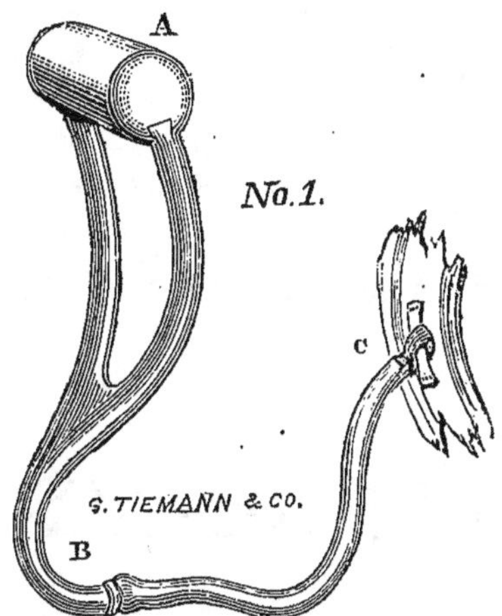

Fig. 126. — Pessaire de Cutter modifié par Gaillard Thomas.

A, Partie cylindrique qui se place dans le cul-de-sac rétro-utérin.

B, Point de jonction de la tige qui supporte le pessaire et du tube de caoutchouc.

C, Point d'insertion du tube de caoutchouc sur la ceinture qui entoure le tronc.

Le pessaire peut aussi consister en une pelote plus ou moins saillante fixée sur une ceinture passant au

devant du périnée (voy. fig. 129 et 130). Ces pessaires
sont employés dans le prolapsus de l'utérus quand

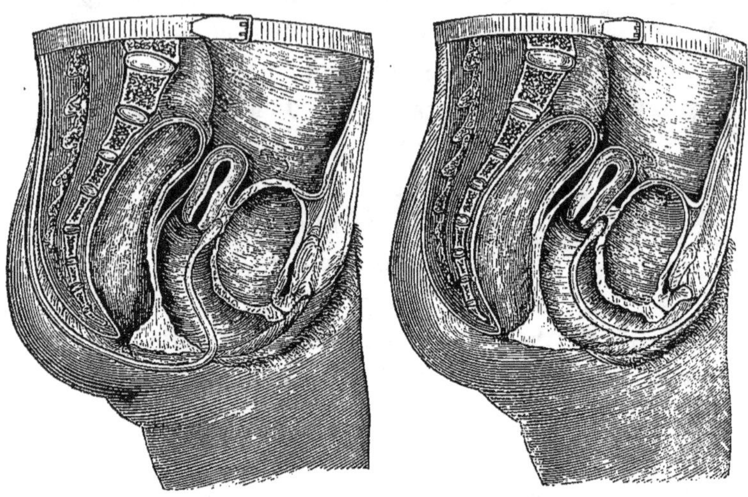

FIG. 127. FIG. 128.

Pessaires-supports pour l'antéversion.

l'organe saillant à la vulve ne peut être réduit au
moyen de l'un des pessaires précédents.

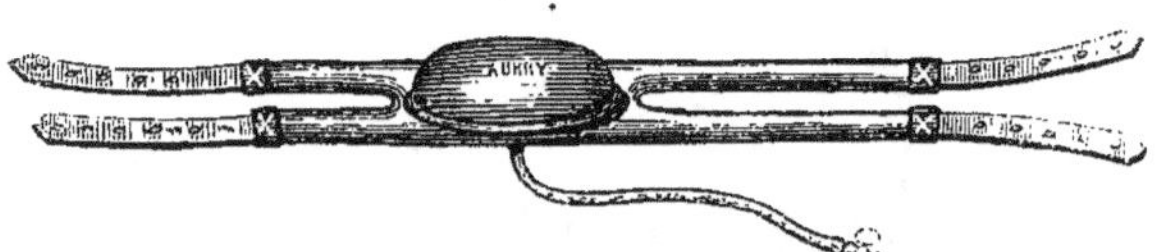

FIG. 129. — Pelote périnéale que l'on insuffle au moyen de l'air.

§ II. — PESSAIRES-DILATATEURS.

Ces pessaires agissent en distendant les parois du
vagin, et en diminuant par conséquent la longueur de
ce conduit.

Parmi les pessaires-dilatateurs nous devons citer :

Le *pessaire à dilatation continue de Pertusio* (de

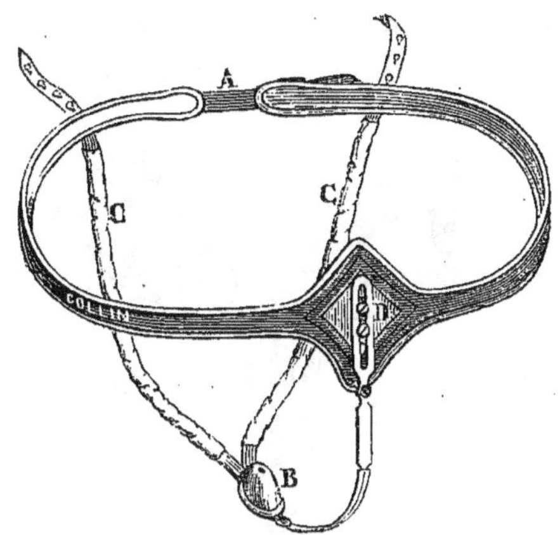

FIG. 130. — Pelote périnéale avec ceinture.

A, Courroie servant à fixer les extrémités de la ceinture qui entoure le tronc.

B, Pelote de caoutchouc.

CC, Courroies allant s'insérer en arrière sur la ceinture abdominale.

D, Plaque fenêtrée servant à élever ou à abaisser la pelote perinéale.

Turin) (voy. fig. 131-132), l'*hystérophore de Zwanck*, le

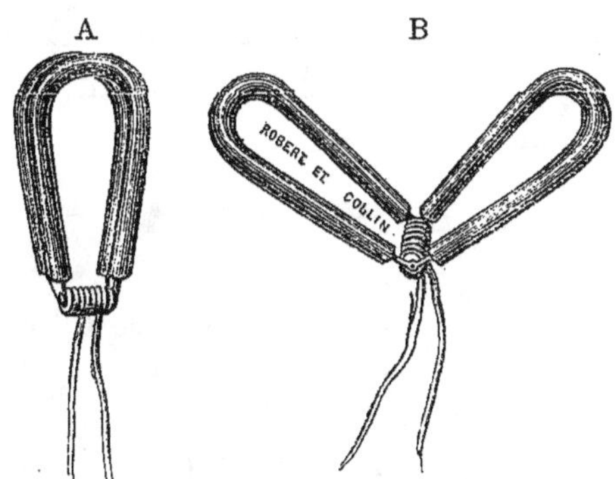

FIG. 131-132. — Pessaire à dilatation continue de Pertusio (de Turin).
A, Pessaire fermé.
B, Pessaire ouvert.

pessaire de Zwanck modifié par Coxeter (voy. fig. 133),

l'*hystérophore de Schilling*, l'*elytromochlion de Kilian*, (levier vaginal horizontal). (Voy. fig. 134.)

Ces pessaires sont introduits fermés, et lorsqu'ils sont ouverts, ils distendent transversalement les parois du vagin.

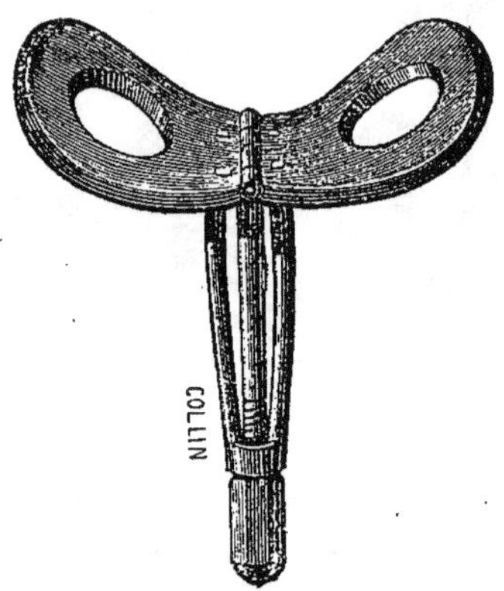

FIG. 133. — Pessaire de Zwanck modifié par Coxeter, par l'addition d'un écrou pour l'ouvrir et le fermer.

Le vagin, ainsi tendu à la façon d'une toile, a son centre occupé par le col. Cette tension du vagin redresse l'utérus et fait disparaître les mouvements qui résultent d'une déviation de la matrice ou du prolapsus des parois vaginales.

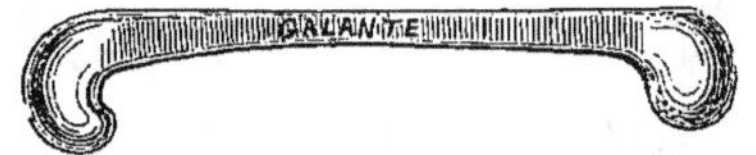

FIG. 134. — Elythromochlion de Kilian.

Parmi les pessaires qui distendent ainsi les parois vaginales et s'opposent au prolapsus de ces dernières, nous devons encore citer le *pessaire élastique de Meigs*, modifié récemment par M. Dumontpallier (voy. fig. 135).

Nous ne faisons que mentionner ce pessaire, nous réservant d'en fournir la description quand nous nous occuperons des pessaires-leviers. Si, en effet, ce pessaire distend les parois vaginales, nous devons reconnaître qu'il agit bien plutôt encore comme levier.

§ III. — PESSAIRES-LEVIERS.

Les pessaires-leviers sont des instruments destinés à presser sur l'utérus par l'une de leurs extrémités, et à prendre de l'autre un point d'appui sur la face postérieure du pubis.

On a donné des formes très-diverses aux pessaires-leviers : nous ne ferons connaître que les principales.

Parmi ces pessaires, les uns ont une forme annulaire : tel est le *pessaire de Meigs* ou de *Dumontpallier;* d'autres ont une forme plus ou moins aplatie, se rapprochant d'un parallélogramme : tels sont les *pessaires de Hewitt, de Hodge, de Smith, de Thomas, en berceau de Graily-Hewitt.*

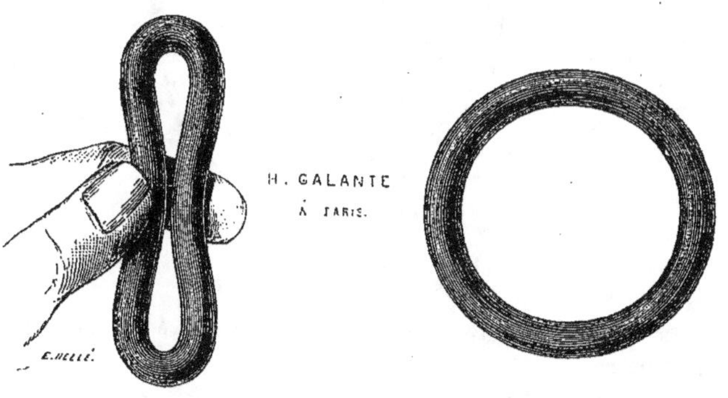

FIG. 135. — Pessaire-anneau de Dumontpallier.

Quelques-uns de ces instruments présentent des branches surajoutées : tel est le pessaire de *Gaillard Thomas*, le *pessaire Hitchock* pour l'antéversion.

Les pessaires que nous venons de mentionner sont les uns destinés à être employés dans la rétroversion, les autres dans l'antéversion.

A. — *Pessaires-leviers pour la rétroversion.* — Le pessaire de Dumontpallier (1) (voy. fig. 135) est formé de plusieurs spirales d'un ressort de montre très-souple et très-élastique dont les extrémités sont retenues par un fil métallique circulaire, lequel permet un certain jeu aux deux extrémités du ressort. Ce ressort est recouvert d'un tube de caoutchouc qui l'empêche d'être

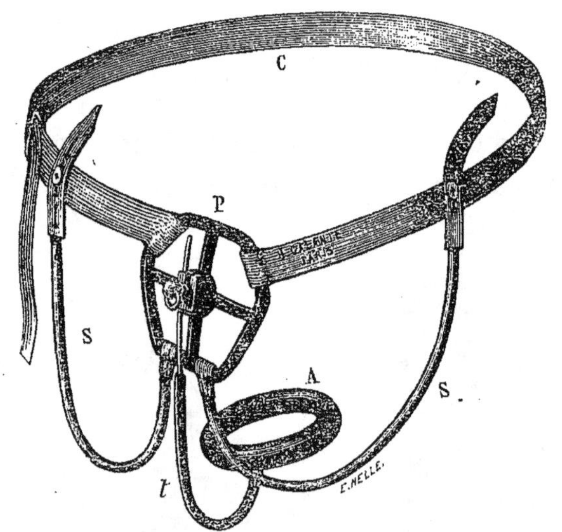

FIG. 136. — Pessaire-anneau de Dumontpallier avec support.
C, Ceinture.
T, Tige destinée à supporter le pessaire A.
P, Grillage qui est fixé au devant du pubis et qui supporte la tige T.
SS, Sous-cuisses.

souillé par les liquides sécrétés. Ce pessaire, qui jouit

---

(1) *Bulletin de hérapeutique*, 15 septembre 1877, p. 199.

d'une élasticité parfaite, peut être introduit sans la
moindre difficulté ; il convient dans le prolapsus des
parois vaginales et dans la rétroversion.

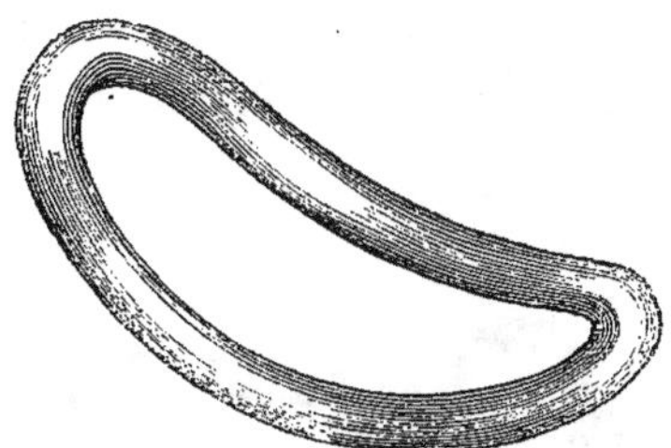

FIG. 137. — Pessaire de Hewitt.

Lorsque le périnée fait défaut, comme cela a lieu à
la suite des déchirures de cet organe, la partie du pessaire située en avant et qui appuie contre la symphyse
du pubis tend à être expulsée au dehors, et le pessaire

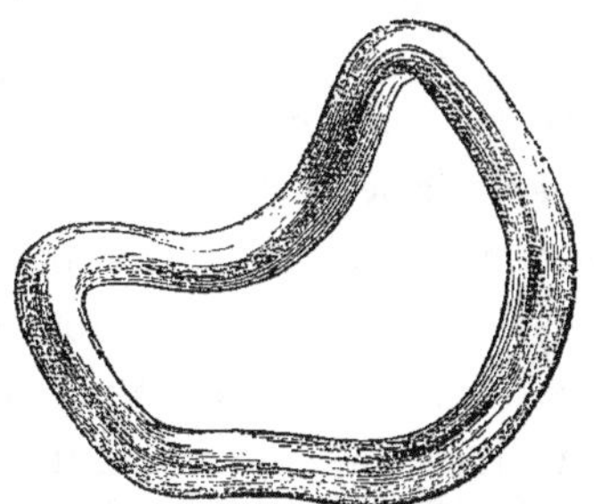

FIG. 138. — Pessaïre de Hodge.

ne peut être porté utilement. M. Dumontpallier a re-
médié à cet inconvénient en faisant souder à la partie
antérieure du pessaire une tige qui le soutient en venant prendre un point d'appui sur une plaque métallique fixée sur une ceinture qui entoure l'abdomen de
la patiente (voy. fig. 136).

Le *pessaire de Hewitt pour la rétroversion* (voy.

fig. 137) est de forme ovalaire et légèrement concave.

Le *pessaire de Hodge* (voy. fig. 138) diffère du précédent par la disposition de ses extrémités, qui sont moins allongées, et par sa courbure, qui est plus prononcée.

Le *pessaire de Smith* a la forme d'un *S* ; il est plus long que le précédent.

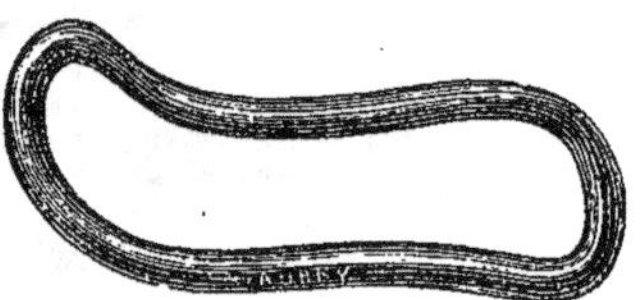

FIG. 139. — Pessaire de Smith.

Ces divers pessaires sont employés dans la rétroversion ; l'une des extrémités prend son point d'appui derrière le pubis, tandis que l'extrémité opposée, placée dans le cul-de-sac vaginal postérieur, appuie sur la face postérieure de l'utérus.

On introduit ces pessaires dans l'axe vulvaire, en repoussant le périnée avec le doigt, et on presse l'instrument en arrière pour éviter la symphyse pubienne. Lorsque le pessaire a pénétré dans le vagin, on lui fait subir un mouvement de rotation sur son axe, de façon à placer son petit axe transversalement. Le bras supérieur dont la concavité regarde en avant se trouve alors placé en avant du col. Un doigt introduit dans le vagin repousse ensuite ce bras supérieur en arrière, de façon à l'engager dans le cul-de-sac postérieur.

Parmi les pessaires-leviers auxquels on a encore recours dans la rétroversion, nous devons citer le *pessaire de Fowler* (voy. fig. 140 et 141), construit en caoutchouc durci. Il se compose d'une partie excavée en forme de cupule pour recevoir le col, et d'une branche se détachant du corps de l'instrument et destinée à être placée dans le cul-de-sac vaginal postérieur. Cette branche, dont la longueur varie suivant la profondeur du cul-de-sac, presse sur la face postérieure de l'utérus.

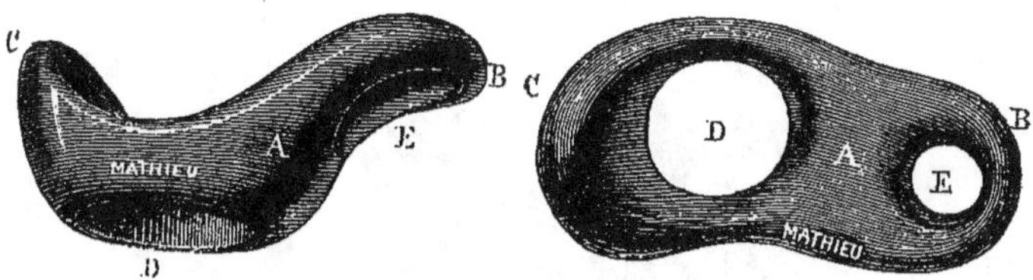

Fig. 140.   Fig. 141.

Pessaire de Fowler

vu de profil.	vu de face.
A, Corps du pessaire.	B, Partie antérieure.
B, Branche destinée à être placée dans le cul-de-sac vaginal postérieur.	C, Partie postérieure.
C, Partie qui se place dans le cul-de-sac antérieur.	D, Trou dans lequel le col est reçu.
D, Partie inférieure du pessaire.	E, Orifice dans lequel on peut introduire le doigt pour placer le pessaire.

En tournant en avant la branche qui surmonte le corps du pessaire, on peut remédier à l'antéversion.

B. — *Pessaires-leviers pour l'antéversion.* — Le *pessaire de Graily Hewitt pour l'antéversion* (voy. fig. 142) est formé de deux anneaux réunis à angle presque droit. Le col de l'utérus est embrassé par l'anneau postérieur, tandis que l'anneau antérieur s'applique derrière le pubis. L'angle qui réunit ces deux anneaux est placé dans le cul-de-sac vaginal antérieur; il sert à repousser la face antérieure de l'utérus en arrière.

Le *pessaire à antéversion de Gaillard Thomas* (voy.

fig. 143) est formé de deux parties, dont l'une, la principale, se compose d'un pessaire de Smith, et dont l'autre, accessoire, articulée sur la première, est destinée à être insinuée dans le cul-de-sac vaginal antérieur.

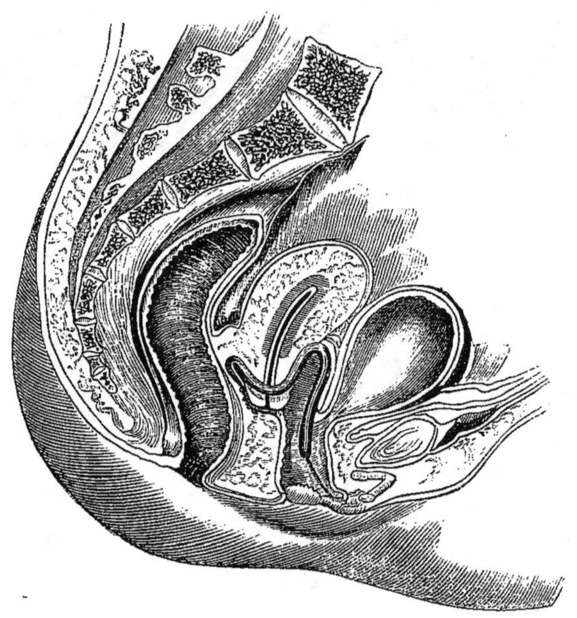

FIG. 142. — Pessaire de Graily-Hewitt pour l'antéversion.

On introduit l'instrument en appliquant la branche surajoutée contre la partie postérieure du pessaire. Lorsque l'introduction est opérée, on redresse la partie articulée à l'aide d'un fil qui lui est attaché et qui glisse dans un trou pratiqué sur la partie antérieure du pessaire. La branche articulée, une fois redressée, se trouve placée dans le cul-de-sac antérieur du vagin, et sert à repousser l'utérus en arrière.

Le *pessaire de Hitchock* (voy. fig. 144), également employé dans l'antéversion, consiste en un anneau,

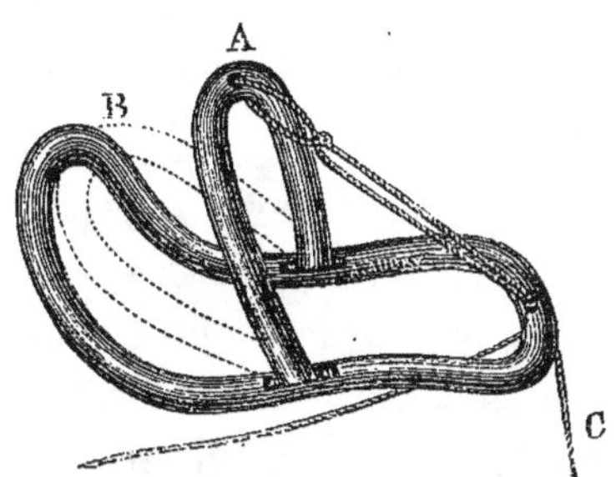

FIG. 143. — Pessaire de Gaillard Thomas pour l'antéversion.
A, Branche surajoutée articulée sur un pessaire de Smith.
B, Ligne ponctuée indiquant la position de la branche A avant le redressement de cette branche.
C, Fil destiné à redresser la branche A.

élastique ou non, surmonté d'un arc destiné à être logé dans le cul-de-sac vaginal antérieur.

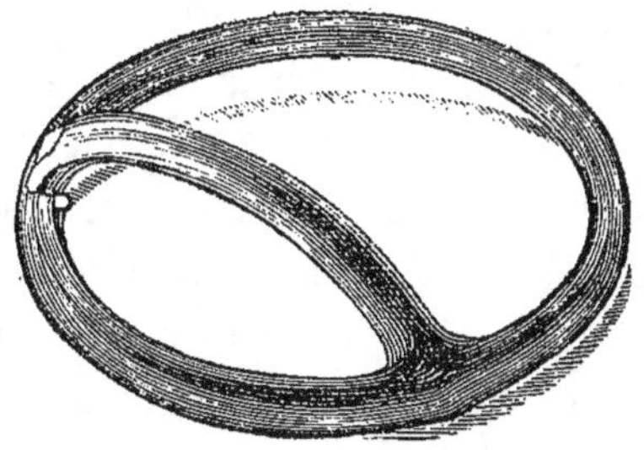

FIG. 144. — Pessaire à antéversion de Hitchock.

§ 4. — PESSAIRES INTRA-UTÉRINS.

Les pessaires intra-utérins sont composés d'une tige que l'on introduit dans l'intérieur de la cavité utérine et qui est supportée par une partie renflée sur laquelle vient reposer le museau de tanche.

Préconisés par Simpson, Valleix, Graily-Hewitt, ces instruments ont été condamnés par Cruveilhier, Broca, Depaul, Cazeaux, Aran, entre les mains desquels ils ont déterminé des accidents redoutables et même la mort.

Nous devons nous demander quelle peut être la cause d'opinions aussi dissemblables. Ces divergences d'opinion s'expliquent par ce fait que ces appareils ont été employés dans des conditions variables et dans des cas où ils auraient dû être absolument rejetés; aussi, n'est-ce pas la méthode qu'il faut condamner, mais bien plutôt l'absence de précautions prises par ceux qui y ont eu recours.

Lorsque l'utérus est dévié, il arrive souvent qu'il existe en même temps un état inflammatoire plus ou moins marqué, soit du parenchyme utérin, soit des tissus ou des organes situés au voisinage : métrite, périmétrite, ovarite, salpingite. Si, dans ces conditions, on introduit une tige dans l'utérus, et qu'on opère le redressement de l'organe, on est à peu près certain de provoquer l'explosion de nouveaux troubles inflammatoires, et, comme on ne sait au juste quel peut être le degré de l'inflammation, on est exposé à voir survenir des accidents graves, parmi lesquels la péritonite est l'un des plus redoutables.

Si, au contraire, l'utérus et les tissus circonvoisins sont exempts d'inflammation, si l'utérus est mobile et n'est point maintenu en place par des adhérences, le redressement au moyen d'un pessaire intra-utérin ne sera guère plus dangereux que le redressement avec la sonde.

C'est pour n'avoir pas tenu compte de ces diverses

conditions que certains auteurs ont vu survenir des accidents graves et même la mort.

Lors donc qu'on se mettra en devoir d'opérer le redressement de l'utérus au moyen des pessaires intra-
utérins, il faudra, au préalable, s'assurer par le toucher
et par le cathétérisme que les organes du voisinage
sont sains et que l'utérus est parfaitement mobile.

Disons cependant que cette méthode ne doit être employée que lorsqu'il y a absolue nécessité, c'est-à-dire
lorsqu'on s'est convaincu que la déviation seule est la
cause des souffrances dont se plaint la malade.

Voyons maintenant quels sont les divers instruments
auxquels on a recours.

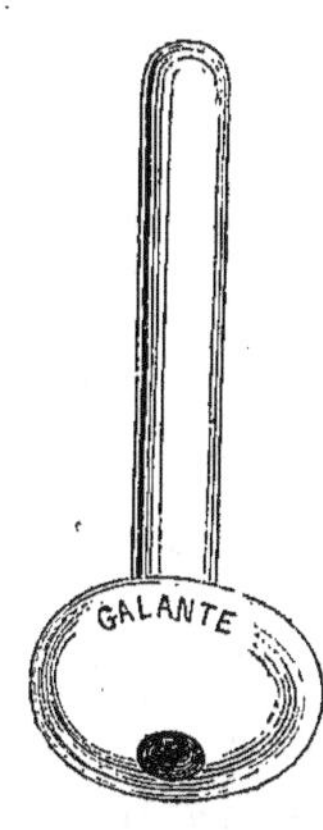

Fig. 145.—Pessaire
de Simpson.

Le *pessaire de Simpson* est formé
d'une tige métallique composée de zinc
et de cuivre, en vue de produire un certain dégagement d'électricité. La tige,
soudée sur une boule, présente des
grosseurs différentes, afin de pouvoir
s'adapter aux dimensions de l'orifice
utérin (voy. fig. 145).

L'instrument est placé au moyen
d'une tige montée sur un manche et
qu'on introduit dans un trou pratiqué
sur la partie inférieure de la boule.
Une fois l'instrument insinué dans l'u-
térus, on retire la tige qui a servi à l'introduction et l'on
abandonne le pessaire au fond du vagin.

La boule appuie sur la face postérieure du vagin et
maintient l'appareil en place. On peut encore introduire un tampon de coton pour empêcher le pessaire
de se déplacer.

Cet appareil a l'avantage de ne produire que peu de tiraillements ; il est en général bien supporté.

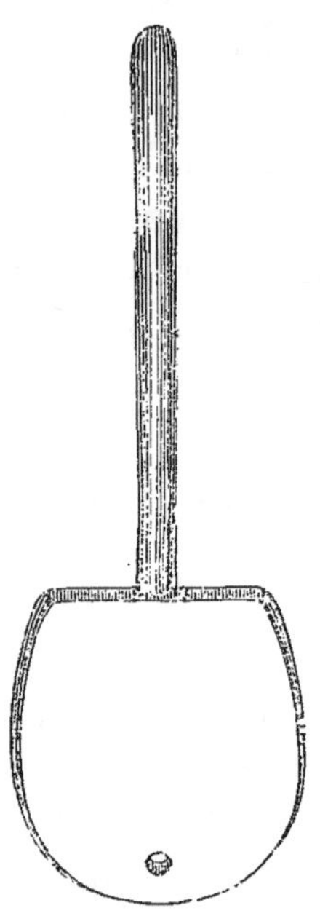

FIG. 146.
Pessaire d'Eklund.

Le *pessaire d'Eklund* (de Stockholm) (1) se compose d'une tige de zinc, de 4 à 6 centimètres de longueur, soudée sur une plaque de même métal. Après que l'utérus a été redressé au moyen de la sonde, la tige est introduite dans la cavité utérine dès que la sonde a été retirée, comme pour surprendre l'utérus. Lorsqu'il s'agit de remédier à une rétroversion, la plaque est appliquée contre la paroi postérieure du vagin et un tampon d'ouate est placé en avant de la plaque ; un second tampon est insinué au-dessous.

Dans l'antéversion, la plaque doit appuyer sur la paroi antérieure du vagin et le premier tampon introduit être placé en arrière de la plaque.

Le *pessaire-redresseur de Valleix* est formé d'une tige supportée par un pessaire de caoutchouc souple et articulée avec une tige qui sort de la vulve et dont l'extrémité est soudée à angle droit sur une partie plane que l'on désigne sous le nom de plastron et qui est destinée à s'appliquer sur le devant de l'abdomen.

Voici, d'après Valleix (2), comment il convient de

---

(1) *Obstetrical Journal*, déc. 1874, et *Annales de Gynéc.* t. II, p. 459.
(2) Valleix. *Des déviations utérines.* Leçons recueillies par M. T. Gallard. Paris, 1852.

procéder à l'introduction de l'instrument. Le redres-

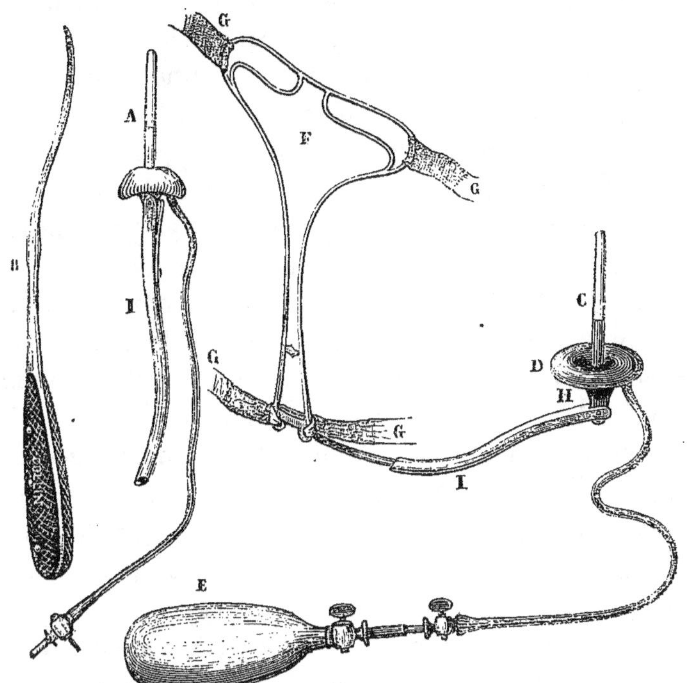

FIG. 147. — Pessaire-redresseur de Valleix (1).

(1) A, tige destinée àdans pénétrer la cavité utérine. Elle surmonte un disque de métal de 2 centimètres de diamètre, lequel est entouré d'un pessaire de caoutchouc souple, D, qui peut être gonflé au moyen de l'insufflateur E. Cette partie de l'appareil est unie par une articulation à ressort H avec une autre tige de métal I qui est destinée à rester dans le vagin, d'où le nom de *tige vaginale* qui lui a été assigné.

Le ressort H, situé à l'articulation du disque avec la tige vaginale, est disposé de telle sorte qu'il sert à maintenir ces deux parties fléchies à angle droit l'une sur l'autre. La tige vaginale est creusée pour recevoir une tige pleine qui s'adapte sur elle à frottement et qui coudée à angle droit va se fixer sur un grillage F qui se fixe au devant de l'abdomen au moyen de deux rubans entourant le tronc GG.

Deux autres rubans GG servent de sous-cuisses. — B, manche destiné à être placé dans la tige creuse I lors de l'introduction de l'instrument.

seur est introduit dans l'utérus comme le serait une sonde droite. Pour cela, il doit être préalablement ouvert de telle sorte que la tige utérine et le disque qui la supporte fassent avec la tige vaginale une ligne droite. Comme cette partie de l'appareil n'offre pas assez de longueur pour pouvoir être facilement manœuvrée, on se sert d'un manche porte-tige presque droit qui pénètre dans la cavité de la tige vaginale et que l'on retire ensuite pour placer le plastron.

Lorsque la tige a pénétré en entier dans la cavité utérine, le doigt, qui était resté dans le vagin pour servir de conducteur à l'instrument, sent le col venir toucher le disque sur lequel il s'applique directement; alors il faut rétablir la flexion entre les deux tiges, et, pour cela, il suffit de porter en haut, en le poussant en arrière, le manche qui entraîne la tige vaginale. Mais comme, au moment où le ressort entre en jeu, la muqueuse du cul-de-sac postérieur du vagin pourrait être pincée, il faut avoir soin de l'éloigner à l'aide du doigt. On tient alors la tige vaginale entre les doigts et l'on retire le manche, auquel on substitue la tige qui porte le plastron. On maintient ensuite le tout autour du corps à l'aide de cordons placés à la partie supérieure du plastron.

Les cordons attachés à la partie inférieure du plastron font office de sous-cuisses.

Le *pessaire de Greenhalgh* est formé d'un tube de caoutchouc souple, de 6 centimètres de longueur, fermé à son extrémité utérine et terminé à l'autre par une rondelle de caoutchouc souple destinée à s'appliquer sur le col. A un centimètre de son extrémité fermée, le tube est percé de quatre fentes longitudinales et forme sur ce point un renflement A, semblable aux *crevés* qu'on portait autrefois aux manches des vêtements. Lorsqu'on introduit ce pessaire au moyen de la sonde, ce renflement disparaît par la tension du tube, qui prend la forme cylindrique.

M. Greenhalgh recommande ce pessaire (1) dans la dysménorrhée due à un rétrécissement des deux orifices du canal cervical, l'antéflexion, la rétroflexion, la stérilité.

Avant d'appliquer l'instrument, l'auteur conseille les précautions suivantes : après qu'on a fait disparaître tous les symptômes aigus, on combat l'augmentation de vo-

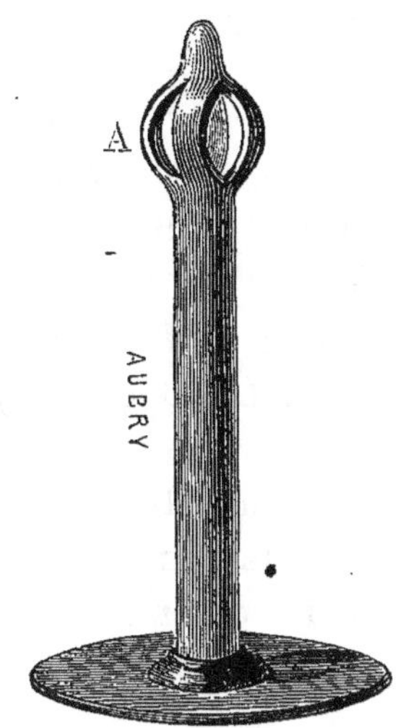

FIG. 148. — Pessaire intra-utérin de Greenhalgh.

lume et toute induration du tissu par des tampons de coton iodé, la glycérine, le nitrate d'argent en solution. Cela fait, on cathétérise deux ou trois fois pour s'assurer de la manière dont l'utérus tolère une intervention mécanique. Si l'on produit peu ou pas d'irritation, et s'il n'y a pas de douleur durable, on commence l'emploi des pessaires. Tout d'abord, on introduit une petite tige d'argent qui est laissée en place pendant trois ou quatre jours, puis une plus grosse pendant le même laps de temps; enfin on introduit le pessaire lorsque le canal est assez dilaté pour permettre son introduction facile.

____

(1) *Annales de Gynécologie*, février 1877, p. 135.

Le traitement mécanique est commencé peu après une époque menstruelle, et le pessaire est porté pendant environ trois mois. On enlève l'instrument deux ou trois jours avant le moment où les règles sont attendues.

Quoique le pessaire ait une très-mauvaise odeur quand on l'extrait, l'auteur n'a jamais vu de résultats fâcheux. Si le pessaire est bien supporté, on peut permettre des rapprochements sexuels modérés. On prescrit une douche vaginale chaque jour avec du permanganate de potasse et de l'eau chaude. L'état du ventre est observé minutieusement, et l'on fait garder le repos pendant la durée de l'écoulement menstruel.

Grâce à ces précautions, le Dr Greenhalgh n'a jamais observé d'accidents, et il a toujours obtenu de bons effets qui, après trois ou quatre ans d'expérience, sont très-encourageants.

Dangers. — Les pessaires introduits dans le vagin exposent à certains dangers qu'il est facile d'éviter. Lorsqu'un pessaire reste en place pendant un temps un peu considérable, il s'encroûte de matières calcaires qui irritent les parois vaginales et peuvent déterminer des ulcérations de la muqueuse du vagin d'où des perforations de ce conduit et sa communication avec les organes voisins. Aussi convient-il, lorsqu'on emploie ces appareils, de les retirer du vagin de temps à autre, afin de les nettoyer et d'empêcher la muqueuse de se trouver irritée par le contact de ce corps étranger.

Quant aux pessaires intra-utérins, il faut se souvenir qu'il exposent à la métrite, et aux inflammations péri-utérines ; aussi convient-il de ne les employer qu'avec la plus grande réserve et en s'entourant de toutes les précautions qui ont été indiquées lorsque nous nous sommes occupé de ce genre d'instruments.

Indications. — Les déviations de l'utérus s'accompagnent le plus souvent d'un certain degré d'inflammation de l'organe ; il est très-difficile de distinguer les symptômes qui dépendent de l'inflammation seule de ceux qui résultent de la déviation. Cette distinction importe cependant au plus haut point car le traitement doit nécessairement être différent, suivant que les symptômes observés sont la conséquence de l'une ou de l'autre lésion.

Il faut aussi se souvenir que l'inflammation peut avoir la déviation pour point de départ, ou être entretenue par elle.

Lorsque l'inflammation est prédominante, et que l'on suppose que la déviation peut en être la conséquence, il faut tout d'abord s'appliquer à combattre l'inflammation en recourant aux moyens appropriés, et si, après avoir obtenu un amendement de l'élément inflammatoire, la déviation persiste, s'accompagnant de symptômes douloureux, on est en droit de supposer que ceux-ci sont le résultat de la déviation ; on devra alors chercher à obtenir le redressement de la matrice par l'emploi d'un pessaire approprié.

On voit dès lors à quels tâtonnements on se trouve exposé, et combien il est difficile d'instituer immédiatement un traitement rationnel.

Nous avons indiqué chemin faisant les indications de la plupart des pessaires que nous avons mentionnés ; aussi, ne nous reste-t-il que peu de choses à dire à ce sujet.

Les pessaires désignés sous le nom de pessaires soutiens et de pessaires dilatateurs sont principalement employés dans le prolapsus de l'utérus ou des parois du vagin. Les pessaires dilatateurs peuvent néanmoins être appliqués dans certains cas de déviation. Les parois vaginales, se trouvant tendues sous la pression de l'instrument, peuvent amener le redressement de l'utérus.

Lorsque l'utérus est procident à la vulve, si l'on se met en devoir d'appliquer un pessaire, il faut examiner avec soin les parties pour voir si l'on n'aurait pas affaire à la lésion qu'Huguier a décrite sous le nom d'allongement hypertrophique de la portion sus-vaginale du col, car l'application d'un pessaire ne donnerait guère alors de résultat favorable. Lorsqu'on réduit l'utérus dans l'allongement hypertrophique, le col se recourbe et détermine le plus souvent une pression douloureuse du côté du rectum, laquelle oblige bientôt à renoncer au pessaire.

On remédie à la rétroversion et à l'antéversion en se servant de l'un des pessaires que nous avons désignés sous le nom de pessaires leviers.

Si l'on ne parvient pas à amener de soulagement au moyen de ces appareils, on peut tenter le redressement à l'aide du pessaire intra-utérin, d'Eklund ou de Greenhalgh. Mais il faut se souvenir quand on emploie ces instruments qu'ils exposent à des dangers. Aussi ne doivent-ils être conseillés que dans des cas tout à fait exceptionnels et quand il n'existe aucune complication inflammatoire du côté des tissus péri-utérins ou de l'utérus lui-même.

Si l'on se met en devoir d'appliquer un redresseur intra-utérin, il faut au préalable s'être assuré par l'emploi de la sonde que l'utérus est mobile et qu'aucune adhérence susceptible de se déchirer, ne relie la matrice aux organes contenus dans la cavité pelvienne.

Le redressement avec la sonde doit être pratiqué à plusieurs reprises avant d'introduire la tige du pessaire, afin d'émousser pour ainsi dire la sensibilité de l'organe et de le rendre moins apte à s'enflammer sous l'influence du corps étranger qu'il va contenir.

En outre, l'instrument ne doit être placé qu'à une époque un peu éloignée de la période menstruelle. Valleix conseillait d'introduire la tige au plus tôt quatre à cinq jours après la disparition des règles, et sept à huit jours avant l'apparition probable de l'écoulement menstruel. Il doit être enlevé immédiatement s'il est mal supporté.

CHAPITRE XIV.

REDRESSEMENT DE L'UTÉRUS, A L'AIDE DE L'HYSTÉROMÈTRE.

Lorsque l'utérus est en rétroversion, certains auteurs ont conseillé de le rétablir dans sa position normale avec la sonde utérine, et de le maintenir dans cette situation au moyen de tampons d'ouate introduits dans la cavité du vagin.

Voici comment il convient d'exécuter cette manœuvre.

La malade étant placée dans le décubitus dorsal, la sonde est introduite dans le col, en prenant les précautions que nous avons indiquées quand nous avons étudié le cathétérisme de l'utérus (voy. p. 113).

La sonde est introduite, la convexité de la courbure qu'elle présente étant tournée en arrière. Le bec de la sonde est insinué jusqu'au fond de la cavité utérine en prenant soin de relever légèrement son manche en haut vers le clitoris.

Lorsque l'hystéromètre a pénétré, on ramène la concavité de la courbure en avant.

Pour porter la courbure de la sonde dans un sens différent de celui dans lequel elle a été primitivement introduite, « il ne suffit pas comme l'a fait remarquer M. Gallard (1) de faire opérer un simple mouvement de rotation sur son axe au manche de l'instrument. Si l'on procédait ainsi, on ferait décrire au bec de la sonde un arc de cercle considérable (fig. 149), qui, en passant dans une cavité aussi étroite que celle du col ou même du corps de la matrice dont les parois sont rapprochées au contact l'une de l'autre, y déterminerait des désordres, ou tout au moins des froissements pénibles et douloureux. »

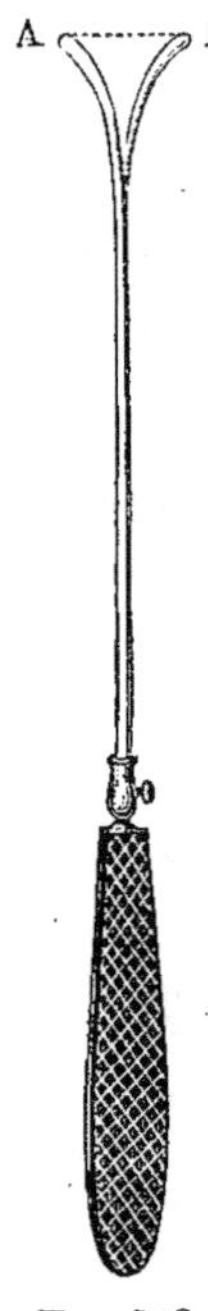

FIG. 149.
Trajet décrit par le bec de la sonde quand on opère la rotation sur l'axe de l'instrument.
AA, Arc de cercle.

Il faut au contraire, dit M. Gallard, considérer le bec de la sonde comme un centre immobile et faire décrire

---

(1) Gallard. *Leçons cliniq. sur les mal. des femmes.* Paris, 1873.

le mouvement d'arc de cercle au manche de l'instrument.

La fig. 150 indique comment ce mouvement doit être
exécuté.

Une fois la courbure de l'hystéromètre ramenée en
avant, on abaisse le manche de l'instrument entre les
cuisses de la patiente et sans employer la moindre force.

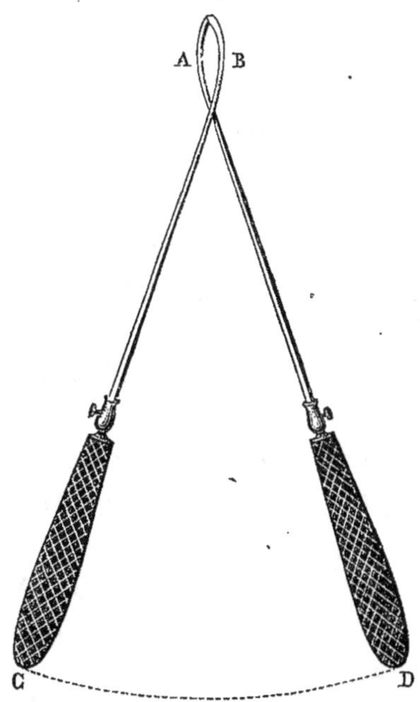

FIG, 150. — Mouvement à imprimer à la sonde pour faire décrire le
plus petit arc de cercle possible au bec contenu dans la cavité utérine.

AB, Trajet de la sonde dans l'utérus.
CD, Arc de cercle décrit par le manche de l'instrument.

Si l'utérus résiste, c'est qu'il existe des adhérences qui
le maintiennent dans la position vicieuse qu'il occupe ;
dans ce cas, on doit renoncer à toute tentative de redressement.

Pendant qu'on opère ce mouvement de redressement, le doigt resté dans le vagin suit les mouvements du col et repoussse le museau de tanche en arrière, après qu'on a retiré la sonde. On introduit ensuite trois ou quatre tampons d'ouate réunis par un fil, de façon à distendre le vagin et à maintenir le col dans la position où la sonde l'a laissé.

Les tampons restent en place pendant vingt-quatre heures au moins. Il est bon de les enduire d'une solution étendue d'acide phénique ou d'un mélange de coaltar saponiné et d'eau, afin d'éviter la fétidité des sécrétions.

Pour rétablir l'utérus dans sa situation normale, on peut se servir avantageusement de l'instrument représenté fig. 151, qui se compose d'une courte tige de métal supportée par une boule. Cette boule se meut sur un pivot passant par le diamètre perpendiculaire à la direction de la tige ; elle est perforée de sept trous destinés à recevoir l'extrémité d'une tige qui traverse le manche de la sonde et que maintient un ressort. Un anneau, dans lequel on peut passer un doigt, lui est annexé et sert à en opérer le retrait de façon à l'empêcher, quand on le veut, de pénétrer dans les trous de la boule. Pour redresser l'utérus à l'aide de cet instrument, on introduit la tige de métal, que surmonte la boule, dans la cavité de la matrice en se servant du doigt indicateur comme conducteur. Cela fait, on repousse le col utérin en arrière au moyen de l'indicateur resté dans le vagin, mais on a soin en même temps d'opérer le retrait de la tige qui s'engrène dans les trous de la boule. On abaisse le manche de l'instrument après que la boule est de nouveau fixée en laissant l'anneau libre et l'on redresse ainsi l'utérus. Le doigt indicateur continue à maintenir le col dans la position qu'il occupe, et l'on renouvelle la manœuvre précédente pour opérer la réduction complète de l'or-

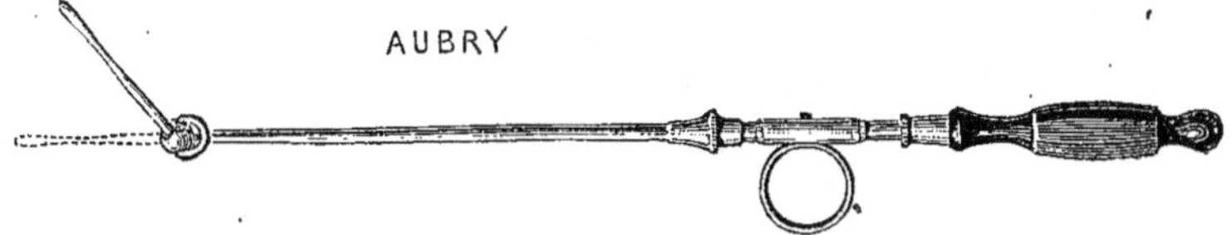

FIG. 151. — Redresseur de Simpson.

gane ; une fois la réduction opérée on retire l'instrument et l'on maintient le col en plaçant dans le vagin quatre ou cinq tampons de ouate.

Indications. Contre-indications. — Le redressement de l'utérus dans la rétroversion ne doit être tenté que lorsque l'utérus est mobile et par conséquent exempt d'adhérences avec les parties voisines. Car on conçoit que si des adhérences retiennent l'utérus en place on a bien peu de chances de le rétablir dans sa situation normale. En outre, les tractions que l'on produit peuvent rompre des adhérences dans lesquelles des vaisseaux se sont formés, et déterminer la production d'une hémorrhagie dans la cavité du péritoine. C'est pour avoir négligé ces précautions, que certains auteurs ont vu se produire des accidents de péritonite et même la mort à la suite d'un cathétérisme pratiqué d'une façon intempestive,

CHAPITRE XV.

CATHÉTÉRISME DE LA VESSIE.

L'urèthre est un canal musculaire entièrement uni à la paroi antérieure du vagin, dans laquelle il est creusé. Sa longueur moyenne est de 3 centimètres, et sa largeur de 7 millimètres, mais cet organe est très-dilatable, sauf au niveau du méat.

Ce canal forme une légère courbe à concavité antérieure, son orifice externe ou méat distant de 7 à 8 millimètres de la symphyse pubienne, s'ouvre immédiatement au-dessus du tubercule formé par la colonne antérieure du vagin. Ce méat est susceptible de se déplacer légèrement et de remonter derrière le pubis, chez les femmes âgées, chez celles qui ont eu beaucoup d'enfants ou pendant la gestation.

Le cathétérisme se pratique de deux manières différentes : au moyen de la vue ou du toucher en opérant sous la couverture.

a. Cathétérisme au moyen de la vue. — La malade couchée sur le dos, le bassin légèrement relevé, les cuisses dans l'abduction, et fléchies, on écarte les grandes et les petites lèvres à l'aide du pouce et de l'index de la main gauche de façon à mettre l'entrée de la vulve à découvert et à apercevoir le tubercule antérieur du vagin. La main droite de l'opérateur saisit la sonde de femme comme une plume à écrire, et en présente le bec immédiatement au-dessus du tubercule antérieur du vagin. Dès que la sonde a pénétré de quelques millimètres, il faut abaisser un peu le pavillon pour faire pénétrer l'instrument dans la direction de l'urèthre.

Si les parties sont déformées comme cela s'observe quelquefois après l'accouchement, et si le tubercule antérieur n'est plus visible, on parvient assez facilement à engager le bec de la sonde dans l'urèthre en faisant glisser ce bec sur la ligne médiane à partir du clitoris et en le dirigeant en arrière. Il faut avoir bien soin de suivre la ligne médiane afin de ne pas s'égarer dans les lacunes qui entourent le méat, à droite et à gauche.

b. Cathétérisme par-dessous la couverture au moyen du toucher. — *Premier procédé.* — La femme étant dans la position que nous venons d'indiquer, le chirugien placé à gauche, introduit l'indicateur gauche dans le vagin et retire légèrement le doigt de façon à percevoir le tubercule antérieur du vagin au moyen de la pulpe digitale. Il fait alors glisser la sonde sur la pulpe de ce doigt jusqu'à ce que le bec de l'instrument arrive au contact des parties molles, il porte ensuite le bec de la sonde un peu en avant, afin d'atteindre le méat situé en avant du tubercule antérieur du vagin, puis il abaisse le pavillon de l'instrument afin de suivre la direction de l'urèthre.

Second procédé. — Le doigt indicateur gauche est placé au-dessous du clitoris qu'il relève en haut. La sonde est ensuite placée sur l'ongle et glissée sur la ligne médiane de haut en bas ; on atteint ainsi facilement l'ouverture de l'urèthre.

Lorsque la sonde est introduite dans la vessie, et

qu'on veut la laisser à demeure, il convient de la fixer au moyen de deux jets de bande partant d'une ceinture qui entoure le tronc et qui servent à soutenir des fils qui partent de la sonde au niveau du pavillon et qui contournent la partie supérieure des cuisses.

CHAPITRE XVI.

DILATATION DE L'URÈTHRE.

L'urèthre de la femme présente un diamètre moyen de 7 millimètres, mais cette dimension peut être facilement dépassée à cause de la dilatabilité que présente ce conduit. La partie antérieure ou méat urinaire qui est la partie la plus étroite, est succeptible d'une dilatation bien moindre. Aussi Simon (de Heidelberg) et Reliquet (1) ont-ils conseillé pour éviter cet accident de pratiquer de petites incisions sur le pourtour du méat. Quant à la question de savoir à quel degré extrême de dilatation on peut arriver sans déterminer d'incontinence d'urine, nous ne possédons que des renseignements incomplets. Cependant, d'après les faits publiés depuis quelques années par Simonin (2) de Nancy. Longuet (3), Wildt (4) Simon (de Heidelberg), Reli-

(1) *Union médicale*, 12 décembre 1876, p. 891.
(2) Simonin. *Mémoires de la Société de médecine de Nancy*, 1871-1872.
(3) Longuet. *Annales de Gynécologie*, t. I, 1874.
(4) Wildt. *Mémoire* traduit par M. Herrgott in *Annales de Gynécologie*, janvier 1876.

quet (1), Jewett (en Amérique) (2), nous sommes porté
à admettre que cette dilatation peut atteindre une limite
considérable sans être suivie d'incontinence. Dans les
faits publiés par Simonin et par Simon le diamètre
de la dilatation n'a guère dépassé 2 centimètres à 2
centimètres et demi, tandis que dans l'observation de
Reliquet la dilatation a été poussée jusqu'à près de 3 centimètres.

La plupart des auteurs qui précèdent ont pratiqué la
dilatation sous l'influence du chloroforme. Ils paraissent
admettre que l'innocuité de l'opération et l'absence d'incontinence consécutive résultent de l'anesthésie.

« Dans cet état, dit M. Reliquet, les fibres musculaires de l'urèthre homogène de la femme se laissent distendre sans réagir, sans se contracter : et quand dans la
dilatation on ne dépasse pas 2 centimètres et demi à
3 centimètres, les fibres musculaires n'étant pas lésées
reprennent leur fonction, celle de fermer l'urèthre et de
retenir l'urine dans la vessie.

« Quand on agit sans l'anesthésie générale, la douleur
violente provoque de suite la contraction réflexe énergique des fibres musculaires de l'urèthre ; si on dilate
quand même, les fibres musculaires sont lésées et elles
perdent leur proprieté particulière, celle de se contracter. De là l'incontinence d'urine consécutive. »

Méthodes opératoires. — La dilatation peut être
pratiquée lentement, ou d'une façon brusque.

---

(1) Reliquet. *Leçons sur les maladies des voies urinaires*, 1878, p. 137,
et *Union médicale*, 12 décembre 1876.
(2) Jewett. *Boston med. and surgical Journ.*, 27 janvier 1876.

A. — DILATATION BRUSQUE.

La dilatation brusque, d'après ce que nous venons de dire, doit être pratiquée après anesthésie préalable lorsque la malade est dans la résolution complète.

Premier procédé. — On fait trois petites incisions au pourtour du méat, une en haut, et une de chaque côté en bas (Reliquet), puis on introduit dans l'urèthre une sonde cannelée dans la gorge de laquelle on fait glisser un dilatateur à trois branches, semblable à celui que nous avons figuré, fig. 57, p. 95, et l'on écarte brusquement les branches du dilatateur jusqu'à atteindre 3 centimètres de diamètre.

On a encore pratiqué la dilatation avec un spéculum bivalve ou en portant dans la vessie deux sondes que l'on écarte parallèlement.

Second procédé, — (Procédé de Simon, de Heidelberg) (1). La malade, préalablement anesthésiée, est placée dans la position dorsale inclinée de façon à

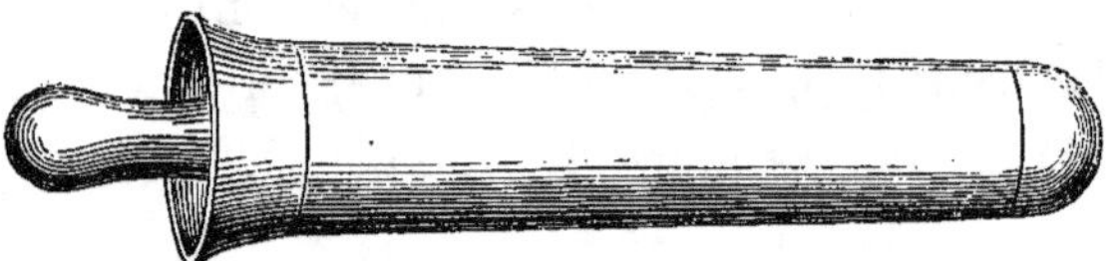

FIG. 152. — Spéculum de Simon, pour la dilatation de l'urèthre.

rendre les parties génitales externes très-accessibles ; on fait sur le pourtour du méat des incisions peu profondes

---

(1) Herrgott. *Nouveau moyen de diagnostic et de traitement des maladies de la vessie chez la femme (Annales de Gynécologie,* t. V. p. 1).

et l'on dilate le canal en employant des spéculums spéciaux (voy. fig. 152) confectionnés en caoutchouc durci et munis d'un obturateur.

La longueur du tube de l'instrument avec l'embout est de 8 centimètres et demi; on en a de sept numéros différents. Le n° 1 a un diamètre de 9 mm.; le n° 2 11 mm.; le n° 3, 13 mm.; le n° 4, 15 mm.; le n° 5, 17 mm. le n° 6, 19 mm.; le n° 7 2 centimètres.

Le cylindre muni de son obturateur bien huilé est introduit dans le canal par de légers mouvements de rotation, et poussé sans efforts jusqu'à son embouchure; on le retire et on introduit le n° supérieur et ainsi sans interruption jusqu'au n° 7. Si le méat est trop tendu, on y pratique de nouvelles incisions en haut et en bas, à droite et à gauche d'une profondeur de 1�⟩ à ⟨centi⟩mètre.

Ces incisions, qui ont pour but d'empêcher les déchirures du canal de l'urèthre, intéressent quelques fibres musculaires et n'ont aucune influence sur la continence de l'urine.

B. — DILATATION LENTE.

La dilatation lente a été effectuée en introduisant dans le canal des cônes d'éponge préparée ou des tiges de laminaria digitata, qu'on laisse en place un certain temps et qu'on renouvelle jusqu'à ce qu'on ait obtenu la dilatation désirée.

Bromfeild a pratiqué la dilatation en introduisant un appendice cœcal d'un petit animal, au moyen d'une sonde et en poussant une injection d'eau chaude qu'il retenait au moyen d'une ligature.

Indications. — La dilatation lente a l'inconvénient de demander un temps assez considérable et de déterminer une irritation vive de la muqueuse, surtout quand on a recours à l'emploi de l'éponge préparée. Nous n'y trouvons d'ailleurs aucun avantage aujourd'hui qu'il nous est à peu près démontré que la dilatation rapide, mais avec sommeil anesthésique, n'est point à redouter tant qu'on ne porte pas la dilatation au delà de 3 centimètres de diamètre.

La dilatation de l'urèthre a pour but de permettre d'explorer les parois de la cavité vésicale au moyen de la vue ou du toucher.

Lorsque la dilatation est suffisante, on fait pénétrer l'indicateur de l'une des mains bien huilé dans la vessie, on peut introduire en même temps le doigt médius dans le vagin. Cette manière de procéder permet à l'indicateur de pénétrer plus profondément dans la vessie. On facilite l'exploration des parois vésicales supérieures en déprimant la paroi abdominale au-dessus du pubis.

Le toucher vésical, ainsi que l'a fait remarquer Noeggerath (1), permet encore de se rendre compte des lésions qui peuvent siéger sur la face antérieure de l'utérus.

Lorsqu'on veut explorer la vessie au moyen de la vue, il faut recourir de toute nécessité aux spéculums imaginés par Simon (Voy. fig. 152). Lorsque le tube n° 7 a été introduit, on enlève l'embout, et l'on peut à la faveur d'un éclairage convenable passer en revue une grande partie de la muqueuse vésicale ; il faut pour cela incliner le spéculum successivement dans plusieurs directions.

La dilatation de l'urèthre a été surtout employée pour

____

(1) Nœggerath, *The vesico-vaginal and vesico-rectal touch* (*American J. of obst.*, mai 1875, et *Annales de gynécologie*, t. V. p. 228.

l'extraction des calculs contenus dans la vessie. Cette extraction se fait en introduisant l'indicateur dans la cavité de l'organe et en glissant sur lui une pince de petit volume destinée à saisir le corps étranger. Lorsque ce dernier est saisi, on enlève le doigt et ensuite le calcul. Si le calcul est trop gros pour être extrait en entier, on le réduit en fragments au moyen d'un appareil lithotriteur et l'on procède à l'extraction en introduisant la pince à plusieurs reprises.

On peut encore badigeonner la muqueuse vésicale dans le catarrhe chronique de cet organe en se servant d'un pinceau imbibé d'une solution concentrée d'azotate d'argent (une partie de sel pour quatre parties d'eau) que l'on fait pénétrer à travers le spéculum.

Cette méthode a été employée par Heath et par Simon (de Heidelberg) (1).

CHAPITRE XVII

FÉCONDATION ARTIFICIELLE.

La fécondation artificielle a pour but de produire artificiellement la fécondation de l'ovule.

Tentée vers la fin du siècle dernier par l'abbé Spallanzani chez les animaux, la fécondation artificielle ne fut essayée que bien plus tard dans l'espèce humaine.

En 1865, Dehaut (2) publia une brochure sur la ques-

----

(1) *Annales de Gynécologie*, t. V, p. 14.
(2) *De la fécondation artificielle dans l'espèce humaine comme moyen de remédier à certaines causes de stérilité chez l'homme et chez la femme.*

tion et l'année suivante Marion Sims fit connaître, dans sa chirurgie utérine, les règles précises de cette opération.

Méthodes opératoires. — Parmi les méthodes employées pour obtenir la fécondation de l'ovule, les unes sont peu physiologiques, et les autres répugnent aux convenances. Aussi ne passerons-nous en revue que les procédés qui paraissent pouvoir assurer le succès de l'opération, et dont la dignité du médecin et la pudeur de la femme ne peuvent se trouver offensées.

a. *Procédé de Marion Sims.* — M. Marion Sims fait une injection de sperme dans la cavité utérine au moyen d'une seringue à injection en verre analogue à la seringue de Pravaz, et terminée par un tube de verre parfaitement arrondi à la lampe, afin de ne pas blesser la muqueuse. Ce tube qui offre une courbure analogue à celle de l'hystéromètre d'Huguier est muni d'un fil placé à 3 centimètres de son extrémité utérine ; ce fil que l'on peut percevoir facilement par le toucher, permet à l'opérateur de ne pas pousser l'introduction du tube au delà de ce point.

La seringue est alors plongée dans de l'eau chaude à 36 ou 37 degrés centigrades et maintenue à cette température jusqu'au moment de l'opération. La sonde de verre est alors introduite dans le vagin et laissée dans cet organe pendant environ une minute, de façon à la mettre en équilibre de température avec ce conduit. Cette précaution une fois prise on aspire le sperme préalablement déposé dans le vagin par le coït, puis l'extrémité du tube guidée au moyen de l'indicateur gauche, placé au contact du col, est introduite dans cet organe.

On fait pénétrer le tube jusqu'à ce que le fil dont il est recouvert, arrive au niveau de l'orifice externe du museau de tanche, puis on pousse le piston très-doucement de façon à injecter une goutte au plus de la liqueur spermatiqne. La graduation de la tige du piston permet de calculer exactement la quantité de sperme qui doit être injectée. M. Marion Sims maintient le tube en place pendant dix à quinze secondes et fait ensuite séjourner la femme dans le décubitus dorsal pendant deux ou trois heures.

b. *Procédé de M. Courty.* — Le procédé de M. Courty ne diffère guère du précédent que par le moyen dont on doit se procurer ce sperme. Voici comment M. Courty décrit son procédé (1). On revêtira le membre viril d'un condom en ayant soin de ne pas en appliquer complètement le cæcum sur le gland. Le coït étant terminé, le produit de l'éjaculation restera dans ce cæcum ; par un coup de ciseaux donné à la baudruche, on l'en fera sortir et on le recueillera dans une petite seringue de verre préalablement chauffée (en la tenant plongée depuis quelques minutes dans de l'eau à 40°) et munie d'une sonde utérine métallique ou élastique, à l'aide de laquelle il sera facile de le faire pénétrer dans la cavité utérine avec les plus grands ménagements. On prescrira à la femme le repos complet pendant une journée.

c. *Procédé du professeur Pajot.* — Dans le procédé du professeur Pajot, l'injection de sperme est pratiquée

---

(1) Courty. *Traité pratique des Maladies de l'utérus.* 2e édit., p. 1165. Paris, 1872.

au moyen d'un instrument spécial, qu'on désigne sous le nom de *fécondateur* et qui est formé de deux valves métalliques qui glissent l'une sur l'autre de façon à former un tube dans lequel glisse un piston.

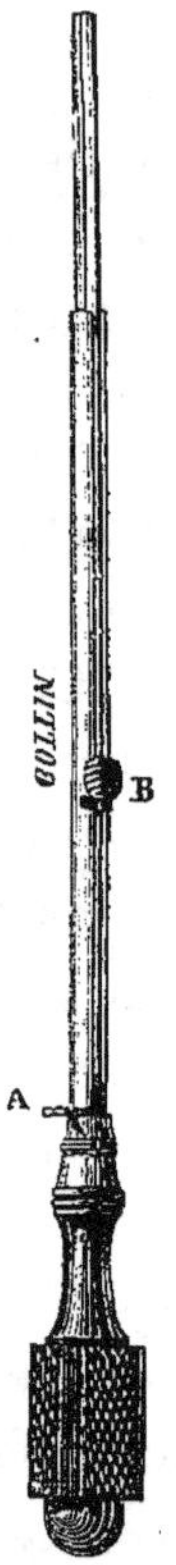

Rendez-vous ayant été pris avec le mari, en général, pour le matin, on recommande à celui-ci de pratiquer le coït quelques minutes avant l'heure convenue. Le médecin après avoir fait placer la femme en travers sur son lit, introduit dans le vagin le petit instrument dont nous venons de parler, fait glisser l'une des valves afin de transformer l'appareil en une véritable curette au moyen de laquelle on recueille le sperme déposé dans le vagin. L'appareil, une fois en équilibre de température avec le conduit vaginal, on ferme l'appareil en faisant glisser de nouveau la valve au moyen du pouce appliqué sur le point B,

On introduit alors l'indicateur de la main gauche dans le vagin jusqu'au contact du museau de tanche et l'on fait pénétrer le tube à 2 ou 3 centimètres dans l'intérieur du col. A ce moment le pouce de la main qui tient le manche du fécondateur presse sur le point A et fait mouvoir le piston. Le sperme une fois projeté dans la cavité utérine, on laisse le tube en place une à deux minutes, puis on enlève l'appareil.

FIG. 153.
Fécondateur du prof. Pajot.
A, Petite tige servant à faire mouvoir le piston.
B, Bouton servant à ouvrir ou à fermer le tube.

La femme reste ensuite au lit pendant plusieurs heures.

d. *Procédé du Dr Eustache* (1), de Montpellier. — Le procédé du Dr Eustache diffère des précédents, en ce que c'est le mari qui se charge de porter le sperme au contact du col par le simple toucher.

Dès que l'éjaculation a eu lieu physiologiquement, dit M. Eustache, et que le sperme remplit le vagin, le mari pratiquant le toucher et chargeant son doigt de la semence, va accrocher le col et le redresse, s'il est devié, de façon à le placer dans l'axe du vagin. L'ouverture du col est alors mise en rapport avec une certaine quantité de liquide fécondant qui peut pénétrer plus loin et aller opérer la fécondation.

Ce procédé très-simple, n'est malheureusement pas très-pratique lorsqu'il s'agit d'un homme du monde auquel la connaissance de l'anatomie des organes génitaux de la femme est absolument étrangère, aussi faut-il, si l'on veut y recourir, initier le mari, à la pratique du toucher, ce qui peut, en général, être obtenu assez facilement.

Indications, contre-indications. — La fécondation artificielle ne doit être tentée que lorsque l'utérus est exempt de toute complication inflammatoire ; aussi, convient-il avant d'y recourir, de s'être assuré au préalable, par un examen minutieux des organes génitaux, de la cause qui met obstacle à la conception.

Si l'on découvre une maladie inflammatoire, il faut tout d'abord s'appliquer à la faire disparaître par les moyens usités en pareil cas, sans quoi l'on s'exposerait à un échec certain.

---

(1) Eustache. *Contribution à l'étude et au traitement de la stérilité chez la femme.* in *Annales de gynécologie*, t. III, p. 405.

C'est dans les déviations simples, que la fécondation artificielle est particulièrement indiquée.

Il est encore nécessaire de s'être assuré de la qualité du sperme fourni par le mari, car on conçoit qu'un sperme dépourvu de spermatozoïdes n'est guère susceptible d'amener la fécondation de l'ovule. Il conviendra donc d'examiner ce produit au microscope, si l'on a lieu de soupçonner que la stérilité a pour cause un sperme insuffisant.

Il nous reste maintenant à examiner à quel moment on doit pratiquer la fécondation.

On ne sait encore exactement aujourd'hui à quelle époque se fait la rencontre du sperme et de l'ovule.

Des recherches modernes tendent à prouver que la fécondation se fait plus souvent avant l'apparition des règles qu'après la disparition de l'écoulement menstruel. Ces données doivent nous conduire à essayer la fécondation dans les quelques jours qui précèdent la menstruation ; si malgré cela l'écoulement menstruel se produit, on est alors autorisé à renouveler la tentative de fécondation six à huit jours après la fin de cet écoulement.

Ces tentatives peuvent être ainsi faites à cinq ou six reprises différentes, et si au bout de ce temps on n'obtient pas de résultat, on doit renoncer à tout essai ultérieur.

TROISIÈME PARTIE

OPÉRATIONS

CONSIDÉRATIONS GÉNÉRALES.

Avant de passer en revue les diverses opérations que l'on exécute chez la femme, il nous semble utile d'examiner brièvement quel est le moment opportun pour les pratiquer.

La femme pubère présente trois périodes qui déterminent dans son organisme des modifications importantes dont il faut bien tenir compte lorsqu'on se met en devoir de procéder à une opération, nous voulons parler de la menstruation, de la grossesse et de la puerpéralité.

Pendant la période menstruelle, la muqueuse utérine est fortement congestionnée, l'utérus lui-même est gorgé de sang, comme l'indique son augmentation de volume, et tous les vaisseaux du petit bassin sont turgescents.

Cette congestion physiologique s'accompagne ordinairement pendant plusieurs jours d'un écoulement de sang plus ou moins abondant. Mais il faut se souvenir que les phénomènes congestifs précèdent cet écoulement et subsistent un certain temps encore après qu'il a cessé.

C'est là une circonstance importante à noter et dont il faut tenir le plus grand compte dans les explorations et les opérations pratiquées sur les organes génitaux.

L'utérus physiologiquement congestionné est en état d'imminence morbide et une intervention intempestive venant à troubler l'évolution physiologique, il peut en résulter des accidents inflammatoires qu'on eût évités en se plaçant dans des conditions plus favorables.

Lors donc qu'on se mettra en devoir de procéder à une opération il faudra s'éloigner autant que possible de l'époque menstruelle ; huit jours après la fin de cette époque et huit jours avant sont les deux termes extrêmes entre lesquels il est permis d'intervenir sans inconvénient.

Quant à la grossesse, elle a été considérée par beaucoup d'auteurs comme une contre-indication formelle aux opérations. Mais M. Verneuil, dans un récent mémoire communiqué au Congrès international de Genève, en 1877, a admis que le gravidisme n'avait pas une influence aussi pernicieuse qu'on l'avait supposé *a priori* sur la marche des lésions traumiques.

« L'intervention chirurgicale, dit M. Verneuil, n'est point interdite pendant la grossesse, mais elle est soumise à des règles particulières. On doit n'agir, chez la femme enceinte, qu'avec la plus grande réserve, et parfois refuser absolument l'opération ; mais s'abstenir systématiquement dans tous les cas serait également une faute grave. » (1)

---

(1) Verneuil. *De l'influence réciproque de la grossesse et du traumatisme,* in *Revue mensuelle de med. et de chir.,* juillet et août 1877.

Dans la discussion qui suivit la communication de M. Verneuil, plusieurs membres admirent avec cet éminent chirurgien que beaucoup d'opérations avaient pu être pratiquées pendant la grossesse sans en interrompre le cours et sans que la guérison se soit fait attendre plus longtemps que chez une femme non gravide.

M. le Dr de Valcourt, de Cannes, a rappelé alors que M. Spencer Wells avait communiqué récemment à la Société obstétricale de Londres plusieurs faits heureux d'ovariotomie dans le cours de la grossesse.

Le chirurgien anglais pratiqua l'ovariotomie chez 9 femmes enceintes de 3 à 7 mois et obtint 9 succès. La discussion qui eut lieu au sein de la Société obstétricale aboutit aux conclusions suivantes : « L'ovariotomie est bien moins dangereuse chez les femmes enceintes qu'on est tenté de le croire. Elle doit être pratiquée lorsque le volume considérable du kyste ne laisse pas de place pour le développement du fœtus. La ponction du kyste amène souvent un changement fâcheux dans la nature du liquide et a provoqué une péritonite dans plusieurs cas.... »

Néanmoins, comme la plupart des opérations que l'on pratique chez les femmes peuvent être différées, il n'y a nul avantage à y procéder pendant la grossesse.

Reste donc la puerpéralité ou période qui suit l'accouchement. Cette période augmente considérablement la gravité des traumatismes. M. Verneuil est d'avis qu'elle doit conduire à ajourner l'intervention chirurgicale à une époque suffisamment éloignée de l'accouchement et qu'il fixe de 2 à 4 mois.

M. Spencer Wells, de son côté, a conclu, dans la communication à la Société obstétricale de Londres à laquelle nous avons fait allusion précédemment, que l'ovariotomie est redoutable dans les quatre mois qui suivent l'accouchement, les femmes étant beaucoup plus exposées à la péritonite que pendant la grossesse.

Pour terminer, nous ferons remarquer que certaines complications inflammatoires siégeant du côté des organes génitaux doivent nous conduire à ajourner les opérations sur ces organes, à cause des recrudescences qu'elles subissent ordinairement sous l'influence d'un traumatisme et qui peuvent être le point de départ d'accidents graves.

CHAPITRE I

OPÉRATIONS QUI SE PRATIQUENT SUR LA VULVE ET LE PÉRINÉE.

On désigne sous le nom de *vulve* l'ensemble des organes qui entourent l'ouverture extérieure des voies génitales (voy. fig. 154).

La vulve se compose de trois plans d'organes : un plan superficiel formé en avant par le *pénil* ou *mont de Vénus*, en arrière par les grandes lèvres ; un plan moyen qui est constitué par les *petites lèvres* et le *clitoris ;* un plan profond qui comprend le *vestibule*, le *méat urinaire et l'orifice vaginal.*

Dans l'épaisseur de ce plan sont contenues les glandes *vulvo-vaginales,* qui varient du volume d'un pois à celui d'une petite noisette, et dont le canal excréteur vient

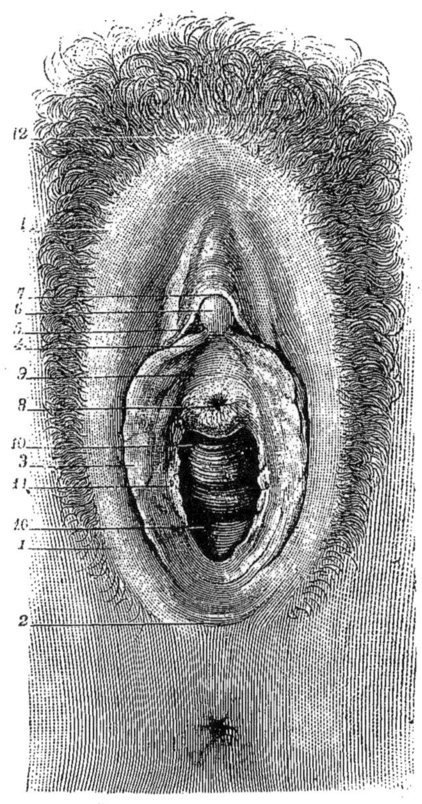

Fig. 154. — Vulve chez une femme multipare (Sappey).

1. Grande lèvre.
2. Fourchette.
3. Petite lèvre.
4. Sa branche inférieure passant au-dessous du clitoris.
5. Sa branche supérieure formant le prépuce du clitoris.
6. Clitoris.
7. Prépuce formé par l'une des bifurcations des petites lèvres.
8. Méat urinaire.
9. Vestibule.
10. Orifice du vagin au fond duquel on aperçoit la paroi inférieure du conduit.
11. Orifice de la glande vulvo-vaginale.
12. Pénil ou mont de Vénus.

s'ouvrir en avant de l'hymen ou des caroncules myrtiformes postérieures.

Ces glandes sont assez souvent le siége d'une inflammation phlegmoneuse qui se termine par suppuration;
assez souvent aussi leur conduit excréteur peut être
le dernier refuge de l'inflammation blennorrhagique

Le *plancher périnéal* est une cloison épaisse et résis-
tante qui ferme le détroit inférieur du bassin. Il est
traversé sur la ligne médiane par trois canaux, le
rectum, le vagin et l'urèthre. Le *périnée* est la partie de
ce plancher comprise entre le bord antérieur de l'anus
et la partie postérieure de la vulve.

Le plancher perinéal se compose de plusieurs couches
qui sont en procédant de l'extérieur vers l'intérieur du
bassin : la peau, le tissu cellulaire-sous cutané, la
couche musculo-aponévrotique, le tissu cellulaire sous-
péritonéal, le péritoine.

Les muscles de la couche musculo-aponévrotique
sont importants à connaître à cause de la disposition
qu'ils affectent et des lésions auxquelles ils sont exposées
pendant l'accouchement.

ARTICLE I.

ABCÈS DE LA GLANDE VULVO-VAGINALE.

L'ouverture de ces abcès doit se faire assez tardive-
ment ou lorsqu'il existe une douleur très-vive, car il
est préférable de laisser l'abcès s'ouvrir spontanément
du côté du canal excréteur de la glande. Si l'on se décide
à intervenir, on fait une ponction au moyen d'une lancette ou d'un bistouri, près de l'orifice du conduit
excréteur ou sur le point le plus aminci de la membrane
muqueuse.

Lorsque l'abcès est à répétition, comme cela s'observe quelquefois, il convient d'extirper la glande.

Le procédé opératoire consiste alors à faire une incision longitudinale dans le pli nympho-labial. On dissèque ensuite avec précaution la glande que l'on a saisie au moyen d'une érigne et l'on coupe le pédicule. Il est bon alors d'appliquer une ou plusieurs ligatures sur les vaisseaux sectionnés afin de se mettre à l'abri d'une hémorrhagie. On devra aussi éviter de sectionner l'artère transverse du périnée. Si cependant ce vaisseau venait à être lésé il suffirait d'en opérer la ligature.

On évitera avec soin la lésion du plexus veineux qui entoure le vagin à cause des accidents d'infection purulente qui peuvent en être la conséquence.

L'opération peut être pratiquée avantageusement en se servant du couteau thermo-caustique du Dr Paquelin. On se mettra ainsi à l'abri des hémorrhagies et des accidents d'infection purulente.

On appliquera ensuite sur la plaie un plumasseau de charpie imbibée d'un mélange d'eau alcoolisée et d'acide phénique.

ARTICLE II.
INJECTION DANS LE CONDUIT EXCRÉTEUR DE LA GLANDE VAGINALE.

Les glandes vulvo-vaginales se composent de granulations d'où partent des canalicules aboutissant à trois canaux principaux qui se réunissent bientôt pour former un canal unique (voy. fig. 155) qui vient s'ouvrir immédiatement au devant de la membrane hymen ou des caroncules myrtiformes postérieures, dans l'angle rentrant que forment ces parties avec la vulve.

Ce canal, dans l'inflammation blennorrhagique du conduit vaginal, se trouve souvent envahi par la maladie. Il est dès-lors nécessaire de modifier la sécrétion du canal par l'emploi d'injections.

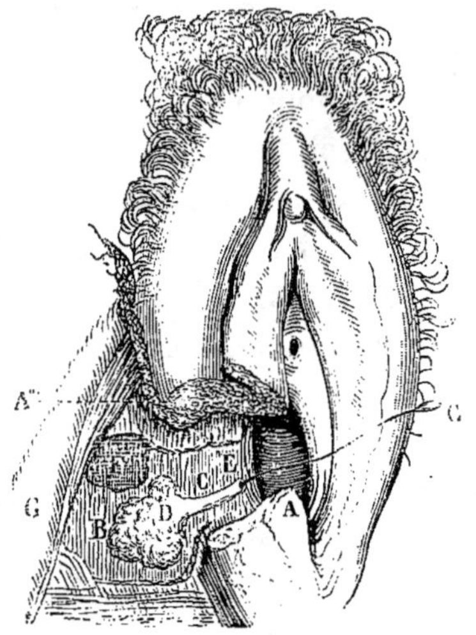

FIG. 155. — Glande vulvo-vaginale du côté droit (la grande et la petite lèvre, le constricteur du vagin et le bulbe ont été en partie enlevés pour laisser voir la glande). (Tarnier et Chantreuil.)

A A', Section de la grande et de la petite lèvre.
B, Glande vulvo-vaginale.
C, Conduit excréteur.
C', Stylet engagé dans le conduit excréteur.
D, Extrémité glandulaire du conduit excréteur.
E, Extrémité libre du même conduit.
F, Section du bulbe du vagin.
G, Branche ascendante de l'ischion.

L'injection se pratique au moyen d'une seringue armée d'une canule très-fine, analogue à celles que l'on emploie pour l'injection des conduits lacrymaux.

On a injecté dans ces glandes de l'eau blanche, une solution de sulfate de zinc ou de nitrate d'argent, du perchlorure de fer ou de la teinture d'iode.

ARTICLE III.
KYSTES DES GRANDES LÈVRES.

Les kystes qui siégent dans l'épaisseur des grandes lèvres sont, en général, d'un volume peu considérable. souvent la maladie ne causant aucune gêne il n'y a lieu de recourir à aucune opération. On obtient la guérison de ces kystes par les procédés suivants :

1er *procédé : Incision simple.* — On pratique une incision longitudinale sur le sac, puis on le remplit de charpie. Si la poche suppure, la guérison en est la conséquence, mais ce moyen échoue le plus souvent.

2e *procédé : Incision et cautérisation.* — On fait une incision longitudinale de façon à vider le kyste et l'on applique ensuite un caustique sur la membrane interne de la poche. Il convient d'employer un caustique assez fort en vue d'amener une destruction suffisante de la poche kystique. Il est souvent nécessaire de faire plusieurs applications de caustique.

3e *procédé : Drainage du kyste.* — On traverse le kyste au moyen d'un séton qui détermine la suppuration de la paroi kystique et en amène l'oblitération consécutive. Il ne faut pas enlever trop tôt le séton si l'on ne veut pas s'exposer à voir survenir une récidive.

4e *procédé : Extirpation du kyste.* — Si l'on n'a pu obtenir la guérison par l'un ou l'autre des procédés qui viennent d'être indiqués, il convient de pratiquer l'extirpation du kyste.

On fait une incision longitudinale qui dépasse légèrement les limites du kyste, à l'union de la grande et de la petite lèvre ; on dissèque avec précaution les lèvres de l'incision afin d'éviter la lésion des vaisseaux et, quand la tumeur ne tient plus aux parties sous-jacentes que par un pédicule plus ou moins large, on excise toute la partie faisant saillie en dehors de la paroi vaginale.

Il faut se souvenir quand on fait l'excision d'un kyste des grandes lèvres que la tumeur adhère le plus souvent à la surface externe du bulbe et que la lésion de cet organe vasculaire expose à des accidents septicémiques. Aussi ne doit-on recourir à l'excision de ces kystes qu'à la dernière extrémité.

L'opération peut se faire avec grand avantage en se servant du couteau thermo-caustique ; on se met ainsi à l'abri des hémorrhagies et de l'infection septicémique.

ARTICLE IV.

VÉGÉTATIONS DE LA VULVE.

Les végétations de la vulve sont de petites tumeurs sessiles ou pédiculées d'un volume en général peu considérable et qui siégent au pourtour de la vulve, sur la partie interne et supérieure des cuisses et jusque sur le pourtour de l'anus.

Deux procédés principaux sont employés pour la guérison de ces petites tumeurs : l'*excision* et la *cautérisation*.

1er *procédé : Excision.* — L'excision se pratique au moyen de ciseaux courbés sur le plat; on cautérise ensuite la plaie qui en résulte avec le crayon d'azotate d'argent.

Lorsque les végétations sont volumineuses et très-vasculaires, on fait l'excision au moyen d'une chaîne d'écraseur ou du constricteur de Maisonneuve. Il importe de ne pas entamer la peau, car il pourrait en résulter une cicatrice vicieuse qui gênerait les fonctions de l'organe, dans le coït et l'accouchement.

2º procédé : Cautérisation. — La cautérisation s'obtient aisément au moyen du thermo-cautère, où à l'aide des acides acétique, azotique ou chromique.

Si l'on a recours aux deux premiers de ces acides, il convient de toucher les végétations avec une tige de bois, légèrement imbibée du liquide caustique afin de ne pas dépasser les limites de la tumeur. Si cependant les végétations sont nombreuses et étendues, l'emploi d'un pinceau peut être nécessaire. L'acide chromique peut être employé à l'état cristallin. On dépose quelques cristaux de cette substance sur la végétation qu'on laisse en contact avec eux pendant quelques minutes, puis on enlève l'excès d'acide au moyen d'une irrigation d'eau.

L'application d'acide acétique est à peine perçue par la malade, l'acide nitrique et l'acide chromique donnent lieu au contraire à des douleurs parfois intenses.

ARTICLE V.

TUMEURS DES LÈVRES.

Les tumeurs des lèvres quand elles sont pédiculées peuvent être sectionnées au moyen de l'anse galvano-caustique ou du couteau thermo-caustique. Lorsqu'on fait usage de l'anse galvano-caustique, on entoure la tumeur avec un fil de platine, et lorsque la tumeur est exactement embrassée on rougit le fil en faisant passer le courant d'une pile au bichromate de potasse.

Lorsqu'on a recours au couteau thermo-caustique, on opère la section en faisant glisser le couteau lentement et à plusieurs reprises jusqu'à ce que toute l'épaisseur du pédicule se trouve divisée. Il faut avec cet instrument, comme avec l'anse de platine, opérer au rouge sombre afin d'éviter de produire des hémorrhagies.

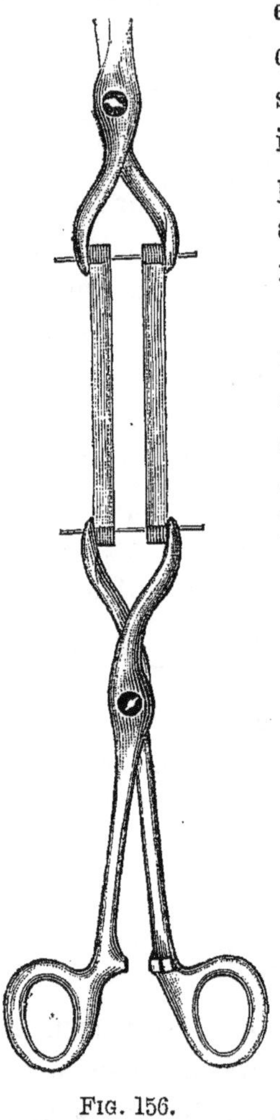

On peut encore lorsque la tumeur présente une base un peu étendue chercher à la pédiculiser, au moyen d'un instrument qui a été imaginé récemment par le D\u02b3 Chéron et qui est connu sous le nom de Forcipresseur à branches parallèles (1).

Cet instrument se compose de deux lames parallèles en buis, en ivoire ou en os, traversées à leurs extrémités par deux tiges d'acier passant librement dans les trous percés dans ces deux lames.

Les extrémités de ces lames peuvent être fortement pressées au moyen de deux pinces à crémaillères dont les mors fenêtrés laissent passer les tiges d'acier.

Lorsqu'on veut faire usage du forcipresseur, on place à la base de la partie qu'on veut

FIG. 156.
Forcipresseur à branches parallèles du D\u02b3 Chéron.

____

(1) *Gazette des hôpitaux,* 1876, p. 626.

pédiculiser les deux branches parallèles, puis on applique les pinces que l'on confie ensuite à des aides. On fait alors la section au moyen du bistouri, du thermo-cautère ou du galvano-cautère en rasant les lames du forcipresseur. Si on le juge à propos on pratique quelques sutures avant d'enlever le forcipresseur, en vue de maintenir les lèvres de la plaie au contact l'un de l'autre.

Le forcipresseur a l'avantage de permettre d'opérer sans la moindre goutte de sang. Il empêche les tissus de fuir au-devant du couteau, accident qui est à redouter à cause de la laxité des tissus sur lesquels on opère.

ARTICLE VI.

HYPERTROPHIE DU CLITORIS. CLITORIDECTOMIE.

Lorsque l'hypertrophie est peu considérable il n'y a pas lieu de recourir à l'ablation de l'organe, mais quand l'augmentation de volume est devenue une cause de gêne et de souffrance considérables il convient de pratiquer l'amputation.

Si la tumeur n'est pas trop volumineuse et si elle est dépourvue de vaisseaux de gros calibre on peut employer le bistouri, quoique dans ce cas le thermo-cautère doive être préféré.

Lorsqu'on a recours au bistouri il est indispensable de cautériser ensuite la plaie avec un fer rouge ou de la toucher avec un pinceau imbibé de perchlorure de fer.

Si, au contraire, la tumeur est volumineuse et parcourue par des vaisseaux abondants, il est convenable d'en pratiquer l'ablation au moyen de l'écraseur linéaire, du constricteur de Maisonneuve ou de l'anse galvano-caustique.

Une fois la section terminée, on recouvre la plaie d'un pansement simple et l'on pratique matin et soir des lotions d'eau phéniquée, destinées à maintenir les parties dans un état de propreté parfaite.

ARTICLE VII.

EPISIORAPHIE.

L'*épisioraphie* (de επισειον, lèvre, et ραφη, suture) est une opération qui a pour but de rétrécir l'orifice vulvaire dans les cas de prolapsus du vagin ou de l'utérus.

Elle consiste dans la réunion des grandes lèvres dans leurs trois quarts postérieurs. Elle fut pratiquée pour la première fois par Fricke, de Hambourg, en 1832, puis par Geddings, de Charleston, en 1839, et plus tard par Scanzoni, Roux, Velpeau, Simon, Stoltz et Malgaigne, mais sans grands succès.

L'opération consiste à aviver les parties internes des trois quarts inférieurs des grandes lèvres, puis à enlever les petites lèvres et à suturer au moyen de fils d'argent.

L'opération qui détermine une mutilation des organes génitaux, est à peu près complètement abandonnée de nos jours. Les moyens de prothèse dont nous disposons contre le prolapsus procurent, en général, aux femmes qui en sont atteintes un soulagement suffisant.

ARTICLE VIII.

VAGINISME. [1]

Lorsque la maladie a résisté aux traitements usités en pareil cas, certains auteurs ont conseillé de recourir à la dilatation de l'orifice vulvaire, et même à des opérations sanglantes.

1° *Dilatation.* — Elle se pratique lentement ou brusquement. La *dilatation lente* se fait au moyen de mèches de charpie, enduites de pommade belladonée ou au ratanhia et dont on augmente journellement le volume par l'addition de quelques brins. On arrive bientôt à obtenir ainsi d'une façon insensible une dilatation suffisante du conduit vaginal.

On peut encore, après qu'on a diminué la sensibilité du vagin et de l'orifice vulvaire à l'aide de badigeonnages avec une solution de nitrate d'argent, d'injections narcotiques ou émollientes pratiquées matin et soir, de

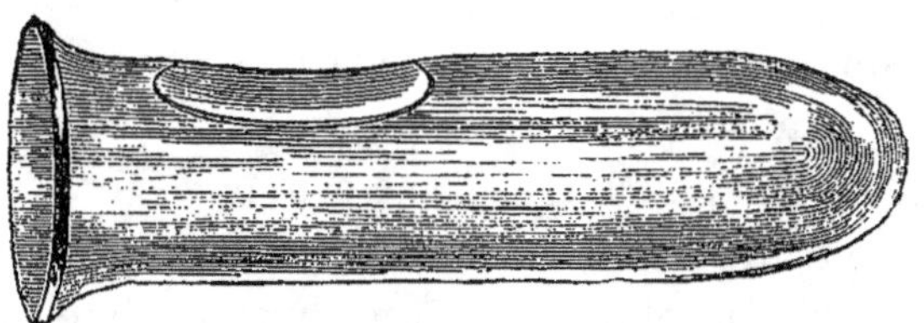

FIG. 157. — Dilatateur vaginal de Sims.

suppositoires ou de lavements contenant du chloral ou du bromure de potassium, introduire chaque jour dans le vagin pendant plusieurs heures le tube en verre représenté fig. 157. Ce tube émousse la sensibilité du vagin, distend cet organe et le rend apte à tolérer des corps étrangers. Pendant le temps que dure le traitement, la femme doit éviter de pratiquer le coït.

La *dilatation brusque*, à cause de la douleur qu'elle occasionne, requiert l'emploi d'un anesthésique. Lorsque la malade est insensible, on introduit dans le vagin un spéculum bivalve ou quadrivalve (voy. fig. 36 et 38), ou celui de Bozeman (voy. fig. 47) puis on distend largement le vagin. On place ensuite dans cet organe un tampon d'ouate ou de charpie enduite de pommade belladonée. Les jours suivants on a recours à des suppositoires ou à des lavements au bromure de potassium ou à l'hydrate de chloral et l'on fait prendre des bains de siége et des injections composés de substances émollientes ou narcotiques. On peut aussi recourir à des injections hypodermiques de chlorhydrate de morphine.

2° *Opération de Sims*. — Si la maladie résiste aux applications topiques et aux moyens précédemment indiqués Sims conseille de recourir à une opération sanglante, qui consiste, après avoir pratiqué l'anesthésie, à enlever les restes de l'hymen avec une paire de ciseaux courbes. L'hémorrhagie qui se produit alors est facilement arrêtée par l'application d'une compresse imbibée d'eau froide ou une solution de perchlorure de fer. On tend ensuite la fourchette en introduisant dans le vagin l'index et le médius de la main gauche et l'on fait de chaque côté de la ligne médiane une incision dirigée de haut en bas et se terminant au raphé périnéal. Une troisième incision intéresse le périnée dont le bord antérieur se trouve ainsi sectionné, et présente par sa réunion avec les deux incisions précédentes la forme d'un Y. Les branches de cet Y ont environ un demi-pouce, tandis que l'incision périnéale atteint presque deux pouces.

Une fois ces sections opérées, on introduit le tube dilatateur représenté fig. 157, pendant deux heures le matin, et pendant trois à quatre heures le soir; ce tube est maintenu en place au moyen d'un bandage en T.

On renouvelle l'introduction pendant deux à trois semaines.

Indications. — La guérison du vaginisme s'obtient assez souvent par l'emploi de pansements vaginaux simples, aussi ne convient-il que rarement de recourir à l'opération de Sims. Ce n'est qu'après avoir épuisé toute la série des moyens conseillés contre cette maladie qu'on serait autorisé à pratiquer l'opération de Sims.

ARTICLE IX.

COCCYODYNIE.

Cette maladie est caractérisée par une douleur vive siégeant au niveau du coccyx et dont on obtient assez souvent la guérison au moyen des injections hypodermiques de morphine ou par l'application de vésicatoires morphinés.

Lorsque la douleur résiste à ces moyens et qu'elle est une cause de vives souffrances, on a conseillé de pratiquer la section des fibres musculaires qui prennent insertion sur l'os, et même de recourir à la résection de cet appendice osseux.

1° *Section sous-cutanée des fibres musculaires.* — On se sert d'un ténotome ordinaire que l'on fait pénétrer à plat sous la peau vers la pointe du coccyx et dont on fait remonter la pointe dans l'épaisseur du tissu cellulaire jusqu'au niveau de l'articulation sacro-coccygienne, puis on tourne l'instrument de façon à pratiquer la section des fibres musculaires, d'abord sur l'un des côtés de l'os, puis sur l'autre.

L'opération donne rarement lieu à un écoulement de sang notable, mais son exécution est ordinairement difficile surtout chez les femmes pourvues d'un embonpoint notable.

M. Gaillard-Thomas (1) fait remarquer que l'opération ainsi pratiquée présente parfois de véritables difficultés, aussi conseille-t-il d'obtenir la section des muscles de la façon suivante : On fait une incision sur la partie inférieure du coccyx puis on soulève l'extrémité de l'os mis à nu, en se servant d'un doigt, et l'on pratique la section des muscles de chaque côté au moyen d'une paire de ciseaux.

2° *Résection du coccyx.* — Lorsque la section des fibres musculaires n'a pas été suivie de la disparition de la douleur, ou lorsque l'os est malade il peut être nécessaire d'en pratiquer la résection.

L'opération se pratique de la façon suivante :

On fait une incision au niveau du coccyx, de façon à mettre cet os à nu, puis lorsqu'on a détaché les téguments et les muscles qui y prennent leur insertion, on opère la section de l'os au moyen d'une paire de forts ciseaux, ou on désarticule avec un bistouri.

---

(1) Gaillard-Thomas. *Diseases of Women*, Philadelphie, 1874, p. 124.

ARTICLE X.

PÉRINÉORRHAPHIE.

La périnéorrhaphie est une opération qui a pour but de remédier aux déchirures qui se produisent assez souvent sur la partie postérieure de la vulve ou sur la cloison recto-vaginale, sous l'influence du passage du fœtus pendant l'accouchement ou de fibromes volumineux, ou encore à la suite des blessures de ces parties.

Anatomie. — Le vagin et le rectum divergent de façon à laisser entre eux un espace triangulaire irrégulier, dont le bord antérieur correspond à la face postérieure du vagin, le bord postérieur à la face antérieure du rectum, et le bord inférieur à la peau qui s'étend de la partie postérieure de la vulve à la partie antérieure de l'anus.

La figure schématique suivante, empruntée à l'ex-

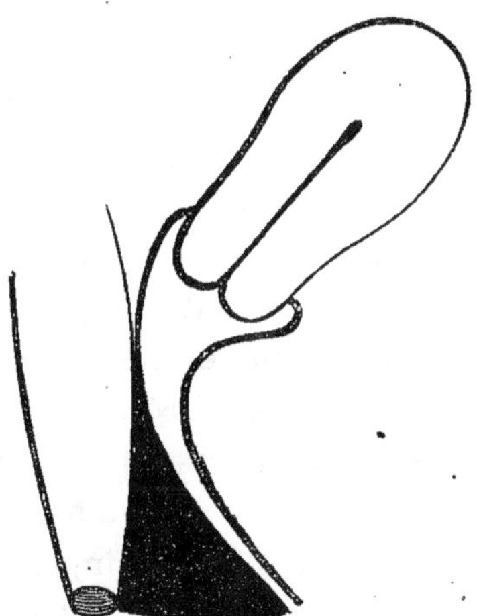

FIG. 158. — Figure schématique montrant la disposition triangulaire du périnée (Gaillard-Thomas).

cellent ouvrage de Gaillard-Thomas, rend parfaitement

compte de cette disposition des parties. (Voy. fig. 158.)

Lorsque le périnée vient à être déchiré, cet espace triangulaire disparaît. (Voy. fig. 159.)

On voit d'après cette disposition qu'il est nécessaire, quand on se met en devoir de recourir à une opération destinée à amener la réparation des parties, de rappro-

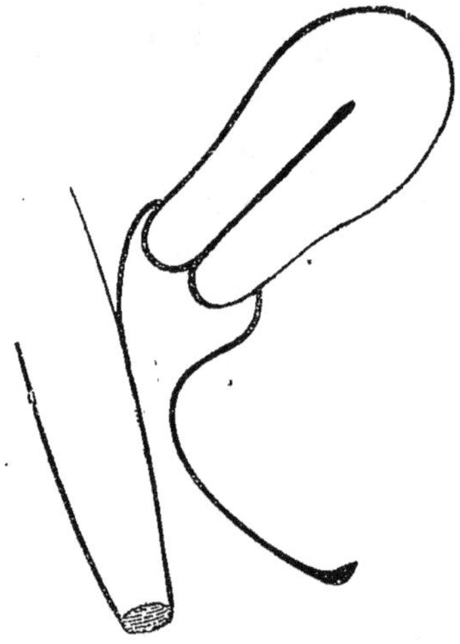

FIG. 159. — Rupture du périnée (Gaillard-Thomas).

cher non-seulement la partie inférieure du triangle que nous venons de décrire, mais aussi de combler autant que possible l'espace qui existe entre le rectum et le vagin. Si l'on se contentait de rapprocher la partie inférieure du triangle on ne ferait qu'une opération incomplète. La vulve serait rétrécie à la vérité, mais on laisserait subsister un cul-de-sac au-dessus de ce point, et le vagin ne serait qu'incomplètement restauré.

Le schema suivant, que nous empruntons à Gaillard-Thomas, rend compte de cette réparation, lorsqu'elle est incomplète. (Voy. fig. 160.)

Si nous jetons un coup d'œil rapide sur les muscles qui entrent dans la composition du périnée, nous voyons

que ces muscles forment comme une toile destinée à
fermer le bassin à sa partie inférieure.

Elle est constituée entre l'anus et le vagin par les
releveurs de l'anus dont les fibres s'entre-croisent

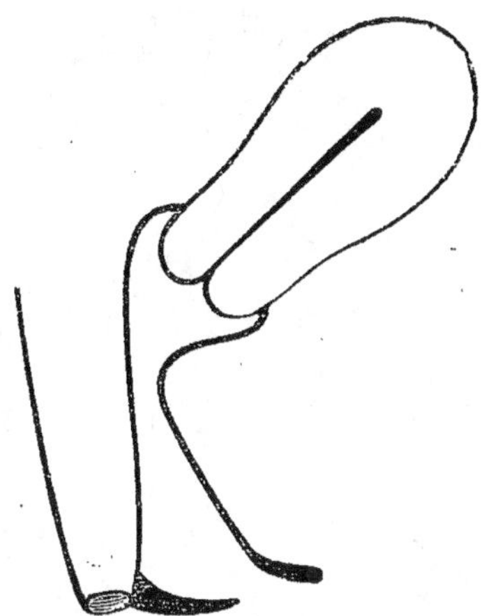

FIG. 160. — Périnée incomplètement réparé (Gaillard-Thomas).

sur la ligne médiane, par les fibres postérieures des
muscles transverses du périnée, par le sphincter de l'a-
nus et le constricteur du vagin. Les fibres de ces deux
muscles s'envoient réciproquement de nombreuses fibres
qui s'entre-croisent au devant de l'anus. Lorsque le
périnée se trouve rompu jusqu'au delà du bord antérieur
de l'anus, ces fibres, ayant perdu leur attache antérieure,
se rétractent, et s'éloignent l'une de l'autre. Cela nous
rend compte de l'incontinence des matières fécales, que
l'on rencontre assez souvent à la suite des opérations
de périnéorrhaphie, quand la rupture est étendue et
que le procédé opératoire employé n'a pas refait un
sphincter, d'où le conseil qui a été donné par Emmet,
Gaillard-Thomas et le Dr Jude Huë (1) (de Rouen),

____

(1) *Annales de Gynécologie*, t. VI, p. 12.

d'aller chercher le muscle rompu à l'aide d'un point de
suture introduit très-bas, afin de ramasser, de ramener

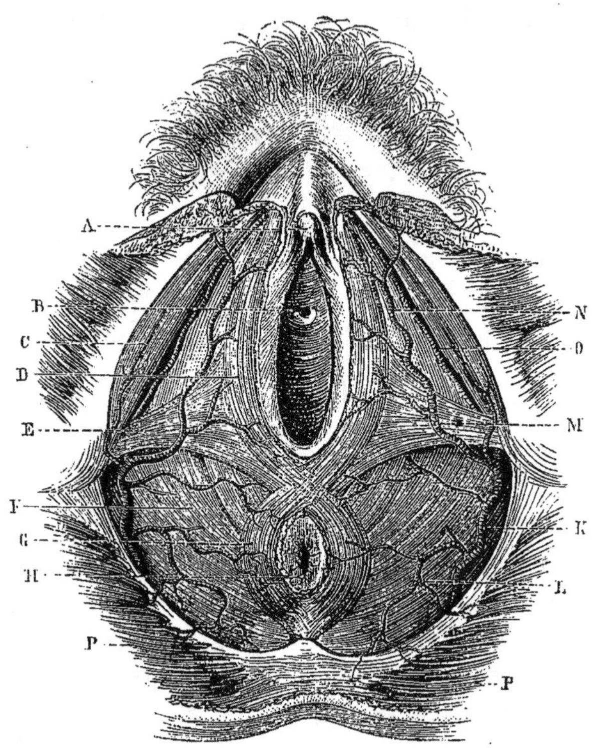

FIG. 161. — Muscles du perinée (Tarnier et Chantreuil).

A, Clitoris.
B, Méat urinaire.
C, Muscle ischio-caverneux.
D, Muscle constricteur du vagin.
E, Muscle transverse du périnée.
F, Muscle releveur de l'anus.
G, Sphincter anal.

H, Anus.
K, Artère honteuse interne.
L, Branches hémorrhoïdales.
M, Artère superficielle du périnée.
O, Artère caverneuse ou clitori-
dienne.
P P, Muscles grands fessiers.

en haut les fibres du sphincter, et d'opérer la réunion
du muscle lui-même.

Variétés. — Les ruptures du périnée sont complètes ou incomplètes.

Les ruptures incomplètes offrent à considérer deux degrés : 1° la rupture de la fourchette ; 2° la rupture de la fourchette et du périnée jusqu'au voisinage du sphincter de l'anus.

Les ruptures complètes comprennent : 1° la déchirure du périnée dans laquelle le sphincter est intéressé ; 2° la déchirure de tout le périnée y compris celle de la cloison recto-vaginale jusqu'à une hauteur variable.

Les inconvénients qui résultent pour les femmes de ces déchirures varient avec leur étendue. Quand la fourchette seule est intéressée, la gêne qui plus tard est la conséquence de cette lésion est très-peu considérable. Mais lorsque le périnée est déchiré jusqu'au voisinage du rectum, l'entrée du vagin se trouve considérablement élargie, et il en résulte quelques désagréments au point de vue du coït. La femme ne se plaint pas du reste autrement de cette lésion. Quelquefois cependant l'utérus ne se trouvant plus suffisamment soutenu s'abaisse, et il se produit un prolapsus de cet organe.

Quand le sphincter est intéressé, l'incontinence des matières fécales en est la conséquence. C'est, on le pense bien, un inconvénient auquel il est indispensable de remédier. Lorsque la cloison recto-vaginale est intéressée à son tour, l'issue des gaz et des matières fécales se produit par le vagin, et devient une cause de souffrance et de dégoût pour les malheureuses qui sont atteintes de cette infirmité. Les parois vaginales n'étant plus soutenues, non plus que l'utérus, il se produit habituellement un prolapsus de ces parois, puis consécutivement de l'utérus lui-même ; les femmes éprouvent des tiraillements très-pé-nibles des ligaments larges.

A quel moment doit-on pratiquer l'opération ? — A ce sujet les auteurs sont quelque peu divisés.

Les uns, avec Roux et Velpeau, veulent qu'on attende la cicatrisation et qu'on n'opère que lorsque la période puerpérale est passée depuis un certain temps déjà.

Ces chirurgiens se fondent pour reculer l'opération sur ce que pendant la période puerpérale la femme est plus exposée aux inflammations et à la résorption puru-lente ; que l'état général est mauvais, que les tissus contus et tiraillés par le fait de l'accouchement sont prédisposés à la gangrène et que l'écoulement lochial gêne la réunion des parties.

D'autres auteurs parmi lesquels nous citerons : Baker Brown, Danyau (1), Simon (de Liége), Scanzoni, Demar-quay, Dieffenbach (2), Auguste Bérard (3), conseillent au contraire de pratiquer l'opération immédiatement, celle-ci n'étant plus alors qu'un simple pansement auquel la femme se soumet aisément. La douleur qui en résulte est peu considérable en raison de l'attrition des parties.

Nélaton (4), Verneuil, Maisonneuve (5), ont con-seillé non plus d'opérer immédiatement, mais d'at-tendre quelques jours, afin que les parties aient eu le

---

(1) Danyau. *Mémoire sur la périnéorrhaphie pratiquée immédiatement après l'accouchement* (*Journal de chirurgie*, juin 1843).

(2) Dieffenbach. *Die operative Chirurgie*, t. I, p. 612.

(3) Berard. *Dictionnaire de médecine en 30 vol.*, article : *Périnée*, Paris, 1841, t. XXIII, p. 514.

(4) Nélaton. *Traité de pathologie chirurgicale*, t. V.

(5) Maisonneuve. *Bulletin de la Société de chirurgie*, 1849.

temps de se déterger et de se recouvrir de bourgeons charnus.

La suture pratiquée alors permet d'obtenir la réunion des parties sans qu'il soit nécessaire de pratiquer l'avivement.

Gaillard-Thomas (1) est d'avis de pratiquer immédiatement la suture. Si l'on échoue, dit cet auteur, on peut toujours recourir plus tard à une opération. C'est également notre avis.

Mais il arrive bien souvent que le chirurgien ne se trouve pas appelé au moment de l'opération et qu'il se trouve en face d'une déchirure dont les bords se sont cicatrisés depuis un temps plus ou moins long.

Dans ce cas, il convient de choisir son moment, et tous les auteurs sont d'accord pour conseiller de ne pratiquer l'opération qu'après plusieurs mois, alors que la période puerpérale est déjà passée depuis un temps assez long et que l'état général est devenu tout à fait bon.

§ I. — Opérations pratiquées immédiatement après l'accouchement.

A. *Déchirures incomplètes.*

Lorsque la déchirure comprend la fourchette et n'intéresse pas le sphincter de l'anus, il suffit d'appliquer trois ou quatre serres-fines à pointes (voy. fig. 162). Ces serres-fines, qui ont été imaginées récemment par le Dr Créquy, permettent, le plus souvent, d'obtenir la réunion. Pour appliquer ces serres-fines on fait coucher

---

(1) Gaillard-Thomas. *Diseases of Women.* Philadelphie, 1874; p. 130.

la femme sur le côté et on lui commande d'étendre le membre qui est en contact avec le lit et de fléchir légèrement le membre placé supérieurement ; on rapproche avec les doigts les lèvres de la solution de continuité et l'on applique les serres-fines à l'aide de l'autre main. Les pointes doivent être insérées assez profondément afin d'embrasser une épaisseur de tissus un peu considérable.

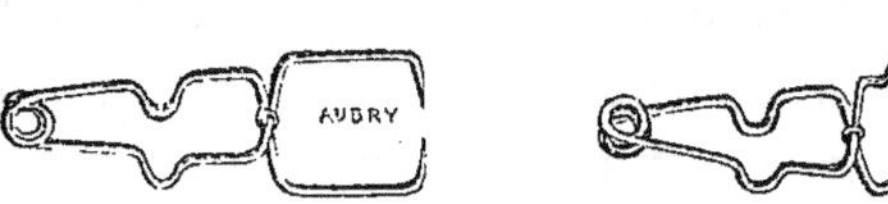

Fig. 162. — Serre-fines à pointes du Dr Créquy pour la déchirure incomplète du périnée.

Il faut avoir soin d'affronter les extrémités de la déchirure pour qu'elles se trouvent bien en regard l'une de l'autre. On place d'abord la serre-fine antérieure et l'on continue par celles qui doivent être insérées plus en arrière.

La douleur déterminée par l'application de ces serres-fines est de très-courte durée. Elles tiennent parfaitement en place, insérées qu'elles sont dans l'épaisseur des tissus et ne glissent pas comme le font des serres-fines ordinaires.

La réunion des tissus ayant lieu le plus souvent au bout de deux ou trois jours, on peut enlever les serres-fines vers cette époque ; mais il convient de ne pas les enlever toutes le même jour. Nous commençons ordinairement par les serres-fines les plus rapprochées de l'anus et nous n'enlevons la serre-fine antérieure que le quatrième ou le cinquième jour. Nous nous guidons pour cela sur l'état de gonflement des tissus.

B. —. *Déchirures ayant intéressé le rectum et la
cloison recto-vaginale.*

Lorsque la déchirure est complète, les serres-fines dont
nous venons de parler ne suffisent plus pour obtenir
la réunion des lèvres de la solution de continuité. Il
faut alors pratiquer des sutures au moyen de fils d'argent que l'on fait pénétrer profondément, et assez
loin de la surface de la rupture, de façon à comprendre
dans leur anse une épaisseur de tissus un peu considérable. La suture qui convient le mieux alors est la
suture enchevillée.

Il arrive souvent, lorsque la cloison recto-vaginale a
été intéressée dans une hauteur un peu considérable,
qu'il subsiste une fistule recto-vaginale.

C'est là un inconvénient auquel il est difficile de se
soustraire à cause du gonflement et de l'allongement
des parties par le fait de l'accouchement, gonflement
et allongement qui ne permettent pas de pratiquer la
suture avec toute la précision désirable. La crainte de
voir subsister une fistule recto-vaginale ne doit pas
faire renoncer à cette tentative de réunion primitive,
car si l'on ne produit pas l'adhésion intégrale des parties rompues, on obtient, tout au moins, dans la grande
majorité des cas, la réunion du périnée et l'on remédie
plus tard à la fistule recto-vaginale.

§ II. — Opérations que l'on pratique quand les lèvres
de la solution de continuité sont cicatrisées.

Ces opérations, avons-nous dit, ne doivent être pratiquées que longtemps après l'accouchement, alors que

la femme n'est plus soumise à l'influence puerpérale et que son état de santé est devenu aussi bon que possible.

Un grand nombre de procédés ont été employés pour obtenir la réunion des parties. Quelques-uns sont aujourd'hui presque tombés dans l'oubli et d'autres sont compliqués ou d'une exécution difficile. Nous ne ferons dès lors connaître que les procédés opératoires simples et à la portée de tous les chirurgiens.

Nous sommes surpris, avec Gaillard Thomas, que les auteurs qui ont fourni des descriptions des opérations de périnéorrhaphie n'aient point distingué celles qui sont applicables à la rupture partielle de celles qu'il convient d'employer dans le cas de rupture complète. Aussi nous appliquerons-nous à faire connaître les procédés auxquels il faut recourir dans l'un et l'autre cas.

Les procédés que nous allons passer en revue sont empruntés, pour la plupart, à l'excellent ouvrage de Gaillard Thomas, qui les a choisis à la suite d'une longue expérience.

Soins communs à toutes les opérations de périnéorrhaphie. — Avant de procéder à l'opération il convient que la femme soit en parfaite santé. On administre quelques semaines avant l'opération des purgatifs légers, afin d'obtenir la liberté des intestins et de les débarrasser des scybales qu'ils peuvent contenir.

Le vagin doit être nettoyé matin et soir au moyen d'injections détersives destinées à faire disparaitre la moindre trace d'inflammation.

Trois ou quatre aides sont nécessaires ; l'un d'eux doit administrer le chloroforme, les deux autres soutiennent les jambes, le quatrième présente les instruments. Les aides qui soutiennent les jambes emploient la main qui leur reste libre à éloigner les lèvres et à éponger les parties.

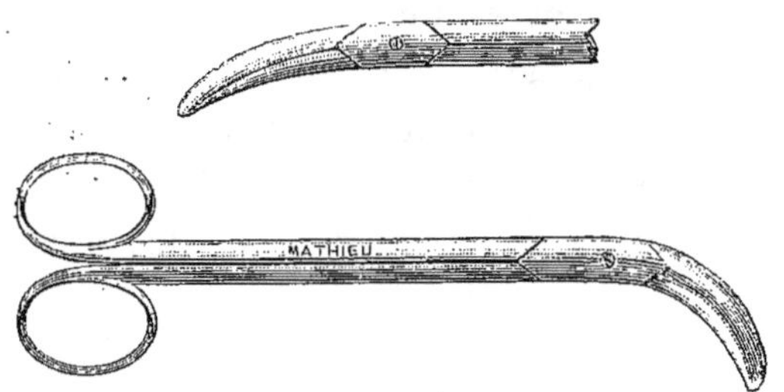

FIG. 163. — Ciseaux légèrement courbés et Ciseaux fortement courbés,

Instruments employés pour pratiquer l'opération.—Ils consistent en deux paires de ciseaux courbes, (v. fig. 163), un bistouri à lame étroite, une pince à dents de souris et un ténaculum, une douzaine d'éponges, du volume d'une noix montés sur des manches, une pince à ligature, des fils de soie, des aiguilles courbes et rondes, d'une longueur de 3 à 4 centimètres, dans lesquelles sont attachés des fils de soie doubles, enfin des fils d'argent. Si l'on a recours à la suture enchevillée, on doit posséder, en outre, des sondes en gomme élastique.

A. — *Opération dans le cas de rupture incomplète.*

1ᵉʳ *temps*. — L'un des aides exerce sur les lèvres un certain degré de traction qui a pour but de tendre les tissus. Le chirurgien, saisissant la muqueuse avec la pince à dent de souris ou le ténaculum, au point où le bord supérieur de l'anus se continue avec la peau, enlève une bande de tissu en remon-

tant vers le vagin dans une étendue d'environ 4 centi-
métres.— Pendant ce temps de l'opération on soulève la
paroi vaginale antérieure au moyen d'un spéculum de
Sims appliqué contre la symphyse pubienne. — La partie ainsi enlevée correspond à la base du périnée et mar-
que le point de jonction des deux surfaces triangulaires
d'avivement, que l'on doit maintenant pratiquer à droite
et à gauche. Saisissant alors la membrane muqueuse sur
l'une des lèvres un peu au-dessous du niveau du méat

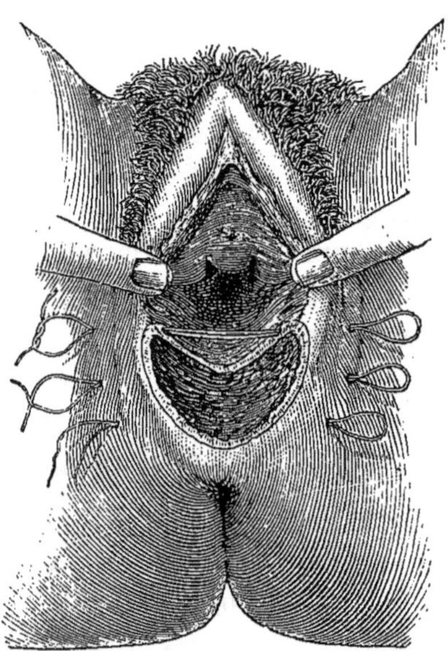

Fig. 164. — Surface d'avivement et sutures en place.

urinaire, le chirurgien pratique deux nouveaux sillons,
dont l'un va rejoindre l'extrémité supérieure et l'autre
l'extrémité inférieure du sillon médian. On avive ensuite la partie centrale du triangle ainsi tracé.

La même opération est renouvelée du côté opposé.

On éponge avec soin les surfaces pour voir s'il ne reste aucun point à aviver. Si quelque artère donne du sang on en pratique la torsion ou on applique une ligature avec un fil très-délié que l'on coupe au ras du nœud. La figure 164 indique l'étendue de la surface d'avivement.

Second temps.— Après avoir laissé la surface cruentée pendant un certain temps exposée à l'air afin d'être assuré qu'une hémorrhagie n'est pas à redouter, on procède au passage des fils.

On place alors dans un porte-aiguille une aiguille courbe de 1 centimètre et demi de long. On doit employer de préférence une aiguille ronde qui expose moins aux hémorrhagies qu'une aiguille plate et à bords coupants. Celle-ci est armée d'un fil double de soie de 20 à 25 cent. de long. On la fait pénétrer dans la peau au niveau de la partie inférieure de la plaie, un peu au-dessus du bord antérieur de l'anus, on l'insinue dans l'épaisseur des tissus en avant du rectum et en arrière de la surface d'avivement, et on la fait ressortir du côté opposé dans un point correspondant à l'entrée. Le fil n'est pas visible sur la surface dénudée, inséré qu'il est dans l'épaisseur des tissus.

Si l'on éprouvait de la difficulté à faire ainsi passer directement l'aiguille, on pourrait la faire sortir vers le milieu de la surface dénudée et la faire rentrer de nouveau dans le tissu par le même trou.

On prend une seconde aiguille et l'on fait pénétrer un second fil, un peu plus haut, vers un point situé au niveau de l'endroit où on a fait aboutir le premier sillon creusé.

L'aiguille guidée par le doigt introduit dans le rectum chemine dans l'épaisseur de la cloison recto-vaginale et ressort en un point correspondant à celui de l'entrée.

Quelques auteurs ont l'habitude de passer le fil de façon à le laisser libre dans une petite étendue au milieu de la surface dénudée. M. Gaillard Thomas préfère l'insinuer dans l'épaisseur des tissus. Le fil, au dire de ce praticien, occasionne alors moins d'irritation et n'a pas l'inconvénient d'agir à la façon d'un séton.

Une troisième aiguille traverse les tissus de façon à sortir au niveau de la partie interne du point le plus élevé de la surface cruentée. Cette aiguille est ensuite insérée du côté opposé et ressort sur la peau en un point qui correspond à son entrée. On voit dès lors que ce fil traverse librement l'orifice vaginal.

S'il était utile on pourrait pratiquer un plus grand nombre de sutures.

Si l'opérateur juge à propos de se servir de la suture métallique entortillée, il fait pénétrer les fils à 8 ou 12 millimètres des bords de la surface d'avivement et à une distance de 9 millimètres l'un de l'autre. S'il a recours à la suture enchevillée, les fils doivent être insérés à 1 centimètre et demi du bord de la surface cruentée et trois ou quatre sutures seulement sont nécessaires.

M. Gaillard Thomas remplace les fils primitivement passés, par des fils plus forts d'argent, de soie ou de chanvre.

Si l'on emploie la suture enchevillée on insinue dans l'anse des fils un bout de sonde en gomme, ou de bougie, ou de caoutchouc durci, et lorsqu'on a rapproché les parties par la traction opérée sur ces fils, on

noue ceux-ci du côté opposé sur un second bout de
sonde. Les parties une fois rapprochées se présentent
avec l'aspect de la fig. 165.

Il est de plus souvent nécessaire de placer trois ou
quatre sutures superficielles en vue de rapprocher exactement les surfaces cutanées.

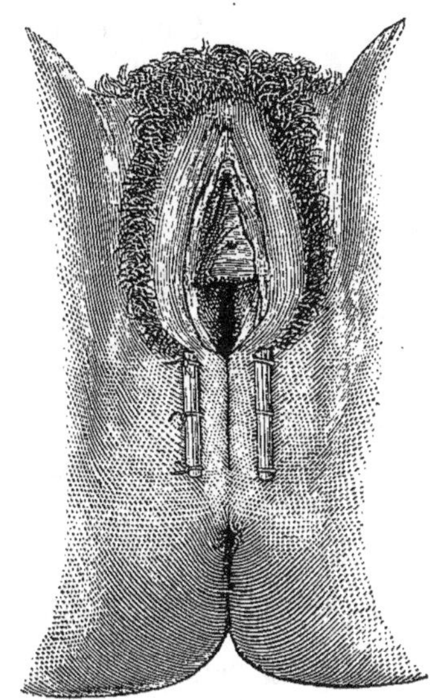

FIG. 165. — Suture enchevillée en place.

Cela fait on place la malade dans son lit, les jambes
tenues rapprochées et l'on administre de l'opium afin
d'amener la constipation.

La vessie est vidée toutes les six heures au moyen de
la sonde et le vagin est tenu propre en pratiquant des
injections détersives.

Le troisième jour on enlève les sutures profondes ;
quant à celles qui ont été insérées superficiellement
pour rapprocher la peau et qui sont au nombre de
trois ou quatre, on les laisse jusqu'au huitième jour.

On peut remplacer la suture enchevillée par une suture métallique à points séparés. Après avoir passé les fils de soie on confie leurs extrémités à un aide, puis on prend un fil d'argent de 20 centimètres de long, on le fixe à l'anse du fil de soie le plus inférieur et on le fait traverser les tissus. Il est alors légèrement tordu et dirigé en bas afin de ne pas gêner le passage des autres fils.

Lorsque tous les fils sont en place on reprend celui qui a été passé le premier, et après qu'on a bien mis en contact les bords de la plaie et qu'on a enlevé soigneusement les caillots on pratique la torsion, puis l'on continue de même pour les autres fils.

On coupe alors les fils aussi courts que possible ou bien on les réunit en faisceau.

Le lendemain du jour où les sutures superficielles ont été enlevées, c'est-à-dire vers le huitième ou le neuvième jour, on donne un léger purgatif pour débarrasser l'intestin.

B. *Opération dans le cas de rupture complète.*

La rupture complète comprend, avons nous dit, le sphincter de l'anus et une étendue plus ou moins grande de la cloison recto-vaginale. Lorsque la rupture de l'intestin s'étend, dit Gaillard Thomas, à plus de 3 ou 4 centimètres au-dessus du bord antérieur de l'anus, il est préférable de pratiquer une opération préliminaire ayant pour but de restaurer la cloison jusqu'au voisinage de l'anus, on avive les bords de la solution de continuité et l'on en pratique la suture ; puis lorsque la cloison est refaite, on suture le périnée; si la cloison est fendue dans une étendue qui ne dépasse pas 3 ou 4 centimètres, une seule opération peut amener la guérison.

Lorsque la rupture est complète l'opération consiste

donc non-seulement à rétablir les fonctions de l'anus,
mais encore à reconstituer la cloison recto-vaginale et
à réparer le périnée.

Pour obtenir ce résultat les bords du sphincter de
l'anus doivent être rapprochés et réunis à la partie inférieure de la cloison recto-vaginale. Le Dr T. Addis Emmet
(de New-York) a parfaitement mis en lumière ces principes et après lui Gaillard Thomas et Jude Huë (de
Rouen) (1).

FIG. 166.   FIG. 167.

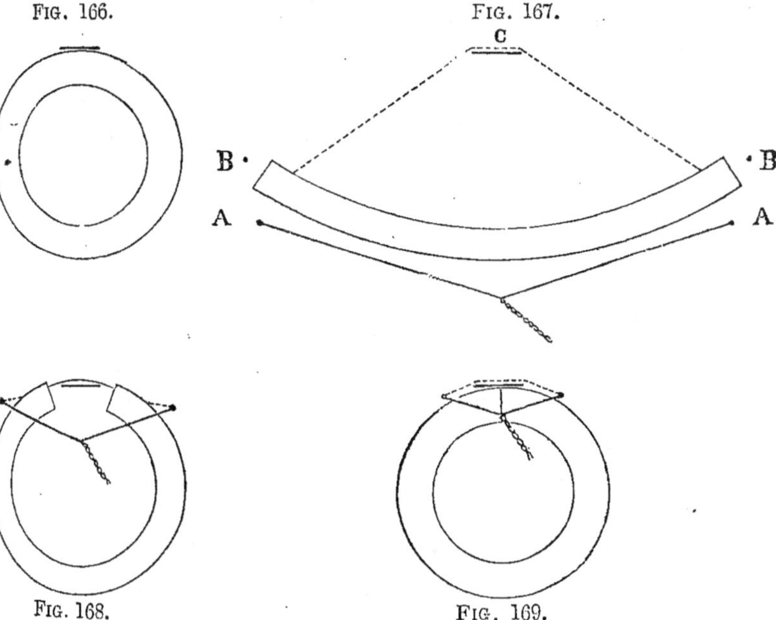

FIG. 168.   FIG. 169.

La figure schématique 166, empruntée à Gaillard
Thomas, représente le sphincter intact ; la figure 167
en indique la rupture ainsi que les points d'entrée et
de sortie des aiguilles, les lignes ponctuées montrent le
trajet des sutures métalliques dans l'épaisseur des tissus.

____

(1) Jude Huë. *Etude sur la périnéorrhaphie*. (*Annales de Gyn.*, juillet
1876).

M. Gaillard Thomas fait remarquer que la cloison recto-vaginale est un point fixe, et que lorsque le fil est tordu les extrémités du muscle se rapprochent du point fixe C. A mesure que l'on tord les fils, les trois points se rapprochent de plus en plus, de façon à se trouver au contact l'un de l'autre comme le montrent les figures 168 et 169.

La première suture est la plus importante, elle doit pénétrer et sortir aux points A. A. et traverser les extrémités des muscles afin de les amener au contact l'un de l'autre et de la cloison recto-vaginale C.

Si cette première suture traversait les points B. B. au-dessus des extrémités du muscle, on n'obtiendrait pas une union complète de ces extrémités avec la cloison recto-vaginale et les fonctions de l'anus ne seraient rétablies qu'incomplètement.

1° Procédé d'Emmet, de Gaillard Thomas et de Jude Huë (de Rouen). — La femme étant placée dans le décubitus dorsal, on applique le spéculum de Sims dont la convexité répond au pubis et l'on procède à l'avivement comme il a été dit précédemment, mais en ayant soin de prolonger cet avivement en haut le long des bords de la cloison recto-vaginale et en bas, de chaque côté de l'anus, jusqu'au niveau du bord supérieur de cet orifice, afin de correspondre aux extrémités des fibres du sphincter divisé. L'avivement s'arrête en dedans au point où la muqueuse rectale se confond avec la peau. La figure 170 montre l'étendue de la surface d'avivement.

Pour pratiquer alors la suture, on fait pénétrer une aiguille très-bas au niveau du bord inférieur de l'anus, puis on la dirige de manière à atteindre la cloison recto-

vaginale, on fait alors cheminer l'aiguille dans l'épaisseur de la cloison de façon à la faire ressortir du côté opposé, au niveau d'un point qui correspond à celui de
l'entrée.

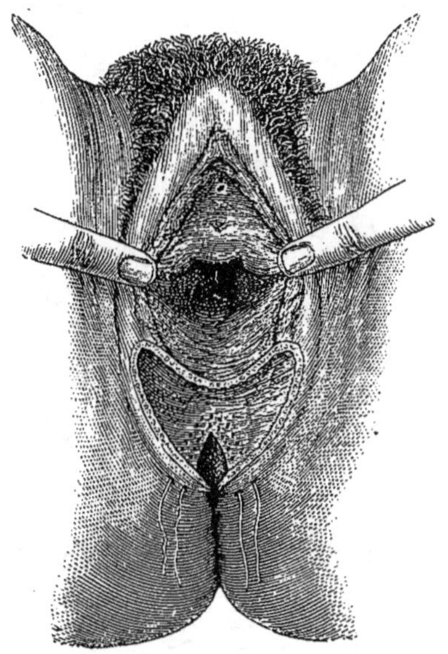

Fig. 170. — Surface d'avivement dans la rupture complète du périnée,
avec les deux premières sutures en place (Gaillard-Thomas).

On fait pénétrer une seconde suture un peu au-dessus
de la première, puis une troisième, une quatrième et
une cinquième, et même une sixième s'il est nécessaire.

Les sutures, à mesure que l'on s'éloigne de l'anus,
suivent un trajet de moins en moins courbe et deviennent même horizontales pour les deux ou trois dernières. Pour celles ci, le fil ne traverse plus la cloison
recto-vaginale, il sort au niveau du bord interne de la
surface d'avivement de gauche pour rentrer au niveau
du bord interne de la surface d'avivement de droite et
pour sortir sur la peau en un point qui correspond à

l'endroit où elle a pénétré dans les tissus. (Voy. fig. 171.)

On doit faire en sorte de ne point traverser la muqueuse rectale et même de faire cheminer les fils dans l'épaisseur de cette muqueuse. De la sorte, on se met à l'abri du tenesme rectal qui se produit inévitablement quand les sutures perforent la muqueuse de cet intestin.

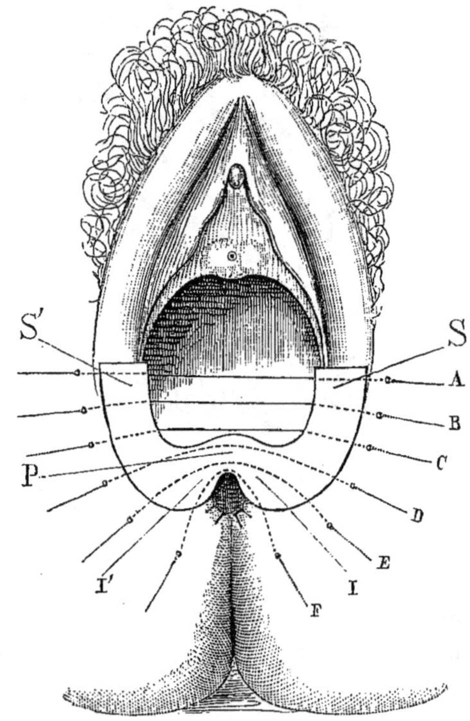

FIG. 171. — Disposition des fils avant d'être serrés. (Jude Huë).
A, B, C, D, E, F, Sutures.
S, S', P, Surface d'avivement.
I, I, Partie de l'avivement qui contourne l'anus.

NOTA. — Le fil F doit être insinué dans la peau, un peu plus haut qu'il est indiqué sur la gravure.

Pour éviter cet accident, on doit conserver le doigt indicateur de la main gauche dans l'intestin pendant que la main droite dirige l'aiguille.

En jetant un coup d'œil sur la figure **170**, dans laquelle les deux premiers fils seulement sont passés, et sur la figure **171**, on verra facilement que la suture ainsi pratiquée, froncera les tissus à la manière du fil qui entoure l'ouverture d'une bourse et aura pour effet de mettre les extrémités du sphincer au contact de la cloison recto-vaginale.

Cette méthode permet d'éviter la production des fistules recto-vaginales, et de rétablir parfaitement les fonctions du sphincter anal.

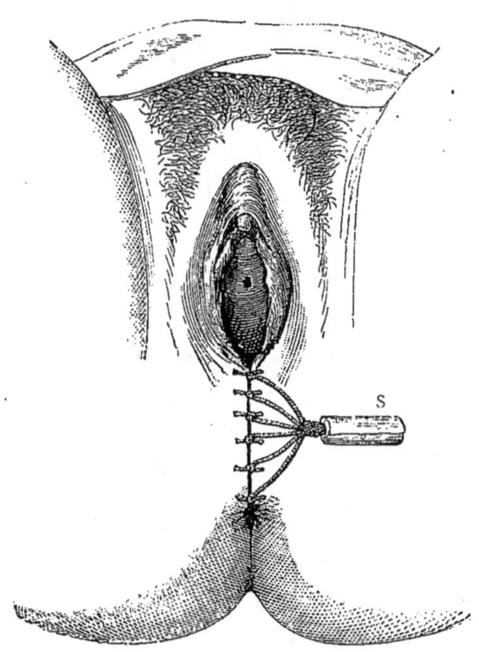

FIG. 172. — Disposition des fils lorsque la suture est en place (Jude Huë).
S, Morceau de diachylon réunissant les fils en un seul faisceau.

Lorsque toutes les sutures sont passées, on serre les fils en commençant par celui qui est le plus inférieur, et on les réunit en faisceau comme l'indique la fig. 172.

Le Dʳ Granville Bantock (1) a publié récemment un article très-intéressant sur le traitement des ruptures du périnée, dans lequel nous trouvons au point de vue de la suture des indications qui diffèrent peu de celles que nous venons de faire connaître.

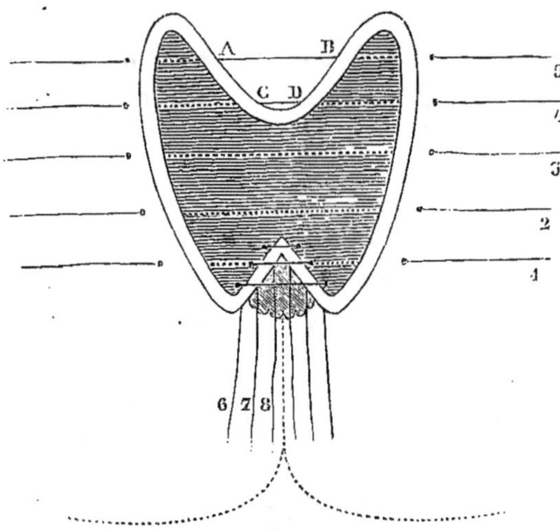

FIG. 173. — Disposition des fils dans le procédé de suture du Dʳ Bantock.

1, 2, 3, 4, 5, fils placés transversalement.
6, 7, 8, fils pour la réunion de la cloison recto-vaginale.
A B, C D, parties libres des fils dans le vagin.

L'auteur refait la cloison recto–vaginale au moyen de trois ou quatre sutures, placées comme l'indiquent les chiffres 6, 7, 8 ; le périnée est ensuite reformé en plaçant des fils transversalement comme on le voit par les chiffres 1, 2, 3, 4, 5. Ces fils sont placés dans l'épaisseur de la cloison, sauf pour les deux fils antérieurs, dont une partie AB, CD est libre dans le vagin.

---

(1) Bantock. *On the treatment of rupture of the perineum*, (*Obstetrical Journal*, janvier 1877, p. 655).

2° *Procédé de Demarquay*. — *1ᵉʳ temps : Avivement*. — Dans ce procédé, Demarquay s'est attaché surtout à mettre les surfaces réunies à l'abri des matières liquides qui pourraient s'infiltrer entre elles et en amener le décollement.

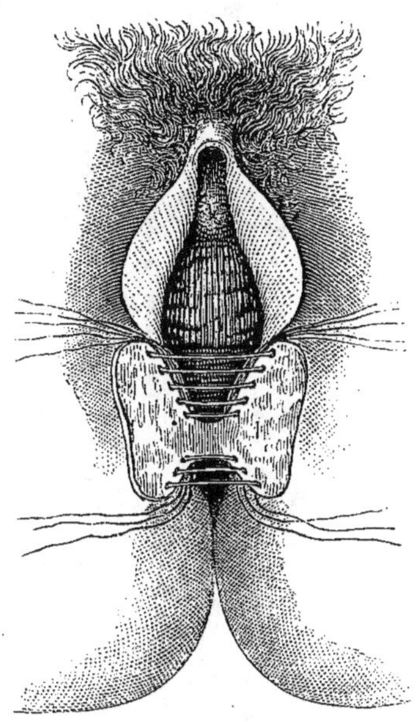

FIG. 174. — Procédé de Demarquay, 1ᵉʳ temps de la suture.

Dans un premier temps, ce chirurgien enlève de chaque côté de la cloison deux lambeaux triangulaires, dont la base est inférieure et regarde la fesse, et dont le sommet tronqué correspond à l'éperon de la cloison déchirée. Dans un second temps, l'opérateur sépare l'une de l'autre, dans une hauteur de 1 centimètre environ, la paroi vaginale et la paroi rectale, puis il pratique la suture.

2° *temps : Suture*. — Elle peut se diviser en trois

temps : 1° suture du vagin, 2° suture du rectum, 3° suture du périnée.

Du côté du vagin on fait avec des fils cirés de 5 à 9 sutures simples en commençant par la plus profonde. L'aiguille courbe est enfoncée à gauche dans la muqueuse vaginale, et ressort sur la surface d'avivement, traversant ainsi la lame de la cloison dédoublée ; la

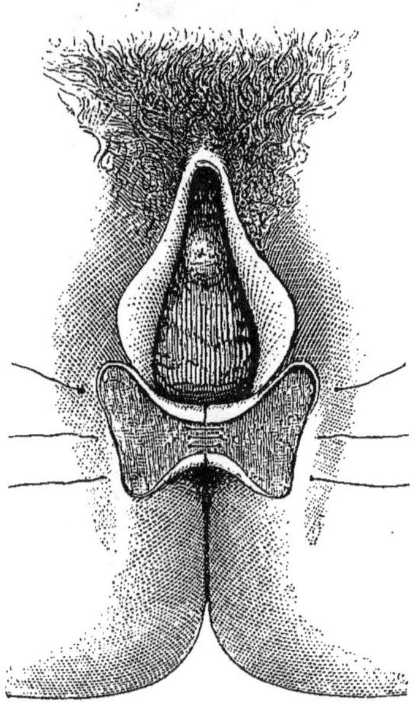

FIG. 175. — Procédé de Demarquay, 2e temps de la suture.

pointe est ensuite enfoncée sur le point correspondant de la surface d'avivement droite et ressort sur la muqueuse vaginale. On a ainsi une anse de fil dans la plaie et les deux chefs dans le vagin. On procède de la même façon pour les autres fils. Il suffit de nouer ensuite les chefs des fils dans le vagin pour amener les surfaces cruentées au contact l'une de l'autre.

On répète la même manœuvre du côté du rectum et l'on noue les fils ; trois ou quatre fils sont suffisants.

Lorsque les deux sutures sont terminées on a une plaie qui a la forme d'un entonnoir, dont la base regarde l'opérateur et dont le sommet correspond à la cloison recto-vaginale. On rapproche alors les parois latérales de cet entonnoir à l'aide de trois fils métalliques, que l'on enfonce profondément en se servant d'aiguilles courbes.

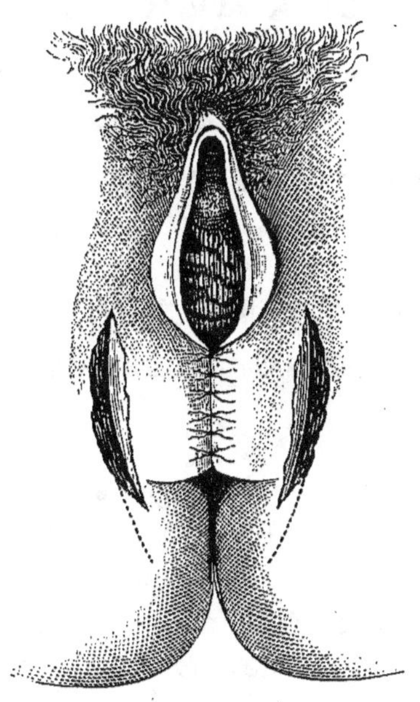

FIG. 176. — Procédé de Demarquay, 3e temps de la suture.

En nouant les extrémités de ces fils on met en contact les deux parois latérales de l'entonnoir.

On complète la suture par quelques fils cirés placés moins profondément et qui établissent une liaison entre les sutures du vagin et celles de la cloison rectale.

3e *temps : Incisions libératrices.* — Lorsque la suture est terminée, le chirurgien pratique, comme le faisait Dieffenbach, deux incisions semi-lunaires, qui ont pour but de relâcher les tissus et d'empêcher le tiraillement des sutures.

CHAPITRE II

OPÉRATIONS

QUI SE PRATIQUENT SUR L'URÈTHRE.

ARTICLE I.

CAUTÉRISATION DE L'URÈTHRE.

Lorsque l'urèthre est le siége de la blennorrhagie, il est nécessaire de modifier l'état inflammatoire de la muqueuse au moyen de la cautérisation. Le caustique que l'on emploie généralement alors est le nitrate d'argent, soit sous forme de crayon, soit en solution.

A. *Au moyen du crayon.* — La femme étant placée dans le décubitus dorsal, dans la position requise pour l'examen au spéculum, on fait pénétrer sans hésitation dans l'urèthre un crayon de nitrate d'argent de 3 à 4 centimètres de longueur. Cette dimension est nécessaire pour toucher toute la longueur de l'urèthre qui, chez quelques femmes, atteint près de 4 centimètres ; le crayon est laissé en place pendant quelques secondes, afin de permettre au nitrate d'argent de se dissoudre et de pénétrer dans les replis de la muqueuse, ainsi que dans les orifices des glandes qui s'y trouvent contenues.

La douleur occasionnée par cette cautérisation est en général assez vive, et persiste quelquefois pendant plusieurs heures.

B. *Au moyen de la sonde de M. A. Martin.* — M. A. Martin pratique la cautérisation de l'urèthre dans la blennorrhagie avec une solution de nitrate d'argent. A cet effet il se sert d'une sonde à double conduit ayant la forme et les dimensions d'une sonde de trousse, et sur laquelle se trouvent adaptées deux vessies de caoutchouc AA et A'A'' que l'on peut distendre en faisant une injection d'eau, au moyen d'une seringue (voyez fig. 177) que l'on adapte sur l'ajutage C. Ces deux vessies sont placées à une distance convenable pour fermer l'urèthre à ses deux extrémités. Lorsque l'urèthre est ainsi obstrué on injecte une solution de nitrate d'argent au tiers ou au quart par le tube E. La solution sort par des fenêtres existant sur le tube, en B, entre les points occupés par les vessies de caoutchouc.

L'injection ainsi pratiquée a l'avantage de distendre la muqueuse et de s'insinuer aisément dans les orifices glandulaires de la muqueuse uréthrale.

L'idée de recourir à la cautérisation de l'urèthre au moyen d'une injection est très-ingénieuse, malheureusement l'introduction de la sonde est douloureuse et sa sortie occasionne des abrasions de la muqueuse qui déterminent l'écoulement d'une certaine quantité de sang et une vive irritation du canal.

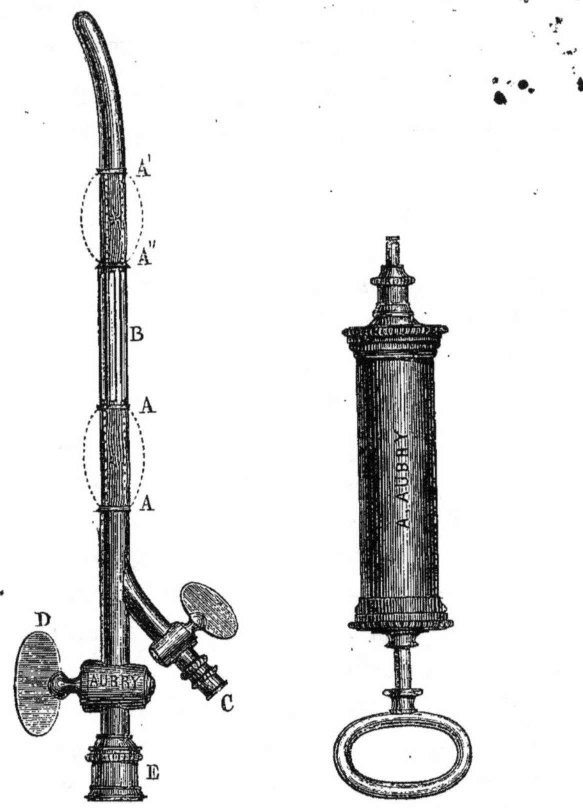

FIG. 177. — Sonde pour la cautérisation de l'urèthre (1).

Néanmoins, c'est un moyen très-utile lorsque la blen-

---

(1) A A, A' A'',Vessies de caoutchouc destinées à fermer l'urèthre à ses deux extrémités.

B, Partie perforée pour permettre l'issue de l'injection dans l'urèthre.

C, Orifice sur lequel on peut adapter une seringue destinée à distendre les vessies de caoutchouc.

E, Orifice par lequel on pratique l'injection.

D, Robinet pour fermer le tube.

(Sur le côté droit de la figure se voit la seringue destinée à faire l'injection d'eau dans les vessies de caoutchouc A A et A' A''.)

rhagie a résisté à la cautérisation avec le crayon d'azotate d'argent.

ARTICLE II.

VÉGÉTATIONS DE L'URÈTHRE.

L'urèthre est assez souvent le siége de tumeurs rouges, à surface framboisée, s'accompagnant ordinairement de douleurs vives. Ces tumeurs sont sessiles ou pédiculées; elles siégent le plus souvent à l'entrée de l'urèthre et prennent leur insertion sur la paroi inférieure. Quelquefois cependant on les rencontre dans un point plus ou moins profond du canal.

On obtient la guérison de ces tumeurs par des procédés divers qui sont : la ligature, l'excision, la cautérisation.

1° *La ligature* se pratique au moyen d'un fil de soie dont on entoure la tumeur. Celle-ci tombe au bout de peu de jours.

2o *L'excision* se fait avec des ciseaux, après qu'on a soulevé la tumeur avec une pince. Ce procédé très-simple a l'inconvénient de donner lieu à une hémorrhagie quelquefois abondante, mais dont on se rend maître facilement par la cautérisation. Cette dernière ne doit jamais être négligée, dans la crainte de voir le sang refluer du côté de la vessie, comme cela a été signalé par Forget chez une malade opérée par Lisfranc.

L'excision peut être pratiquée très-avantageusement à l'aide de la pince de Wilde qui sert pour les polypes de l'oreille ou d'un petit constricteur de Maisonneuve (voy. fig. 178 et 179). Dans tous les cas, le pédicule de la tumeur doit être touché avec un stylet rougi au feu, ou un thermo-cautère filiforme.

3° *La cautérisation* au fer rouge nous paraît être le

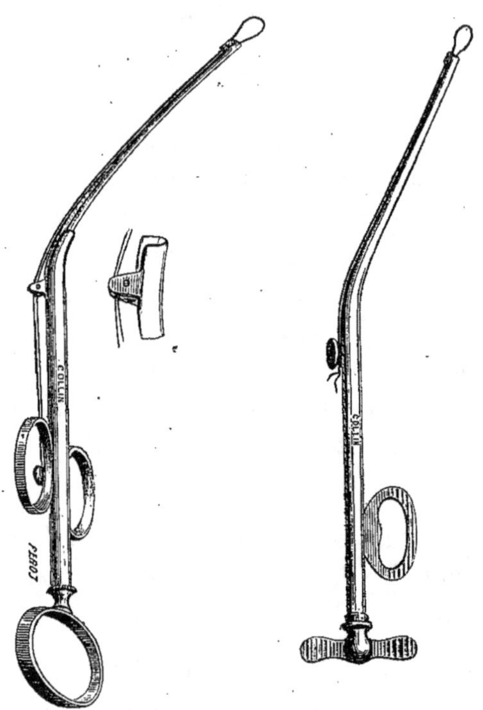

Fɪɢ. 178. — Pince de Wilde.

Fɪɢ. 179. — Petit constricteur de Maisonneuve.

meilleur moyen de destruction de ces tumeurs. L'instrument auquel nous avons eu recours dans ces cas est le thermo-cautère filiforme. La paroi de l'urèthre qui est saine est protégée au moyen d'un petit spéculum en ivoire (voy. fig. 180).

La fente creusée sur la paroi du spéculum sert à embrasser la tumeur et à éviter de produire des lésions de la muqueuse au voisinage du polype. Quand la tumeur est volumineuse il est préférable d'en opérer préalablement l'excision au moyen de la pince de Wilde ou de ciseaux et de cautériser ensuite le pédicule.

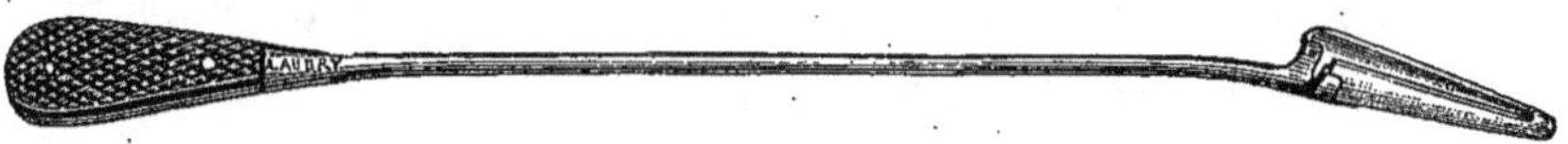

FIG. 180. — Spéculum échancré pour la cautérisation de l'urèthre.

Le thermo-cautère permet d'atteindre les tumeurs même lorsqu'elles sont situées à une certaine profondeur.

La cautérisation pratiquée avec le crayon de nitrate d'argent est tout à fait insuffisante ; aussi est-il complètement inutile d'y recourir.

ARTICLE III.

PROLAPSUS DE L'URÈTHRE.

Le prolapsus de l'urèthre consiste en une procidence de la muqueuse avec prolifération du tissu conjonctif sous-jacent.

Cette altération, qui cause souvent une gêne et une douleur considérables, nécessite l'ablation de la partie herniée.

On saisit le bourrelet muqueux avec une pince à griffes, on l'attire légèrement et on le résèque au moyen de ciseaux courbes ; s'il s'écoule un peu de sang on arrête aisément l'hémorrhagie en appliquant sur la surface de section un bourdonnet de charpie imbibé d'une solution légère de perchlorure de fer.

Si la grande vascularité du tissu fait craindre la production d'une hémorrhagie, on peut recourir à l'ingénieux procédé de Sequin (1) qui consiste à introduire dans la vessie une sonde de femme et à étrangler le tissu sur la sonde au moyen d'une ligature. La sonde est laissée en place jusqu'à ce que la chute de la partie étranglée se soit produite.

La section de la partie prolapsée pourrait encore être très-avantageusement obtenue en faisant usage de l'anse galvano-caustique. Il conviendrait alors de recourir au cathétérisme de la vessie pendant quelques jours, afin d'éviter le contact de l'urine avec la plaie.

ARTICLE IV.

RÉTRÉCISSEMENT DE L'URÈTHRE.

Les rétrécissements de l'urèthre chez la femme sont rares. M. Churchill n'en a observé que deux cas. Scanzoni et Gaillard-Thomas n'en font pas mention. M. Newman (2), qui s'est occupé récemment de cette affection, pense que les rétrécissements ne sont pas aussi rares qu'on le croit généralement. Cet auteur a observé cinq cas de rétrécissement uréthral chez la femme dans l'espace de cinq mois, à savoir : quatre rétrécissements organiques et inflammatoires, un rétrécissement spasmodique. Ces rétrécissements avaient pour cause la syphilis, une injection caustique à la suite d'une blennorrhagie, une uréthrite granuleuse suite de couches,

---

(1) Gaillard-Thomas. *Diseases of Women*, 1874, p. 120.
(2) *American Journal of medical sciences*, décembre 1875, et *Annales de Gynécologie*, avril 1876.

une uréthrite simple, enfin une irritation réflexe produite par un ulcère du rectum.

Churchill dilate le rétrécissement en se servant de bougies de volume graduellement croissant, et laisse en place pendant un quart d'heure le plus gros numéro qu'il a pu faire pénétrer. Les jours suivants, il recommence la manœuvre en augmentant à chaque fois le volume des bougies.

Le Dr Newman a employé l'électrolyse pour détruire ces rétrécissements.

Voici le manuel opératoire. Le pôle positif d'une batterie galvanique de 8 à 10 éléments est placé dans la main de la malade. On fixe au pôle négatif une sonde métallique à olive que l'on introduit dans le méat. Au bout de quelques minutes, la sonde pénètre dans la vessie quelle que soit la nature et l'ancienneté du rétrécissement.

On répète ensuite l'opération en augmentant le volume de la sonde jusqu'à complète guérison.

CHAPITRE III.

OPÉRATIONS
QUI SE PRATIQUENT SUR LA VESSIE.

ARTICLE I.
LITHOTRITIE.

La lithotritie chéz la femme est assez facile en raison de la brièveté du canal de l'urèthre et de la dilatabilité de ce conduit, qui permettent aisément la manœuvre des instruments et l'extraction de fragments volumineux. Nous ne fournirons pas une description détaillée de toutes les manœuvres nécessitées par cette opération ; l'étude de ces manœuvres qui ne diffèrent pas sensiblement, pour la plupart, de celles auxquelles on a recours chez l'homme, nous obligerait de donner à ce chapitre une étendue que ne comporte pas un ouvrage spécialement consacré à la gynécologie. Nous nous contenterons donc de signaler les particularités de cette opération chez la femme et nous renverrons pour l'étude de la lithotritie en général, aux traités spéciaux où cette opération se trouve étudiée avec tous les détails désirables (1).

L'introduction du brise-pierre se fait en poussant le bec de l'instrument dans la direction de l'urèthre, et en l'introduisant tout entier dans ce conduit avant d'abaisser la tige pour faire pénétrer l'angle de réunion du bec avec la tige.

Le réservoir urinaire présente assez souvent deux dépressions latérales vers sa partie postérieure à cause de la saillie du col utérin. C'est dans ces dépressions qu'il faut aller chercher la pierre ou les fragments. Il faut aussi se souvenir que ces dépressions sont assez souvent d'inégale profondeur à cause des déviations que subit l'utérus, soit à droite, soit à gauche. Quelquefois la paroi inférieure de la vessie se déprime en bas de façon à constituer la lésion décrite sous le nom de *cystocèle vaginale*. La pierre tombant par son poids dans cette cavité pathologique, c'est en cet endroit qu'il faut

---

(1) Voir Reliquet. *Traité des opérations des voies urinaires* et *Dictionnaire de médecine et de chirurgie*, article : *Lithotritie*.

aller la chercher. Du reste, l'exploration facile de
la cavité vésicale par le toucher après dilatation
préalable de l'urèthre (voy. p. 300) fait qu'on se rend
compte aisément de ces déformations de la vessie et
de la situation occupée par le calcul.

Lorsque le calcul est fractionné, les fragments tombent dans ces culs-de-sac et leur expulsion est par cela
même plus difficile que chez l'homme. En revanche le
toucher permet d'aller les saisir au moyen de pinces
et de les extraire sans peine, même lorsqu'ils sont
assez volumineux.

Indications. — La lithotritie doit être effectuée
lorsque le calcul présente un volume trop considérable pour pouvoir être extrait à travers l'utérus dilaté.
La dilatation de l'urèthre avec quelques mouchetures
sur le pourtour du canal a permis à M. Reliquet d'extraire une pierre ayant 43 millimètres de longueur sur
34 de largeur et 15 d'épaisseur (1).

ARTICLE II.

TAILLE.

La taille est une opération qui a pour but d'extraire
de la cavité vésicale les calculs ou les corps étrangers
qui s'y trouvent contenus.

Anatomie. — Le plancher périnéal est un plan mus-
culo-membraneux épais et résistant qui ferme le détroit inférieur. Il est traversé sur la ligne médiane par

---

(1) Communication à la Société de médecine de Paris, 11 nov. 1876.

trois canaux : le rectum, le vagin et l'urèthre. Il se compose de plusieurs couches superposées : la peau, le tissu cellulaire sous-cutané, la couche musculo-aponévrotique, le tissu cellulaire sous-péritonéal, enfin le péritoine.

L'urèthre, dont la direction présente une légère courbure à concavité antérieure, est distant en haut de la symphyse pubienne de 9 à 12 millimètres. Il forme ainsi entre le clitoris, les nymphes et le méat urinaire, un espace triangulaire désigné sous le nom de *vestibule*.

Cet espace s'étend en profondeur, au milieu d'un tissu cellulaire érectile, vers le col de la vessie. La vessie est plus élevée au-dessus du pubis que chez l'homme. Le col vésical, situé près de la portion la plus inférieure du corps de la vessie, s'applique sur la paroi supérieure du vagin.

La paroi vésicale inférieure est en rapport avec le vagin jusqu'au niveau du col de l'utérus. (Voy. fig. 26, p. 45.) Ce dernier rapport nous explique la possibilité de pénétrer dans la vessie par le vagin, comme on le fait dans la taille vésico-vaginale.

Méthodes opératoires.

A. *Taille vestibulaire*. — La taille vestibulaire indiquée par Celse a été reprise plus tard par Lisfranc, qui la pratiquait de la façon suivante : La femme placée sur le dos dans la position que nous avons indiquée pour l'examen au spéculum (voy. p. 60), le chirurgien introduit dans l'urèthre un cathéter ordinaire dont la concavité est tournée en haut du côté de la symphyse pubienne ; un aide déprime le cathéter en bas de façon à élargir le plus possible l'espace vestibulaire ; alors la main droite, armée d'un bistouri ordinaire tenu comme une plume à écrire, décrit une incision curviligne à concavité dirigée en haut à 2 millimètres au-dessous de la symphyse pubienne. L'incision est commencée au niveau de la face latérale droite du méat urinaire et finit au côté opposé. On coupe ensuite couche par couche jusqu'à la vessie, en tenant le manche du bistouri moins élevé que la pointe.

Pour pénétrer dans la vessie plus aisément, Lisfranc exerçait une certaine traction sur les tissus en introduisant le pouce dans le vagin et l'indicateur dans la plaie. De cette façon il tendait la vessie et la ramenait en avant. On peut encore pénétrer dans la vessie par simple ponction ou en incisant sa paroi sur le cathéter.

Lorsque la paroi vésicale est ouverte, on introduit l'indicateur gauche dans la plaie et on agrandit l'incision longitudinalement ou transversalement. Lisfranc préférait l'incision transversale, qui, si elle coupe les fibres de la vessie perpendiculairement à leur axe, présente l'avantage de moins exposer à la lésion du péritoine. Lorsque l'incision présente 2 ou 3 centimètres d'étendue, on introduit les tenettes et l'on extrait le calcul.

B. *Taille vésico-vaginale*. — La taille vésico-vaginale consiste à faire à la paroi vésico-vaginale une incision de 25 à 26 millimètres. Voici comment on procède généralement. On introduit dans l'urèthre un cathéter ordinaire dont on tourne la convexité en bas et au moyen duquel on déprime la paroi vésicale ; on fait pénétrer ensuite dans le vagin un gorgeret dont on tourne la gouttière en haut ; on glisse cet instrument jusqu'au fond du vagin, on le confie à un aide qui en abaisse le manche de façon à en appuyer l'extrémité contre le cathéter ; on porte ensuite à 3 ou 4 centimètres de profondeur dans le vagin un bistouri tenu comme une plume à écrire et dont on engage la pointe dans la cannelure du cathéter, puis l'on incise d'arrière en avant les tissus jusqu'au point où le cathéter et le gorgeret sont arc-boutés. L'incision ne doit pas avoir plus de 25 à 27 millimètres d'étendue. L'indicateur gauche pénètre ensuite dans la vessie et sert à diriger les tenettes.

M. Paget (de Leicester) a conseillé de pratiquer ensuite la suture, comme s'il s'agissait d'une fistule vésico-vaginale.

M. Vallet (d'Orléans) fait l'incision transversalement à l'aide d'un cathéter articulé dont la cannelure se place en travers après que l'instrument a été introduit dans la vessie. Il termine l'opération par la suture de la plaie.

C. *Taille uréthrale.* — La taille uréthrale se pratique soit en faisant à l'urèthre deux incisions latérales, soit en incisant directement en haut.

Lorsqu'on pratique deux incisions latérales, on peut se servir de l'instrument imaginé par Louis, qui se compose d'une gaîne aplatie dans laquelle on fait glisser une lame à double tranchant qui divise l'urèthre de chaque côté , ou du lithotome double de Fleurant. Nous ne nous étendrons pas plus longuement sur ces incisions bilatérales, qui sont aujourd'hui abandonnées.

L'incision de la paroi supérieure attribuée à A. Dubois paraît remonter à Laurent Collot. L'opération se pratique en introduisant une sonde cannelée dans l'urèthre, la cannelure étant dirigée du côté de la symphyse. Cet instrument, déprimant la paroi vaginale, sert à guider un bistouri droit, ou un lithotome caché, au moyen desquels on incise l'urèthre dans toute sa longueur et les tissus sous-jacents jusqu'au ligament sous-pubien. Par ce procédé on n'obtient qu'une ouverture de 18 à 20 millimètres.

Lorsque les tenettes ont été introduites et que le calcul est saisi, Velpeau recommande avec raison de relever les manches des tenettes de façon que celles-ci appuient sur le plancher inférieur de l'urèthre et que l'instrument se trouve dirigé dans le sens de l'axe du détroit inférieur. Cette recommandation, qu'il ne faut pas oublier non plus dans les autres procédés de taille sous-pubienne, empêche le calcul de venir arc-bouter contre la symphyse au moment de l'extraction.

D. *Taille sus-pubienne.* — La vessie, à l'état de vacuité, se trouve cachée derrière la symphyse pubienne. Dans l'état de distension, au contraire, elle s'élève au-dessus de cette symphyse et entraîne avec elle le cul-de-sac péritonéal, de telle sorte qu'une certaine étendue de la paroi abdominale se trouve dépourvue de péritoine, il résulte de là la possibilité de pénétrer dans la vessie en passant au-dessous de la séreuse péritonéale.

La blessure du péritoine est l'accident le plus à redouter; il est facile de l'éviter en suivant les précautions suivantes, indiquées par la majorité des auteurs. Elles consistent : 1° à distendre préalablement la vessie en y faisant une injection de liquide; 2° à soulever la paroi antérieure de cet organe au moyen d'une sonde; 3° à refouler le péritoine avec les doigts après qu'on l'a suffisamment décollé.

Manuel opératoire. — La malade est couchée horizontalement, le bassin légèrement relevé. Les poils du pubis ont été préalablement rasés.

A l'aide d'une sonde courbe ordinaire, on injecte dans la vessie la quantité d'eau tiède que cet organe peut contenir et l'on bouche l'orifice de la sonde pour éviter le rejet du liquide. Le chirurgien, placé à gauche, incise de bas en haut la peau, le tissu cellulaire, jusqu'à la ligne blanche. L'incision commence immédiatement au-dessus de la symphyse et se prolonge dans une étendue de 3 centimètres.

La ligne blanche mise à nu, on incise à quelques millimètres en dehors de l'aponévrose qui recouvre le muscle droit dans une étendue égale à celle de la peau. L'opérateur déchire alors à l'aide du doigt le tissu cellulaire qui sépare les muscles droits, puis fait cheminer l'index au-dessus de la symphyse pubienne dans l'épaisseur du tissu cellulaire jusqu'à arriver au contact de la vessie. Alors le doigt recourbé en crochet repousse en haut le tissu cellulaire et le repli du péritoine situé au-dessus.

Un aide fait saillir le bec de la sonde au-devant de l'index gauche afin de soulever la paroi antérieure de la vessie, et l'on enfonce le bistouri au niveau de cette saillie afin de diviser la vessie de haut en bas.

Dès que l'incision est suffisante, on fait pénétrer le doigt dans la vessie, et au moyen de ce doigt recourbé en crochet on soulève la paroi vésicale de façon à la tendre. L'incision est ensuite continuée aussi bas qu'il est nécessaire. Le doigt ayant reconnu la présence du calcul, on introduit les tenettes et l'on extrait ce corps étranger.

Cela fait, on place dans la vessie une grosse canule courbe destinée à permettre l'écoulement de l'urine au dehors, et l'on pratique la réunion de la plaie par première intention.

Il faut avoir soin, lorsqu'on écarte les tissus au moyen du doigt, de ne pas produire de culs-de-sac dans lesquels l'urine peut s'infiltrer.

Indications. — Les divers procédés que nous venons de faire connaître ne sont que rarement employés à cause de la facilité avec laquelle la lithotritie peut être pratiquée chez la femme, et aussi de la possibilité d'extraire les calculs par l'urèthre dilaté. (voy. page 300).

Lorsque le calcul est volumineux, l'extraction par la méthode sus-pubienne est seule applicable, car c'est par cette voie seulement qu'il sera possible d'obtenir une ouverture un peu large.

La taille uréthrale et vestibulaire expose à des hémorrhagies graves, à cause de la blessure possible des artères situées au voisinage de l'urèthre, et aussi au développement d'accidents septicémiques résultant de la lésion du tissu caverneux qui entoure ce conduit.

La taille vésico-vaginale expose à la production d'une fistule vésico-vaginale, disons cependant, avec M. Lefort (1), que la suture immédiate devra rendre ces fistules excessivement rares.

---

(1) Malgaigne. *Manuel de médecine opératoire*, 8ᵉ édition, t. II, p. 663.

CHAPITRE IV.

OPÉRATIONS QUI SE PRATIQUENT SUR LE VAGIN.

ARTICLE I.
IMPERFORATION DU VAGIN.

L'imperforation du vagin peut être limitée à l'hymen où à la partie inférieure du vagin.

§ I. — IMPERFORATION DE L'HYMEN.

Dans ce cas l'opération est des plus simples, il suffit d'inciser crucialement la membrane et de reséquer les bords de l'incision pour obtenir une ouverture suffisante à la sortie du sang menstruel.

§ II. — IMPERFORATION DE LA PARTIE INFÉRIEURE DU VAGIN.

Lorsque les bords de l'hymen sont agglutinés ainsi que la partie inférieure du vagin, il suffit de pratiquer une incision dans le sens du grand axe de la vulve pour obtenir l'évacuation du sang menstruel. L'incision doit être faite lentement et couche par couche de façon à éviter la lésion de la vessie ou du rectum.

L'incision peut être pratiquée très-avantageusement au moyen du couteau thermo-caustique, qui, mieux que le bistouri, met à l'abri des accidents septicémiques et évite le récollement des lèvres de la solution de continuité.

ARTICLE II.
ABSENCE DU VAGIN.

Cette absence est totale ou partielle. L'absence partielle peut être plus ou moins étendue ; elle peut se réduire à la moitié, au quart du vagin, et même moins. L'absence du vagin peut coïncider avec l'absence d'utérus ou avec l'atrophie de cet organe, mais aussi l'utérus peut être normalement constitué. Lorsque l'utérus manque ou est atrophié, il n'y a pas accumulation de sang menstruel, aussi, dans ce cas, n'y a-t-il pas lieu de soumettre la femme à une opération. L'absence de vagin quand l'utérus est normalement constitué, donne lieu habituellement à la rétention du flux menstruel.

Lorsque cette rétention existe on peut se proposer d'évacuer simplement le contenu de la matrice, au moyen d'une simple ponction, ou bien en créant un vagin artificiel.

Méthodes opératoires.

A. *Ponction de l'utérus.* — Cette ponction peut se faire par deux voies différentes, par le rectum ou par le vagin.

La ponction par le rectum au moyen d'un trocart, ne doit être tentée que lorsque l'utérus fortement distendu par le sang menstruel menace de se rompre. L'opération n'est alors que palliative.

La ponction par le vagin devient très-difficile et expose à de grands dangers quand l'épaisseur des tissus qu'il s'agit de traverser est un peu considérable, à cause de la difficulté qui existe à diriger convenablement l'instrument. Si l'on parvenait cependant par ce moyen à évacuer le sang contenu dans la matrice, il conviendrait de remplacer le trocart par une sonde en caoutchouc destinée à maintenir un canal béant pour permettre au sang de s'écouler librement et pour éviter ainsi de renouveler l'opération.

B. *Création d'un vagin artificiel.* — La création d'un vagin artificiel ne doit être tentée que lorsque l'utérus est normalement constitué et contient du sang épanché à chaque époque menstruelle.

Un certain nombre de procédés ont été employés pour obtenir la perméabilité de ce conduit. Malheureusement ces procédés n'ont pas donné, le plus souvent, de résultats satisfaisants.

La création d'un vagin artificiel a été tentée par décollement, par décollement uni à l'incision et par l'électrolyse.

1° *Par décollement.* — Ce procédé, qui fut tenté par Amussat en 1832, consiste à pratiquer au moyen du doigt ou d'un instrument mousse des pressions plus ou moins énergiques au niveau de l'orifice vulvaire, et à chercher à se frayer ainsi un passage à travers le tissu cellulaire qui représente le vagin et qui se trouve situé entre le rectum et la vessie. Ce procédé ne permet pas d'arriver sur l'utérus en une séance, aussi faut-il pratiquer les manœuvres à plusieurs reprises, en laissant, entre chacune d'elles, un espace de quelques jours. Souvent, après une ou plusieurs tentatives, la sensibilité des parties est si considérable que la malade ne consent pas ordinairement à laisser continuer les ma-

nœuvres. Avant de commencer les tentatives de décollement, il convient de pratiquer au niveau de la vulve
une incision transversale qui permet de franchir plus
aisément la partie inférieure du vagin.

2° *Par décollement uni à l'incision.* — Ce procédé
imaginé par Dupuytren (1) consiste à se frayer un passage par l'emploi combiné du bistouri et du décollement. Ce procédé qui s'exécute en une seule séance est
d'après M. Courty bien préférable au précédent.

En voici la description avec les modifications que
M. Puech (de Nîmes) y a apportées et telle que nous la
trouvons consignée dans l'excellent livre de M. Courty.

« Après avoir convenablement disposé la femme,
on vide la vessie au moyen d'une sonde d'homme
que l'on confie à un aide qui la tient relevée vers le
haut; on ne la supprime pendant l'opération que si
l'obliquité des parties devait la rendre une cause de
gêne. On porte ensuite l'index de la main gauche dans
l'intestin aussi loin que possible, afin de servir de guide
au bistouri et tout à la fois de protection pour le rectum. Après ce temps préliminaire, l'opérateur placé
entre les cuisses de la malade pratique une incision
transversale au centre de l'obstacle, ou bien dans la
fossette vulvaire, si le vagin manque complètement.
Lorsque le tissu cellulaire est lâche, l'opérateur peut
décoller les parois vésicales et rectales jusqu'à la tumeur;
avec le doigt, la sonde, le manche du bistouri; lorsqu'il
est tassé ou trop résistant le chirurgien dissèque à
petits coups, écartant les tissus avec le manche, le
doigt, plutôt que de les sectionner, et lorsqu'il en est

____

(1) Sabatier. Th. de Paris, 1818.

besoin débridant sur les côtés avec un bistouri boutonné. Dans tous les cas, il agira avec lenteur et circonspection, s'arrêtant, de temps en temps, pour interroger du doigt et s'assurer à quelle distance il se trouve des organes qu'il faut respecter. Lorsque le canal rétabli admettra largement l'index, lorsqu'une perception plus nette de la fluctuation dénoncera le voisinage de la collection sanguine, on sera autorisé à y plonger un trocart, et la sortie d'un liquide sirupeux, brun, lie de vin, annoncera qu'on est parvenu au but. On fera alors cesser les pressions sur l'utérus, on laissera couler par la canule une grande partie du liquide, puis substituant à cet instrument une sonde cannelée, on agrandira l'ouverture par des incisions multiples pratiquées sur les côtés et l'on assurera ainsi le résultat définitif. — On portera ensuite une sonde en gomme élastique dans la cavité utérine et l'on poussera par son intermédiaire, mais avec très-peu de force, plusieurs injections d'eau tiède. Ce lavage pratiqué avec une petite seringue devra être fait avec beaucoup de précaution (1). »

3° *Par l'électrolyse.* — La création d'un vagin artificiel par l'électrolyse, préconisée récemment par M. Lefort, repose sur ce fait, qu'un courant électrique faible mais continu, passant au travers des tissus au moyen d'une pièce métallique, détermine la destruction de ces derniers. M. Lefort se sert pour cela d'un cylindre de buis dont l'extrémité est terminée par un embout de cuivre en rapport avec le pôle négatif d'une pile de 5 ou 6 éléments Morin au sulfate de cuivre. Le circuit

---

(1) Courty. *Traité pratique des maladies de l'utérus*, Paris, 1872, p. 410.

de la pile est établi en appliquant une plaque métallique communiquant avec le pôle positif sur le ventre, mais avec interposition de compresses imbibées d'une solution de chlorure de sodium. L'appareil n'est mis en place que la nuit. Au bout de peu de temps on constate l'existence d'un canal de 7 à 8 centimètres de profondeur, puis, lorsque le col est atteint, l'écoulement menstruel peut se faire librement.

Le canal ainsi creusé est de petite dimension, aussi convient-il de l'élargir. M. Lefort se sert alors d'un instrument analogue à une pince à ouvrir les gants, et dont une branche est recouverte vers son extrémité d'une pièce métallique communiquant avec le pôle négatif de la pile.

Dans ce procédé, comme dans ceux qui précèdent, il est nécessaire de maintenir le résultat obtenu au moyen de dilatateurs, qui ont pour but d'empêcher le rétrécissement ultérieur du vagin nouvellement créé.

Les diverses opérations que nous venons de faire connaître exposent à des accidents graves, tels que la lésion des organes voisins : rectum, vessie, à la production d'hémorrhagies et d'inflammations : métrite, inflammation des trompes, péritonite.

La septicémie a pu aussi en être la conséquence. Elle résulte alors de la stagnation du sang dans la cavité de l'utérus et de sa décomposition au contact de l'air. Le procédé par l'électrolyse n'exposant pas aux mêmes dangers nous semble devoir être préféré.

ARTICLE III.

KYSTES DU VAGIN.

La muqueuse vaginale présente deux ordres de

glandes ; les unes superficielles sont munies d'un canal excréteur, les autres situées profondément appartiennent à l'ordre des glandes closes. D'où la division en kystes *superficiels* et en kystes *profonds*. Le premiers sont peu volumineux, tandis que les seconds sont susceptibles d'un accroissement considérable.

A. *Kystes superficiels.*

Les glandes pourvues d'un canal excréteur ne dépassent guère la moitié antérieure du vagin ; aussi, ne trouvons-nous les kystes superficiels que dans la moitié antérieure de ce conduit.

Opération. — On obtient aisément la guérison de ces kystes en pratiquant une incision et en cautérisant la surface utérine avec le crayon d'azotate d'argent; on peut même se contenter, comme le conseille M. A. Guérin, d'enlever la partie saillante de la petite tumeur par un ou deux coups de ciseaux.

B. *Kystes profonds.*

Les kystes profonds prennent naissance dans les glandes situées au-dessous du derme muqueux. Ils sont donc recouverts du côté du vagin par toute l'épaisseur de la membrane muqueuse ; leurs parois sont épaisses et résistantes et leur volume quelquefois assez considérable peut égaler la grosseur d'un œuf de pigeon ou même d'un œuf de poule. Comme les follicules clos dans lesquels ces kystes se développent siègent dans la portion supérieure du vagin, il

faut s'attendre à ne rencontrer ces tumeurs que dans
des points plus ou moins éloignés de l'orifice vaginal.

Opération. — M. A. Guérin pour obtenir la guérison
de ces kystés pratique une incision sur la surface de
la muqueuse et met le kyste à découvert en écartant
les lèvres de la plaie avec le manche d'un scalpel, puis
il saisit la paroi du kyste avec une pince-érigne et enlève cette paroi dans toute l'étendue mise à nu, en donnant deux ou trois coups de ciseaux. Cela fait, on abandonne pendant deux à trois jours dans la cavité du kyste
un tampon de charpie, lié par un fil, et l'on obtient
ainsi la suppuration des parois.

Si la tumeur est éloignée de l'entrée vaginale, l'opération précédente présente des difficultés, il faut alors
pratiquer l'opération en un seul temps comme cela a
d'ailleurs été conseillé par Huguier. On excise du
même coup une portion du kyste et la muqueuse qui le
recouvre et l'on cautérise le fond de la plaie, en vue de
déterminer la suppuration des parois kystiques.

Il est utile de faire pratiquer, pendant les jours qui
suivent l'opération, des injections détersives qui ont
pour but d'empêcher le pus d'irriter le vagin.

ARTICLE IV.

POLYPES DU VAGIN.

Les polypes du vagin ont été rarement observés.
Les variétés qu'on a rencontrées le plus souvent sont les
polypes *muqueux* et les polypes *fibreux*.

Opération. — Les polypes sont enlevés aisément

au moyen d'un écraseur armé d'un fil de fer, ou d'un fil de platine rougi par l'électricité. Le couteau thermo-caustique pourrait également être employé.

ARTICLE V.

PROLAPSUS DU VAGIN.

Le prolapsus du vagin se présente sous trois formes différentes : *1° prolapsus de la paroi antérieure avec chute de la vessie; 2° prolapsus de la paroi postérieure avec chute du rectum.* Le premier déplacement porte le nom de cystocèle vaginale, le second de recto-cèle. *3° Prolapsus de la paroi vaginale soit complet, soit partiel, sans déplacement de la vessie ou du rectum.*

A. Traitement commun aux diverses variétés de pro-lapsus. — Le prolapsus de la paroi vaginale réclame l'usage d'injections froides, de substances astrin-gentes telles que le tannin enfermé dans des nouets de coton. On peut encore avoir recours à des pessaires de formes variées. Le pessaire de Dumontpallier et la plu-part des instruments que nous avons décrits sous le nom de pessaires soutiens et de pessaires dilatateurs conviennent également. Ces moyens, qui ne sont que paliatifs, suffisent le plus souvent.

Si l'on veut obtenir la cure radicale de ces déplace-ments, il faut recourir à des opérations sanglantes, que nous allons passer en revue.

B. Traitement de la cystocèle vaginale. — Jobert (de Lamballe) enlevait une ou plusieurs bandes longitudi-nales de la muqueuse vaginale, sur la paroi antérieure, et réunissait les bords de l'incision par des points de suture. Dans ce procédé opératoire, il convient de laisser à demeure une sonde élastique dans la vessie, afin d'empêcher les contractions de cet organe, jusqu'à ce que la cicatrisation se soit effectuée.

On a aussi conseillé d'enlever un lambeau triangulaire de la muqueuse vaginale, en prenant pour base de ce triangle l'orifice du vagin, et à rapprocher les bords de la plaie au moyen de sutures.

Vidal (de Cassis) a conseillé d'obtenir une cicatrice du vagin, en appliquant sur la muqueuse vaginale un certain nombre de serres-fines, qu'il laissait à demeure, jusqu'à ce qu'il eût obtenu la mortification des tissus étreints.

On pourrait encore recourir à l'épisioraphie (voy. p. 324) ou aux procédés que nous ferons connaître quand nous étudierons les opérations applicables à la cure du prolapsus utérin. Disons toutefois que ces opérations, aussi bien que les précédentes, ne doivent être tentées qu'en cas d'absolue nécessité, à cause des accidents auxquels elles peuvent donner naissance. Comme la maladie qu'il s'agit de faire disparaître ne présente pas par elle-même de grands inconvénients, le mieux est de se contenter de l'application d'un pessaire approprié.

C. **Traitement de la rectocèle vaginale.** — Les procédés que nous venons d'indiquer pour le traitement de la cystocèle vaginale conviennent également dans le cas de rectocèle ; seulement, l'opération, au lieu d'être pratiquée sur la paroi antérieure du vagin, l'est sur la paroi postérieure.

D. Traitement du prolapsus vaginal, soit complet, soit partiel, sans déplacement de la vessie ou du rectum.

Lorsque le prolapsus de la muqueuse vaginale a lieu sans déplacement de la vessie ou du rectum, l'opération présente moins de dangers, puisqu'elle n'expose pas à l'ouverture de l'un ou l'autre de ces viscères. On pourra alors, s'il est nécessaire, enlever un ou plusieurs lambeaux de la muqueuse sur la face antérieure et sur la face postérieure du vagin, ou appliquer sur la membrane muqueuse un certain nombre de serres-fines. On obtiendra de la sorte une diminution du calibre du vagin, sous l'influence de la rétraction cicatricielle.

ARTICLE VI.

FISTULES VÉSICO-VAGINALES.

On désigne sous ce nom toute perte de substance permettant à l'urine de passer par le vagin ou l'utérus.

Siége de la fistule. — La perte de substance peut occuper des points variables.

Lorsqu'elle siége au niveau de l'urèthre, elle porte le nom de fistule *uréthro-vaginale* (voy. 1, fig. 181).

Si l'ouverture a lieu au niveau du bas-fond de la vessie, sans intéresser le col, elle prend le nom de fistule *vésico-vaginale* (voy. 2, fig. 181).

Ces deux variétés de fistules ne diffèrent guère que par leur siége plus ou moins profond, et le traitement qui leur est applicable est entièrement semblable.

Les fistules uréthro-vaginales sont très-rares, et

Gustav Simon n'en a observé qu'un seul cas dans sa pratique.

Lorsque la solution de continuité occupe simultanément la cloison vésico-vaginale et l'utérus, la lésion prend alors le nom de fistule *vésico-utéro-vaginale* (voy. 3, fig. 181). On admet, avec Jobert (de Lamballe), deux variétés de cette fistule : 1° la fistule *vésico-utéro-vaginale superficielle*, dans laquelle le bord postérieur de la

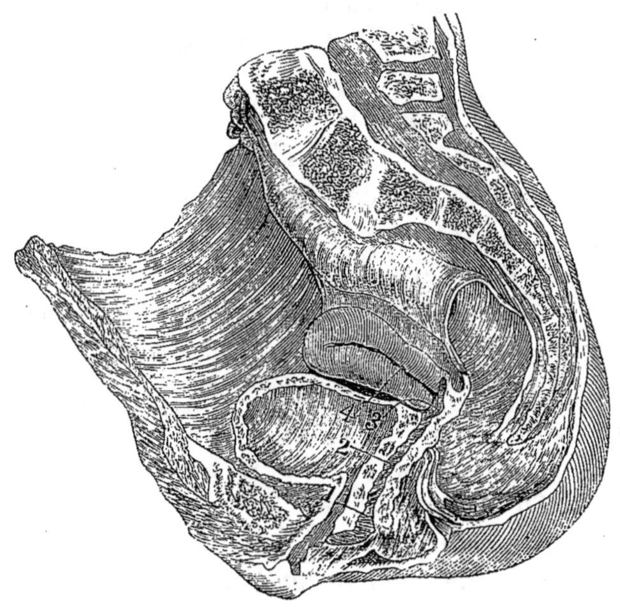

Fɪɢ. 181. — Variétés de la fistule vésico-vaginale (G. Thomas).
1. Fistule uréthro-vaginale.
2. Fistule vésico-vaginale.
3. Fistule vésico-utéro-vaginale.
4. Fistule vésico-utérine.

fistule est formé par la lèvre antérieure du col : cette variété est, après la fistule vésico-vaginale, celle que l'on observe le plus souvent ; 2° la fistule *vésico-utéro-vaginale profonde*, dans laquelle la lèvre antérieure de la matrice est comprise dans la solution de continuité, de telle sorte que l'urine tombe de la vessie dans une espèce de gouttière formée par la face postérieure du col utérin.

Dans une autre variété, la *fistule vésico-utérine,* l'ouverture a lieu dans l'utérus, au niveau de la portion sus-vaginale du col (voy. 4, fig. 181).

Une dernière variété de fistule comprend les pertes de substance étendues de la cloison vésico-vaginale, et intéressant quelquefois une partie de l'urèthre.

Historique. — L'opération de la fistule date de notre époque seulement, et nous pouvons dire avec M. Verneuil qu'elle est une des plus belles conquêtes de la chirurgie moderne.

Avant notre époque, plusieurs chirurgiens avaient bien fait connaître quelques opérations ayant pour but de remédier à l'ouverture de la vessie dans le vagin ; mais ces opérations, faites sans méthode, ayant donné des résultats peu satisfaisants, étaient restées dans l'oubli.

En 1660, Roonhuyssen (d'Amsterdam), en 1720, Voelter (de Wurtemberg), tentèrent la suture de la fistule : le premier, au moyen d'une aiguille ; le second, à l'aide d'un fil de soie ou de chanvre. En 1812, Nægelé (de Wurtemberg), après avoir avivé les bords d'une fistule avec une paire de ciseaux, passa plusieurs aiguilles et fit une suture entrecoupée.

Lallemand, en 1825, pratiquait la cautérisation avec le nitrate d'argent, et rapprochait les bords en se servant d'une *sonde-érigne* qu'il introduisait dans la vessie. Sur quinze malades opérées par ce praticien éminent, quatre cas de guérison seulement sont notés.

Plus tard, en 1829, Roux eut recours à la suture entortillée. D'autres opérations furent encore pratiquées par Gosset (de Londres), (1834), par Beaumont (1836), par Wurtzer (de Bône), (1838).

En 1839 et 1840, Hayward (de Boston) publia trois observations de guérison obtenues en avivant non-seulement les bords de la surface, mais encore les tissus du vagin, à une certaine distance, et en pratiquant ensuite la suture avec un fil de soie. Chelius, en 1844, Metzler (de Prague), en 1846, Mettauer (de Virginie), pratiquèrent aussi cette opération.

Nous arrivons ensuite à l'année 1849, où Jobert (de Lamballe) fit connaître le procédé qu'il désigna sous le nom de *cystoplastie par glissement, ou autoplastie vésico-vaginale par locomotion* (1), et qui consistait à faire descendre le vagin de son point d'insertion au col utérin vers le pubis, en pratiquant transversalement la section de la muqueuse au voisinage du col, afin de rendre l'écartement des lèvres de la fistule moins considérable, et de faciliter la réunion des bords de la solution de continuité.

Ce procédé qui constitue la *méthode* dite *française,* par opposition à la *méthode allemande* et à *la méthode américaine,* est aujourd'hui presque complètement abandonné, à cause des résultats éminemment supérieurs que l'on obtient par la méthode américaine.

Cette dernière méthode, créée par M. Marion Sims, qui nous la fit connaître en 1852, et légèrement modifiée par son élève M. Bozeman, a été vulgarisée par les écrits de

---

(1) Jobert (de Lamballe). *Traité de chirurgie plastique,* t. II, p. 442. Paris, 1849.

Follin (1) de Verneuil (2), de Bourguet (d'Aix), de Desgranges (de Lyon) (3), de Duboué (de Pau) (4), de Herrgott (5), de Deroubaix, en Belgique (6), de Baker Brown et Simpson en Angleterre.

La méthode allemande a été créée par Gustav Simon (de Heidelberg) (7), qui a montré l'avantage des sutures à deux rangées qui remédient à la tension trop considérable des bords de la plaie et évitent ainsi de détacher le vagin à son insertion au col de l'utérus, comme dans le procédé de Jobert (de Lamballe), ou de recourir à des incisions latérales.

On a encore cherché à obtenir l'oblitération des fistules en produisant l'avivement granuleux de ses bords et en appliquant ensuite des instruments unissants. Cette méthode, employée pour la première

---

(1) Follin. *Examen de quelques nouveaux procédés opératoires pour la guérison des fistules vésico-vaginales* (*Archives générales de médecine*, 2ᵉ série, t. XV, p. 457. Paris, 1860.

(2) Verneuil. *Des perfectionnements apportés à l'opération de la fistule vésico-vaginale par la chirurgie américaine* (*Gazette hebd.*, janvier et février 1859). — *Nouvelles observations de fistules vésico-vaginales, suivies de remarques sur les procédés américains* (*Arch. gén. de méd.*, 2ᵉ série, t. XIX, p. 48, 297, Paris, 1862). — *Des fistules vésico-vaginales d'un abord difficile; moyens propres à surmonter cette complication* (*Bull. de thérap.*, t. LXII, p. 442. Paris, 1862). — *Chirurgie réparatrice*, Paris, 1877.

(3) Desgranges. *Procédé simple pour abaisser la paroi vésico-vaginale* (*Bull. de thérap.*, t. LXII, p. 72.

(4) Duboué. *Remarques sur l'opération de la fistule vésico-vaginale par la méthode américaine*, suture moniliforme de M. Desgranges, trois succès par M. Horand (*Bull. de thérap.*, t. LXIV, p. 61, 113, 207. Paris, 1863).

(5) Herrgott. *Du traitement des fistules vésico-vaginales* (Extrait des mémoires de la Société de chir., Paris, 1864).

(6) Deroubaix. *Considérations sur l'opér. de la fistule vésico-vaginale par la méthode américaine* (*Bull. de l'Acad. de méd. de Belgique*, 1862). — *Obs. cliniques et critiques sur l'opération de la fistule vésico-vaginale* (*Mém. de l'Acad. de Belgique*, 1863). — *Traité des fistules uro-génitales de la femme*. Bruxelles et Paris, 1870.

(7) Gustav Simon. *Zur Heilung der Blasen-Scheidenfisteln*. Giessen, 1854.

fois en France, en 1825, par Lallemand qui pratiquait l'avivement avec l'azotate d'argent et la réunion au moyen d'une sonde-érigne appliquée par le canal de l'urèthre, fut tentée par Dupuytren, Laugier, Berthet Cousot, Desgranges et Soupart. Mais les succès obtenus par le procédé américain firent bientôt délaisser cette méthode.

Malgré les brillants résultats de la suture le Dr Cousot, de Dinant, en 1863, fit de nouvelles expériences sur la réunion des fistules après avivement granuleux. Il fut suivi dans cette voie par MM. Soupart, Deneffe, Van Weter (de Gand), en 1873, et par M. Amabile (de Naples), en 1874.

Ce dernier auteur, dans un Traité très-important, et dans une communication au Congrès des sciences médicales de Bruxelles en 1876 (1), sans vouloir exclure le traitement des fistules vésico-vaginales par le procédé américain, cherche à démontrer que très-souvent la méthode qu'il préconise peut rendre de très-grands services à cause de la facilité avec laquelle elle est exécutée, ce qui a pour résultat de la mettre à la portée de la plupart des chirurgiens.

M. le Dr Boulay (2) a préconisé récemment aussi la réunion immédiate secondaire dans le traitement des fistules vésico-vaginales.

M. Verneuil, qui a inspiré cette thèse, conseille de pratiquer l'avivement au moyen du galvano-cautère, dont on peut préciser l'action comme celle du bistouri et dont la forme peut être modifiée à volonté.

---

(1) Luigi Amabile. *Le fistole vesico-vaginali*, Naples, 1876. — *Considérations sur le traitement des fistules vésico-vaginales*, Gand, 1876.
(2) Thèse de Paris 1876.

Dangers. — Au premier abord il semblerait que l'opération de la fistule vésico-vaginale ne doit faire courir aucun danger, il n'en est rien cependant et l'on a vu la mort être la conséquence de ces anaplasties. M. Verneuil (1) qui a récemment attiré l'attention des chirurgiens sur les accidents qui peuvent résulter de ces opérations, a perdu six femmes sur environ quatre-vingts opérations, ce qui donne une mortalité de 6 à 7 p. 100. « Dans quelques cas, dit M. Verneuil, il s'agissait de malheurs opératoires, hémorrhagie, érysipèle. Mais plusieurs de mes malades ont dû la terminaison funeste à des dispositions anatomiques méconnues. Parmi les complications antérieures à l'opération, se trouvaient les maladies rénales. En 1859, j'ai présenté à la Société anatomique l'observation d'une femme qui avait succombé sans opération à des accidents urémiques ; elle avait une obstruction de l'uretère ; une hydronéphrose et des lésions graves du côté du rein. M. Pollock, de Londres, a opéré une malade qui a succombé quatorze jours après l'opération à des accidents indéterminés. A l'autopsie, on trouva des altérations de même nature que ma malade. En cherchant dans la thèse de M. Blain, de Saint-Quentin, j'ai trouvé le récit d'une opération suivie de mort, il y avait oblitération de l'uretère et une cirrhose. Je m'étais promis de faire attention à l'état du rein lorsque j'aurais à traiter une affection des voies génitales chez la femme. En effet, vers la fin de l'année dernière est entrée dans mon service une femme qui avait une fistule vésico-vaginale ; de temps à autre elle avait des accès de fièvre avec frissons, elle avait une

____

(1) Verneuil. *De la léthalité des fistules vésico-vaginales* (*Ann. de Gyn.* janvier 1877, p. 1).

grande quantité d'albumine dans les urines. Bientôt cette malade tomba dans un état comateux, les jambes enflèrent et elle mourut. A l'autopsie, nous trouvons une double néphrite avec diminution du calibre des ure- tères. Ainsi, dans le cas où l'on soupçonne une affection rénale, il faut ne pas opérer ou, tout au moins, faire une autre opération que l'avivement des bords de la fistule (1). »

Dans un relevé que nous a fourni M. Puech (de Nî- mes) (2), et qui a été publié dans les *Annales de Gyné- cologie* (février 1877), nous trouvons 229 opérations pratiquées par divers chirurgiens, avec 13 cas de mort, c'est-à-dire une proportion se rapprochant sensi- blement de la statistique de M. Verneuil.

Les faits qui précèdent doivent donc nous porter à conclure que les opérations de fistule vésico-vaginale ne sont pas toujours aussi innocentes qu'on l'a supposé jusqu'à aujourd'hui et surtout à nous enquérir, avant d'opérer, s'il n'existe pas quelque complication rénale susceptible d'être le point de départ d'accidents graves.

Préparation à l'opération. — On donnera quelques jours avant l'opération un bain tiède et des injec- tions d'eau de guimauve, afin de calmer l'irritation qui peut résulter du contact de l'urine. On videra l'in- testin, à l'aide d'un purgatif salin administré deux jours avant d'opérer, et l'on fera prendre le matin même de l'opération un lavement émollient.

---

(1) Verneuil. Communication à la Société de chirurgie, séance du 10 avril 1878.

(2) Puech. *Statistique des opérations pratiquées pour des fistules vésico- vaginales* (*Ann. de Gyn.* février 1877, p. 127).

Procédés opératoires.

§ I. — OBLITÉRATION PAR RÉUNION SECONDAIRE.

La cautérisation a été employée pour la cure des fistules vésico-vaginales en vue d'exciter la rétraction du tissu inodulaire dans les fistules récentes ou d'aviver les bords des fistules anciennes, afin de les mettre dans les mêmes conditions où elles se trouvaient au moment de leur formation.

Ce procédé, qui n'a guère été tenté qu'au cas de fistule de peu d'étendue, est aujourd'hui presque complètement abandonné, à cause des résultat négatifs qu'il a fournis (1).

Les agents caustiques qui ont été le plus communément employés sont: le fer rouge, le cautère électrique, l'azotate d'argent. Un thermo-cautère courbe pourrait aussi être avantageusement employé. Quand on se met en devoir de recourir à l'un ou à l'autre de ces agents, on applique un spéculum de Sims pour mettre la fistule à découvert, puis on introduit l'agent caustique dans le trajet fistuleux.

L'application du caustique ne doit pas être renouvelée trop fréquemment, afin de donner à la plaie le temps de bourgeonner et pour éviter de s'exposer à détruire l'avantage résultant de la première application. Quand on a recours au cautère actuel on doit laisser un intervalle de quatre à cinq semaines au moins entre chaque cautérisation. Avec le nitrate d'argent

---

(1) Herrgott. *Du traitement des fistules vésico-vaginales*, Paris, 1874.

on peut renouveler l'application après un espace de temps beaucoup moins long : quinze jours à trois semaines.

Pour empêcher l'urine de traverser l'orifice fistulaire et pour supporter les parois vaginales et vésicales durant la période de granulation, il convient de placer dans le vagin un tampon de coton ou un pessaire à air de Gariel. On devra aussi pour éviter la distention de la vessie, introduire dans cet organe la sonde en S inventée par Sims (voy. p. 414).

§ II. — OBLITÉRATION PAR RÉUNION IMMÉDIATE SECONDAIRE.

Ce mode d'oblitération des fistules vésico-vaginales préconisé surtout par M. Amabile (de Naples), mérite de fixer l'attention des chirurgiens, à cause de la facilité de son exécution ; il consiste à pratiquer l'accolement des bords de la fistule après avivement préalable par la cautérisation.

Procédé du Dr Amabile (de Naples). — Le procédé que nous allons décrire est presque entièrement emprunté au Dr Amabile (1).

La femme étant couchée dans le *décubitus dorsal,* les cuisses sont placées dans l'abduction et soutenues par un plan incliné de haut en bas, des pieds vers le tronc. Cette disposition permet de se passer des deux aides chargés habituellement de soutenir les cuisses.

M. Amabile met la fistule à découvert au moyen d'un spéculum de Sims modifié afin de se passer d'aides.

---

(1) Amabile. *Le fistole vesico-vaginali,* Naples, 1876. — *Considérations sur le traitement des fistules vésico-vaginales,* Gand, 1876.

Ce spéculum, quoique compliqué, présente de réels avantages sur le spéculum de Sims.

L'instrument s'articule solidement, à l'aide de sa tige principale, à un mécanisme adhérent à une table placée au-dessous d'un des membres abdominaux. Le spéculum peut suivant les besoins, être élevé ou abaissé à l'aide d'un mécanisme assez simple.

Deux valves latérales articulées sur deux tiges reliées au corps de l'appareil servent à écarter les parois vaginales. Ces valves, plus courtes que la valve de Sims, sont susceptibles de se déplacer soit en avant soit latéralement au gré de l'opérateur.

Lorsque la fistule est à découvert, on pratique la scarification des lèvres et des bords de la fistule dans une étendue de 1 centimètre au moins. Cette scarification, ayant pour but de permettre au caustique que l'on applique ensuite d'agir énergiquement, est pratiquée au moyen d'un bistouri ordinaire, qui sert à dessiner d'abord la ligne extérieure de l'avivement et à décrire ensuite avec rapidité de petites incisions très-rapprochées l'une de l'autre et perpendiculaires à la ligne circulaire.

Une fois la scarification opérée, et l'écoulement de sang tari, on fait agir le caustique. Le caustique auquel M. Amabile a recours de préférence est l'acide sulfurique affaibli. L'acide est porté au contact du tissu au moyen d'amiante contenu dans de petites cuvettes en maillechort, de forme et de dimensions variables pour s'adapter aux divers besoins de la pratique (voy. B, C, D fig. 182). Les cuvettes, tenues à l'extrémité d'une pince au moyen d'un petit manche qui leur est adhérent, sont successivement promenées sur tout le pourtour de la fistule. Pour éviter la diffusion de l'acide ou son

mélange avec l'urine, avant de faire agir le caustique
on introduit dans la vessie, à travers la fistule, une
plaque servant à obturer cette fistule (voy. A fig. 182).
Cette plaque est maintenue en place, par son support,
au moyen d'une pince à pansement. On répète ordinairement l'application après trois jours pour les endroits
qui n'ont pas été bien attaqués. Puis après trois autres
jours, on passe sur toute la surface à aviver un crayon

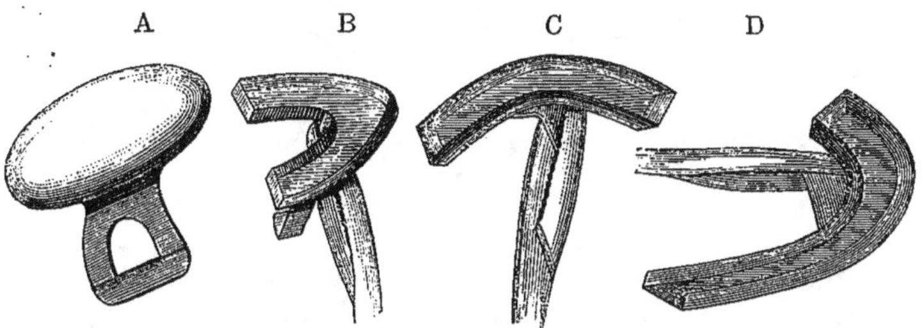

Fig. 182. — Instruments pour l'avivement des bords de la fistule
(Amabile).
A, Plaque destinée à être introduite dans la vessie afin de fermer l'ou-
verture de la fistule.
B, C, D, Cuvettes de diverses formes pour l'avivement des bords de la
fistule.

d'azotate d'argent, et l'on renouvelle cette application
après deux autres jours. Ce caustique a pour but de
faciliter la chute de l'eschare produite par l'acide. En
dix ou douze jours on peut obtenir une surface bourgeonnante, souple, rosée. L'instrument unissant peut
alors être utilement appliqué.

Lorsque la fistule est petite et ne peut être facilement
touchée avec l'acide, on peut obtenir l'avivement avec
le fil d'un galvano-cautère; un thermo-cautère filiforme
et recourbé conviendrait très-bien alors.

Pour maintenir les lèvres au contact l'une de l'autre, le
chirurgien de Naples se sert d'instruments de son invention, très-simples, qu'il désigne sous le nom de griffes en

râteau, que chacun peut construire aisément. L'appareil, dit l'auteur, peut être construit par quiconque a à sa disposition une lame de maillechort, une paire de forts ciseaux, une lime et un étau. Comme le montre la figure 183, qui indique la façon dont on doit découper

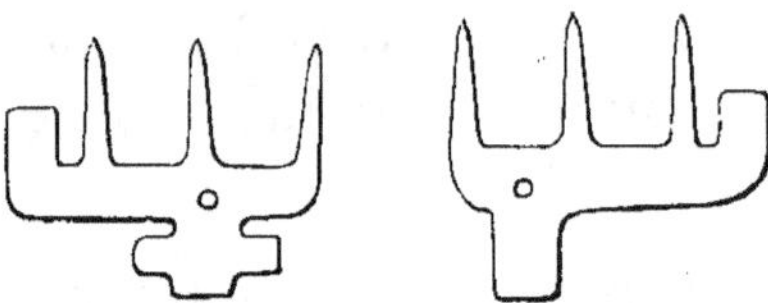

FIG. 183. — Cette figure indique la façon dont on doit tailler les griffes (Amabile).

la plaque, il est constitué par deux plaques rectangulaires garnies sur l'un de leurs bords de dents distantes ordinairement l'une de l'autre de 7 à 8 millimètres et offrant à peu près la même longueur. Sur le bord opposé aux dents se trouve un court appendice disposé de manière à pouvoir s'emboîter avec l'appendice de la plaque opposée. Vers l'une des extrémités existe un autre appendice replié de façon à pouvoir être saisi par une pince porte-aiguille ordinaire. Au centre des plaques est pratiqué un trou simple ou double, destiné à laisser passer un fil qui, étant noué sur les deux branches après leur réunion, les ferme à distance voulue; les pointes sont repliées près de leur base à angle presque droit afin que tout l'appareil reste bien solidement implanté et qu'elles-mêmes ne pénètrent pas dans la cavité vésicale.

En outre, les dents sont disposées de façon à ne pas se rencontrer et à éviter ainsi une constriction trop forte des tissus. Les appendices inférieurs qui doivent s'emboîter sont également repliés à angle presque droit, d'où résulte que l'instrument entier, quand il est appliqué et fermé, prend une forme arrondie et ne présente aucune saillie qui puisse ressentir de secousses

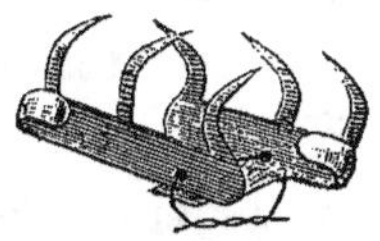

FIG. 184. — Griffe en rateau. Type le plus ordinairement employé (grandeur naturelle) (Amabile).

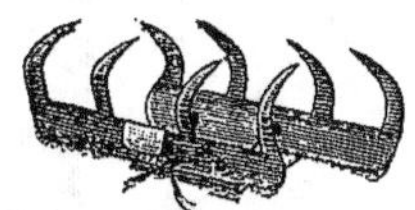

FIG. 185. — La même mais avec quatre griffes (Amabile).

et donner lieu à des déplacements. On peut, d'ailleurs, tailler des griffes de formes et de dimension variables, suivant les besoins (voy. fig. 184 et 185).

M. Amabile conseille d'essayer la griffe avant de pratiquer l'avivement afin de voir si elle s'adapte bien aux parties.

Pour appliquer l'appareil on découvre la fistule au moyen d'un spéculum de Sims, en faisant mettre la femme soit sur les coudes et les genoux, soit dans le décubitus latéral ou dorsal.

Lorsqu'on se met en devoir d'appliquer les griffes, il est nécessaire, dit l'auteur, de commencer par l'application de la branche postérieure en la saisissant avec la pince et en tenant bien tendu le fil qui la traverse (voy. fig. 186). Ayant bien calculé la distance entre les pointes et les bords de la fistule, distance qui doit être ordinairement de 1 1/2 à 2 centimètres, et bien considéré la direction de toutes les pointes, on les implante résolument dans les chairs. Il est très-utile d'aider l'accomplissement de cet acte opératoire avec l'index de l'autre main, en le faisant glisser sur la pince jusque près de la griffe ; quelquefois on doit l'aider aussi avec la prise et la reprise de la griffe par la pince, sous diverses inclinaisons successives, pour enfoncer les pointes graduellement selon leur juste direction. Cela fait, on confie la pince à un aide, et l'on procède à l'implantation de l'autre griffe avec les mêmes précautions, en tenant bien tendu et bien disposé le fil qui la traverse et veilant à ce que les extrémités des appendices qui doivent s'emboîter se correspondent exactement. Les chefs de ce fil étant ensuite tenus par un aide, l'opérateur saisit l'autre pince, attire vers lui la branche postérieure et accomplit l'emboîtement des deux appendices. Lorsque l'appareil est convenablement serré, on confie les pinces à un aide, on noue les chefs du fil sur l'appareil et l'on retire les pinces.

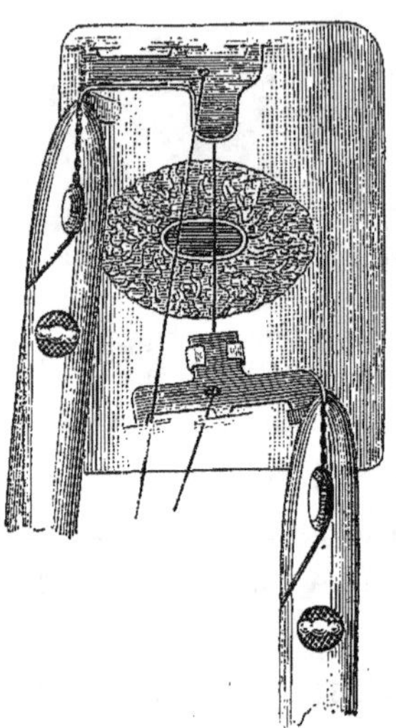

Fig. 186. — Manière de procéder pour l'implantation des griffes (Amabile).

On pourrait, si l'on éprouvait quelque difficulté pour opérer cette ligature, passer les chefs du fil dans un petit tube de plomb que l'on écraserait avec une pince.

Les griffes doivent être laissées en place pendant cinq à sept jours. Elles ne doivent pas être enlevées avant cette époque dans la crainte de déchirer la cicatrice pendant l'extraction.

M. Amabile n'astreint pas la femme à garder le lit, il ne lui permet toutefois que des mouvements limités; il n'introduit pas non plus de cathéter dans la vessie, il favorise la défécation par de légers purgatifs.

Pour enlever les griffes, on coupe le fil, et après qu'on les a saisies avec des pinces on les enlève par des mouvements en sens inverse de ceux auxquels on a eu recours pour l'introduction.

Pour la réunion des fistules longitudinales, il est nécessaire de substituer aux saillies terminales qui servent de point de prise aux pinces, d'autres saillies centrales simples en forme d'ailes (voy. fig. 185). Chaque griffe saisie au moyen d'une pince est implantée dans les tissus par un mouvement de pronation ou de supination, comme s'il s'agissait d'une aiguille de Deschamps.

Quand on a affaire à une fistulette, il est nécessaire d'employer des griffes plus rapprochées (voy. fig. 187).

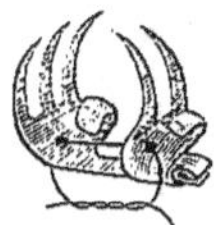

Fig. 187. — Griffe à dents rapprochées et recourbées pour les fistulettes (Amabile).

Pour la réunion par superposition d'un lambeau, comme cela est nécessaire dans certaines fistules vésico-utérines avec absence de la lèvre supérieure du museau de tanche, l'appareil doit être construit d'une façon un peu

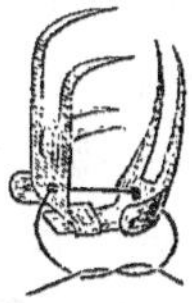

Fig. 188. — Griffe pour la fistule vésico-utérine (Amabile).

différente : les pointes d'un côté doivent être presque droites, à peine recourbées, tandis que celles du côté opposé doivent être pliées à angle droit et disposées en deux rangées (voy. fig. 188). Pour l'appliquer chaque pièce est saisie avec la pince à angle presque droit. Les pointes à peine recourbées sont implantées dans le septum vésico-vaginal au devant de la fistule, et les pointes pliées à angle droit doivent être enfoncées dans la face postérieure de la lèvre utérine.

§ III. — RÉUNION PAR PREMIÈRE INTENTION.

Dans les procédés que nous allons faire connaître, la réunion se fait par première intention au moyen de sutures appliquées après avivement sanglant des bords de la fistule.

A. *Procédé de Jobert* (de Lamballe) ou *méthode française.*

Bien que le procédé de Jobert soit aujourdhi complètement abandonné, nous ne croyons pas devoir le passer sous silence à cause de la faveur dont il a joui pendant quelque temps, avant que les procédés de la méthode américaine créés par Sims et par Bozeman fussent suffisamment connus, et aussi parce que la méthode américaine a été inspirée, en grande partie, par les travaux de Jobert.

Ce procédé, décrit en 1849 (1), constitue la *méthode française*. Il a été désigné sous le nom d'autoplastie par glissement. Il consiste à pratiquer la section transversale du vagin à son point d'insertion sur le col. De cette manière, le vagin qui est séparé de la vessie par un tissu cellulaire assez lâche glisse sur cet organe

____

(1) Jobert : *Traité de chirurgie plastique*, Paris, 1849.

et favorise ainsi l'affrontement des lèvres de la fistule.

Dans le procédé de Jobert, la malade est opérée dans le décubitus dorsal, position qui permet de recourir sans inconvénient à l'anesthésie. Les cuisses, placées dans l'abduction, sont fortement relevées sur le bassin et maintenues par deux aides ; les parois du vagin sont écartées à l'aide de valves que l'on confie à des aides : une valve postérieure, un levier coudé pour relever l'urèthre et la paroi antérieure du vagin, deux leviers latéraux pour déprimer et écarter les parois latérales du vagin.

1er *temps : Attirer le col vers la vulve.* — Cette traction se fait lentement à l'aide de deux érignes doubles qui doivent être implantées sur le col dans une situation convenable pour ne pas gêner l'opérateur.

2e *temps : Détacher le vagin à son insertion au col.* — On pratique l'incision du vagin aussi près que possible du col, en entamant même les fibres les plus superficielles de cet organe ; l'incision de forme semi-lunaire, est faite transversalement. Si la fistule est de peu d'étendue, et si ses bords se rapprochent aisément, on peut se dispenser de cette incision.

3e *temps : Avivement des bords de la fistule.* — Cet avivement se fait avec un bistouri droit boutonné, des ciseaux droits ou courbes et avec une pince à disséquer à dents de souris. On doit commencer l'avivement par la lèvre la plus difficile à saisir quand la fistule est longitudinale. Quand la solution de continuité est transversale, il faut aviver la lèvre postérieure qui est la plus déclive et sur laquelle le sang s'écoule si l'on commence l'avivement par la lèvre antérieure.

L'avivement doit toujours être fait largement, afin

d'avoir de larges surfaces saignantes et d'enlever les tissus indurés qui bordent l'ouverture de la fistule. L'avivement porte même quelque peu sur la muqueuse vésicale, d'où le nom d'*avivement* en entonnoir profond qui lui a été donné.

4ᵉ temps : Suture. — La suture est pratiquée avec des fils de soie, bien cirés, un peu plus volumineux que les fils ordinairement employés pour les ligatures. Les fils sont introduits dans les tissus à l'aide d'aiguilles courbes montées sur un porte-aiguille ou à l'aide d'une aiguille à chas brisé. Le tissu que l'on va traverser est saisi avec une pince, et l'aiguille traverse toute l'épaisseur de la cloison vésico-vaginale pour aller sortir dans la vessie. A ce moment la pince est reportée sur l'autre lèvre et l'aiguille perfore la cloison de la vessie vers la surface du vagin. On commence l'introduction de l'aiguille par la lèvre postérieure de la fistule. On passe ainsi successivement un nombre suffisant de fils pour obtenir un affrontement parfait. Pour une fistule de plusieurs centimètres, Jobert ne passait pas plus de 5 fils. Lorsque tous les fils sont introduits on les noue, mais en les serrant modérément, afin d'éviter de couper les tissus.

Quand la fistule était trop élevée pour que l'on pût facilement passer les points de suture, Jobert introduisait une sonde armée d'un dard dans le canal de l'urèthre, puis, appuyant le bec de la sonde sur l'une des lèvres, faisait saillir le dard et traversait le tissu de la vessie vers la paroi vaginale ; le dard entraînait un fil que l'on abandonnait, puis il faisait rentrer le dard, et répétait la manœuvre sur la lèvre opposée de façon à pouvoir saisir l'autre extrémité du fil et à compléter ainsi l'anse.

Pendant les manœuvres nécessaires pour opérer la suture il faut déprimer la cloison recto-vaginale avec une valve de spéculum en ivoire ou en bois.

Jobert recommande de n'appliquer qu'un petit nombre de fils. Cinq sutures suffisent généralement pour une fistule dé plusieurs centimètres. Quand tous les fils sont passés on les noue, mais en les serrant modérément afin d'éviter les déchirures et une striction trop considérable des tissus qui gêne la circulation et entrave la cicatrisation.

5° *temps : Placer une sonde dans la vessie.* — Le cinquième temps consisté à placer une sonde ordinaire dans la vessie, mais en lui laissant un certain jeu pour éviter la pression contre la paroi postérieure de la vessie au niveau du point suturé. La sonde devra être changée assez souvent dans la crainte qu'elle ne s'incruste de sels calcaires.

6° *temps : Placer un morceau d'amadou dans le vagin.* — Jobert plaçait ensuite dans le vagin pendant vingt-quatre heures un tampon d'amadou portant un fil qui permettait de l'extraire aisément. Ce tampon avait pour but d'absorber le sang qui peut suinter de la plaie dans les quelques heures qui suivent l'opération.

7ᵉ *temps : Incisions libératrices.* — Lorsque la suture est terminée, on examine avec soin les parties, pour voir s'il n'existe pas une trop forte tension des lèvres de la plaie. Si les lèvres sont tiraillées, Jobert pratique sur la muqueuse des incisions parallèles aux lèvres de la plaie, mais le plus souvent ces incisions libératrices, aussi bien que l'incision transversale du vagin au niveau du col sont inutiles.

Soins consécutifs. — La malade est placée dans le décubitus dorsal, les jarrets soutenus par des coussins.

Les sutures sont enlevées après un temps variable : cinq jours au plus tôt, et rarement au delà de douze jours. On doit se guider pour cet enlèvement sur l'inspection directe de la plaie.

B. *Procédé de Simon ou méthode allemande*. — Ce procédé, indiqué en 1862, consiste à pratiquer une double rangée de sutures en vue de remédier à la tension trop considérable des bords de la plaie et d'éviter de déta-

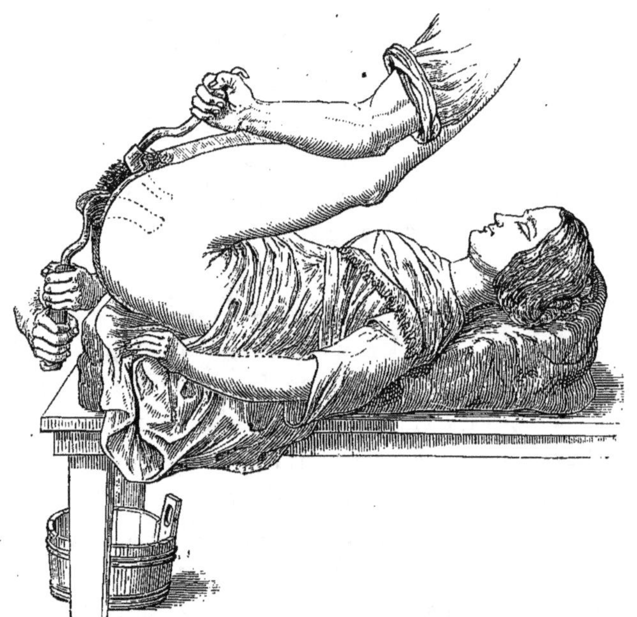

FIG. 189. — Position de la malade dans l'opération par le procédé de G. Simon.

cher le vagin à son insertion au col. La première rangée de sutures placée à 15 millimètres des lèvres de la fis-

____

(1) Gustav Simon. *Ueber die operation der Blasen Scheiden-fistelu*, 1862.

tule sert à rapprocher très-fortement ces lèvres ; la seconde rangée qui traverse l'ouverture fistuleuse à
une distance de 7 à 8 millimètres, est destinée à produire la coaptation exacte des lèvres de l'orifice.

Voici d'après Simon comment il convient de procéder.

1er *temps : Position de la malade.* — La malade est
placée sur le dos, le sacrum fortement élevé, les cuisses
sont rabattues du côté de l'abdomen et des parties latérales du thorax, les jambes sont fléchies sur les cuisses
ou étendues sur les côtés de la poitrine. L'orifice de la
vulve regarde en haut et en avant, la tête est appuyée
sur un coussin (voy. fig. 189).

1er *temps : Mettre la fistule à découvert.* — Simon
attire la fistule en bas lorsque cela peut se faire sans
difficulté ; mais si ce mouvement de descente se fait
avec peine, il opère sur place en écartant les lèvres au
moyen de spéculums et de rétracteurs. L'abaissement
de la fistule se fait en saisissant le col avec une pince
de Museux et en attirant doucement cet organe en bas ;
on traverse ensuite le museau de tanche avec deux fils
qui servent à maintenir le col à l'extérieur et qui ont
pour but d'éviter que l'opérateur soit gêné par les
branches des pinces de Museux.

Quand il renonce à attirer le col en bas, Simon met
la fistule à découvert en déprimant la paroi postérieure
du vagin à l'aide d'un spéculum de Sims, auquel il a
fait adapter un manche long et quadrangulaire qu'un
aide peut tenir avec les deux mains. Il fait usage auss
d'un spéculum en forme de plaque, qu'il applique en
avant de la fistule pour déprimer la paroi antérieure du
vagin. Enfin, les parois latérales du vagin sont écartées
par deux leviers latéraux.

2° temps : *Avivement des bords de la fistule*. — Afin de tendre les tissus on implante des crochets aigus sur les bords de la fistule ou on saisit ces derniers avec des

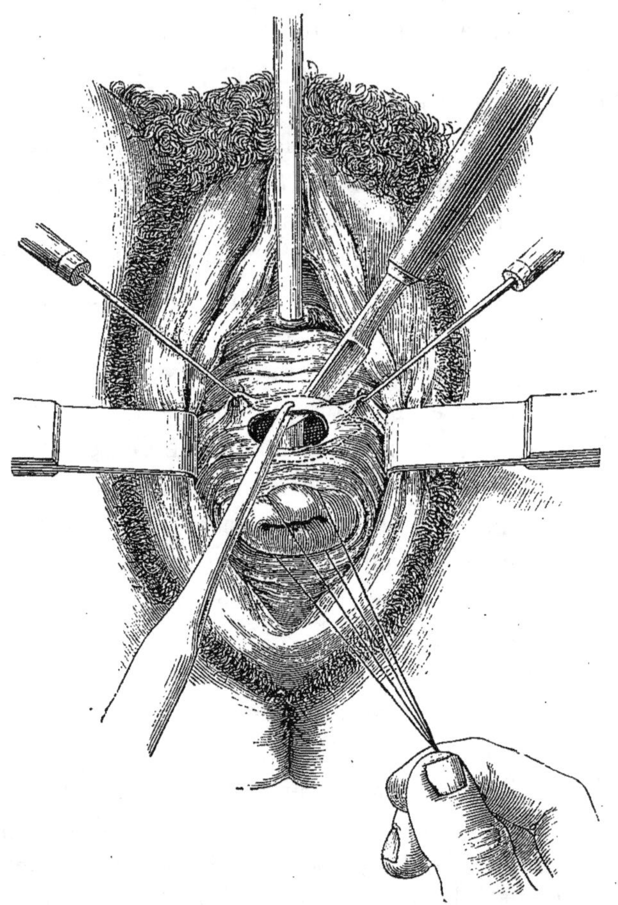

FIG. 190. — Avivement des bords de la fistule (procédé de Simon).

pinces à dents de souris, et on excise avec des bistouris pointus ou boutonnés, droits ou courbés sur leurs faces ou à double tranchant. Quand la fistule est profondément située les manches de ces instruments doivent être un peu longs. L'avivement présente la forme d'un cône, dont la base correspond au vagin et le sommet à la vessie. Le sommet aboutit à la muqueuse vésicale et entame même quelquefois cette membrane. On n'emploie des ciseaux courbes que s'il reste quelques inégalités sur les surfaces avivées.

L'incision doit être assez profonde pour enlever tout le tissu inodulaire.

Lorsqu'on a à remédier à la variété de fistule désignée sous le nom de *fistule vésico-utéro-vaginale*, l'avivement porte non-seulement sur la cloison mais encore sur la lèvre antérieure ou postérieure du col utérin.

Dans la variété désignée sous le nom de *fistule vésico-utérine*, on agrandit la cavité du col en pratiquant l'avivement en entonnoir profond des deux lèvres, jusqu'au niveau de l'ouverture fistuleuse.

3° *temps : Suture.* — Simon place deux rangées de sutures : l'une, dite *suture de rapprochement*, sert à empêcher la tension des bords de la plaie ; l'autre, appelée suture de *réunion*, affronte exactement les bords avivés. Les fils de la suture de rapprochement sont introduits à environ 1 demi-centimètre des bords et comprennent dans leur anse la muqueuse vésicale, tandis que ceux de la suture de réunion pénètrent tout près des bords de la fistule, et n'embrassent pas la muqueuse vaginale dans leur anse (voy. fig. 191). Ces derniers servent à combler l'espace laissé entre les fils de la suture de rapprochement. Ces diverses sutures sont distantes l'une de l'autre de 3 à 4 millimètres.

Les sutures sont pratiquées avec des fils de soie très-fins et lisses. Ces fils sont passés au moyen d'aiguilles très-fines, courtes, fortement courbées, et tenues entre les mors d'une pince porte-aiguille (voy. fig. 199).

Les bords de la fistule sont tendus au moyen de crochets qui servent à faciliter le passage de l'aiguille.

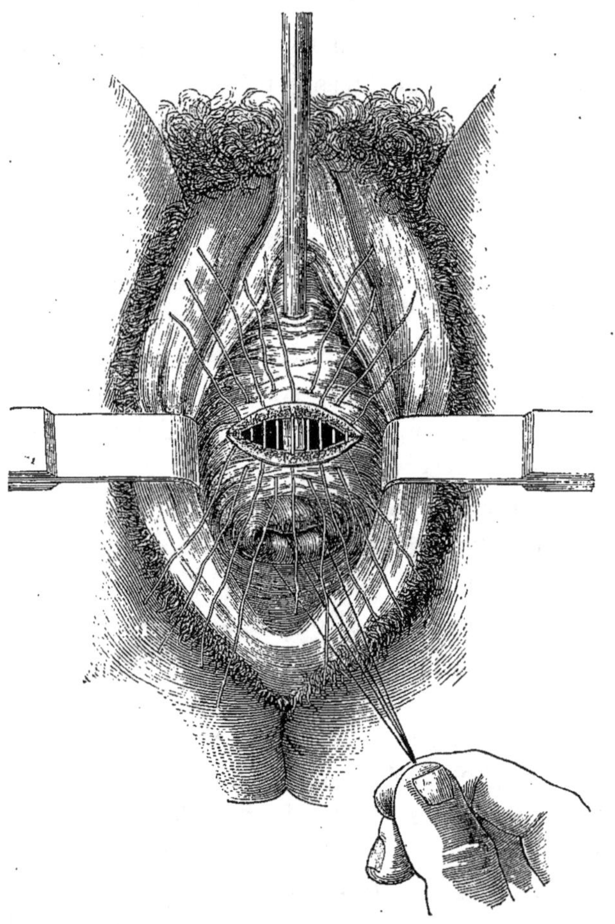

FIG. 191. — Sutures en position (procédé de Simon).

Lorsque les fils sont placés, on en opère la striction en faisant un double nœud, puis on coupe les bouts des fils près des nœuds.

4ᵉ *temps* : *Enlèvement des fils*. — Pour enlever les fils on met la fistule à découvert comme on l'a fait pour pratiquer l'avivement. Pour saisir et couper les fils on se sert de longues pinces à crochets et de ciseaux longs, soit droits, soit courbes ; les fils sont enlevés du quatrième au cinquième jour, et dans les cas où il existe une forte tension du dixième au douzième jour seulement.

Traitement consécutif. — La plaie ne doit subir aucun pansement. Quant à l'usagé de la sonde à demeure, Simon en proclame non-seulement l'inutilité, mais encore les dangers. La malade peut prendre la position qui lui convient ; elle peut uriner dès qu'elle en sent le besoin, soit dans la situation horizontale, soit assise ou accroupie sur les coudes et les genoux. On permet à la malade de se lever vers le huitième jour, même lorsque tous les fils ne sont pas enlevés.

On donne peu de nourriture pour diminuer, autant que possible, les évacuations alvines qui s'accompagnent toujours de ténesme rectal et quelquefois vésical. S'il survient du ténesme vésical, on devra prescrire de la morphine par doses de 1 centigramme, et l'on pratiquera des injections vaginales d'eau tiède.

C. — *Méthode américaine*. — Sous le nom de méthode américaine nous décrirons les procédés opératoires préconisés par Marion Sims et par son élève Bozeman.

a. *Procédé de Sims*.

Position de la malade. — La femme étant placée sur une table, dans le décubitus latéral gauche (voy. p. 82), est soumise à l'influence d'un anesthésique. La table, située en face d'une fenêtre bien éclairée, est recouverte d'un matelas. Il ne doit y avoir sur le matelas ni oreiller ni coussin. On introduit un spéculum uni-valve (voy. fig. 192) qu'un aide saisit de la main droite, tandis que de la main gauche il relève les lèvres du côté droit. Un autre aide est chargé du chloroforme, un troisième, placé à droite du chirurgien, éponge le sang qui s'écoule dans le vagin en se servant d'éponges montées sur des pinces à coulant (voy. fig. 193), un quatrième sert à présenter les instruments.

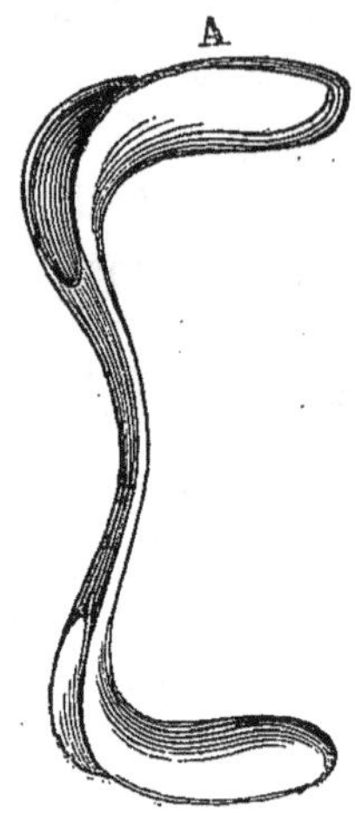

FIG. 192.
Spéculum de Sims.

Le chirurgien est assis à côté de la malade et un peu en arrière.

La valve doit varier suivant les dimensions du vagin.

Quand la fistule est profonde, Marion Sims emploie quelquefois une spatule analogue à l'écarteur de Jobert. Denonvilliers a fait construire pour cette opération un spéculum de Sims auquel sont annexées deux branches métalliques (voy. p. 73, fig. 46) qui permettent de se passer des écarteurs.

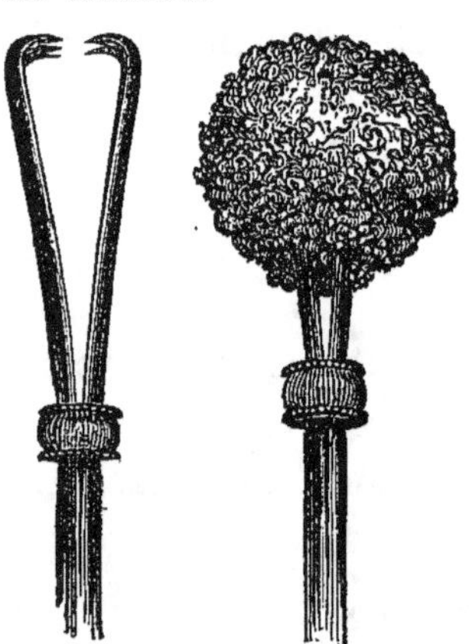

FIG. 193. — Porte-éponge.

1er *temps : Avivement.* — Les instruments améri-

cains pour pratiquer cet avivement sont : de longs ciseaux droits et coudés (voy. fig. 194), un bistouri droit
(voy. p. 420, 4, fig. 208), deux bistouris courbés : l'un sur

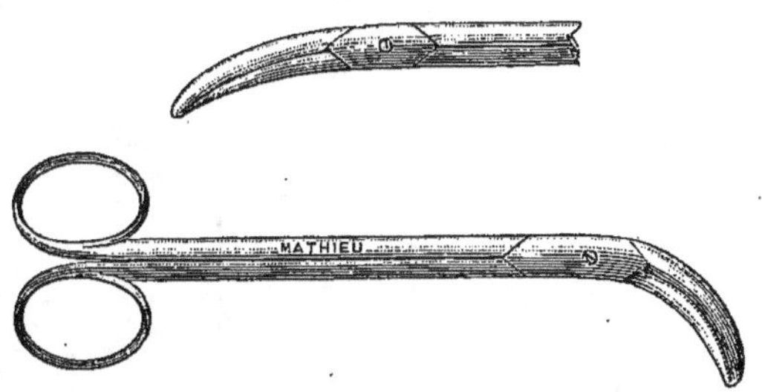

FIG. 194. — Ciseaux légèrement courbés et fortement courbés.

le plat et l'autre sur le bord (voy. p. 420, 2, 3, fig. 208),
ou un bistouri à lame mobile (voy. fig. 196), une pince
à dents de souris, une érigne-crochet mousse ou pointue
(voy. p. 420, 5, 7, fig. 208).

Pour aviver les bords de la fistule, Marion Sims fait
sur un des points de la fistule une petite incision verticale qui intéresse la muqueuse vaginale et un peu la
couche musculo-vasculaire sur une longueur de 10 à 12
millimètres, saisissant une des lèvres de cette petite
incision avec le crochet pointu ou la pince à dents de
souris, il passe sous ces instruments les ciseaux courbes ou un bistouri (voy. fig. 197), et taille un lambeau
à base adhérente. Il reporte le crochet qui se trouve
au sommet du lambeau vers la base de ce lambeau,
et continue l'avivement jusqu'à ce qu'il arrive à l'un
des angles de la fistule. On opère de la même manière sur l'autre lambeau, et l'avivement se trouve
complet.

L'avivement ainsi pratiqué présente la forme d'un

entonnoir évasé, mais n'intéresse jamais la muqueuse vésicale (voy. fig. 198).

Il faut avoir soin qu'aucun point de la fistule n'échappe à l'avivement; l'on ne doit pas craindre d'entamer for-

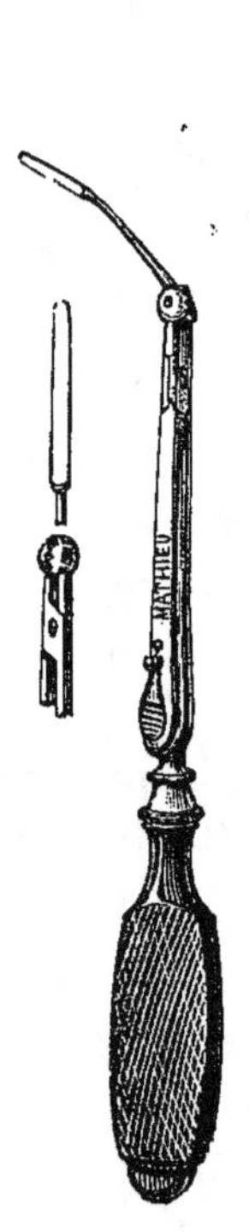

FIG. 196.
Bistouri articulé de Sims.

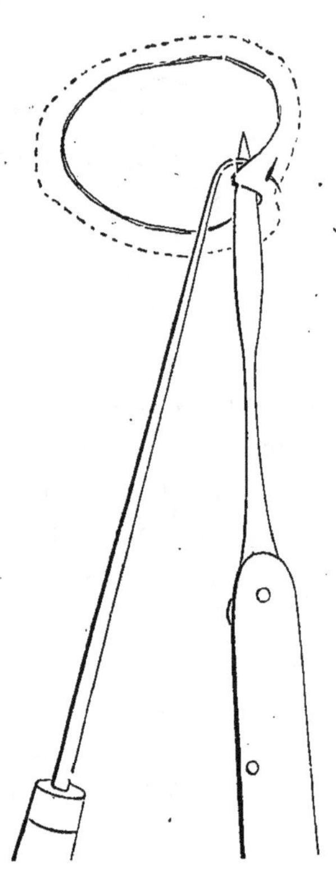

FIG. 197.
Avivement des bords
de la fistule.

tement le tissu, surtout au niveau des angles de la fistule où le tissu inodulaire est toujours plus considérable.

2e temps. Sutures. — Marion Sims emploie pour

la suture des fils d'argent, et évite de les faire pénétrer dans la vessie.

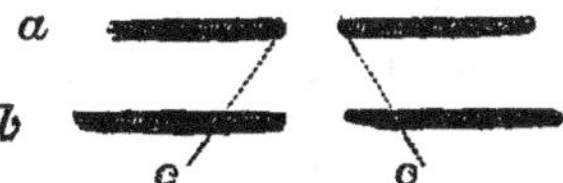

FIG. 198. — Avivement en entonnoir du trajet de la fistule (Thomas).
a, Paroi vaginale; b, Muqueuse vaginale; cc, Lignes de l'incision.

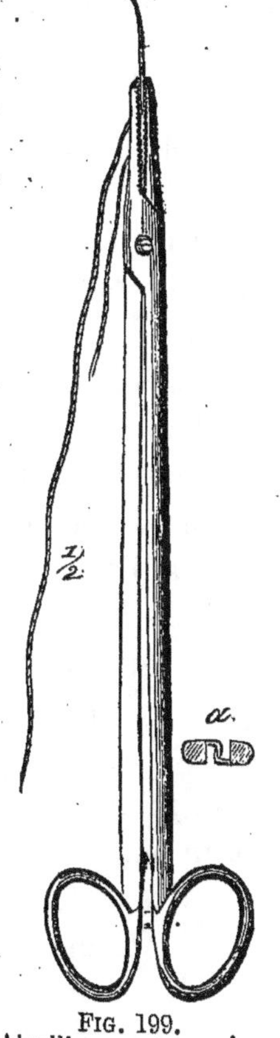

FIG. 199.
Aiguille montée sur la
pince porte-aiguille.

Pour passer les fils, on se sert de petites aiguilles courbes et dont les bords ne sont pas tranchants. Ces aiguilles sont tenues entre les mors d'une pince à anneaux (voy. fig. 199). Dans le chas des aiguilles on passe un double fil de soie, dont l'anse placée du côté opposé à la pointe de l'aiguille doit servir à entraîner le fil métallique.

L'aiguille est enfoncée perpendiculairement dans la muqueuse à 1 centimètre du bord de la fistule

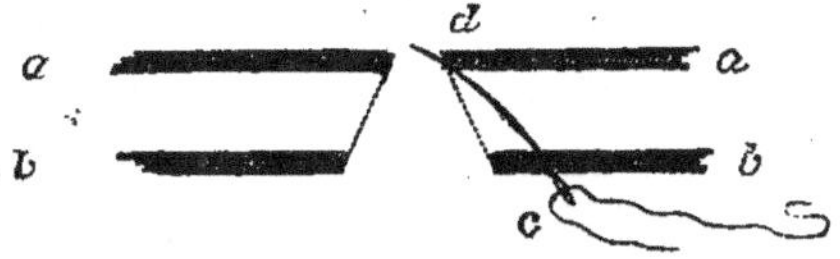

FIG. 200. — Trajet de l'aiguille.
aa, Paroi vésicale.
bb, Paroi vaginale.
c, Point d'entrée de l'aiguille.
d, Son point de sortie.

et ressort par un mouvement de bascule qu'on lui imprime au niveau du liséré marquant la limite de la muqueuse vésicale (voy. fig. 200).

Pour faciliter le passage de l'aiguille, on soulève le tissu à l'aide d'un crochet-érigne (voy. p. 420, 5, fig. 208).

Lorsque l'aiguille a traversé le tissu on en saisit la pointe à l'aide d'une pince et on l'extrait. La même aiguille étant de nouveau fixée entre les mors de la pince à anneaux, on lui fait traverser la lèvre opposée de la fistule, mais en suivant un trajet opposé à celui qui vient d'être indiqué (voy. fig. 201).

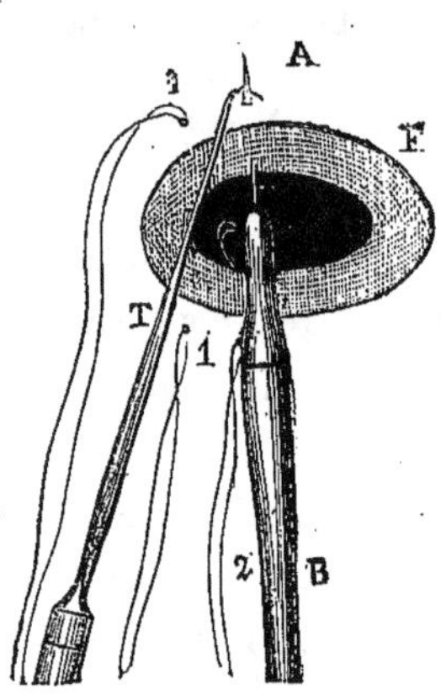

FIG. 201.
Aiguille traversant la seconde lèvre de la fistule (Fleetwood Churchill).

A, Point de sortie de l'aiguille.

B, Pince porte-aiguille.

F, Bords de la fistule après avivement.

T. Crochet mousse.

1, 1, Points d'entrée et de sortie du premier fil placé.

2, Deuxième fil.

Dès qu'un fil est passé complètement, on enlève l'aiguille, et l'on fixe les deux bouts réunis dans une des entailles pratiquées sur une petite plaque de bois. De la sorte, on n'a pas à redouter de confondre les fils.

Quand tous les fils de soie sont placés, on reprend le premier, et l'on passe dans l'anse qu'il forme un fil d'argent que l'on tord légèrement et que l'on aplatit bien, pour que son passage soit facile. Ce dernier est alors substitué au fil de soie.

Les bouts du fil d'argent sont légèrement tordus ensemble à leur extrémité, pour éviter toute confusion. Il ne reste plus ensuite qu'à fixer les fils d'une façon définitive.

Le nombre des fils varie nécessairement avec l'étendue de la solution de continuité. Sims conseille de placer les sutures à 5 ou 6 millimètres les unes des autres, et de ne pas craindre de pratiquer des sutures jusque dans les angles de la plaie.

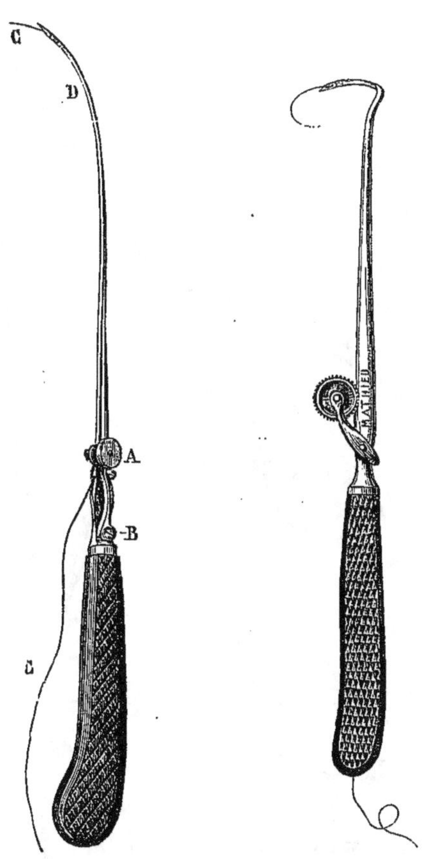

FIG. 201 et 202. — Aiguilles chassé-fil de Startin.

A, Roue destinée à faire progresser le fil.
CC, Fil.
D, Extrémité de l'aiguille.

Pour éviter de passer ainsi successivement des fils de soie et des fils d'argent, on peut se servir d'une aiguille tubulée, dite aiguille de Startin, qui abrége considérablement ce temps de l'opération, en permettant de placer immédiatement les fils d'argent (voy. fig. 201 et 202).

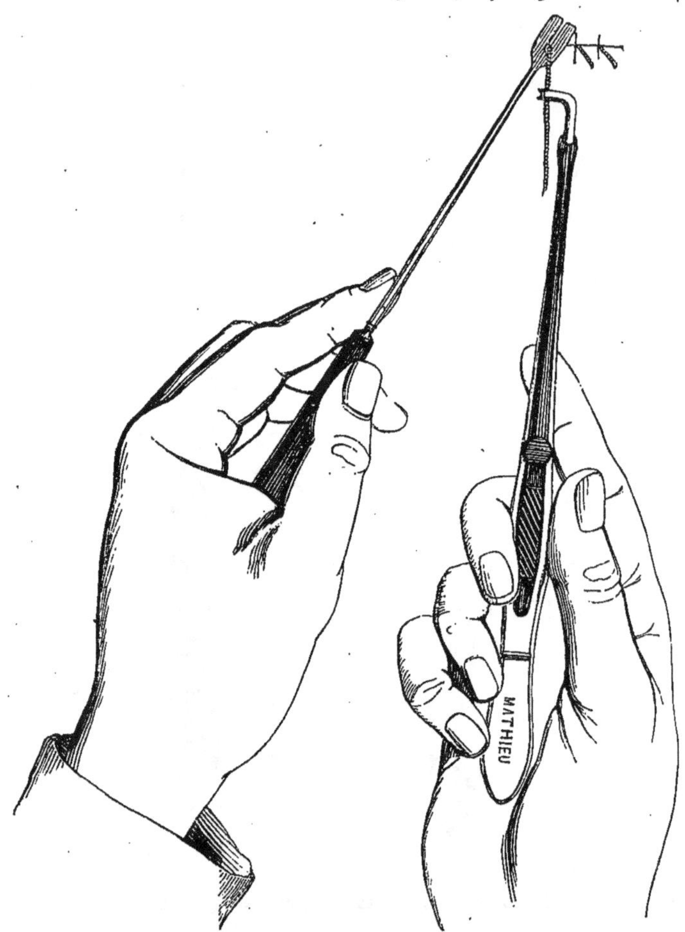

FIG. 203. — Manière dont on doit tordre les fils.

Quand on emploie cet instrument, il est nécessaire d'avoir des aiguilles de courbures différentes, et quelques-unes formant un angle droit avec le manche. Ces derniè-res sont utiles pour pratiquer des sutures transversales.

3e temps : fixation des sutures. — Quand tous les fils
sont passés, il s'agit de les fixer d'une façon définitive.
Pour cela, on saisit avec la main droite les deux bouts
d'un des fils, et on les engage dans la rainure d'un
instrument nommé *fulcrum* (voy. fig. 203). Ce dernier
instrument est poussé avec la main gauche, le long
des fils, au contact de la muqueuse. Quelques tractions
opérées sur les bouts du fil d'argent rapprochent les lèvres de la fistule. Lorsque le rapprochement de ces lèvres est exactement fait, on confie les fils à un aide, et
le chirurgien saisit les fils rassemblés dans la cannelure du fulcrum, avec une pince à mors plats et coudés.
On coupe les fils au delà de la pince, à 2 centimètres
environ de la plaque du fulcrum, et l'on fait la torsion
des fils en faisant exécuter à la pince des mouvements
de rotation sur son axe (voy. fig. 203).

On opère ainsi successivement pour chaque suture.

Avant de retirer le fulcrum, il convient de reprendre
le fil avec la pince, et de le recourber, afin de le placer

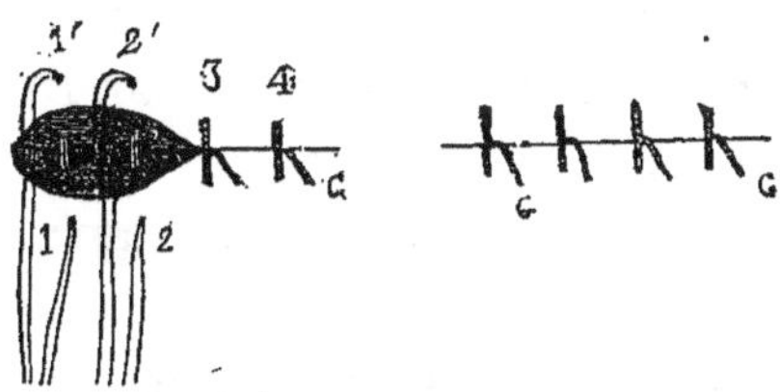

FIG. 204. — Sutures en place.

11', 22', Fils en soie.
3, 4, Sutures métalliques en place.
GG, Suture terminée.

suivant la direction du vagin, et d'éviter que son extrémité ne soit offensante pour la paroi vaginale postérieure.

Quand tous les fils sont ainsi fixés, la suture offre la disposition représentée par la figure 204.

Soins consécutifs. — Une fois l'opération terminée, la malade est reportée dans son lit et placée dans le décubitus dorsal, les jambes fléchies et soutenues par des coussins ; puis on introduit une *sonde à demeure*. La sonde employée au début par Sims avait la forme d'une S ; elle était faite d'étain ou d'aluminium ; sa forme spé-

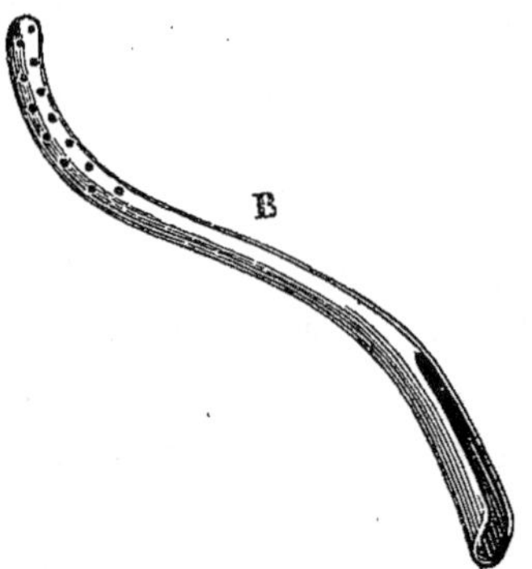

FIG. 205. — Sonde de Sims.

ciale (voy. fig. 205) lui permettait de rester en place, sans qu'il fût besoin de la fixer par aucun lien. A cause de sa courbure en S, le bec de la sonde se relève en sens inverse du bas-fond de la vessie, et l'on n'a pas à craindre qu'elle vienne heurter le siége de la suture. Un urinoir est placé entre les cuisses, afin de recevoir l'urine à mesure qu'elle s'écoule. Sims garnit la sonde d'une éponge, pour éviter de mouiller le lit en cas de déplacement du vase.

M. Sims a modifié récemment cette sonde. Il lui a donné la forme représentée fig. 206. Cette sonde, qui est très-courte, ne dépasse guère l'urèthre ; à son extrémité externe est fixé un tube en caoutchouc, faisant office de syphon.

On retire la sonde deux fois par jour, pour la nettoyer.

On évitera les efforts de défécation, en donnant un centigramme de chlorhydrate de morphine matin et soir, ou des pilules d'extrait thébaïque d'un centigramme toutes les deux heures.

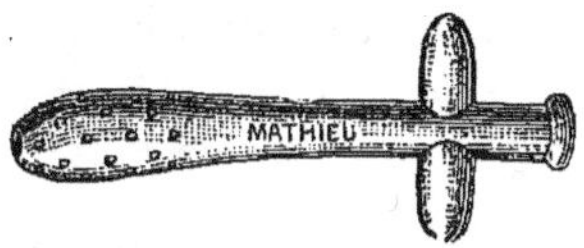

FIG. 206. — Dernier modèle de la sonde de Sims.

Pour éviter les garde-robes, pendant les huit ou dix jours qui suivent l'opération, il convient de donner une alimentation composée presque exclusivement de viandes rôties.

Après quelques jours, on permet à la malade de se coucher sur le côté ou sur le dos ; mais on lui conseille d'éviter avec soin les mouvements brusques.

Du huitième au dixième jour, on procède à *l'enlèvement des sutures*. Pour cela, on place la femme dans le décubitus latéral gauche, et l'on applique un spéculum univalve, plus petit que celui qui a servi pour l'opération. Avec une pince tenue de la main gauche, on saisit le fil, et l'on soulève la suture. Quand on aperçoit la boucle, on coupe avec des ciseaux un des côtés du fil, et l'on tire sur le bout tordu pour retirer le fil. Quand tous les fils sont enlevés, on replace la sonde, on fait une injection d'eau dans la vessie, pour voir s'il ne s'écoule aucune goutte de liquide dans le vagin, on reporte la malade dans son lit, et on laisse la sonde à demeure pendant cinq à six jours.

b. *Procédé de Bozeman.*

Le procédé de M. Bozeman ne diffère pas essentiellement de celui de Sims; il consiste dans un avivement plus superficiel que dans le procédé de Sims, et dans l'application d'une plaque de plomb qui a pour but de rendre toutes les sutures solidaires et d'immobiliser la région opérée.

M. Bozeman pense que beaucoup d'opérations échouent à cause des lésions qui existent du côté de la muqueuse vaginale; aussi s'applique-t-il, à les faire disparaître avant l'opération. C'est la préparation à l'opération qui, dans la pratique de M. Bozeman, est le temps le plus laborieux et le plus long, mais aussi le plus essentiel du traitement.

Lorsqu'il existe des brides cicatricielles du vagin, qui retiennent ce conduit et tiraillent les lèvres de la plaie, M. Bozeman fait tous ses efforts pour s'en débarrasser. Il explore avec soin le vagin par le toucher et par l'examen au spéculum. Le spéculum auquel M. Bozeman a recours est un dilatateur à deux valves latérales (voy. fig. 47, p. 74), s'écartant parallèlement au moyen d'une vis. On complète l'écartement des parois vaginales au moyen d'une valve qui sert à relever la paroi postérieure du conduit.

Ce chirurgien emploie encore une spatule qui sert à tendre et à déplisser les parties. Les brides se trouvent ainsi rendues évidentes par la saillie qu'elles font; on pratique des incisions superficielles à leur surface, et on détermine l'écartement de ces incisions par des tractions et des dilacérations au moyen des indicateurs. On

maintient ensuite l'écartement des tissus par l'introduction dans le vagin de boules plus ou moins volumineuses, et dont on augmente graduellement le diamètre
tous les quatre ou cinq jours.

Les ulcérations et les incisions sont touchées fréquemment avec une solution de nitrate d'argent, qui
favorise la cicatrisation des excoriations, diminue la
douleur, et rend les bords de la fistule plus souples. Les
incisions et les dilacérations doivent être faites avec
précaution, afin de ne pas s'exposer à déchirer les parois vaginales dans une trop grande profondeur ; d'où
pourrait résulter une ouverture du péritoine.

On doit procéder de temps à autre à une noúvelle
inspection des parties afin d'inciser les brides qui font
encore obstacle à la dilatation.

Ce traitement préparatoire demande souvent quelques
semaines. Chez une malade opérée par M. Bozeman,
dans le service de Dolbeau et dont M. Berger nous
a fourni la relation, il a fallu plusieurs mois d'efforts
persévérants pour arriver à rétablir le calibre et l'exten-
sibilité du vagin (1).

Lorsque le conduit vaginal est ainsi préparé, on
procède à l'opération.

Position à donner à la malade. — M. Bozeman place
la patiente dans le décubitus antérieur. Cette posture
est assurée par l'emploi d'un lit spécial (voy. fig. 207).
Ce lit est composé d'un coussin sur lequel la poitrine,
le cou et la tête reposent horizontalement. Il comprend
encore des coussins qui immobilisent les genoux et une

---

(1) *Annales de Gynécologie,* t. V, p. 436.

sangle qui sert à maintenir le tronc en passant sur la région lombaire.

Cette position permet à l'opérateur d'avoir sous les yeux la paroi antérieure du vagin qui se présente dans la position horizontale ; elle évite aussi la hernie de la muqueuse vésicale à travers l'orifice de la fistule, à

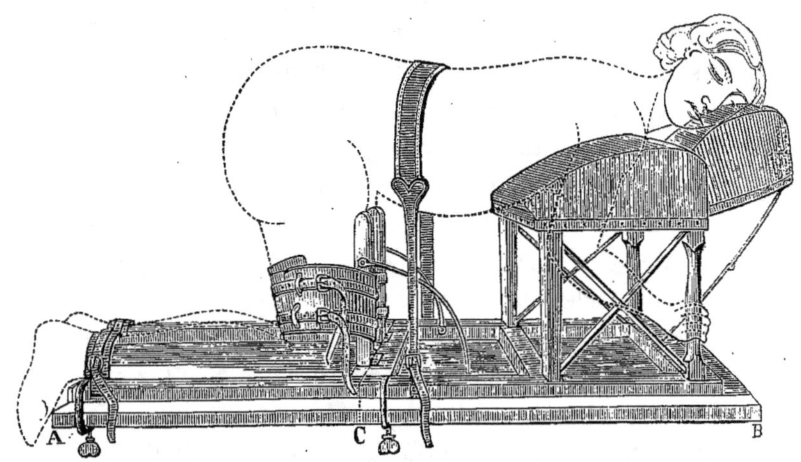

FIG. 207. — Lit de Bozeman pour l'opération de la fistule vésico-vaginale.

cause de l'absence de pression des intestins qui ne viennent pas refouler la vessie.

La malade étant fixée sur le lit, on procède à l'anesthésie. La pression de la cage thoracique sur le lit gêne sans doute quelque peu le mouvement des côtes, mais les contractions du diaphragme suffisent pour assurer le fonctionnement de la respiration. Néanmoins il faut surveiller avec soin l'administration de l'anesthésique.

1ᵉʳ *temps. Avivement.* — Il est pratiqué sur toute l'épaisseur des lèvres de la fistule mise à découvert avec un spéculum univalve en exceptant toutefois la muqueuse vésicale. On sépare la vessie des parois vaginales

par une dissection minutieuse, puis on réséque tout
autour de la fistule un ruban étroit de parties molles,
l'avivement ainsi pratiqué est perpendiculaire à la surface vaginale et n'a point lieu en surface. Cette façon
de procéder est celle qui nous a été indiquée par M. Berger, qui a vu opérer récemment M. Bozeman (1). Elle
diffère quelque peu de l'avivement auquel cet auteur
avait recours il y a quelques annés et qu'il faisait surtout en surface.

On procède à cet avivement avec des bistouris à long
manche (voy. 1, 2, 3, 4, fig. 208) et en partie avec des
ciseaux coudés vers les branches, mais dont la courbure diffère pour la demi-circonférence droite et pour
la demi-circonférence gauche de la fistule. On soutient
les bords de la fistule au moyen d'un tenaculum de Sims
(voy. 5, fig. 208) ou d'une pince à dents de souris.

2e *temps. Suture.* — Elle se fait en deux temps. On
passe d'abord des fils de soie simples et non en anses.
Ces fils servent à passer plus tard des fils d'argent, le fil
de soie est passé à l'aide d'une aiguille montée sur un
porte-aiguille. L'aiguille est plongée à 5 ou 6 millimètres
du bord de la fistule; elle est ensuite poussée obliquement
de façon à sortir entre la paroi vaginale avivée et la muqueuse vésicale. On l'extrait au moyen de pinces et on
la fait pénétrer dans la lèvre opposée, mais en suivant
un trajet inverse de celui qui vient d'être indiqué. On
facilite le passage de l'aiguille en accrochant les bords
de la fistule avec le tenaculum de Sims (voy. 5, fig. 208).
Lorsque tous les fils d'attente sont passés on entortille
l'extrémité d'un de ces fils autour d'un *fil d'argent fort* et

---

(1) *Annales de Gynécologie,* t. V, p. 439 et *France médicale.*

résistant qu'on replie à une petite distance de son extrémité, qu'on écrase ensuite sur le fil de soie à l'aide d'une
forte pince, et qu'on fait passer en tirant sur le fil de soie.

Pour éviter de tirailler les lèvres de la plaie, M. Bozeman opère la traction en plaçant le fil de soie sur une
petite fourche qui sert de poulie de renvoi.

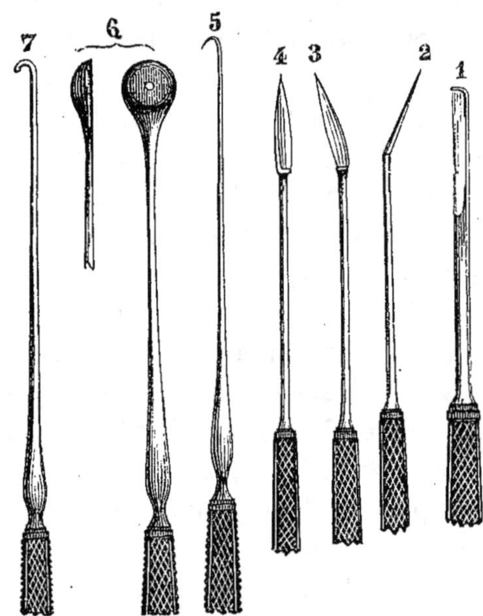

FIG. 208. — Instruments pour l'opération de la fistule vésico-vaginale
(procédé de Bozeman).

1, Bistouri droit boutonné.
2, Bistouri coudé sur le plat.
3, Bistouri coudé sur le tranchant.
4, Bistouri droit pointu.
5, Crochet érigne.
6, Ajusteur de la suture, vu de face et vu de profil.
7, Crochet mousse.

Le volume considérable des fils d'argent et l'épaisseur
des parties molles comprises dans l'anse de fil permet

de n'employer qu'un nombre restreint de sutures. Cinq
à six fils suffisent généralement.

3ᵉ *temps. Fixation des sutures.* — L'opérateur passe
alors les extrémités de chaque fil dans un pertuis creusé
sur une plaque d'acier montée sur un long manche,
et glisse cette plaque jusqu'au contact des tissus
(voy. 6, fig. 208). Une légère traction, opérée alors sur
les fils, amène les lèvres de la fistule au contact l'une
de l'autre. Lorsque cette manœuvre a été ainsi répétée
pour tous les fils et que les lèvres sont bien rapprochées, M. Bozeman taille une plaque de plomb, de 1 à
2 millimètres d'épaisseur, à laquelle il donne la forme
de la fistule, et dont il arrondit avec soin les angles
(voy. fig. 209).

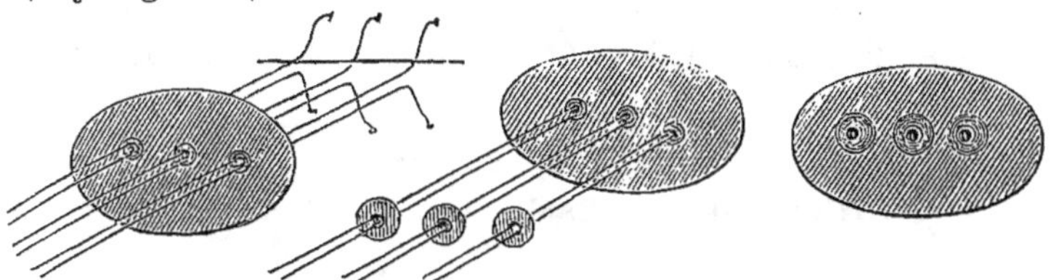

FIG. 209, 210 et 211. — Suture dans le procédé de Bozeman.

On donne une certaine concavité à la plaque, afin
qu'elle se moule exactement sur la surface du tissu,
puis on la perce d'un nombre de trous égal à celui des
points de suture et à une distance convenable, pour
correspondre exactement aux fils. On introduit dans
chacun des trous les deux chefs du point de suture qui
lui correspond, et l'on pousse la plaque au contact de la
fistule, en se servant du fulcrum représenté fig. 203 et
en opérant une certaine traction sur les fils. Lorsque la
plaque est bien appliquée et que la fistule est bien fermée, ce dont on doit s'assurer en poussant une injection dans la vessie, on passe les deux chefs de chaque

fil dans un grain de plomb (voy. fig. 210) que l'on fait glisser jusqu'au contact de la plaque de plomb (voy. fig. 211), et que l'on écrase à l'aide d'une forte pince.

Soins consécutifs. — Une fois la suture terminée, on introduit une sonde de Sims dans la vessie.

Cette sonde reste en place plus ou moins longtemps, suivant qu'elle est plus ou moins bien supportée par la vessie, et qu'elle s'altère ou non au contact de l'urine.

La suture reste en place huit à dix jours. Au bout de ce temps, on l'enlève de la façon suivante : on coupe les fils entre le grain de plomb et la plaque ; cette dernière, n'étant plus soutenue, tombe en général d'elle-même. Lorsque la plaque est retirée, on écarte l'un de l'autre les deux chefs de l'anse métallique, et l'on extrait les fils, en tirant doucement sur l'une de leurs extrémités.

FISTULES QUI RÉCLAMENT UNE OPÉRATION SPÉCIALE.

Il arrive quelquefois que les fistules présentent une disposition particulière qui ne permet pas d'en obtenir la guérison à l'aide des procédés précédemment indiqués. Il faut alors recourir à des opérations spéciales, que nous allons faire connaître. Les fistules dans lesquelles il faut ainsi intervenir d'une façon spéciale sont les fistules utéro-vaginales, vésico-utéro vaginales, les fistules avec perte de substance considérable, ou celles dans lesquelles l'uretère vient s'ouvrir dans le vagin.

A. Fistules utéro-vaginales.

Dans cette variété de fistules, la communication a lieu entre la vessie et l'utérus, dans un point plus ou moins élevé du col. L'opération consiste à fendre la lèvre antérieure jusqu'à [ce qu'on arrive à l'orifice de la fistule; on avive ensuite les bords de cette dernière, et l'on passe les fils transversalement, comme le montre la figure 212.

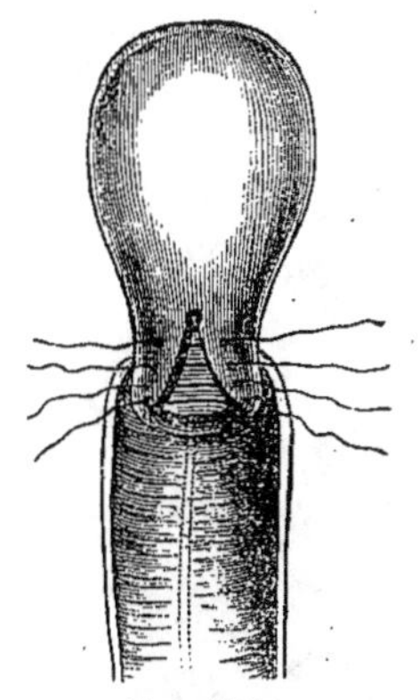

FIG. 212.

Fistule utéro-vaginale.
La figure montre la lèvre antérieure du col fendue et les sutures en place.

Il peut se faire que la fistule soit très-élevée, et qu'il soit impossible de l'atteindre : on n'a alors pour ressource que de pratiquer l'oblitération du col, au moyen de la suture. La menstruation s'effectue alors à travers la vessie.

B. Fistules vésico-utéro-vaginales.

Lorsque la destruction s'étend jusqu'au col et ne pénètre pas dans la cavité de l'utérus, on se sert de la lèvre antérieure pour obstruer l'orifice. L'avivement porte alors d'un côté sur la cloison vésico-vaginale et de l'autre sur le tissu utérin lui-même; les fils sont passés d'avant en arrière de façon à réunir le col avec la cloison. La suture une fois pratiquée a l'aspect représenté dans la figure 213.

Si la lèvre antérieure de l'utérus est elle-même détruite il faut se servir de la lèvre postérieure du col pour obtenir l'oblitération. Les sutures sont en ce cas passées de façon à réunir la cloison vésico-vaginale à la lèvre postérieure du col (1) (voy. fig. 214). Il résulte de

(1) Herrgott. *Gaz. méd. de Strasbourg*, 1872, p. 65.

cette disposition que le col s'ouvre dans la vessie et que la menstruation s'effectue au travers de cet organe.

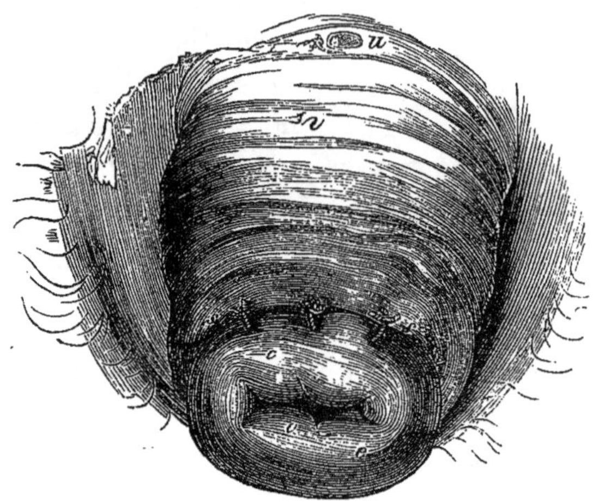

FIG. 213. — Lèvre antérieure du col réunie à la lèvre antérieure de la fistule (Simon).

cc, Col de l'utérus.
o, Orifice du col.
ss, Fistule.
v, Vagin.
u, Urèthre.

C. Fistules avec destruction étendue de la paroi vésico-vaginale.

Lorsque la destruction comprend une étendue considérable de la paroi vésico-vaginale, l'oblitération de l'orifice peut être obtenue en pratiquant l'*élytroplastie* qui consiste à prendre un lambeau sur l'une des fesses (Jobert) ou sur la partie postérieure du vagin (Velpeau et Le Roy d'Étiolles) et à en suturer les bords avec ceux de la fistule préalablement avivés ; mais cette opération, en raison de la difficulté de son exécution, est aujourd'hui presque complètement abandonnée.

On peut encore remédier à l'incontinence qui résulte des pertes de substance étendues de la cloison vésico-vaginale par l'oblitération du vagin ou *kolpokleisis*. Cette opération, qui a été pratiquée pour la première fois par Simon de Heidelberg, consiste à enlever une bande de la muqueuse vaginale sur les parois antérieures et

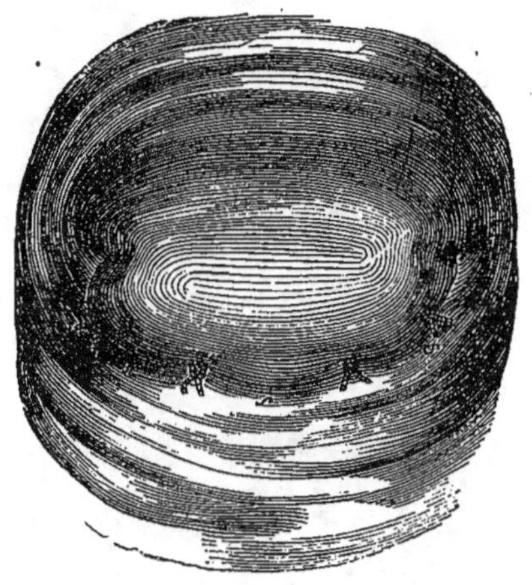

FIG. 214. — Lèvre antérieure de la fistule unie à la lèvre postérieure du col (Simon).

postérieures et à réunir les surfaces d'avivement au moyen de la suture (voy. fig. 215) ; une sonde est placée dans la vessie afin de maintenir cet organe en état de vacuité jusqu'à ce que la réunion soit effectuée. Le professeur Simon pratique l'oblitération juste au-dessous de la perte de substance.

Lorsque le vagin est ainsi oblitéré, la vessie et le vagin à sa partie supérieure forment un cloaque dans lequel l'urine et le sang des menstrues s'accumulent. L'urine, par son contact, irrite le vagin et détermine souvent des inflammations graves. Le seul avantage qui résulte de l'opération réside dans la possibilité d'évacuer ces liquides, à volonté, à travers l'urèthre.

Le Dr Bozeman remédie aux grandes pertes de substance de la façon suivante : il attire chaque jour l'utérus

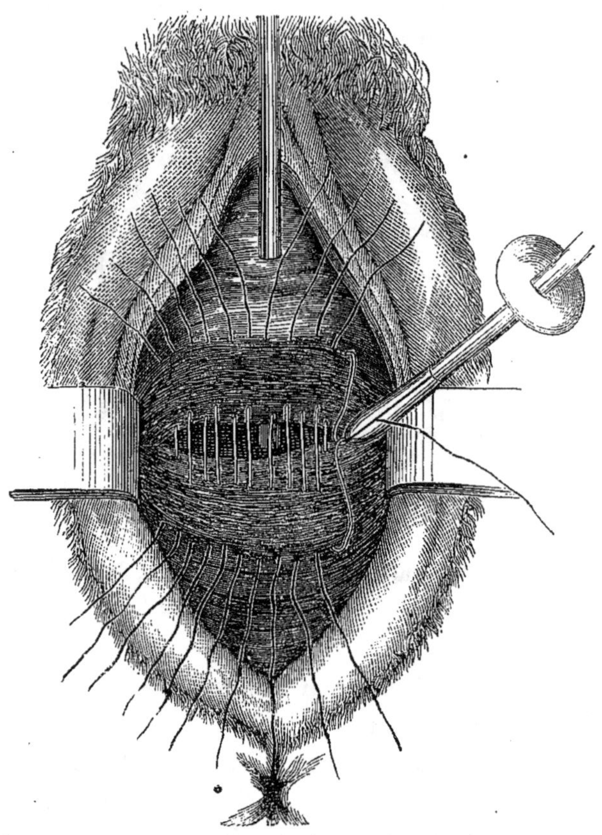

Fig. 215. — Oblitération du vagin (Simon).

en bas pendant plusieurs semaines, au moyen d'une pince de Museux implantée sur le col. Lorsque l'utérus est suffisamment abaissé, il pratique l'avivement du col et du bord de la cloison et réunit ces organes au moyen de la suture.

En vue de faciliter l'adhésion, on peut fendre de chaque côté le col jusqu'à son insertion vaginale, la partie dénudée vient alors remplir aisément la perte de substance de la cloison vésico-vaginale.

D. Fistules dans lesquelles l'uretère vient s'ouvrir dans le vagin.

Lorsqu'il existe une perte de substance un peu étendue du bas-fond de la vessie, un des uretères peut se trouver compris dans la perte de substance, et son extrémité inférieure peut alors s'ouvrir sur la paroi vaginale. Il est bon d'être prévenu de cet accident qui expose à la production d'un écoulement continu d'urine par le vagin, après une opération de fistule vésico-vaginale. On pourrait remédier à cet accident, comme l'a fait M. Lannelongue chez une malade dont il a communiqué l'observation à la Société de chirurgie, en fendant l'uretère dans une certaine longueur à l'aide d'une chaîne d'écraseur qu'il insinua dans ce conduit et qu'il fit sortir dans la vessie à environ 1 centimètre de son point d'entrée (1).

ARTICLE VII.
FISTULES RECTO-VAGINALES.

Les fistules recto-vaginales consistent en une communication entre le vagin et le rectum.

Ces fistules présentent des dimensions variables; tantôt elles sont représentées par un trajet étroit admettant un stylet, ou une sonde de petite dimension ; tan-

---

(1) Communication à la Société de chirurgie (séance du 5 mars 1873).

tôt elles consistent en un orifice permettant l'introduction de la pulpe digitale.

Deux procédés sont généralement employés pour obtenir l'oblitération de ces fistules : la réunion par seconde intention au moyen de la cautérisation et la réunion immédiate par la suture.

A. *Cautérisation*. — Les trajets fistuleux de petite dimension causent en général peu de gêne aux femmes, pourvu toutefois que les matières contenues dans le rectum présentent une certaine csnsistance qui les empêche de s'épancher dans le vagin. C'est à ces fistules étroites que la cautérisation est particulièrement applicable.

Cette cautérisation se pratique à l'aide d'un stylet rougi au feu ou au moyen d'un thermo-cautère filiforme (voy. fig. 88, p. 208), ou d'un fil de platine rougi par l'électricité. Si l'on se trouve obligé de répéter la cautérisation, comme cela a lieu le plus souvent, il faut attendre que l'eschare soit tombée depuis plusieurs jours, afin de laisser aux bourgeons charnus le temps de se produire.

B. *Suture*. — Lorsque l'orifice fistuleux présente une étendue tant soit peu considérable, il est nécessaire d'en obtenir l'oblitération par la suture après avivement préalable du trajet et des bords de la solution de continuité.

La malade étant placée dans le décubitus dorsal, on introduit dans le vagin un spéculum de Sims qui sert à relever la paroi antérieure de ce conduit. Quant aux parois latérales elles sont écartées au moyen de deux valves. On pratique l'avivement, non-seulement du trajet de la fistule, mais encore de ses abords jusqu'à une distance de 1 à 2 centimètres, comme s'il s'agissait d'une fistule vésico-vaginale. Pour faciliter cette manœuvre, on fait saillir la cloison en faisant placer le doigt d'un aide entouré de ouate dans le rectum, ou en se servant de la pince imaginée par M. Tillaux et qui a pour but d'empêcher l'opérateur d'être gêné par l'écoulement du sang. Cette pince, analogue à celle que Desmarres a fait construire pour l'opération des kystes des paupières, est terminée d'un côté par une plaque que l'on introduit dans le rectum et de l'autre par un large anneau qui comprime les bords de la fistule contre la plaque précédente (voy. fig. 216).

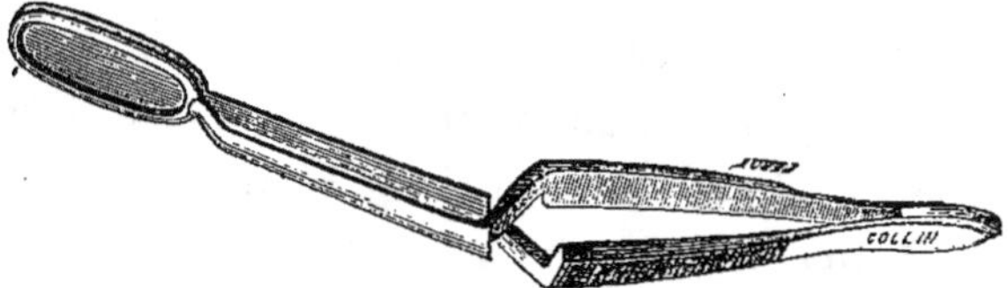

Fig. 216. — Pince de Tillaux pour l'opération de la fistule recto-vaginale.

Lorsque l'avivement est bien fait on applique une suture métallique, mais en ayant soin de ne pas comprendre le rectum dans l'anse de la suture afin d'éviter le ténesme de ce conduit. Les sutures devront être rapprochées et embrasser le plus de muqueuse vaginale possible. « Les fils, dit M. Richet, devront passer au devant des bords de la fistule, de telle sorte que ces bords soient rejetés vers le rectum afin de faire saillir l'intestin sous forme de crète, de chaque côté de laquelle, glisseront les matières contenues dans l'intestin ; on évitera ainsi la pénétration de ces matières entre les lèvres de la solution de continuité » (1).

On videra avec soin l'intestin à l'aide d'un léger purgatif administré la veille de l'opération, et le matin même en faisant prendre un lavement d'eau tiède. Après l'opération il convient d'obtenir le repos de l'intestin, pendant plusieurs jours, au moyen de petites doses d'opium, — un centigr. d'extrait thébaïque pris toutes les deux heures par exemple. On évitera l'accumulation des gaz en introduisant chaque jour dans le rectum, à deux ou trois reprises, une canule en gomme. Cette canule ne doit pas être laissée à demeure, car elle aurait pour résultat de solliciter la contractilité des sphincters et irait dès lors à l'encontre du but qu'on se propose.

MM. Richet, Gosselin et Gaillard Thomas conseillent de pratiquer, au moment de l'opération, la dilatation forcée de l'anus afin d'obtenir une paralysie momentanée du sphincter qui permet le libre écoulement des gaz et empêche la distension de l'intestin.

Cette dilatation, au dire des auteurs qui précèdent, est de la plus grande importance.

Quand toutes les sutures sont serrées, on recourbe les extrémités des fils parallèlement à la paroi vaginale au moyen d'une pince. Cette précaution est utile pour empêcher le vagin d'être irrité par la présence des fils métalliques.

Les sutures sont enlevées du 8ᵉ au 10ᵉ jour, ainsi qu'on le fait pour la fistule vésico-vaginale.

Pour éviter les garde-robes on devra nourrir l'opérée avec des aliments donnant peu de résidus, tels que

______

(1) Richet. *Annales de gynécologie.* T. I, p. 401.

des jus de viande, des bouillons, du lait, une petite quantité de viande.

Lors de la première garde-robe on administrera un lavement d'eau tiède pour délayer les matières et empêcher une dilatation trop considérable des parties.

Nous ne parlerons pas de la suture pratiquée par le rectum, l'opération est difficile et n'a pas donné de résultats satisfaisants.

CHAPITRE V.

OPÉRATIONS
QUI SE PRATIQUENT SUR L'UTÉRUS

ARTICLE I.
PONCTION DE L'UTÉRUS.

Il arrive quelquefois, mais rarement à la vérité, que le col est imperforé congénitalement ou qu'il s'est oblitéré à la suite d'un accouchement ou d'une opération. L'oblitération ayant pour résultat de produire une accumulation du sang menstruel dans l'utérus, il devient nécessaire de pratiquer une ouverture qui permette l'évacuation de ce liquide. Cette ouverture est faite au moyen d'un trocart par deux voies différentes qui sont le vagin et le rectum.

A. *Ponction par le vagin.* — La direction de l'utérus étant exactement connue par le toucher vaginal et rectal, et par la palpation abdominale, on glisse le doigt indicateur de la main gauche au contact du col, de façon que la pulpe soit placée au centre du museau de tanche, on glisse alors sur ce doigt un trocart légèrement courbe et dont la pointe a été quelque peu retirée dans le tube, afin de ne pas s'exposer à léser les parties. Lorsque l'extrémité de la canule est arrivée au centre du col, on fait saillir la pointe de l'instrument et on pousse dans la direction du corps utérin, qu'un aide fixe avec soin au moyen de la main pressant sur sa partie supérieure, à travers la paroi abdominale ; on s'arrête dès que l'on sent un défaut de résistance, on retire le poinçon, et on glisse dans la canule une sonde molle qu'on laisse à demeure jusqu'à ce que l'évacuation soit complète. Il est bon d'attacher un fil à la sonde dans la crainte que cet instrument ne pénètre tout entier dans l'utérus.

L'évacuation doit se faire lentement afin d'éviter un retrait trop brusque de la matrice et l'entrée de l'air dans cet organe.

Lorsque tout le liquide s'est écoulé, il faut maintenir l'orifice béant en y passant des bougies ou en recourant à la dilatation avec des tiges de laminaria ou des éponges préparées.

S'il survenait une décomposition des fluides contenus dans l'organe, on ferait des injections et des lavages avec de l'eau phéniquée ou un liquide antiputride.

B. *Ponction par le rectum.* — La ponction par ce conduit ne doit être pratiquée que si l'opération par le vagin est absolument impraticable.

Avant d'enfoncer le trocart il faut s'être assuré de la position exacte occupée par le corps de l'utérus. L'instrument est d'ailleurs enfoncé en prenant les précautions indiquées précédemment pour la ponction par le vagin.

Dangers. — L'opération par le rectum est très-souvent suivie de péritonite à cause de l'épanchement presque inévitable d'une certaine quantité de sang dans la cavité séreuse au moment où l'on retire le trocart. Le cul-de-sac péritonéal rétro-utérin tapissant tôute la face postérieure de l'utérus et descendant même sur le vagin, le trocart traversera de toute nécessité ce cul-de-sac avant d'arriver à l'utérus, mais heureusement il existe assez souvent des adhérences des deux feuillets du péritoine, à ce niveau, à cause de l'irritation qui s'est produite sous l'influence de l'accumulation du sang dans la matrice.

ARTICLE II.

INCISION DU COL.

Lorsque le col est rétréci congénitalement ou consécutivement à une maladie ou à une opération pratiquée sur lui, il peut être nécessaire d'élargir cet orifice, soit pour favoriser l'écoulement du sang menstruel, soit pour permettre d'extraire un polype contenu dans l'utérus, soit enfin pour explorer la cavité de l'organe ou pour faire cesser la stérilité.

Les rétrécissements du col peuvent aussi résulter d'une flexion du col de l'utérus. Le col s'infléchissant, le canal cervical, au point où la flexion se produit, s'aplatit et empêche le libre écoulement du sang menstruel.

La dilatation conseillée par quelques auteurs dans

les rétrécissements du col ne donne pas de résultats satisfaisants, à cause de la nature musculaire du canal cervical qui permet au rétrécissement de se reproduire dès que le corps dilatant est enlevé ; aussi ne faisons-nous que mentionner ce moyen sans nous y arrêter. Disons cependant que la dilatation peut rendre quelques services quand l'organe est fléchi, en faisant disparaître l'angle de flexion et en rétablissant la direction de l'axe cervico-utérin.

Parmi les opérations que nous allons passer en revue, plusieurs sont applicables au cas où l'utérus, simplement rétréci, n'a pas subi d'inflexion. Lorsque l'organe est antéfléchi Sims a conseillé une opération à laquelle nous consacrerons quelques lignes.

§ I. — OPÉRATIONS APPLICABLES AUX RÉTRÉCISSEMENTS DU COL, LORSQUE LE COL N'EST PAS INFLÉCHI.

A. *Procédé de Simpson.* — Simpson pratiquait l'incision latéralement au moyen de l'hystérotome qui porte son nom et qui se compose d'une gaîne dans laquelle

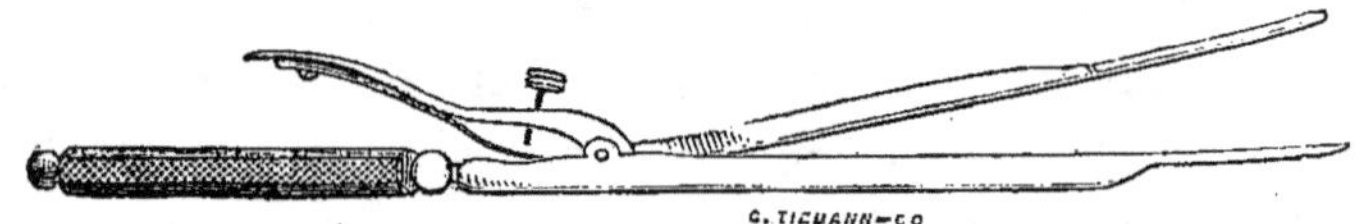

FIG. 217. — Hystérotome de Simpson.

est cachée une lame que l'on fait saillir à volonté et dont on règle l'écartement au moyen d'une vis.

Lorsqu'on veut se servir de cet hystérotome on en fait pénétrer l'extrémité dans le col à la hauteur voulue et au delà de l'orifice utérin, si on le juge utile ; on fait saillir ensuite la lame et l'incision a lieu en retirant l'instrument. On répète ensuite la même manœuvre du côté opposé.

On arrête l'écoulement du sang en plaçant sur la surface sectionnée une boulette de ouate imbibée d'une solution de perchlorure de fer.

Pour obtenir simultanément l'incision des deux côtés du col, on a inventé des hystérotomes à deux lames. Avec ces instruments dont les lames s'écartent également de chaque côté de la tige protectrice, on est exposé, si le tissu utérin est plus résistant d'un côté que de l'autre, à pratiquer des incisions de profondeur inégale, aussi convient-il de ne manier ces hystérotomes qu'avec les plus grandes précautions afin de ne pas s'exposer à pénétrer au delà d'une certaine profondeur.

B. *Procédé de Sims.* — Le col étant mis à découvert au moyen d'un spéculum, on fixe l'utérus avec un ténaculum et l'on coupe le col de chaque côté, jusque près

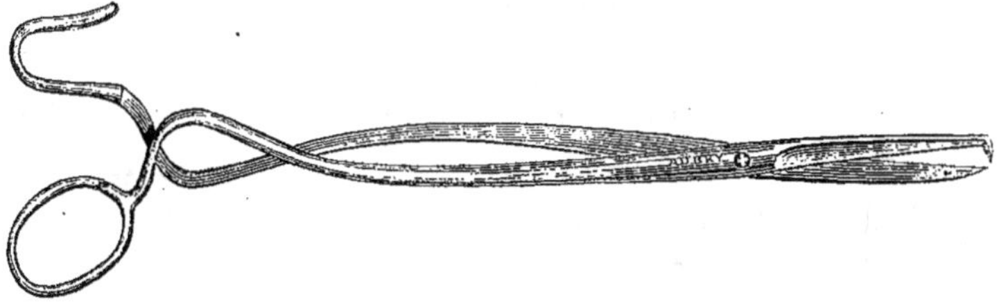

FIG. 218. — Ciseaux de Kuchenmeister.

de ses insertions vaginales, à l'aide d'une paire de forts ciseaux; une des lames des ciseaux est introduite dans le col tandis que l'autre est placée à l'extérieur de l'organe.

On peut se servir très-avantageusement pour opérer

cette section, des ciseaux de Kuchenmeister dont une des lames, celle qui reste en dehors du col, présente à son extrémité un crochet qui pénètre dans le tissu utérin et empêche l'instrument de glisser (voy. fig. 218).

Lorsque les deux incisions sont pratiquées, on éponge le sang qui s'écoule et l'on fait pénétrer au delà de l'orifice interne un bistouri boutonné dont la lame peut prendre des inclinaisons diverses et qui sert à sectionner cet orifice à droite et à gauche (voy. fig. 222). On introduit ensuite dans le col une petite boulette de coton imbibé de glycérine phéniquée, et l'on applique un tampon dans le vagin.

La malade reste au lit pendant les quinze jours qui suivent l'opération. On enlève le tampon au bout de vingt-quatre heures. Le troisième jour, pour empêcher la réunion des lèvres de la solution de continuité, on introduit une sonde et l'on applique un nouveau tampon phéniqué. Cette manœuvre doit être répétée tous les deux jours, sous peine de voir le col se rétracter et revenir aux dimensions qu'il présentait avant l'opération.

L'incision ainsi pratiquée donne le plus souvent des résultats satisfaisants, mais il arrive quelquefois que le rétrécissement se reproduit, malgré toutes les précautions prises.

C. *Procédé de Gaillard Thomas.* — Gaillard Thomas (1) a modifié légèrement cette opération. L'incision, qui comprend l'orifice interne du col et s'étend à toute l'étendue du canal cervical, intéresse la muqueuse et seulement les couches superficielles du parenchyme. On place ensuite dans le col un cylindre de coton im-

____

(1) G Thomas. *Diseases of Women*, 1874.

bibé d'une solution faible de persulfate de fer qu'on laisse en place pendant 48 ou 50 heures ; on renouvelle l'application pendant une quinzaine de jours et l'on introduit alors dans le col un pessaire de verre ou de caoutchouc.

L'incision est pratiquée au moyen de l'instrument connu sous le nom d'hystérotome de White. Cet hystérotome qui présente les courbures d'un hystéromètre étant introduit au delà de l'orifice interne on fait saillir au moyen d'un mécanisme spécial deux petites lames cachées dans l'épaisseur de la tige et l'on retire l'instrument.

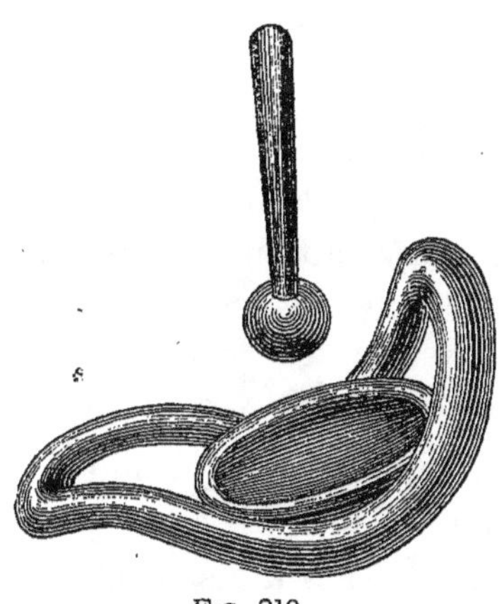

FIG. 219.

Pessaire employé par G. Thomas pour maintenir le col béant à la suite de l'incision.

La longueur du pessaire que l'on introduit ensuite doit être assez faible pour éviter de toucher le fond de l'utérus, sa base est globuleuse et peut être soutenue par un pessaire muni d'une cupule. Cette disposition permettant à la tige de se mouvoir en tous sens, évite toute pression dangereuse sur l'utérus (voy. fig. 219).

Dangers. — L'incision du col n'est point une opération sans gravité ; sans parler des hémorrhagies plus ou moins abondantes, qui ont pu nécessiter le tamponnement, nous devons mentionner la cellulite pelvienne ou des péritonites, suivies de mort.

Lorsque les incisions sont peu profondes, ces accidents sont, sans doute, moins à craindre, mais il ne faut cependant pas croire qu'ils ne puissent se produire.

Les incisions profondes peuvent, par un faux mouvement ou par suite d'une inégale épaisseur du tissu utérin, pénétrer dans la cavité péritonéale ou en avant dans la vessie. C'est pour éviter ces accidents que l'on donne toujours le conseil d'opérer les incisions latéralement, points qui correspondent à l'insertion des ligaments larges ; il faut néanmoins éviter de faire pénétrer l'incision dans l'épaisseur de ces ligaments, à cause de la quantité considérable des vaisseaux sanguins et lymphatiques qu'on y rencontre et qui pourraient donner lieu à des hémorrhagies graves ou à la lymphangite.

Le Dr Peaslee a eu connaissance de quatre cas de mort par hémorrhagie après l'opération par la méthode de Sims. Il affirme que si l'on avait publié tous les cas dont la terminaison a été fatale, la liste en serait effrayante (1).

Indications. — L'incision du col a été pratiquée chez les femmes stériles, quand le col est rétréci, afin de permettre un libre accès du sperme dans la cavité de la matrice.

Le Dr Peaslee (2) a fait remarquer récemment que l'opération ne donnait pas le plus souvent le résultat désiré, par la raison que l'organe après l'opération ne retenait pas le liquide séminal et que si la conception se

---

(1) Communication à la *New-York Academy of medicine*. (*Annales de gynécologie*. Janvier 1877, p. 60.)

(2) *De l'incision et de la discision du col de l'utérus*, communication à la *New-York Academy of medicine*. (*Annales de gynécologie*. Janvier 1877, p. 60.)

produisait elle était habituellement suivie d'un avortement.

Si l'on voulait pratiquer l'incision pour combattre la
stérilité, il faudrait se contenter d'incisions peu profondes qui ne donnent pas lieu à un renversement des
lèvres du col, comme cela a lieu dans le procédé de Sims ;
le procédé de Gaillard Thomas serait alors plus convenable.

On a eu recours à l'incision dans la dysménorrhée,
dépendant d'une constriction de l'orifice interne du col
et que l'on a désignée, pour ce motif, sous le nom de
dysménorrhée mécanique.

L'opération quoique très-rationnelle, n'a pas toujours
donné les résultats qu'on en espérait, quelques femmes
ont été soulagées, mais d'autres ont vu le rétrécissement
se reproduire et même quelquefois augmenter sous
l'influence de la rétraction cicatricielle.

Le D᷉ Peaslee rejette l'incision profonde pour remédier à la dysménorrhée, il réserve ce moyen pour les
femmes atteintes de fibrômes utérins lorsqu'il s'agit
d'ouvrir une voie suffisante pour permettre l'extraction
de la tumeur.

Cet auteur pratique ordinairement des incisions peu
profondes, les règles qui doivent guider le chirurgien
se résument, d'après le D᷉ Peaslee, dans les proportions
suivantes :

En ce qui concerne l'orifice interne :

1ᵉ Lorsqu'une sonde d'un diamètre de cinq millimètres passe avec facilité il n'y a point de constriction
et partant pas d'incision à faire ;

2ᵉ Si l'on peut faire passer une sonde d'un diamètre
de 4 millimètres, on n'est pas absolument tenu d'in-

ciser pour remédier à la constriction, mais s'il y a rétention des liquides on peut inciser ;

3° Si l'on ne parvient pas à introduire une sonde de 3 millimètres, il y a une constriction ou plus probablement une flexion de l'organe, il s'agit donc avant d'opérer, de s'assurer que la constriction de l'orifice interne n'est pas due à une flexion.

En ce qui concerne l'orifice externe :

5° Si l'on fait passer une sonde de 5 millimètres il n'y a pas de constriction, mais lorsqu'il y a congestion de la muqueuse du col, on peut craindre un certain resserrement surtout au point de vue de la conception, et il peut devenir nécessaire d'opérer ;

6° Si l'orifice externe ne laisse passer qu'une sonde de 4 millimètres, il y a constriction et l'opération devient nécessaire au moins pour la conception ;

7° Lorsqu'on vient à opérer il importe de conserver autant que possible l'aspect fusiforme du col.

L'incision ne doit pas dépasser la moyenne des dimensions normales trouvées chez une multipare. Dans les cas compliqués de congestion le Dr Peaslee admet qu'on pourrait étendre l'incision jusqu'à 5 millimètres pour l'orifice interne et jusqu'à 8 millimètres pour l'orifice externe.

L'opération doit être pratiquée au moins quatre jours avant ou six jours après la période menstruelle.

Le Dr Peaslee en prenant le soin de ne jamais intéresser toute l'épaisseur du col, n'a jamais eu à enregistrer de phlegmon purulent ou de péritonite, et la perte de sang a toujours été-très modérée. L'auteur a aujourd'hui un total de 300 opérations.

Bien que la division du col par des incisions superficielles nous semble exposer à peu de dangers, nous croyons cependant que c'est une opération à laquelle il ne faut recourir que rarement et lorsqu'il y a absolue nécessité.

La destruction des rétrécissements par l'électrolyse que nous avons pratiquée une fois avec succès, et que nous allons faire connaître dans le chapitre suivant nous paraît préférable à la division sanglante, à cause des dangers bien moindres qu'elle fait courir à la malade.

§ II. — OPÉRATION DANS LE CAS D'ANTÉFLEXION DE L'ORGANE.

L'antéflexion de l'utérus détermine, avons-nous dit, un rétrécissement du canal cervical au niveau du point infléchi. L'opération que Sims pratique alors consiste à substituer un canal droit à un trajet courbe.

Lorsque l'utérus est antéfléchi, le canal prend une direction angulaire (voy. a, b, c, fig. 220, p. 442) ; si l'on parvient à détruire la partie antérieure du canal jusqu'au niveau de l'angle de flexion, on obtient un canal droit a, b, d qui permet le libre écoulement du sang menstruel.

L'opération est assez simple. Voici, d'après Sims (1), comment on l'exécute : après avoir placé la malade dans le décubitus latéral gauche, appliqué le spéculum univalve et fixé la lèvre antérieure du museau de tanche au moyen d'un ténaculum, on coupe d'un seul coup, avec une paire de ciseaux droits ou coudés (voy. fig. 221), la portion postérieure du col, aussi loin qu'il est possible. (Les

---

(1) Sims. *Notes cliniques sur la chirurgie utérine.* Traduction par Lhéritier. Paris, 1866.

ciseaux de Kuchenmeister (voy. fig. 218, p. 435) conviennent très-bien pour opérer cette section). Passant alors dans la cavité de l'utérus un couteau à pointe mousse, tranchant en arrière et fixé sur un manche à un angle convenable, on coupe les tissus dans la direction de la ligne b, d, de manière à redresser le canal dans sa partie supérieure et à faire disparaître en même temps l'obstacle mécanique qui résulte de sa courbure.

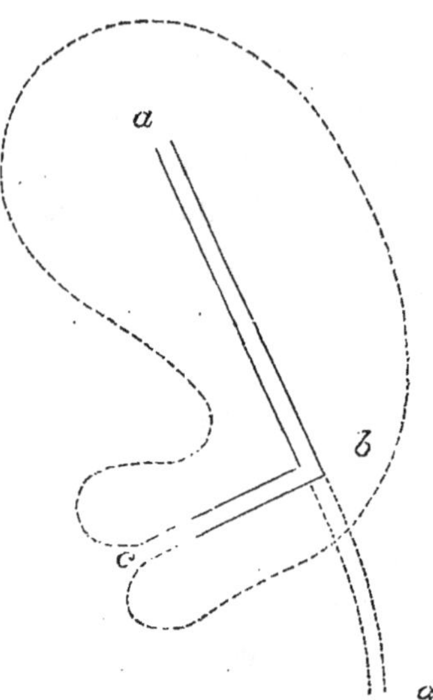

FIG. 220. — Création d'un nouvel axe cervico-utérin (G. Thomas).
ab, Représente l'axe du corps.
bc, Représente l'axe du col.
bd, Représente l'axe créé par l'incision.

La figure 223 est destinée à représenter le second temps de l'opération, la matrice est fermement fixée par le ténaculum pendant que la lame du bistouri, en forme de rasoir, coupe le canal en arrière.

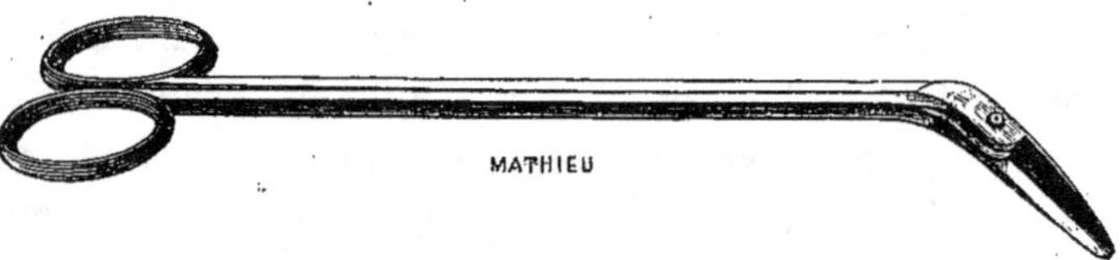

FIG. 221. — Ciseaux hystérotomes de Sims.

Il faut prendre garde de faire l'incision trop profonde de crainte de tomber dans le cul-de-sac péritonéal rétro-utérin. Après l'opération, on place entre les lèvres de

la plaie, une boulette de coton imbibé d'une solution
de persulfate de fer au tiers ou à moitié, puis on ap-

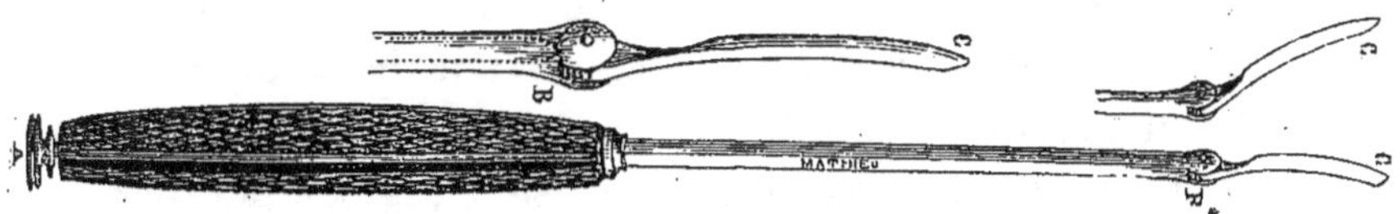

FIG. 222. — Bistouri articulé en forme de lame de rasoir de Sims.

A, Ecrou destiné à faire mouvoir la lame.
B, Axe sur lequel la lame peut se mouvoir.
C, C, Lames en forme de rasoir.
C, Lame inclinée sur le manche.

plique un tampon d'ouate ; on enlève le tampon au bout
de vingt-quatre ou trente-six heures, mais on laisse en
place pendant trois à quatre jours la boulette imbibée

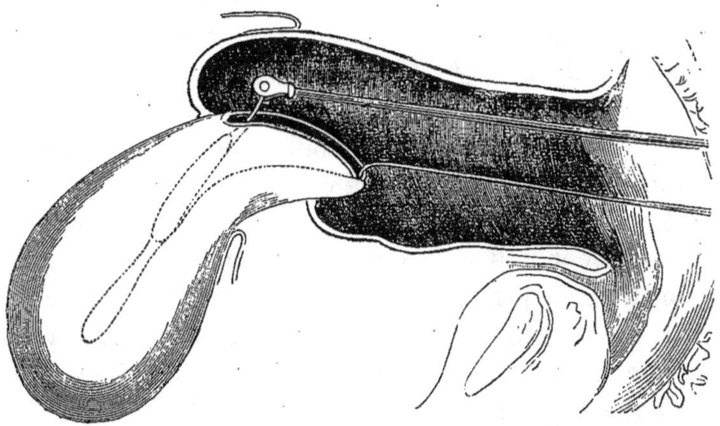

FIG. 223. — Section postérieure du col (Sims).

de persulfate de fer; on renouvelle alors le pansement
à plusieurs reprises pour empêcher l'accolement des
lèvres de la plaie ; on fait ensuite porter pendant trois
à quatre semaines, un pessaire intra-utérin, si on le
croit utile.

Dangers. — L'opération a donné lieu plusieurs fois à des accidents redoutables et même à la mort. Aussi cette opération ne doit-elle être exécutée qu'après qu'on s'est bien assuré qu'il n'existe aucune complication inflammatoire dù côté du tissu cellulaire péri-utérin ou des organes de voisinage ; ce sont ces complications, au dire de Gaillard Thomas, qui ont été la cause des accidents que l'on a eu à déplorer.

ARTICLE III.

DESTRUCTION DES RÉTRÉCISSEMENTS DU COL PAR L'ÉLECTROLYSE.

La destruction des rétrécissements de l'urèthre chez l'homme par l'électrolyse, nous a suggéré l'idée de recourir à ce moyen dans les cas de coarctation du canal cervico-utérin.

On sait qu'en plaçant au contact des tissus les extrémités des rhéophores d'une pile à forte tension, on détermine la décomposition des parties avec lesquelles ces rhéophores se trouvent en contact ; à l'électrode négative, se produit une eschare molle faisant bleuir le papier de tournesol rougi par un acide ; à l'électrode positive, au contraire, on constate une eschare dure rougissant le papier de tournesol.

La cicatrice qui se produit après la chute des eschares est notablement différente, suivant qu'on l'envisage au pôle positif ou au pôle négatif. La cicatrice formée au pôle positif se rétracte d'une façon énergique, tandis que celle qui est produite au pôle négatif reste plus molle et plus extensible. On retrouve donc, dès lors, aux cicatrices les mêmes qualités que lorsqu'on a opéré une cautérisation avec un acide ou avec un alcali. La cicatrice positive est analogue à celle qui est consécutive à l'application d'un acide ; la cicatrice négative, au contraire, correspond à celle que l'on produit avec les caustiques alcalins.

Pour détruire un rétrécissement du canal cervico-utérin, le procédé est des plus simples, voici en quoi il consiste.

On commence par introduire dans l'utérus une bougie en baleine, semblable à celles qui sont usitées pour franchir les rétrécissements de l'urèthre chez l'homme, cette bougie sert de conducteur à une boule métallique perforée d'un canal passant par son centre, montée sur une tige recouverte d'une couche isolante et dont l'extrémité opposée à la boule communique avec le pôle négatif d'une pile à courant continu de forte tension. Le pôle positif terminé par une plaque métallique recouverte d'une peau de chamois imbibée d'eau acidulée ou tenant en dissolution une certaine quantité de sel marin, est appliqué sur l'une des cuisses de la malade.

Lorsque le pôle négatif, formé par la boule métallique, est amené au contact du point qu'il s'agit de détruire, on ferme le courant de la pile et l'on presse sur la tige qui soutient la boule pour faire progresser cette dernière à mesure que le tissu est détruit. Quand le rétrécissement est franchi, ce qu'on reconnaît à la sensation de résistance vaincue, on suspend le courant de la pile et l'on enlève l'appareil. Cette application, quoique douloureuse, est cependant assez facilement supportée.

Pour éviter les secousses qui se produisent à l'ouverture et à la fermeture du courant, il faut fermer le circuit de la pile lorsque les pôles sont en place en faisant manœuvrer la manette placée sur la pile ; on passe alors successivement de 0 élément à un nombre suffisant d'éléments pour obtenir le résultat désiré. Une pile très-convenable pour ces sortes d'opérations, est

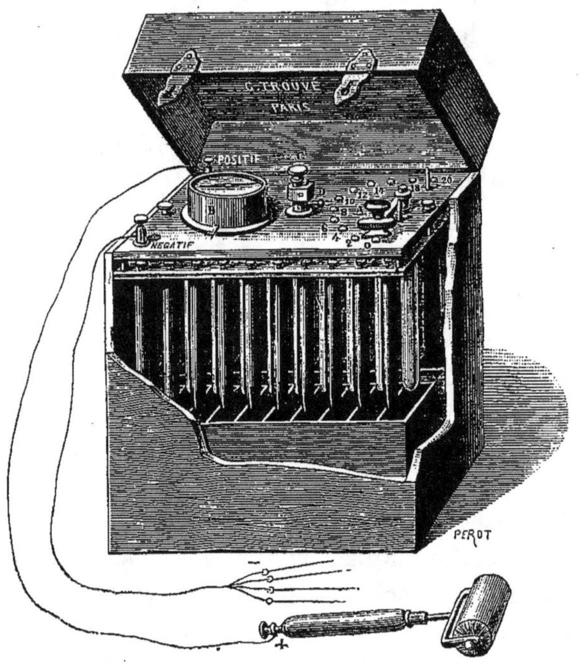

FIG. 224. — Pile au bisulfate de mercure (modèle de M. Trouvé) (1).

la pile au bisulfate de mercure de M. Trouvé (voy. fig. 224). Nous avons opéré par ce procédé, en 1872, une femme atteinte quelque temps avant la ménopause d'une coarctation de l'orifice interne, ayant déterminé des accidents dysménorrhéiques. Le résultat fut des plus satisfaisants, et nous avons pu constater à plusieurs reprises,

---

(1) Cette pile qui se compose de 20 éléments, est chargée, en plaçant 12 à 15 gr. de bisulfate de mercure dans chacune des auges et en ajoutant à l'eau qui doit remplir les auges à moitié, 1/15 de son poids environ d'acide sulfurique.

depuis cette époque, que le canal cervical était resté parfaitement perméable à l'hystéromètre.

Indications. — Contre-Indications. — Lorsque l'oblitération du col est complète, l'introduction d'une bougie conductrice ne peut plus avoir lieu. La destruction du rétrécissement par l'électrolyse est, cependant, encore possible, mais comme elle doit se faire sans conducteur, il ne faut opérer qu'après s'être assuré de la direction exacte du corps utérin, afin de ne pas pousser la tige galvano-caustique dans une direction vicieuse et s'exposer ainsi à pénétrer dans le péritoine ou dans la cavité vésicale.

Lorsque l'orifice interne du col est seul rétréci, cet accident n'est guère à redouter, à cause du peu d'épaisseur du tissu que l'on a à traverser.

Si le rétrécissement porte sur toute la longueur du canal cervical, il faut redoubler d'attention et examiner avec soin le trajet suivi par la tige dans l'épaisseur du col.

Le volume de la boule destinée à l'électrolyse doit varier suivant la dimension du trajet que l'on veut obtenir ; une boule de 3 millimètres de diamètre ou, au plus, de 4 millimètres suffit amplement par la raison que la destruction s'étend à une certaine distance au-delà du point touché. C'est là une circonstance dont il faut se souvenir, afin de ne pas créer un canal d'une dimension trop considérable, mieux vaudrait obtenir un trajet insuffisant et recourir à une seconde opération que de produire une destruction trop étendue.

La destruction des rétrécissements du col par l'électrolyse nous semble bien préférable à l'incision sanglante, suivie ou non de la dilatation, à cause du peu de dangers des opérations galvano-caustiques et de la facilité de leur exécution.

ARTICLE IV.

AMPUTATION DU COL.

Anatomiquement le col de l'utérus se compose de deux parties distinctes, l'une située au-dessus des insertions vaginales et que l'on appelle portion sus-vaginale, l'autre saillante dans le vagin et qui est connue sous le nom de museau de tanche ou de partie intra-vaginale.

L'amputation du col est une opération qui a pour but de retrancher une portion plus ou moins considérable de ces parties. L'opération est pratiquée le plus souvent sur la partie intra-vaginale ; cependant, dans l'allongement hypertrophique de la portion sus-vaginale du col, affection qui a été bien décrite pour première fois par Huguier, qui a su la distinguer du prolapsus utérin, l'opération porte non—seulement sur le museau de tanche mais en partie aussi sur la portion sus-vaginale.

L'amputation du col de l'utérus est une opération délicate et toujours difficile. Aussi, exige-t-elle de la part du chirurgien une habileté manuelle considérable, et une connaissance approfondie des rapports de l'organe utérin avec les parties voisines.

Historique. — Bien que l'amputation ait été pratiquée à une époque déjà éloignée de nous, c'est en réalité à Lisfranc qu'il faut attribuer l'honneur d'en avoir précisé les règles.

Elle fut pratiquée pour la première fois par Ambroise Paré (1), puis par Tulpius d'Amsterdam en 1652, et par Lapeyrouse en 1766.

Daniel Turner (de Londres), en 1736, rapporta l'histoire d'une femme aliénée qui, atteinte de prolapsus, pratiqua sur elle-même l'amputation du col saillant à la vulve au moyen d'un rasoir, et qui guérit néanmoins (2).

Proposée en 1787 par Wrisberg elle fut exécutée en 1801 par Osiander dans 23 cas.

Nous arrivons ensuite à l'époque de Récamier, de Hervez de Chégoin, de Lisfranc, de Jobert (de Lamballe) et d'Huguier, qui tous pratiquèrent cette opération dans un grand nombre de cas.

Enfin, après avoir été quelque peu délaissée, elle a été remise en honneur et pratiquée avec succès par un grand nombre de chirurgiens de notre époque, parmi lesquels nous devons citer : MM. Courty, Léon Labbé, en France ; Byrne (de Brooklyn), Gaillard Thomas (de New-York), Robert Barnes, Graily-Hewitt, en Angleterre ; Kehrer et Spiegelberg, en Allemagne.

Dangers. — L'opération, tout en exposant à des dangers, a donné assez de succès entre les mains des habiles opérateurs que nous venons de citer, pour que nous soyons autorisés à y recourir dans les cas que nous ferons bientôt connaître.

Les hémorrhagies primitives ou secondaires, la péritonite, le phlegmon péri-utérin, la septicémie, le tétanos ont été quelquefois le résultat de cette amputation

----

(1) Œuvres d'Ambroise Paré, liv. xxiv, p. 1012.
(2) *New-York med. Journ.*, vol. V, nº 5.

mais rarement à la vérité comme le prouvent les statistiques déjà assez nombreuses que nous avons entre les mains.

Sur 97 amputations du col pratiquées par Lisfranc nous trouvons seulement 2 cas de mort (1).

Huguier sur 30 opérations n'a pas eu à enregistrer un seul décès. Sims sur plus de 50 opérations rapporte un seul décès; Simpson sur 8 opérations, un seul décès; Spiegelberg (2) sur 60 cas d'amputation, dont 53 ont été pratiquées par lui et dont 7 appartiennent à Langer, a constaté cinq morts. Gaillard Thomas (3) sur plus de 20 opérations, n'a pas eu un seul décès.

Le col doit-il être amputé à la vulve ou sur place? — Avant de passer en revue les diverses méthodes employées pour pratiquer l'amputation du col, il nous paraît utile de rechercher si l'organe doit être amputé après avoir été abaissé à la vulve ou au contraire sur place.

A ce point de vue les avis sont partagés. Les auteurs les plus recommandables conseillent l'amputation tantôt sur place, tantôt après abaissement préalable.

L'amputation à la vulve, préconisée par Lisfranc, Récamier, Jobert (de Lamballe), et la plupart des chirurgiens de la même époque, tend à être abandonnée de nos jours.

Spiegelberg (4) admet « que la première condition pour rendre l'opération innocente est d'éviter toute espèce de traction et d'amputer sur place, surtout quand

---

(1) Pauly. *Maladies de l'utérus.* Paris, 1836.
(2) *Archiv für Gynækologie*, v. III, 1873; et *American Journal of obstetrics*, août 1874, p. 292.
(3) Gaillard Thomas. *Diseases of women*, 4ᵉ édition, p. 630.
(4) *Archiv für Gynæk.*, v. III, 1873.

il s'agit du carcinome. » M. Léon Labbé (1) et Byrne (2) suivent la même pratique.

Graily Hewitt (3) dit qu'il faut éviter, autant que possible, d'attirer l'utérus en bas.

Gaillard Thomas (4) admet la possibilité d'amputer à la vulve, mais il recommande de ne pas opérer de fortes tractions et d'éviter ces dernières si l'utérus n'est pas mobile.

Sédillot et Legouest (5) acceptent l'opération à la vulve, si l'utérus est mobile, mais ils y renoncent dès que l'organe ne peut être abaissé.

On voit d'après ces quelques citations que tous les auteurs tendent à préconiser l'amputation sur place comme étant moins dangereuse, et s'ils la recommandent à la vulve c'est à cause de la facilité plus grande du manuel opératoire.

Jetons maintenant un coup d'œil rapide sur l'anatomie de la région et nous serons amenés à conclure que l'amputation doit être faite sur place.

Anatomie. — Si nous envisageons les rapports de l'utérus nous voyons que le péritoine qui tapisse la face antérieure du rectum se replie en avant pour former le cul-de-sac péritonéal rétro-utérin et venir tapisser la partie supérieure de la paroi postérieure du vagin dans une étendue de 12 à 15 millimètres d'après Legendre et Sappey, mais quelquefois même plus bas.

---

(1) *De l'emploi de la galvanocaustique thermique dans le traitement des tumeurs épithéliales du col de l'utérus.* (*Annales de Gynécologie*, t. I, 1874.)

(2) *Electro-cautery in uterine Surgery* New-York, 1873.

(3) *Diseases of women*, p. 550. Londres, 1872.

(4) *Diseases of women*, 4° édition, p. 631.

(5) *Traité de médecine opératoire*, p. 582.

Du vagin, le péritoine se porte en haut pour tapisser toute la paroi postérieure de l'utérus.

En avant, la vessie est en contact avec la paroi antérieure du vagin, et avec le col dans presque toute son étendue. Ces deux organes sont séparés par un tissu cellulaire assez lâche qui permet des glissements et qui a suggéré à Jobert (de Lamballe) son procédé d'autoplastie par glissement pour le traitement des fistules vésico-vaginales.

Le péritoine tapisse toute la face antérieure de l'utérus et descend jusqu'au niveau du tiers supérieur du col pour se porter ensuite sur la surface de la vessie. Au point où la séreuse abandonne le col pour atteindre la vessie, il forme le cul-de-sac péritonéal vésico-utérin.

Les bords latéraux de l'utérus et de la portion sus-vaginale du col répondent au tissu cellulaire interposé entre les feuillets des ligaments larges.

L'utérus jouit comme l'on sait d'une certaine mobilité qui lui permet, quand on le saisit avec des pinces, d'être attiré en bas et de descendre même jusqu'au niveau de la vulve. Mais ce mouvement de descente, qu'il soit spontané comme dans le prolapsus utérin ou produit par la main du chirurgien, ne s'obtient pas sans qu'il en résulte des changements importants dans les rapports que nous venons de mentionner.

Lorsqu'on implante une pince à griffes sur la partie intra-vaginale du col et qu'on attire l'organe à la vulve, le vagin se replie à la façon d'un doigt de gant et suit l'utérus dans son mouvement de descente de façon à venir le coiffer.

Si nous examinons alors ce qui se produit, nous voyons que le péritoine qui tapisse la face postérieure du vagin et qui lui adhère d'une façon très-intime est lui-même attiré en bas, qu'il s'insinue entre la partie postérieure du col utérin et le vagin retourné de façon à y former un cul-de-sac.

Si donc nous faisons porter l'amputation sur le col, au-dessus de ses attaches vaginales, la section produira l'ouverture de la séreuse péritonéale. C'est, comme on le voit, une lésion qu'on doit chercher à éviter à cause des accidents dont elle est habituellement l'origine.

En avant, le même accident n'est pas à redouter à cause du tissu cellulaire assez lâche qui réunit le col à la vessie et qui lui permet de glisser sans entraîner la séreuse. Ajoutons toutefois que ce glissement est limité et que la paroi vésicale inférieure peut suivre l'utérus dans son mouvement de descente et se trouver ouverte si la section porte sur un point un peu élevé.

La figure 225 qui représente l'utérus en prolapsus, permet de se rendre exactement compte de ces changements de position du péritoine et de la vessie.

Latéralement, le tissu cellulaire situé dans l'épaisseur des ligaments larges permet des glissements analogues. Si la section porte au delà des insertions du vagin, on tombe dans l'épaisseur du tissu cellulaire situé entre les feuillets des ligaments larges, accident moins grave que l'ouverture du péritoine, mais qu'il importe cependant d'éviter.

L'ouverture du cul-de-sac péritonéal rétro-utérin est un accident qui s'est produit plusieurs fois déjà dans les mains de divers chirurgiens. Nous verrons dans un instant quel degré de gravité il présente.

Il y a quelques mois, faisant des recherches sur l'amputation du col au moyen de l'anse galvano-caustique, sur des cadavres, sous la direction de notre excellent maître M. Gallard, nous avons été très-étonné de constater l'ouverture du cul-de-sac péritonéal rétro-utérin dans deux cas où nous avions opéré des tractions très-

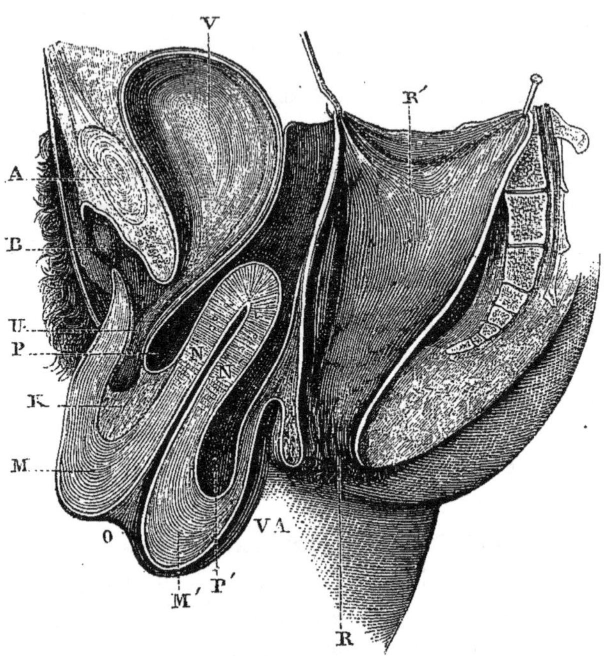

FIG. 225.—Coupe verticale antéro-postérieure de l'utérus et du bassin permettant de constater les rapports de l'utérus dans le cas de prolapsus complet (d'après l'*anatomie pathologique* de Cruveilhier).

A, Symphyse du pubis.
B, Orifice de l'urèthre.
K, Tissu cellulaire anté-utérin.
M M', Col utérin fortement hypertrophié.
N N', Corps de l'utérus.
O, Orifice du col.
P, Cul-de-sac péritonéal antérieur.
P' Cul-de-sac péritonéal postérieur.
R R', Rectum.
U, Portion de la vessie entraînée par l'utérus déplacé.
V, Vessie.
VA, Vagin retourné en doigt de gant.

peu considérables. Nous avions abaissé le col à l'aide d'une pince de Museux, dans une étendue qui ne dé-

passait pas 3 à 4 centimètres, et nous avions placé
notre fil de platine au-dessus des pinces qui avaient
été insérées sur le col aussi haut que possible.

Le col une fois sectionné au moyen du fil galvano-
caustique, nous opérâmes le toucher pour nous rendre compte de ce que nous avions produit, et nous
fûmes tout étonné de constater au fond du vagin une
ouverture de la largeur d'une pièce de 50 centimes, qui
nous menait dans l'intérieur de la cavité péritonéale, en
arrière du col de l'utérus.

Bien que cette lésion du péritoine soit un accident
grave, elle n'est pas cependant suivie fatalement de
mort, comme le prouve le fait relaté par Marion
Sims (1), et ainsi qu'il semble résulter de la pratique
de M. C. Braun (de Vienne). M. le Dr Alph. Herrgott nous a rapporté avoir vu cette ouverture survenir chez trois malades amputées du col par l'éminent professeur de Vienne, sans qu'il en résultât le
moindre accident. Il s'agissait de femmes atteintes de
cancer du col, et chez lesquelles l'amputation avait
été pratiquée au moyen de l'anse galvano-caustique
thermique. M. C. Braun, dans ces cas, considéra l'ouverture du péritoine comme peu importante, et se
contenta d'appliquer au fond du vagin un tampon de
coton trempé dans une solution de glycérine phéniquée.

Y aurait-il dans ces cas une sorte d'immunité tenant au procédé d'amputation employé? C'est ce qu'il
est permis de supposer, en face des expériences de
MM. Légros et Onimus, dont nous trouvons la relation

---

(1) *Notes cliniques sur la chirurgie utérine*, p. 242.

dans les Comptes-rendus de l'Académie des sciences de 1873 (1).

Il résulte en effet des expériences pratiquées sur des rats et sur des chiens, par ces deux expérimentateurs, qu'on peut enlever sans danger une portion du foie chez ces animaux au moyen du couteau galvano-caustique. Les sections faites au galvano-cautère empêchent le sang de s'épancher dans le péritoine, et préviennent le développement d'accidents péritonitiques.

Quoi qu'il en soit, nous pensons que l'ouverture du cul-de-sac péritonéal rétro-utérin présente des dangers, et qu'il est de notre devoir de l'éviter. Ajoutons toutefois qu'en face d'une maladie aussi grave que le cancer du col, laquelle doit se terminer fatalement par la mort, nous n'hésiterions pas, appuyé sur la pratique de C. Braun, à nous exposer à l'ouverture du péritoine si, avec cette lésion, nous pouvions atteindre au delà des limites de la dégénérescence.

Les considérations anatomiques précédemment énumérées, jointes à l'autorité des auteurs que nous avons cités, nous amènent à conclure que l'amputation du col doit être pratiquée sur place.

Méthodes opératoires.

L'amputation se pratique de plusieurs manières :
Au moyen des ciseaux, du bistouri ou du thermocautère ;
 — de l'écraseur ;
 — de l'anse galvano-caustique.

---

(1) *Extrait du Compte-rendu hebdomad. des séances de l'Académie des sciences*, 1873, et *Annales de Gynécologie*, t. I, p. 75.

Ces divers procédés ont des indications différentes, suivant la lésion qu'il s'agit de combattre. En étudiant chaque procédé, nous indiquerons sommairement les avantages et les inconvénients qu'il présente, puis, quand nous passerons en revue les indications de l'amputation du col, nous ferons connaître les procédés applicables dans les diverses circonstances qui nécessitent cette opération.

A. — AMPUTATION AU MOYEN DES CISEAUX, DU BISTOURI, OU DU THERMO-CAUTÈRE.

a. — *Amputation circulaire.* — La malade étant placée dans le décubitus dorsal, on introduit l'index et le médius de la main gauche dans le vagin jusqu'au contact du col. Ces doigts servent à conduire une pince de Museux ou celle à articulations mobiles, représentée fig. 234, p. 473, que l'on implante sur le col dans deux points opposés, et qui sert à fixer l'utérus. Les doigts sont laissés au contact du col, et les branches de la pince de Museux sont tenues dans la paume de la main. On introduit alors dans le vagin, sur les doigts de la main gauche comme conducteurs, des ciseaux courbés sur le plat et à branches un peu longues; l'extrémité des ciseaux est dirigée sur le col au moyen des doigts restés dans le vagin, et la section est opérée lentement et par coups successifs.

Si l'on jugeait à propos d'attirer l'utérus à la vulve, il faudrait opérer ce mouvement de descente lentement et sans tractions violentes : dix à douze minutes et même plus, peuvent être utiles pour produire cet abaissement.

Une fois l'utérus suffisamment abaissé, on reséquerait le tissu utérin au moyen d'un bistouri droit, boutonné, ou du couteau thermo-caustique portés au-dessus de l'endroit où la pince de Museux a été implantée.

Si la pince de Museux a été placée près du cul-de-sac vaginal, il est nécessaire que la section ne porte guère au delà de ce point, sans quoi on s'exposerait, en dépassant les insertions du vagin en arrière, à ouvrir la cavité du péritoine.

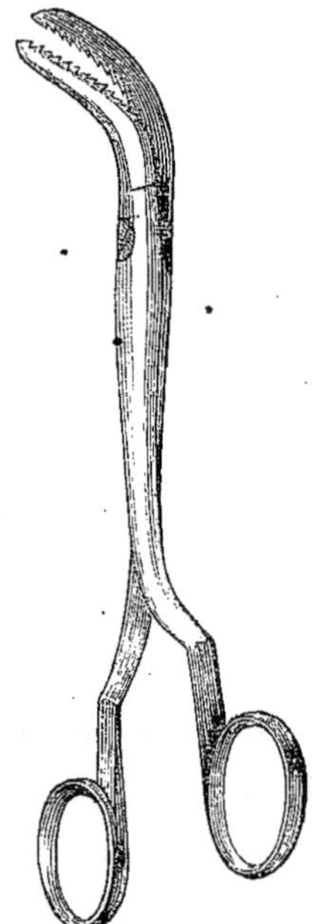

FIG. 226.—Ciseaux du Dr Clark pour l'amputation du col.

L'excision du col, pratiquée au moyen des ciseaux ou du bistouri, donne lieu le plus souvent à une perte de sang abondante qui nécessite parfois le tamponnement.

Pour remédier à cet inconvénient, le Dr Frederick Clark (de Brooklyn) (1) se sert de ciseaux courbes à mors dentelés, qui ont pour résultat de mâcher les tissus au lieu d'opérer une section nette.

A cause des hémorrhagies qui résultent de l'emploi des ciseaux ou du bistouri, Spiegelberg recommande de recouvrir la surface sectionnée avec la muqueuse vaginale, comme on le fait dans le procédé de Sims, que nous allons bientôt indiquer. Cette précaution est excellente, sans doute, mais elle n'est praticable que lorsque le col est assez bas ou

(1) *New-York medical Record*, 29 mai 1875, p. 381.

lorsqu'il peut être abaissé au moyen de tractions.

Il est nécessaire, l'amputation une fois terminée, de découvrir les tissus au moyen d'un spéculum et d'appliquer à leur surface un tampon de coton imbibé de perchlorure de fer, en vue d'arrêter la perte de sang, toujours abondante, qui suit l'opération.

Le thermo-cautère employé au rouge sombre a l'avantage sur les ciseaux et le bistouri de mettre à l'abri des hémorrhagies.

b. — *Procédé de Sims* (1). — On fait coucher la malade préalablement anesthésiée dans le décubitus latéral gauche, et l'on applique le spéculum de Sims. On fixe un ténaculum à la lèvre antérieure du museau

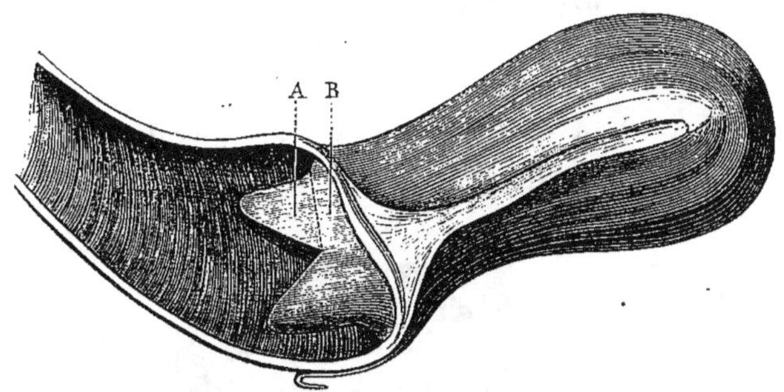

FIG. 227. — Procédé d'amputation de Sims; 1er temps : section bilatérale du col.

A, Portion du col destinée à être réséquée. — La ligne ponctuée indique le point où devra porter la section transversale.

B, Portion du col qui restera adhérente après l'enlèvement de la partie A.

de tanche, puis on attire doucement le col en avant, et on le fixe fermement dans cette position. On fend alors

---

(1) *Notes cliniques de chirurgie utérine.* Traduction par Lhéritier, p. 245. Paris, 1866.

le col de chaque côté, avec des ciseaux (voy. fig. 227),
jusqu'auprès de l'insertion du vagin, et l'on enlève

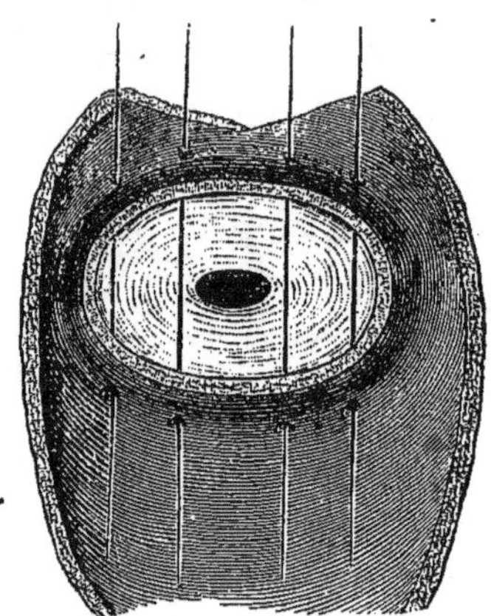

FIG. 228. — Procédé d'amputation de Sims; 2ᵉ temps : sutures en
place.

rapidement la moitié antérieure, puis la postérieure.
On traverse ensuite d'avant en arrière les bords de la

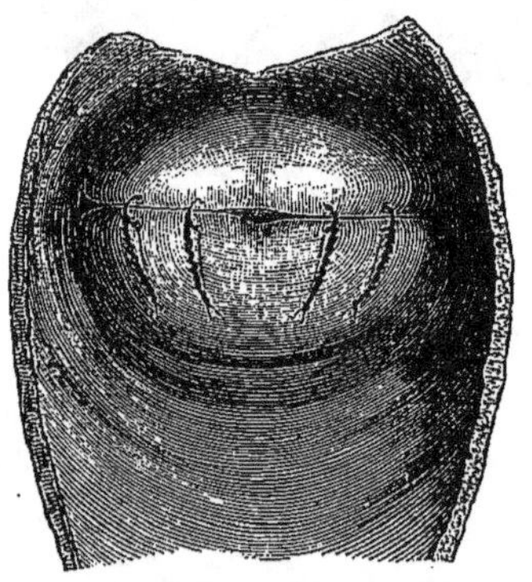

FIG. 229. — Procédé d'amputation de Sims ; 3ᵉ temps. : sutures après
qu'elles sont serrées.

plaie avec quatre sutures d'argent, deux de chaque côté
du canal cervical (voyez fig. 228) ; en serrant les fils,

on amène la muqueuse vaginale par-dessus la plaie du col qu'elle recouvre complètement, sauf vers le centre où il reste une petite ouverture ovale qui correspond à l'orifice du canal cervical (voyez fig. 229). On retire les sutures au bout de neuf ou dix jours.

Lorsqu'on recouvre ainsi la surface cruentée, on abrége de beaucoup la guérison.

Un des inconvénients de ce procédé opératoire est de donner lieu à un écoulement de sang abondant.

Quant à l'hémorrhagie secondaire, elle est peu à redouter, à cause des adhérences qui s'établissent rapidement entre la partie sectionnée et la muqueuse qui la recouvre.

c. — *Amputation conoïde* (procédé d'Huguier). (1). Cette opération n'est guère applicable qu'au cas d'allongement hypertrophique de la portion sus-vaginale du col, quand l'organe augmenté notablement de longueur est venu faire saillie à la vulve, entraînant dans son mouvement de descente, le cul-de-sac péritonéal rétro-utérin en arrière et la paroi vésicale inférieure en avant. Il résulte de cette saillie spontanée du col à la vulve, que l'amputation est pratiquée sans qu'il soit nécessaire d'opérer la moindre traction.

L'opération consiste à retrancher non-seulement la partie sous-vaginale du col, mais encore une portion assez étendue de la portion sus-vaginale.

Voici comment Huguier pratiquait l'opération :

La femme étant couchée sur le dos, dans la position que l'on donne aux femmes pour l'examen au spéculum

---

(1) Huguier. *Mémoire sur les allongements hypertrophiques du col de l'utérus.* Paris, 1860.

et le col étant saisi solidement à l'aide d'une pince de Museux, le chirurgien introduit un doigt dans le rectum ; puis, le recourbant en avant, il le fait saillir au point le plus déclive de la tumeur. Se guidant alors sur ce doigt, afin d'éviter de blesser le rectum et le cul-de-sac péritonéal qui descend parfois très-bas, il fait en avant de ce doigt une incision semi-lunaire, à concavité dirigée en avant et en haut, qui embrasse la moitié postérieure du museau de tanche. — Cette première incision a 3 à 4 millimètres de profondeur ; — puis, par des incisions lentes et successives, le chirurgien entame toute l'épaisseur du tissu utérin, en se dirigeant obliquement vers la cavité du col (voy. fig. 230).

Cette première partie de l'opération terminée, on introduit dans la vessie une sonde d'homme dont un aide fait saillir le bec vers la partie la plus déclive de cet organe ; puis on pratique à 1 centimètre au-dessous du bec de la sonde une seconde incision semi-lunaire, à concavité postérieure et dont les extrémités rejoignent celles de l'incision postérieure. Le chirurgien sépare ensuite, par une dissection attentive, la vessie du col dans une étendue de 4 centimètres environ, puis, entame obliquement le tissu utérin, en se dirigeant vers le canal cervical, et finit par rejoindre la surface de section postérieure.

La surface ainsi enlevée a la forme d'un cône dont la base répond à l'extrémité inférieure du col.

S'il s'écoule un peu de sang, comme il est assez difficile de porter une ligature ordinaire sur le tissu utérin qui est dense, Huguier traverse la partie qui laisse écouler le sang, à l'aide d'une épingle recourbée en forme d'hameçon, et sur laquelle il étreint les tissus comme on le fait lorsqu'on pratique la ligature d'un

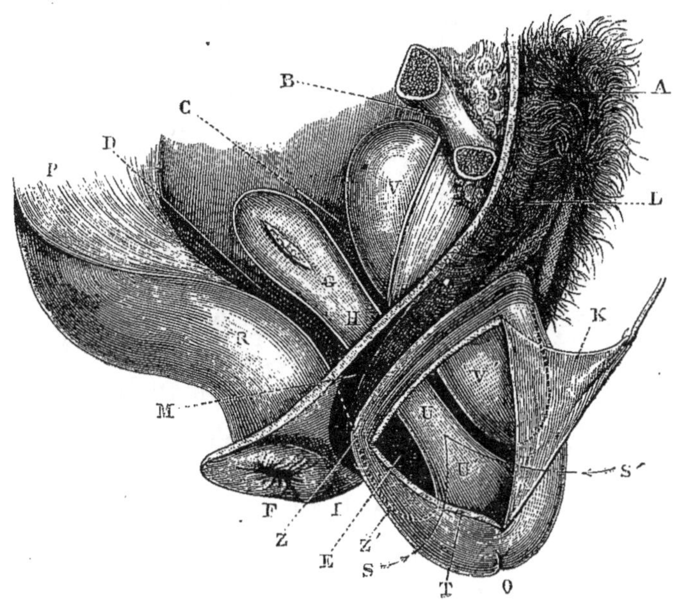

Fig. 230. — Amputation conoïde (d'après Huguier). — La figure indique
les rapports de l'utérus.

A, Mont de Vénus.

B, Symphyse pubienne.

C, Cul-de-sac péritonéal antérieur.

D. Cul-de-sac péritonéal postérieur.

E, Partie inférieure de ce cul-de-sac.

F, Anus.

G, Corps utérin.

HU, Portion sus-vaginale du col.

I, Périnée.

K, Lambeau vaginal détaché pour montrer les rapports de la vessie,
du col et des culs-de-sac antérieur et postérieur du péritoine.

L, Grande lèvre.

M, Pli génito-crural.

O, Orifice du col.

PR, Rectum.

SS' Ligne indiquant la route suivie par le bistouri dans l'épaisseur du
tissu utérin.

U', Partie inférieure du col.

V V', Vessie.

Z Z', Ligne ponctuée indiquant le trajet du cul-de-sac péritonéal postérieur.

vaisseau à l'aide du ténaculum. L'épingle est laissée en place, après qu'on a eu soin d'en couper la pointe, et jusqu'à ce qu'elle tombe d'elle-même; elle est alors retirée du vagin à l'aide d'un bout de fil qu'on a préalablement attaché à sa tête.

L'opération terminée, on réduit ce qui reste de la tumeur, on introduit une sonde à demeure dans la vessie et l'on place dans le vagin une mèche de charpie qui est maintenue à l'aide d'un bandage en T. Puis la malade est placée au lit.

Dans le but de prévenir les inflammations consécutives, Huguier recommandait, avec grand soin, de faire, la veille de l'opération et le lendemain, une friction sur les cuisses de la malade avec l'huile de croton tiglium, dans le but de provoquer une éruption dérivative du côté de la peau.

d.— *Procédé de Kehrer*. M .Kehrer, professeur de gynécologie à la Faculté de Giessen, a décrit récemment (1) la modification qu'il a apportée à l'amputation du museau de tanche; il désigne son opération sous le nom « *d'amputation cunéiforme des lèvres du museau de tanche avec deux lambeaux latéraux.* » Elle est destinée selon l'auteur à remplacer l'amputation circulaire et l'amputation conique ou infundibuliforme du col.

Voici le procédé de Kehrer dont nous devons la traduction à notre distingué confrère, le docteur Albert Puech (de Nîmes).

« Après avoir fait coucher la femme dans le décubitus abdominal latéral de préférence au décubitus dorsal,

---

(1) *Archiv für Gynækologie*, 1876, t. X, p. 31.

M. Kehrer saisit l'une des lèvres du col (de préférence l'antérieure), sur le milieu du bord, c'est-à-dire très-près de la muqueuse du vagin, avec un crochet, ou, si le tissu en est friable, avec un fil qui traverse l'épaisseur de la lèvre et abaisse ensuite l'utérus en totalité aussi bas que possible. L'existence d'adhérences empêchant la descente de l'utérus est une contre-indication à ce procédé, et dans ce cas l'auteur recourt à la galvano-caustique. Comme le spéculum ordinaire mettrait obstacle à ce premier temps de l'opération, M. Kehrer en a fait construire un spécial qui est beaucoup plus court et muni d'un manche coudé.

« La lèvre antérieure une fois fixée, on enfonce un autre crochet dans la lèvre postérieure, et avec un bistouri étroit et allongé, on incise le tissu utérin à partir de la muqueuse du vagin de façon à enlever une portion du col ayant la forme d'une pyramide triangulaire. La base de cette pyramide correspond naturellement à la surface du col et représente non pas exactement un V mais bien plutôt un U dont l'angle correspond au point où la muqueuse vaginale s'insère sur le col. Il en résulte deux lambeaux latéraux revêtus de la muqueuse utérine.

« Dans le cas d'allongement de la portion vaginale, on modifie le procédé en faisant porter les incisions sur les confins de l'insertion de la muqueuse vaginale, de telle sorte que les deux branches de l'U se réunissent à angle droit ou à angle obtus.

« Après la section du segment cunéiforme on touche les lambeaux avec une solution antiseptique, et à l'aide de l'aiguille de Simon pour la fistule urinaire, on suture les deux lambeaux, et on fait une réunion aussi exacte que possible. Enfin on injecte un liquide avec 2 pour cent d'acide phénique. L'injection est répétée les jours suivants.

« Les sutures sont enlevées du 4e au 5e jour.

« Par ce procédé on obtient une réunion par première intention, on arrête l'hémorrhagie, on enlève une portion considérable du tissu utérin et on conserve assez de muqueuse du col pour éviter le rétrécissement consécutif de cette cavité. Ce procédé est indiqué : 1° dans l'hypertrophie excentrique du col de l'utérus avec tuméfaction exagérée ou ulcération de la muqueuse utérine; 2° dans l'hypertrophie du cervix avec allongement de la portion supra-vaginale ; 3° dans le cas d'allongement de toute la portion vaginale ou d'hypertrophie polypiforme d'une lèvre. Enfin il est encore applicable au cancer alors qu'il est limité au col. »

Nous ne nous permettrons pas de juger définitivement le procédé de M. Kehrer que nous ne connaissons pas suffisamment, n'ayant pas eu l'occasion de le voir exécuter; disons cependant que ce procédé, contrairement à l'avis de l'auteur, ne nous paraît guère convenir dans l'allongement hypertrophique de la portion sus-vaginale du col. Nous ne voyons pas trop comment les incisions qui fournissent deux lambeaux latéraux et qui ont une direction antéro-postérieure peuvent être assez profondes pour enlever une quantité suffisante de tissu utérin, sans intéresser le cul-de-sac péritonéal rétro-utérin ou la paroi vésicale inférieure.

B. — AMPUTATION AU MOYEN DE L'ÉCRASEUR.

L'amputation peut être faite au moyen d'un écraseur courbe à chaîne ou armé d'un fil métallique. Quand

on a recours à ce dernier il faut prendre un fil composé
de plusieurs doubles dont la solidité plus grande est en
rapport avec la résistance considérable du tissu utérin
et qui peut être plus aisément manié en raison de sa
rigidité moindre.

La femme étant placée dans le décubitus dorsal, on
commence par appliquer une pince de Museux qui
saisit le col transversalement et au-dessus de laquelle
on applique la chaîne ou le fil métallique en faisant
passer la pince de Museux dans l'anse qu'ils forment à
l'extrémité de l'écraseur.

En Amérique et en Angleterre, lorsqu'on se propose
d'appliquer l'écraseur sur le col utérin, on met ce dernier à découvert au moyen du spéculum de Sims, la
malade étant placée dans le décubitus latéral gauche.

Quelquefois on attire le col à la vulve pour faciliter
l'application de l'écraseur, mais c'est une méthode
qu'il faut autant que possible éviter à cause des dangers
auxquels elle expose. Il convient alors de traverser le
tissu avec deux aiguilles placées en croix et au-dessous
desquelles on applique l'instrument. Avec cette précaution on n'a pas à craindre de voir le fil glisser et aller
amputer au delà du point que l'on a en vue d'atteindre.

L'amputation au moyen de l'écraseur est rarement
suivie d'hémorrhagie, si l'on a soin de pratiquer la section avec assez de lenteur. Elle convient donc lorsque
les tissus sont très-vasculaires comme dans le cancer,
ou lorsque la base de la tumeur est pourvue d'artères très-développées.

Huguier et Marion Sims ont accusé ce procédé d'être
long et douloureux et de provoquer des syncopes et des
troubles nerveux.

C. — AMPUTATION AU MOYEN DU FIL GALVANO-CAUSTIQUE.

L'amputation du col de l'utérus au moyen d'un fil de platine rougi par l'électricité semble entrer de plus en plus dans la pratique gynécologique, non-seulement à cause de la facilité de son exécution, mais surtout en raison des dangers moindres auxquels elle expose, comme le prouvent les faits publiés par Byrne (1), Léon Labbé (2), Gaillard Thomas (3), et un grand nombre d'autres chirurgiens.

Plusieurs procédés peuvent être employés pour pratiquer l'opération. Nous allons les passer successivement en revue.

Premier procédé (procédé de M. Léon Labbé) (4). La femme étant placée sur le bord d'un lit, dans le décubitus dorsal, le bassin fortement élevé, les cuisses maintenues par deux aides ou simplement les pieds reposant sur deux chaises, on fait écarter les grandes et les petites lèvres pour agrandir le plus possible l'entrée de la vulve.

Alors commence le seul temps difficile de l'opération, celui qui consiste à aller placer le fil de platine à la base du col utérin.

Le fil de platine, qui doit être suffisamment long, 30 à 40 centimètres, est recourbé en anse et présenté par

---

(1) *Excision of the cervix uteri : its indications and methods* (*American Journal of obstetric*. Juillet 1877, p. 520).

(2) *Annales de Gynécologie*, t. I, p. 165.

(3) *Diseases of women*, 4e édition, p. 633.

(4) *Annales de Gynécologie*, t. I, 1874.

la convexité de cette anse à l'entrée de la vulve, et conduit le long de la paroi antérieure du vagin pour atteindre le cul-de-sac antérieur. A ce moment, les doigts indicateurs introduits dans le vagin impriment au fil un
changement de direction, de manière à donner aux
deux branches de l'anse une direction perpendiculaire
à celle du col utérin, et à les faire se rejoindre au niveau
du cul-de-sac postérieur.

Ces diverses manœuvres présentent plus ou moins
de difficultés, suivant mille circonstances : l'étroitesse
plus ou moins grande du vagin, le volume variable de
la tumeur utérine, la forme de cette dernière. Si elle est
volumineuse, mais franchement pédiculée, lorsque son
grand diamètre a été dépassé, le fil va en quelque sorte
se placer de lui-même; au contraire, si la tumeur représente plus ou moins un cône, dont la base répond à
la portion sus-vaginale du col, on peut éprouver de sé-
rieuses difficultés pour donner à l'anse une situation
convenable, et l'on peut craindre, ce qui arrive alors
souvent, de voir celle-ci glisser en avant et abandonner
la tumeur au moment où l'on devra en opérer la striction.

L'anse métallique une fois placée convenablement,
les deux bouts du fil de platine sont adaptés aux tiges
conductrices d'un galvano-cautère, puis fixés sur le
treuil qui se trouve à la base de l'instrument et à l'aide
duquel on opère une certaine constriction du fil. On fait
ensuite passer le courant d'une pile au bichromate de
potasse (voy. fig. 231), et la section est opérée en serrant le fil lentement au moyen du treuil.

Le fil de platine doit être porté au rouge sombre, afin
d'éviter les hémorrhagies.

En tout cas, une fois la section opérée, il convient
d'examiner le moignon, et de toucher les points qui

saignent avec le fil de platine ou le bouton de porcelaine portés au rouge sombre.

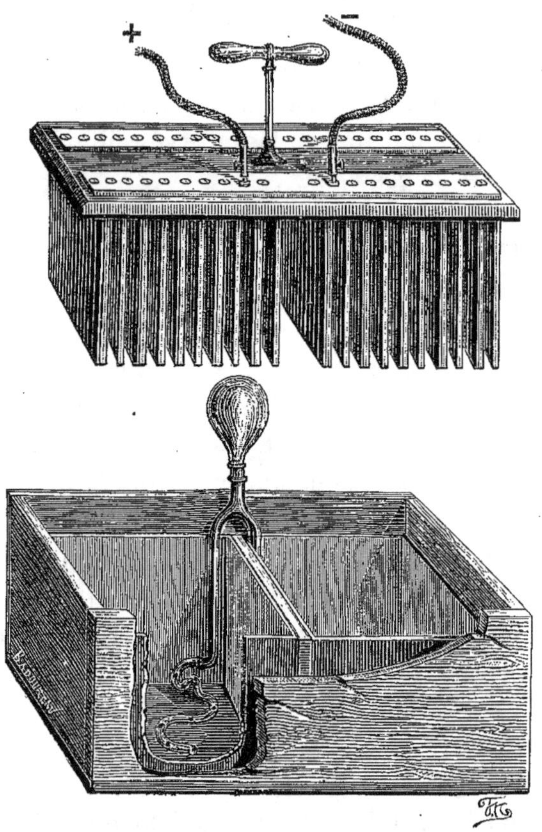

FIG. 231. — Pile galvano-caustique (modèle simplifié construit par MM. Biloret et Mora).

Deuxième procédé (au moyen du spéculum porte-fil). Ayant jugé par nous-même des difficultés qu'on éprouve à embrasser le col au moyen du fil de platine par le procédé préconisé par M. Labbé, nous avons recherché s'il ne serait pas possible de placer le

fil pour ainsi dire automatiquement sur la base de la
tumeur, et nous avons fait construire à cet effet, par
M. Aubry, un spéculum spécial, qui facilite considéra-

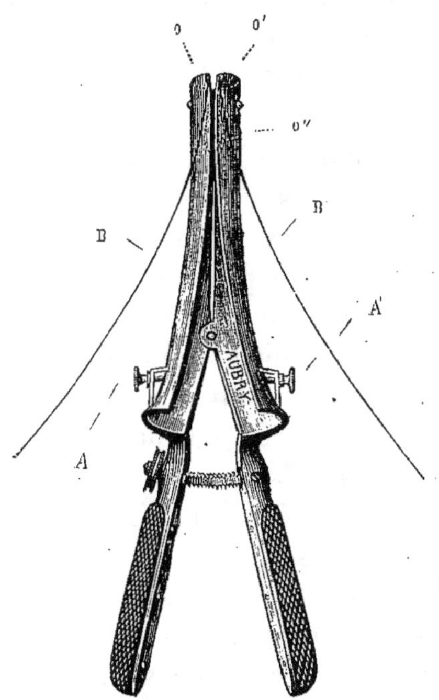

FIG. 232. — Spéculum porte-fil.

A A', Boutons destinés à faire mouvoir la plaque mobile qui maintient
le fil à l'extrémité du spéculum.

BB', Fil de platine qui forme une anse en O".

OO', Extrémité utérine du spéculum.

blement ce premier temps dans un certain nombre de
cas spéciaux que nous indiquerons bientôt.

L'instrument se compose d'un spéculum bivalve de
Ricord, à valves un peu larges à leur extrémité utérine.
Ces dernières sont creusées d'une gouttière qui peut être
transformée en canal à l'aide de deux pièces métalliques
mobiles solidement appliquées contre la paroi interne

de chacune des valves du spéculum. Chaque pièce est rendue mobile à l'aide d'une tige qui lui adhère et que font mouvoir deux boutons placés en AA' (voyez fig. 232). Avant d'appliquer le spéculum, il convient de l'armer d'un fil de platine BB', de volume moyen (1 millimètre au plus de diamètre), et de le disposer de façon à former une anse O'', que l'on couche contre le spéculum, et qui permet d'ouvrir les valves au moment voulu.

Ces particularités de l'instrument étant connues, voici comment il convient de procéder.

1er *temps* (recherche du col). — La malade étant placée dans la position requise pour l'examen au spéculum, le bassin fortement relevé, on va à la recherche du col, comme on le fait avec un spéculum de Ricord ordinaire. Ce temps est quelquefois assez difficile à exécuter, à cause de l'écoulement sanguin qui se produit habituellement et qui vient gêner la vue. On éponge alors au moyen de boulettes de ouate saisies entre les mors de la pince à pansement utérin, puis, quand on arrive au contact du col, on ouvre les valves du spéculum, et l'on engage le col dans leur intérieur.

On relève l'anse de platine qui était couchée contre le spéculum en se servant d'un petit crochet représenté fig. 233, de façon à la porter vers la base du col. Le crochet est facilement dégagé par un mouvement de rotation sur son axe.

Cela fait, on introduit dans le col une pince à branches divergentes (voy. fig. 234), de façon à attirer le col en bas et à l'engager le plus possible entre les valves.

On confie alors les manches du spéculum à un aide, qui le maintient bien en place.

2e *temps* (dégagement du fil de platine). — Lorsque

le col est embrassé par les valves, on engage les
deux extrémités du fil de platine dans les tiges con-

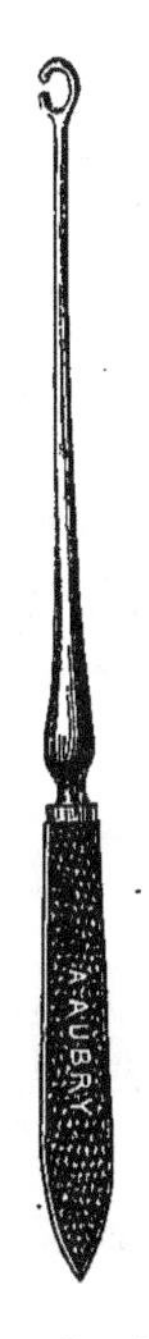

Fig. 233. — Crochet servant à
relever l'anse de platine couchée contre le spéculum.

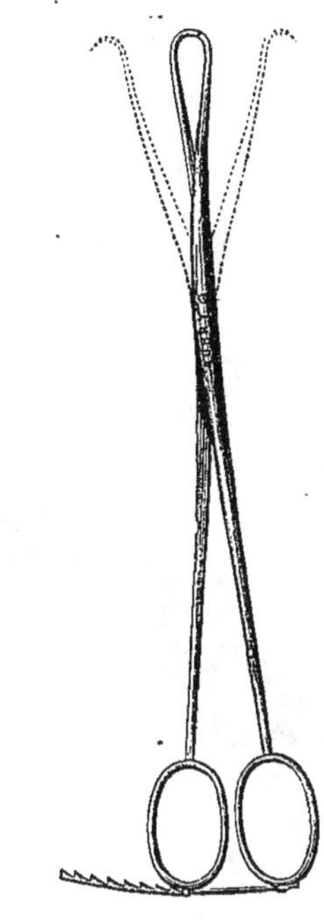

Fig. 234. — Pince à branches divergentes destinée à être introduite dans le col afin d'engager
fortement cet organe dans le spéculum.

ductrices du galvano-cautère, et on les fixe sur un bâtonnet d'ivoire en évitant qu'elles se touchent.

Le bâtonnet étant tenu de la main droite, et exer-
çant une traction modérée sur les fils de platine,
afin de ne pas déplacer le spéculum, on fait progresser
à l'aide de la main gauche la tige du galvano-cautère
jusqu'au point où les fils de platine émergent du spéculum.

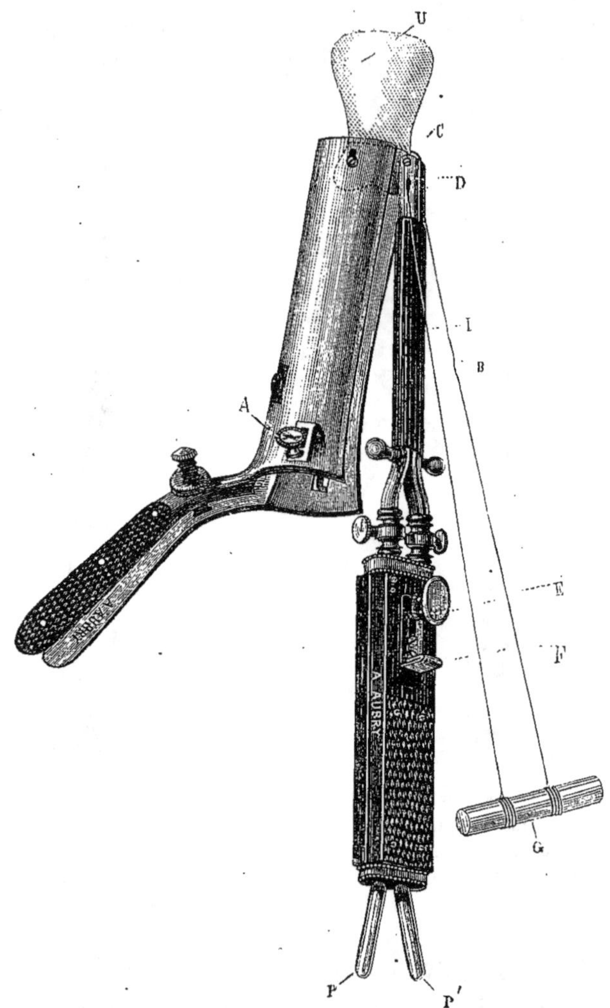

FIG. 235. — Dégagement du fil de platine.

A, Bouton servant à dégager le fil de platine.
B, Fil de platine.
C, Fil de platine vu au moment où il va contourner le col de l'utérus.
D, Fil de platine à sa sortie de la tige du galvano-cautère.
E, Bouton destiné à faire passer le courant.
F, Verrou destiné à faire passer le courant d'une façon continue.
I, Etui protecteur.
PP' Extrémité des tiges conductrices sur lesquelles on adapte les rhéophores de la pile.
U, Utérus.

A ce moment on desserre l'écrou qui fixe le spéculum, pour que les valves en se rapprochant, pressent fortement sur le tissu utérin.

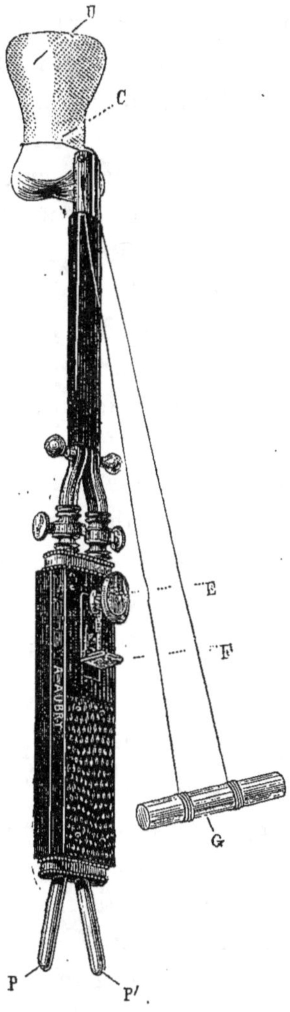

Il suffit alors de charger un aide de faire mouvoir les boutons AA' (voy. fig. 232) pour que le fil de platine se trouve dégagé et vienne enserrer le col (voyez fig. 235). Lorsque le fil de platine est devenu libre (voy. fig. 236), on peut retirer sans difficulté le spéculum.

3e *temps* (section du col). — Après qu'on a introduit le doigt dans le vagin pour s'assurer de la situation occupée par le fil, il ne reste plus qu'à opérer la section en faisant rougir au rouge sombre le fil de platine au moyen d'une pile au bichromate de potasse (voy. fig. 231).

La section doit être faite lentement et sans exercer de tractions trop considérables sur le fil de pla-

FIG. 236.—Fil de platine après son dégagement.

tine, tractions qui auraient pour résultat de déterminer la rupture de ce dernier.

Nous préférons la traction ainsi opérée à la main, à celle que l'on produit au moyen du treuil, dont la plupart des appareils galvano-caustiques sont munis, et qui ne donne pas aussi bien que la main, la sensation d'une résistance vaincue à mesure que la section se produit.

L'opération pratiquée au moyen du spéculum porte-fil présente parfois des difficultés qui tiennent :

1º A la quantité exagérée de sang qui s'écoule au moment où l'on va à la recherche du col ;

2º Au volume exagéré du col dans certains cas, et qui n'est pas en rapport avec les dimensions du spéculum ;

3º A la mollesse du tissu qui permet au fil de glisser lorsque le spéculum est enlevé.

Les cas les plus favorables pour l'amputation au moyen du spéculum porte-fil sont donc ceux où le col n'est pas trop augmenté de volume, où il présente encore un certain degré de consistance, où il a la forme d'un battant de cloche et où l'écoulement de sang n'est pas trop abondant.

Troisième procédé (au moyen de la pince à articulation variable). Lorsque le fil ne peut être placé en se servant du spéculum porte-fil ou au moyen des doigts, suivant le procédé de M. Léon Labbé, on peut avoir recours à la pince à articulation variable que nous avons fait construire chez M. Aubry, et qui permet de saisir le col d'une façon asymétrique, comme cela peut être nécessaire dans les cas où la dégénérescence occupe un point plus élevé d'un côté que de l'autre.

La pince, comme le montre la figure 237, présente cinq

articulations différentes, en tous points semblables à l'articulation unique de nos forceps.

La pince peut être appliquée, les branches réunies,

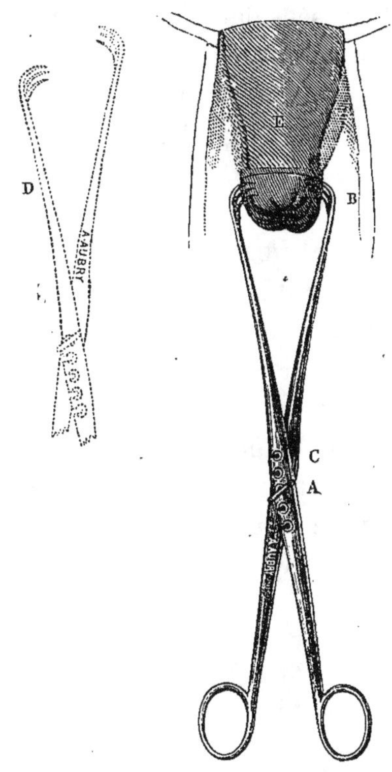

FIG. 237. — Pince à griffes à articulation variable.
A, Pivot.
BC, Branche mâle.
E, Utérus.
D, Les lignes ponctuées indiquent l'état d'asymétrie des branches.

comme s'il s'agissait d'une pince de Museux ordinaire, ou au contraire chaque branche peut être insérée isolément sur des points différents du col et ensuite articulée. Dans l'un et l'autre cas, il ne faut jamais négliger de porter la pince sur le doigt introduit dans le vagin afin de lui servir de guide.

Une fois la pince mise en place, les branches de celle-ci sont passées dans l'anse de platine préalablement fixée sur les tiges du galvano-cautère et le col est embrassé par le fil métallique au-dessus de la pince. Après que le fil a été serré, on enlève la pince, et l'on opère la section, comme il a été dit précédemment.

Il convient d'enlever la pince, à cause des contacts qui pourraient s'établir avec le fil de platine, et qui auraient pour résultat d'empêcher le courant de rougir le fil.

On pourrait, si l'on devait laisser l'instrument en place, se servir d'une pince, dont les branches seraient isolées de façon à empêcher le passage du courant. Nous verrions même à cela certains avantages, dont le plus important serait d'empêcher le fil de glisser.

Quatrième procédé (au moyen de l'instrument du Dʳ Chéron). L'amputation peut encore être pratiquée en se servant de l'instrument imaginé par M. le Dʳ Chéron et dont voici la description :

Sur le manche ordinaire qui sert à porter les différentes pièces employées en galvano-caustique thermique, se monte une double branche dont les extrémités s'écartent l'une de l'autre, plus ou moins (voy. fig. 238).

Un fil double de platine forme une anse a à laquelle on peut donner les dimensions nécessaires à l'enserrement du col.

Ce fil passe en *b* sur un galet vertical, sorte de petite poulie qui favorise le glissement, et, longeant ensuite le manche, il vient s'enrouler sur un barillet qu'on peut enlever à volonté pour placer les cautères, les couteaux, etc.

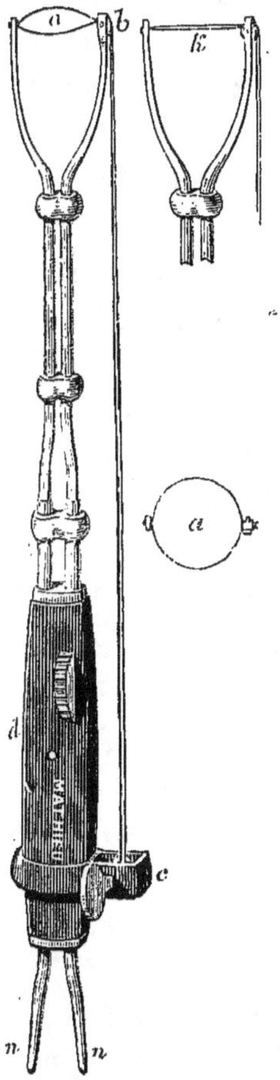

Lorsque le col ou toute autre partie est prise dans l'anse, lés rhéophores étant placés en *n n*, celle-ci devient rouge ; le chirurgien qui fait tourner le barillet, rapprochant peu à peu les deux parties, les applique bientôt l'une contre l'autre, comme on les voit en *k*, et l'amputation est faite par ces deux portions de fil qui s'avancent l'une vers l'autre à la manière des deux lames de ciseaux.

Pour se servir de cet appareil M. Chéron a l'habitude de mettre le col à découvert au moyen d'un spéculum en bois d'un calibre suffisant pour pouvoir y introduire les branches de son instrument.

L'amputation peut être pratiquée facilement à l'aide de cet appareil, lorsque le col n'a pas acquis des dimensions trop considérables. C'est d'ailleurs dans l'hypertrophie du museau de tanche que M. Chéron pratique le plus souvent l'amputation.

FIG. 238.
Galvano-cautère du
Dr Chéron.

Cinquième procédé (au moyen du spéculum de Sims). (1). La malade est placée dans le décubitus latéral gauche et le spéculum de Sims est appliqué.

Le fil de platine formant une anse à l'extrémité du galvano-cautère, est placé autour de la base du col, et serré au moyen du treuil placé à la base de l'instrument.

Une fois le fil bien appliqué, on le fait rougir avec les précautions recommandées précédemment.

Dans les quatre procédés de galvano-caustique que nous venons de faire connaître, nous n'avons eu en vue que l'amputation pratiquée sur place.

Quelques auteurs, mais en petit nombre, ont conseillé d'appliquer le fil de platine sur l'utérus préalablement abaissé à la vulve.

Nous pensons que cet abaissement doit être rejeté, puisque nous nous trouvons actuellement en possession de procédés qui nous permettent de l'éviter.

Indications. — L'amputation du col doit être faite dans des circonstances variables et pour remédier à des lésions diverses.

L'amputation a été pratiquée dans la stérilité par Sims, R. Barnes (2), Courty, lorsque le col hypertrophié et allongé met obstacle à la conception.

Dupuytren et Huguier ont rapporté des cas de con-

---

(1) Gaillard Thomas. *Diseases of women*, 4e édition, p. 633.
(2) *Traité clinique des maladies des femmes*. Traduction par Cordes, 1876, p. 95.

ception à la suite de l'amputation du col. Scanzoni relate un cas dans lequel la fécondation eut lieu six semaines après l'amputation de la lèvre postérieure du col.

Dans l'hypertrophie simple du tissu utérin, l'opération de Sims est particulièrement applicable.

La méthode préconisée par Kehrer nous paraît dans ce cas pouvoir également être recommandée.

Quand l'une des lèvres seulement est hypertrophiée, la section ne doit porter que sur la partie qui est le siége de l'augmentation de volume. L'opération est alors partielle, et est faite avec avantage au moyen des ciseaux et du bistouri.

Le Dr Laurent (de Rouen) (1) a pratiqué dernièrement l'amputation chez une femme atteinte d'hypertrophie de la lèvre antérieure, ayant déterminé une rétention d'urine résultant de la compression de l'urèthre par la partie hypertrophiée.

Dans les cas d'hyperplasie aréolaire, le Dr Noeggerath (2) préfère l'instrument tranchant aux autres modes d'amputation, à cause, dit-il, de la réaction plus grande qui suit son emploi, et qu'il considère comme utile.

Dans l'hypertrophie de la portion sus-vaginale du col, c'est le procédé d'Huguier qui doit être appliqué. Nous avons dit précédemment pour quelles raisons nous rejetions dans ce cas le procédé de Kehrer.

Les autres procédés : amputation circulaire au moyen des ciseaux, de l'écraseur ou du fil de platine, conviennent plus particulièrement dans le cancer. Ajoutons

---

(1) *Union médicale de la Seine-Inférieure*, 1874.
(2) *Virginia medical Monthly*, juillet 1877, p. 306.

avec Byrne, Gaillard Thomas, Léon Labbé, que c'est l'amputation galvano-caustique qui nous a toujours paru la plus favorable dans ces cas de dégénérescence. Elle expose moins aux hémorrhagies que les autres procédés et, s'il survient une perte de sang, il faut l'attribuer à ce que le fil a été porté à une trop haute température, accident qu'il est facile d'éviter.

Byrne (1), qui emploie ce moyen depuis huit ans et qui a pratiqué plus de deux cents amputations, en proclame hautement les avantages. Quant à la rétraction cicatricielle dont cette opération peut être suivie, elle est rare, au dire de Byrne, et il ne faut pas l'attribuer à la galvano-caustie ; elle peut se produire aussi avec les autres méthodes.

De plus, si la section a porté un peu au-dessous du point envahi par la dégénérescence, on peut encore espérer la guérison, en cautérisant le moignon au moyen du bouton de porcelaine entouré d'un fil de platine, et rougi par l'électricité.

Un des grands avantages du galvano-cautère, c'est qu'il ne rayonne pas et qu'il ne détermine pas de réaction inflammatoire notable, lorsque le cancer n'a pas été enlevé dans son entier. Aussi, dans les cas où l'on n'a pas amputé tout le tissu dégénéré, on ne voit pas la maladie accélérer sa marche fatale.

L'amputation avec le galvano-cautère peut être pratiquée dans le cancer du col de l'utérus, même quand on n'est pas sûr d'enlever tout le tissu dégénéré; c'est, tout au moins, l'opinion de Byrne (2) et de Goodell (3). On

____

(1) *American Journal of obstetrics*, 1877, p. 521.
(2) *Ibid.*, p. 521.
(3) *Ibid.*, p. 522.

diminue ainsi les pertes de sang, et la malade se trouve améliorée.

Nous avons été témoin, dans lé service de M. Gallard, à la Pitié, de deux opérations pratiquées dans de semblables conditions. Les malades éprouvèrent un soulagement très-marqué, dû à la diminution de l'écoulement ichoreux et des pertes de sang auxquelles elles étaient soumises auparavant.

La cachexie cancéreuse, dit Goodell, ne contre-indique même pas l'opération non plus que l'immobilité de l'utérus. Cette immobilité peut en effet être le résultat d'une inflammation péri-utérine indépendante de l'affection cancéreuse. L'opération, dans ces cas, produit toujours une certaine amélioration.

Dans le cancer, si l'on n'a pas recours au galvano-cautère, tous les auteurs sont d'accord pour conseiller l'emploi de l'écraseur, et pour rejeter les ciseaux et le bistouri, à cause de la vascularité très-grande du tissu qui expose à des pertes sanguines considérables.

Si nous avions recours aux ciseaux, nous emploierions de préférence ceux qui ont été inventés par M. Clark et dont les bords tranchants sont armés de dents.

ARTICLE V.

FONGOSITÉS UTÉRINES.

Quelquefois on rencontre dans l'intérieur de la cavité utérine et dans le canal cervical des productions végétantes que l'on a désignées sous le nom de fongosités utérines et de polypes muqueux. Ces tumeurs, qui saignent au moindre contact, sont sessiles ou pédiculées et varient du volume d'un pois à celui d'un haricot.

Quelquefois on rencontre une seule tumeur, d'autres fois la muqueuse est envahie dans une étendue plus ou moins considérable, quelquefois même sur toute sa surface. On a donné le nom de *polypes muqueux* aux tumeurs pédiculées et de *fongosités utérines* aux tumeurs sessiles.

Lorsque le polype muqueux occupe le col utérin, il est assez souvent facile d'en reconnaître l'existence au moyen du toucher ou d'un petit spéculum introduit dans le col. Lorsque la production morbide est reconnue et qu'elle est facilement accessible, il suffit de la saisir entre les mors d'une pince à pansement utérin et d'en pratiquer l'arrachement par un mouvement de torsion imprimé à la pince ; on pourrait encore opérer la section du pédicule au moyen de ciseaux ou de la pince de Wilde (voy. fig. 178, p. 358) ou d'un petit constricteur de Maisonneuve (voy. fig. 239).

Lorsque la petite tumeur est enlevée, on arrête facilement l'écoulement de sang qui résulte de l'opération, en cautérisant avec le crayon de nitrate d'argent ou un pinceau imbibé de perchlorure de fer.

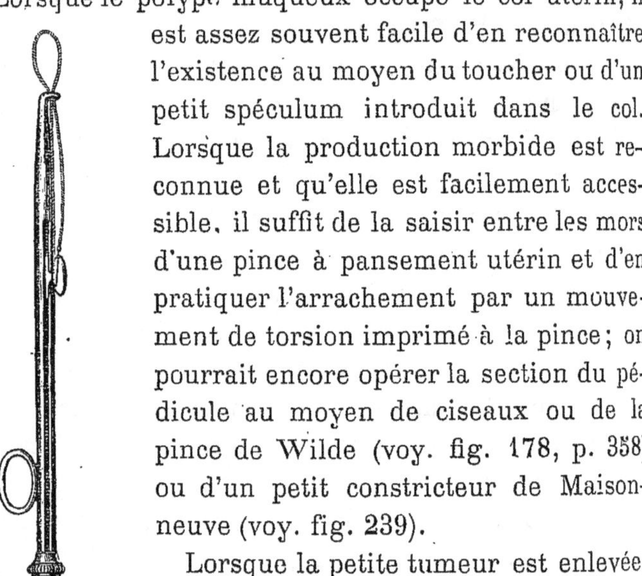

Fig. 239.
Constricteur
de Maisonneuve.

Si la production morbide occupe un point élevé du col ou l'intérieur de la cavité utérine, il est indispensable d'opérer, au préalable, la dilatation du canal cervical au moyen de l'éponge préparée ou d'une tige de laminaria digitata (voyez l'article : *Dilatation du col*). Lorsque le col est suffisamment dilaté, on introduit l'index de la

main gauche dans l'intérieur de la cavité utérine, afin
de reconnaître exactement le point d'implantation de
la tumeur et l'on dirige sur le doigt une pince à pansement utérin qui sert à opérer l'arrachement ; on pourrait encore sectionner la tumeur en glissant sur ce doigt
l'une des curettes que nous allons décrire dans un
instant.

Lorsque la muqueuse utérine est recouverte de fongosités dans une étendue plus ou moins grande, on
pratique le *curage de la cavité utérine*, préconisé pour
la première fois par Récamier, en se servant des curettes
de Sims, de Simon ou de Récamier.

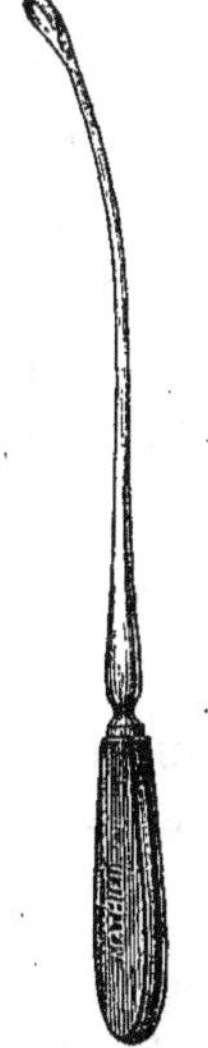

Fig. 240.

Curette de Sims à tige malléable.

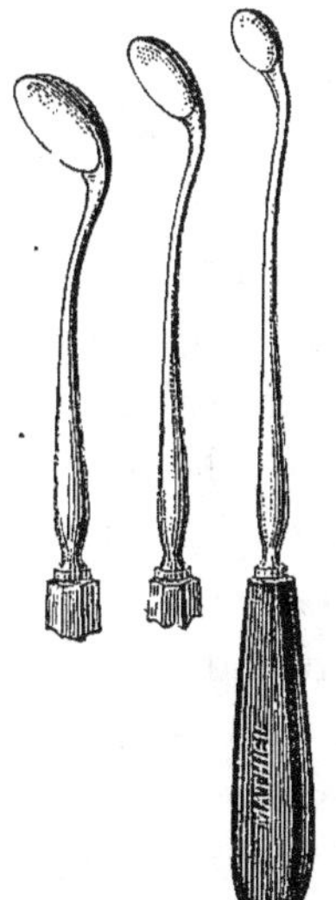

Fig. 241.

Curette de Simon.

Le premier de ces instruments (voy. fig. 240) présente une tige malléable qui peut être courbée plus ou
moins, suivant les besoins.

La curette de Simon est formée d'une petite cupule de dimensions variables (voy. fig. 241) et supportée par un manche.

La curette de Récamier se compose d'une tige métallique de 30 centimètres de long, du volume d'une grosse plume d'oie et présentant, à chacune de ses extrémités, une gouttière à bords assez minces pour être légèrement tranchants. La tige présente la forme d'une S très-allongée, afin de s'adapter plus facilement à la direction de l'utérus. Cet instrument est à peu près abandonné aujourd'hui.

Avant de pratiquer le curage de la cavité utérine à l'aide de ces instruments, on opère la dilatation du canal cervical et l'on introduit l'indicateur de la main gauche dans la cavité de la matrice ; afin de suivre les mouvements de la curette. On effectue le curage en imprimant à l'instrument de légers mouvements de circumduction qui mettent le tissu en contact avec les bords de la gouttière. Lorsqu'on a détaché une certaine quantité de fongosités, on retire l'instrument chargé du tissu abrasé et l'on répète la manœuvre s'il est nécessaire.

Pendant qu'on opère ces mouvements, un aide fixe l'utérus à l'aide de la main appliquée sur la région hypogastrique.

Récamier recommandait de cautériser ensuite la muqueuse utérine avec le crayon de nitrate d'argent.

Cet auteur pratiquait de nouveau le curage au bout de quelques jours, si quelques fongosités avaient échappé à l'action de l'instrument.

Dangers. — Le curage de la cavité utérine, préconisé par Marjolin, Robert, Trousseau, Nélaton, Maisonneuve et Nonat, entre les mains desquels il a fourni des résultats avantageux, ne doit être cependant employé qu'avec la plus grande réserve, à cause des dangers auxquels il expose. Il faut se souvenir que le tissu utérin, lorsqu'il existe des fongosités utérines, est souvent ramolli et que la perforation des parois de la matrice a pu être la conséquence de cette opération. M. Courty se montre très-peu disposé à recourir à ce moyen ; nous partageons complètement les vues du savant chirurgien, persuadé que nous sommes que l'on peut obtenir ordinairement la guérison des fongosités de la matrice par l'emploi de moyens beaucoup moins dangereux (voy. l'article : *Médication intra-utérine*).

Lorsque la tumeur est pédiculée, l'opération n'expose plus aux mêmes dangers ; ajoutons toutefois que la dilatation seule du col qu'il faut pratiquer avant d'introduire la curette a été, quelquefois, la source d'accidents graves.

ARTICLE VI.

PROLAPSUS DE L'UTÉRUS.

Le prolapsus, abaissement oudescente, est un déplacement de l'utérus de haut en bas. On distingue trois degrés de prolapsus : dans un premier degré le col de l'utérus s'est rapproché plus ou moins de la vulve ; dans un second, le col arrive au contact du plancher perinéal ; dans un troisième, le col a franchi la vulve et devient saillant à l'extérieur.

Le prolapsus tenant à des causes variables, il faut, autant que possible, rechercher sous quelle influence ce déplacement s'est produit, afin de s'attaquer directement à la cause qui l'a engendré.

Si l'on constate l'existence du museau de tanche à la vulve, il faut examiner avec soin les parties pour s'assurer si l'on n'aurait pas affaire à la lésion décrite par Huguier sous le nom d'*allongement hypertrophique de la portion sus-vaginale du col*, ou encore à une *hypertrophie du museau de tanche*.

Lorsqu'il s'agit d'une hypertrophie de la portion sous-vaginale du col, le meilleur moyen de soulager la femme est de pratiquer l'amputation du col. L'opération peut être faite aisément par l'un des procédés que nous avons décrits précédemment (voy. p. 470, 476 et 478).

Si le prolapsus tient à un allongement hypertrophique de la portion sus-vaginale du col, il faut faire l'amputation par le procédé d'Huguier (voy. p. 461).

Cela dit, examinons maintenant les procédés applicables au prolapsus véritable.

Deux sortes de moyens ont été employés, les uns sont palliatifs, les autres curatifs.

Moyens palliatifs. — Parmi les moyens palliatifs nous citerons les *ceintures abdominales et hypogastriques, les ceintures périnéales avec pelotes, les pessaires*.

Les ceintures abdominales ont pour but de soutenir les intestins et d'empêcher les viscères de presser sur l'utérus, mais ces appareils sont applicables dans les cas légers seulement, c'est-à-dire lorsque l'abaissement s'est produit dans des limites restreintes. Quant aux ceintures hypogastriques nous les croyons à peu près inutiles.

Les ceintures périnéales munies de pelotes (v. p. 270), rendent des services dans quelques cas, mais elles sont généralement mal supportées à cause de la gêne

qu'elles produisent et de l'irritation qui en est la conséquence du côté de la vulve ou des organes pelviens.

Les pessaires-soutiens dont nous avons donné la
description page 266, peuvent être essayés ; ils soulagent généralement quand le prolapsus n'est pas trop
considérable, mais ils deviennent inefficaces ou douloureux quand l'utérus est procident au dehors des
parties génitales.

Nous nous sommes bien trouvé chez plusieurs malades, quand l'utérus n'avait pas franchi la vulve, de
faire introduire chaque jour un fort tampon d'ouate
contenant une petite quantité de tannin. Cette substance en déterminant une certaine astriction des
tissus, rétrécit les parois vaginales et s'oppose au déplacement.

On devra encore faire prendre des injections froides
tenant en dissolution des substances astringentes
telles qne du tannin, de l'alun ou composées de décoctions, d'écorce de chêne ou de feuilles de noyer.

Lorsque ces moyens échouent, on peut recourir
à des opérations ayant pour but de rétrécir l'orifice
vulvaire ou de diminuer le calibre du vagin.

Moyens curatifs. — Divers moyens ont été employés
pour obtenir la cure radicale du prolapsus, les uns portent sur le vagin, les autres sur le périnée.

1° Opérations qui portent sur le vagin.

1° *Caustiques.* — Les caustiques ont pour but de déterminer sur le vagin une perte de substance plus ou
moins étendue et d'obtenir une rétraction du conduit va-

ginal, lors de la cicatrisation. La cautérisation a été pratiquée avec l'acide nitrique (Laugier), avec le fer rouge (Velpeau), avec le chlorure de zinc (Desgranges), Gaillard (de Poitiers) (1) qui a eu recours au fer rouge s'est servi d'un cautère en roseau rougi à blanc qu'il porta à plusieurs reprises sur la paroi postérieure du vagin dans une longueur de 4 centimètres. Entre chaque cautérisation, qui ne fut répétée que lorsque l'eschare produite par l'application précédente était tombée, l'auteur touchait la plaie avec un crayon de nitrate d'argent. Ce traitement qui a réussi parfaitement à M. Gaillard a l'inconvénient d'être long.

M. Desgranges (de Lyon) (2) se sert pour cautériser le vagin d'une pince spéciale désignée sous le nom de *pince élytrocaustique*. Cette pince, dont les branches peuvent être fixées à l'aide d'un verrou, a la forme d'une pince à pansement, sa longueur est de 15 centimètres environ. Elle présente des branches creusées d'une gouttière dans laquelle on introduit du chlorure de zinc et se termine à son extrémité, par une pointe acérée destinée à pénétrer dans les tissus.

Pour appliquer la pince, on saisit un répli du vagin à l'aide d'un ténaculum de Sims, puis on comprime ce repli entre les mors de la pince élytrocaustique.

L'application de la pince faite à cinq ou six reprises différentes suffit d'après M. Desgranges pour produire une cautérisation ferme et durable.

---

(1) Bourdon. *Des anaplasties périnéo-vaginales*. Th. de Paris, 1875.

(2) Desgranges. *Nouveau procédé de cure radicale pour les chutes de l'utérus* (Revue médico-chirurgicale, juin 1851). — *Mémoire sur le traitement de la chute de l'utérus par une méthode nouvelle* (Comptes-rendus et mémoires de la Société de biologie. Paris, 1853, 1re série, t. IV, p. 413 et *Gazette médicale*, 1853, nos 5, 25).

2° *Etranglement de la muqueuse vaginale par les serres-fines.* — Ce procédé, préconisé par Desgranges, consiste à appliquer dix à douze serres-fines sur la paroi du vagin en vue de déterminer la mortification du tissu et une plaie qui en se guérissant entraîne le rétrécissement du canal.

Les serres-fines auxquelles M. Desgranges a recours sont longues de 7 à 8 centimètres ; elles sont recourbées sur le plat et terminées par une pointe destinée à pénétrer dans le tissu. Ces instruments sont portés dans le vagin au moyen d'une pince particulière désignée sous le nom de tenette à gouttière ; on introduit d'abord un spéculum à trois valves et l'on place les serres-fines sur les parois vaginales, entre les valves du spéculum.

Les pinces tombent d'elles-mêmes, du cinquième au dixième jour ; on les retire au moyen de fils attachés préalablement à leurs extrémités.

On peut renouveler l'application des pinces au bout d'un certain temps, mais comme on ne peut facilement introduire de nouveau le spéculum à cause de la rétraction du vagin, on se sert de l'indicateur pour ces applications successives. On continue l'usage de ces serres-fines, jusqu'à ce qu'on ait obtenu un rétrécissement suffisant.

3° *Elytrorrhaphie.* — On désigne sous ce nom une opération ayant pour but de diminuer le calibre du vagin afin d'offrir un soutien à l'utérus et à l'empêcher de devenir procident.

L'idée de cette opération appartient à Romain Gérardin (de Metz), mais elle fut exécutée par Dieffenbach en Allemagne et par Heming en Anglererre ; puis plus tard par Fricke, Scanzoni, Velpeau, Roux et Stoltz.

L'opération consistait alors à enlever une bande de la muqueuse vaginale et à rapprocher les bords de la solution de continuité par la suture. Après être tombée dans l'oubli pendant un certain nombre d'années, cette opération fut de nouveau pratiquée par Sims en 1878.

a. — Elytrorrhaphie par le procédé de Sims. — La

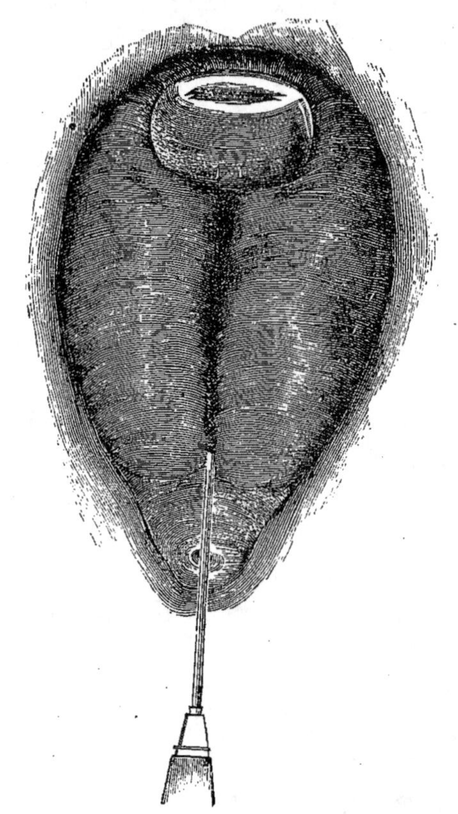

FIG. 242. — Sonde courbe fixée sur le col et déprimant la paroi vaginale antérieure dans le procédé d'élytrorrhaphie de Sims.

malade étant anesthésiée, et placée dans le décubitus latéral gauche, on introduit un spéculum de Sims, de dimension un peu considérable pour tirer en arrière le périnée et la paroi postérieure du vagin. Une sonde recourbée, terminée par deux crochets, est fixée dans le col et sert à déprimer la paroi vaginale antérieure vers sa partie médiane sous les replis de laquelle elle disparaît (voy. fig. 242).

Lorsque les parties sont bien assujetties à l'aide de cette sonde, l'opérateur au moyen de deux ténaculums implantés sur la muqueuse, de chaque côté de la ligne médiane de la paroi antérieure, rapproche les surfaces afin de déterminer l'endroit où l'on devra faire la réunion. Lorsque ce point est connu, on soulève la muqueuse à l'aide d'un ténaculum, plusieurs lignes au-dessus du méat, et l'on coupe avec des ciseaux ; on reporte le ténaculum plus haut et l'on coupe de nouveau, et ainsi de suite, jusqu'à ce que l'on arrive au côté du col. La même manœuvre est ensuite pratiquée d'une façon symétrique, sur l'autre côté de la muqueuse.

Les surfaces dénudées ayant 8 à 10 millimètres environ de largeur, se présentent alors sous l'aspect d'un V, dont l'ouverture regarde le col.

Lorsque ces deux sillons sont terminés, on enlève la sonde qui est fixée dans le col, et l'on attire cet organe en bas au moyen d'un petit ténaculum ; on pratique alors à chaque extrémité des branches du V, deux surfaces d'avivement qui vont au devant l'une de l'autre, mais entre lesquelles on laisse toutefois, au niveau de la partie médiane, une petite portion de muqueuse intacte.

Les sutures sont ensuite passées en commençant par en bas, et l'utérus repoussé par la sonde permet de placer les sutures supérieures.

Lorsque les sutures sont serrées, on enlève la sonde.

b. — *Elytrorrhaphie par le procédé d'Emmet.* — Le Dʳ Emmet, ayant reconnu que, dans le procédé de Sims qui vient d'être décrit, le col est susceptible de s'engager dans la partie non dénudée, laissée à la partie supérieure, et de produire certains symptômes douloureux, pratique l'avivement complet de la muqueuse entre les extrémités des branches du V. Les surfaces dénudées représentent dès lors un triangle (voy. fig. 243).

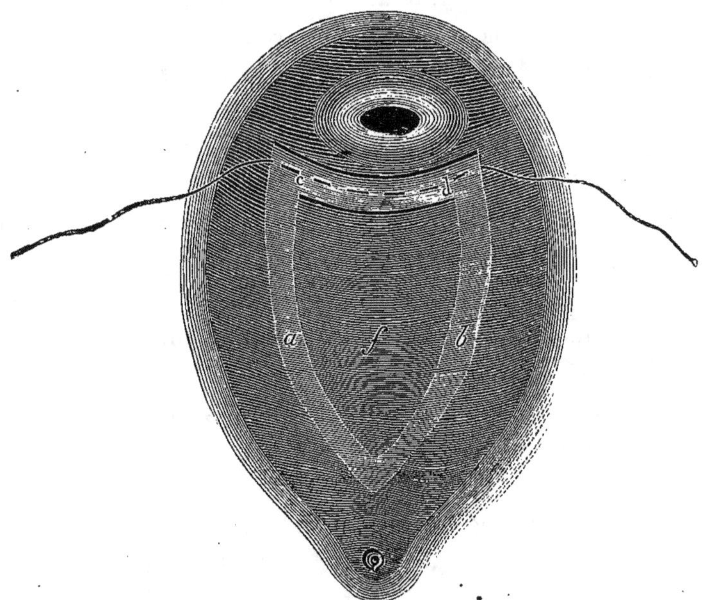

FIG. 243. — Élytrorrhaphie par le procédé d'Emmet.
a, b, Surface d'avivement.
c, d, Suture supérieure.
f, Partie non avivée.

Emmet procède à l'opération de la façon suivante :

Il commence par soulever un lambeau de la muqueuse sur l'un des côtés du col à une distance convenable au moyen d'un ténaculum et coupe avec des ciseaux ; il reproduit ensuite la même manœuvre du côté opposé, et réunit les deux points par un avivement transversal. Il passe alors une suture métallique et serre le fil afin d'opérer le rapprochement des surfaces.

Il résulte de cette façon de procéder que le sillon médian que produit la sonde courbe employée par Sims existe tout naturellement.

L'opérateur soulève alors un lambeau de muqueuse, avec un ténaculum, de chaque côté, sur le repli vaginal, et le coupe, puis il passe immédiatement une suture. Il continue ensuite l'avivement sur un point placé plus bas, et suture aussitôt. Cette pratique, outre qu'elle évite l'écoulement du sang, n'expose pas à aviver sur des points qui plus tard ne seraient pas exactement symétriques.

M. Gaillard Thomas, ayant eu recours à ce procédé dans plusieurs circonstances, le vante à cause de sa simplicité.

L'opération une fois achevée, on place la malade au lit et l'on provoque la constipation pendant une semaine en administrant journellement de l'opium par doses fractionnées. On vide la vessie plusieurs fois par jour pendant trois ou quatre jours au moyen de la sonde et on enlève les sutures inférieures du huitième dixième jour et les supérieures du douzième au quinzième jour, sauf indications contraires.

4°. *Cloisonnement du vagin. Procédé de M. Léon Le Fort* (1). — Chez presque toutes les malades atteintes de prolapsus, fait remarquer M. Léon Le Fort, l'utérus ne sort pas le premier de la vulve, et ce n'est pas lui qui

____

(1) Léon Le Fort. *Nouveau procédé pour la guérison du prolapsus utérin* (*Bull. de thér.*, 30 avril 1877).

entraîne la paroi antérieure puis la paroi postérieure du vagin. En général, ce qui sort d'abord, c'est la partie de la cloison vaginale la plus rapprochée de la vulve; le reste suit comme par une sorte de déplissement, et le même effet se produit sur la paroi postérieure.

Si on pouvait retenir en rapport ces parois opposées, les empêcher de se porter l'une en avant, l'autre en arrière, on s'opposerait à tout prolapsus. M. Le Fort a cherché à rendre ce contact non plus médiat, mais cutané et permanent, en avivant au même niveau les parois antérieure et postérieure du vagin et en les unissant par la suture.

Voici comment M. Le Fort décrit son procédé :

« L'utérus étant tout à fait hors de la vulve, et sans chercher à le réduire, je fis d'abord, dit M. Le Fort, sur la paroi antérieure du vagin, la malade étant dans le décubitus dorsal, quatre incisions limitant un lambeau de muqueuse que j'enlevai, ce qui me donna un avivement de 6 centimètres environ de longueur, sur 2 de largeur et portant sur la partie la plus rapprochée de la vulve (voy. A, fig. 244). Puis faisant soulever et relever du côté de l'abdomen, l'utérus prolabé de manière à avoir sous les yeux la face postérieure de la tumeur, je fis sur cette partie un avivement semblable à celui que j'avais effectué sur la paroi antérieure (voy. B). Cela fait, je reduisis en partie l'utérus, assez pour mettre en contact les extrémités de ses deux surfaces d'avivement dans leur partie la plus rapprochée de l'utérus, et j'appliquai sur le bord transversal trois points de suture réunissant linéairement les parois antérieure et postérieure du vagin ; je passai ensuite à la réunion des bords latéraux en passant de chaque côté un fil d'argent D (voy. fig. 245), traversant le bord de la surface

avivée antérieure A, puis le bord correspondant de la
surface avivée postérieure B. Un fil étant placé de la

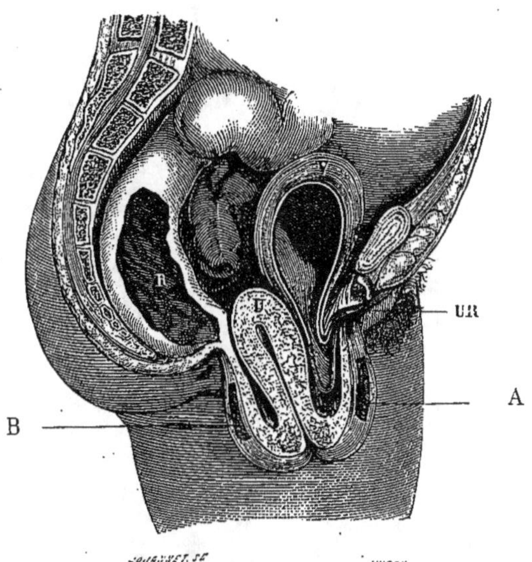

FIG. 244. — Surface d'avivement dans le cloisonnement du vagin
par le procédé de Léon Le Fort.

A, Surface d'avivement antérieure.
B, Surface d'avivement postérieure.
U, Extrémité supérieure de l'utérus.
UR, Ouverture de l'urèthre.

même façon sur le bord opposé et à la même hauteur
C,C',il suffit de serrer ces deux sutures pour augmenter
par le rapprochement des parois vaginales opposées la
réduction de l'utérus. Cette réduction se complétait au
fur et à mesure que les points de suture étaient placés,
et, quand les deux bords des surfaces avivées eurent
été réunies dans toute leur hauteur la réduction était
complète.

« Les fils ayant servi à la suture du bord transversal
le plus rapproché de l'utérus, étant cachés au fond du

vagin sont difficilement accessibles lorsque après quelques jours la réunion s'est effectuée, aussi convient-il de laisser aux fils une assez grande longueur dans leur

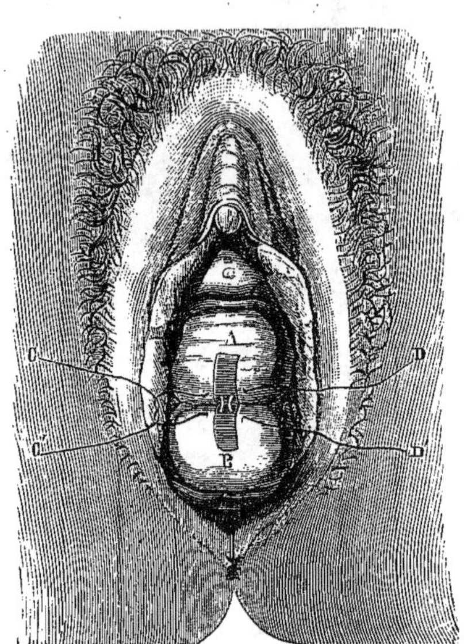

Fig. 245. — Aspect du vagin, le cloisonnement une fois effectué
(procédé de M. Léon Le Fort).

A, Surface d'avivement antérieure.
B, Surface d'avivement postérieure.
C, C', Suture métallique supérieure droite.
D, D', Suture métallique droite.

partie tordue, afin de les saisir facilement lorsqu'ils seront devenus libres après la section des parties embrassées par l'anse. »

Les fils ayant servi à pratiquer les sutures deviennent libres vers le dixième jour ; on les enlève à mesure qu'ils tombent.

2° Opérations qui portent sur la vulve.

L'épisiorhaphie que nous avons précédemment

mentionnée (voy. p. 324) et qui a pour but de suturer
l'orifice vulvaire, a surtout été préconisée pour remédier
au prolapsus des parois vaginales. On y a eu aussi recours contre le prolapsus de l'utérus.

Dans l'épisioraphie pratiquée suivant les indications
de Fricke (de Hambourg) l'avivement porte sur les
trois quarts postérieurs des grandes lèvres. Dans le
procédé de Kuchler (de Darmstadt) l'avivement remonte plus haut sur les côtés de la vulve jusqu'auprès
de l'orifice de l'urèthre, et empiète quelque peu sur la
paroi recto-vaginale.

M. Th. Anger pratique le rétrécissement de la vulve
d'une façon un peu différente. Il fait une incision en
arrière des grandes lèvres sur tout le pourtour de la
vulve, sauf au niveau du méat urinaire, il dissèque
ensuite et décolle la muqueuse vaginale qui forme ainsi

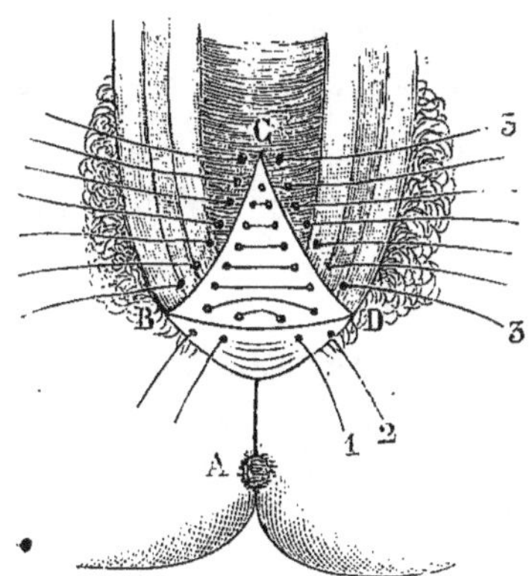

FIG. 246. — Procédé d'épisioraphie de Simon.
A, Anus.
B C D, Triangle d'avivement.
1, 2, 3, 3, Fils en place.

une sorte de lambeau flottant à peu près circulaire.
M. Anger réunit cette extrémité du vagin par trois ou

quatre points de suture, puis il applique une seconde série de sutures qui amènent au contact l'une de l'autre les surfaces cruentées situées au-dessous de l'extrémité du vagin.

Simon retrécit l'orifice vulvaire en faisant un avivement triangulaire sur la face postérieure du vagin ; le sommet du triangle correspond au repli vaginal postérieur et la base répond à la fourchette ; on rapproche les surfaces cruentées par des points de sutures nombreux placés comme l'indique la fig. 246.

Indications. — Les opérations que nous venons de mentionner ne doivent être réalisées qu'après avoir eu recours aux moyens palliatifs. Ces opérations sont en effet d'une exécution assez difficile et n'amènent pas toujours un soulagement complet.

Si l'on se trouvait en face d'un déplacement de l'utérus résultant d'une déchirure perinéale consécutive à un accouchement, on ne devrait pas hésiter à refaire un perinée, et à le faire aussi solide que possible.

ARTICLE VII.

INVERSION UTÉRINE.

L'inversion ou renversement de l'utérus est un déplacement qui consiste dans un abaissement du fond de la matrice qui se retourne à la manière d'un doigt de gant.

On distingue deux variétés d'inversion : dans un premier degré ou *inversion partielle,* le fond de l'organe se déprime et forme dans la cavité de l'utérus une saillie plus ou moins grande sans que le col se trouve franchi (voy. fig. 247); dans un second degré ou *inversion complète* (voy. fig. 248), l'utérus complètement retourné franchit l'orifice du col et devient saillant à la vulve où il forme une tumeur ressemblant au scrotum.

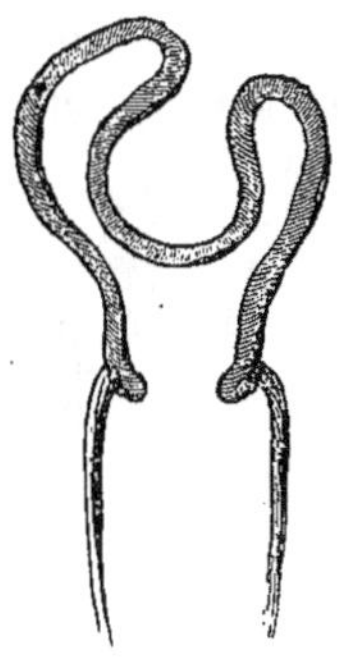

FIG. 247.

Inversion partielle (G. Thomas).

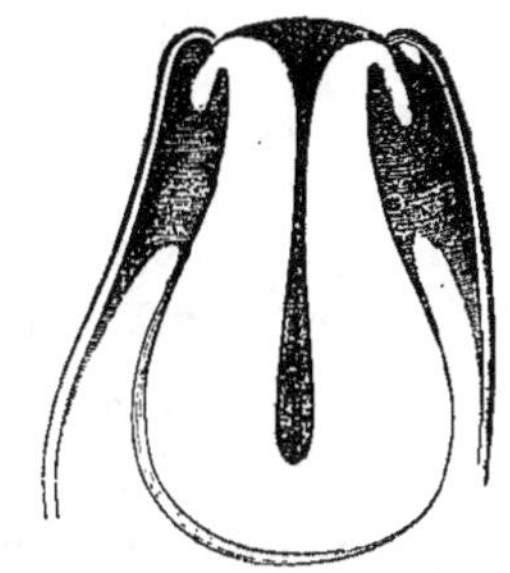

FIG. 248.

Inversion complète (G. Thomas).

On distingue, au point de vue du mode de production, deux formes d'inversion : la *forme aiguë*, et la *forme chronique*. Dans le premier cas le déplacement se fait subitement, il succède en général à l'accouchement. Dans le second, au contraire, l'inversion s'est produite lentement ou a succédé à la forme aiguë. Le traitement diffère dans l'une et l'autre circonstance.

§ I. — INVERSION AIGUË.

Lorsqu'on se trouve présent au moment même de l'accident, comme cela a lieu le plus ordinairement quand celui-ci succède à un accouchement, le premier devoir du chirurgien est de réduire immédiatement la tumeur au moyen de la main ; la manœuvre est en général assez facile quand on opère dans les quelques minutes qui suivent le renversement. Il faut se souvenir que chaque heure de retard accroît la difficulté de l'opération ; s'il s'est écoulé plusieurs heures depuis l'accident, l'utérus s'est congestionné et est devenu dur à cause de la gêne de la circulation résultant de la constriction exercée par le col sur la partie supérieure de la tumeur.

Manière de procéder à la réduction. — La femme étant placée en travers sur le lit, les jambes reposant sur des chaises et les cuisses légèrement écartées, le chirurgien saisit l'utérus à pleine main pour lui faire franchir l'orifice vaginal. La main bien graissée suit la tumeur ; on rapproche alors les doigts en forme de cône et l'on appuie sur le fond de l'utérus par l'extrémité des phalanges, dans la direction de l'axe de l'organe.

En continuant la pression pendant un certain temps l'utérus se redresse tout d'un coup et reprend sa forme normale.

Les doigts doivent être laissés dans la place qu'ils occupent pour donner aux contractions utérines le temps de se produire, et pour se garantir contre le retour du déplacement. Pendant qu'on opère, ces manœuvres, un aide déprime la paroi abdominale et fixe l'utérus pour éviter d'exercer des tractions trop considérables sur les attaches du vagin.

S'il arrivait que le placenta fût adhérent à la tumeur, il conviendrait d'en opérer le décollement avant de procéder à la réduction, c'est du reste l'opinion de Baudelocque, de Capuron, de Boivin et Dugès, de Churchill, etc. La crainte de voir une hémorrhagie grave, succéder à ce décollement, n'est point fondée, et le volume du placenta augmenterait considérablement les difficultés de l'opération.

§ II. — INVERSION CHRONIQUE.

1°. Traitement palliatif. — Quand la réduction ne peut être obtenue ou quand on ne veut pas soumettre la femme à l'une des opérations graves qui permettent d'obtenir la cure radicale du déplacement, on se trouve dans la nécessité de recourir à un traitement palliatif.

Si l'on échoue dans les tentatives de réduction, nous pensons que le traitement palliatif doit être essayé avant de recourir à l'amputation de l'organe, qui expose les jours de la patiente.

L'accident le plus fréquent et aussi le plus grave de l'existence de ces déplacements est l'hémorrhagie, qui épuise les forces de la malade, et produit bientôt un état cachectique des plus prononcés. Lorsque les pertes de sang sont peu abondantes, la santé peut rester bonne, dans une certaine mesure tout au moins; aussi est-ce à limiter les pertes de sang et à les faire disparaître que nos efforts doivent tendre. On a employé pour combatre les pertes des substances diverses, l'alun, le tannin, le perchlorure de fer; Aran a préconisé les applications de caustique au chlorure de zinc sous forme de sparadrap Canquoin; Courty (1) a appliqué le fer rouge, mais sans grands avantages. Ces moyens ont pour but de diminuer la vascularité de l'organe et de produire un tissu cicatriciel destiné à opposer

---

(1) Courty. *Traité des maladies de l'utérus*, 1872, p. 922.

une barrière à l'hémorrhagie, mais ces moyens, comme le fait observer M. Courty, échouent le plus souvent surtout si la patiente est éloignée de la ménopause à cause de la congestion menstruelle périodique.

On soutiendra les forces de la malade en administrant des préparations martiales et toniques et en la soumettant à l'air réparateur de la campagne. On pourra aussi faire porter une ceinture avec pelote périnéale, destinée à soutenir le fond de l'utérus et à prévenir des tiraillements douloureux.

2₀ — Traitement curatif. — Lorsque l'inversion existe depuis un certain temps, la réduction peut encore être essayée avec succès; mais si l'on ne réussit pas, il faut recourir à des opérations diverses telles que la ligature, la ligature unie à l'excision, l'extirpation au moyen de l'écraseur ou de la ligature élastique.

A. *Réduction*. — Lorsque le renversement de l'utérus date d'une époque même éloignée, ce n'est pas une raison pour désespérer de la réduction. M. Courty (1) a pu réduire une inversion utérine datant de dix mois. Sims (2) en a réduit une de douze mois, Valentin (de Vitry-le-Français) (3) une de seize mois, Dawson (4) une de deux ans, Teale (5) une de deux ans et demi, Bocken-

---

(1) Courty. Communication à l'Académie de médecine, mars 1863.

(2) Sims. *Chirurgie utérine*, p. 149.

(3) Valentin. *Réduction complète de la matrice datant de seize mois* (*Revue médico-chirurg.*, nov. 1847, t. II, p. 290).

(4) Dawson. *Case of reduction of an old inversion* (*American J. of obstetrics*, t. VIII, p. 538).

(5) Teale. *Med. Times*, 20 août 1859.

dhal (1) une de six ans, Tyler Smith (2) une de douze ans, et Noeggerath une de treize ans.

La réduction a été pratiquée par des méthodes diverses, dont nous examinerons les principales.

Avant de recourir à l'un ou à l'autre des moyens que nous allons passer en revue, il est certaines précautions préliminaires communes à tous les procédés et qu'il importe de ne pas négliger.

Lorsqu'on se met en devoir de procéder à la réduction, il est nécessaire de chercher à ramollir le tissu du col, au moyen d'injections narcotiques ou d'onctions avec une pommade belladonée, ou encore par l'usage de suppositoires introduits dans le rectum ; on y joindra deux on trois incisions longitudinales intéressant seulement les couches superficielles du tissu au niveau du col. Ces incisions préconisées par Millot en 1773 et pratiquées par Colombat, Gross, Sims, Barnes (3), William, A. Wilson (4) et d'autres, facilitent considérablement la réduction.

Il existe deux méthodes principales de réduction, la méthode lente et la méthode rapide.

a. *Réduction lente.* — La réduction lente s'obtient :

1° *Au moyen d'une tige surmontée d'une éponge fine* (Siébold), *d'un stéthoscope dont le pavillon est recouvert de caoutchouc* (Hicks) *ou d'une coupe de caoutchouc portée sur un tige légèrement courbe* (Barnes) que soutiennent un bandage en T.

2° *Au moyen de la pression élastique.* — Tyler

---

(1) *Jeitsch. für Geburtsk.*, t. XV, p. 313.
(2) *Medico-chirurg. Transactions*, t. XLI, p. 183.
(3) *Med.-chir. Transactions*, v. III, p. 179.
(4) *The Lancet*, 23 juin 1877, p. 907.

Smith (1) obtient la réduction en introduisant la main matin et soir pendant plusieurs jours, dans le vagin et en malaxant la tumeur entre les doigts pendant environ dix minutes chaque fois, en même temps qu'il repousse la tumeur en haut. Après chaque séance on introduit dans le vagin un volumineux pessaire à air de Gariel et l'on insuffle autant que la femme peut le supporter. Le pessaire n'est enlevé que s'il survient de la douleur ou pour permettre à la patiente d'uriner et d'aller à la garde-robe.

Bockendahl (2) renonçant à l'intervention manuelle, se contente d'appliquer le pessaire. Cet auteur a réussi à replacer, dans l'espace de six jours, un utérus inversé depuis six ans. Le même moyen fut employé avec succès par Fessenmager (3) et Albanese (4).

b. *Réduction rapide.* — 1° *Procédé de Viardel.* — La malade après qu'on a vidé la vessie, et les intestins, est soumise à l'influence d'un anesthésique, et placée sur le dos. La main du chirurgien bien huilée est portée doucement dans le vagin ; on saisit la tumeur dans la paume de la main et on la refoule en haut. La main du côté opposé déprime l'abdomen et fixe l'utérus afin d'éviter les tiraillements des insertions vaginales.

Il est parfois nécessaire de se faire remplacer par un aide à cause de la fatigue qui résulte de cette opération.

---

(1) Tyler Smith. *A Case of complete inversion of the uterus of nearly twelve years duration successfully treated* (*Med. chir. Trans.*, t. XLI, p. 183 et *Bull. de thér.*, t. LVI, p. 201).
(2) Bockendahl. *Deutsche Klinik*, 1860 et *Bull. de thér.*, 1860, t. LIX, p. 238.
(3) Fessenmager. *Gaz. méd. de Strasbourg*, 1860.
(4) Albanese. *Gaz. clin. dello spedale civico di Palermo*, 1870.

2° *Procédé de White*. — Le Dr J. P. White, obtient
la réduction au moyen d'un appareil des plus simples
et des plus efficaces, au dire de Gaillard Thomas (1).

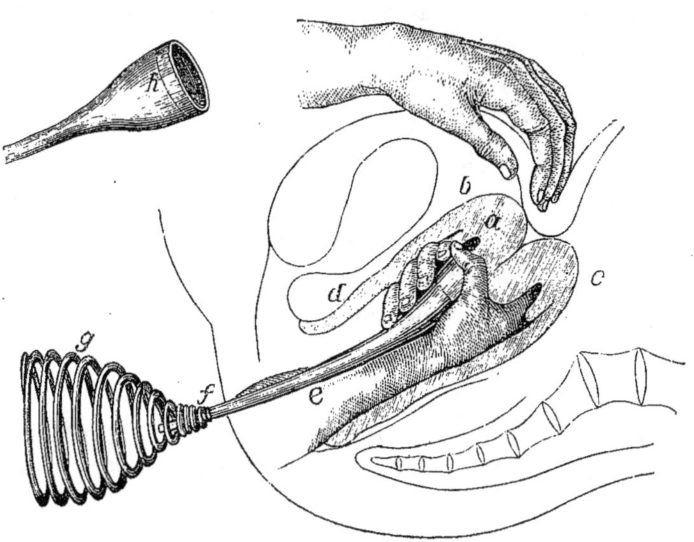

FIG. 249. — Instrument de White pour la réduction rapide de
l'inversion utérine.

a, *b*, *c*, Utérus inversé.
d, Vagin.
e, Bras de l'opérateur.
f, *g*, Ressort.
h, Extrémité en forme de coupe pour recevoir le fond de l'utérus.

L'instrument consiste en une tige de bois se terminant d'un côté par une surface en forme de coupe desti-

---

(1) G. Thomas. *Diseases of women*. 4e édit., p. 439.

née à recevoir la tumeur, et de l'autre par un ressort que l'opérateur applique contre sa poitrine. D'une main introduite dans le vagin, le chirurgien dirige l'instrument et de l'autre il fixe l'utérus.

On ne peut dire exactement combien de temps on peut exercer ainsi sans danger une presssion continue sur le fond de l'utérus ; G. Thomas pense qu'on ne doit pas prolonger la tentative de réduction au delà de deux heures. Si la réduction n'est pas complète au bout de ce temps, on place dans le vagin un pessaire de Gariel pour empêcher le déplacement de se reproduire ou l'on ferme le col comme Emmet l'a conseillé, avec des sutures d'argent et l'on administre une préparation narcotique. Une nouvelle tentative est faite après trente-six ou quarante-huit heures.

3º *Procédé de Courty*. — M. Courty pratique la réduction en maintenant le col accroché à travers le rectum par deux doigts introduits dans cet intestin.

M. Courty décrit son procédé de la façon suivante:

« Pour pouvoir accrocher le col de l'utérus, il faut d'abord et nécessairement abaisser l'organe et le tirer hors de la vulve avec des pinces de Museux. Aussitôt après, introduisant l'indicateur et le médius de la main droite dans le rectum, les portant au-dessus de l'utérus et les recourbant en avant en forme de crochets, on immobilise à travers la paroi rectale, le corps de l'organe. Saisissant l'utérus avec la main gauche, on le fait rentrer dans le vagin, sans cesser d'en tenir le col accroché avec les doigts de la main droite, et on le fait basculer, de manière que le fond de l'organe contenu dans la paume de la main, soit tourné vers le pubis, au lieu de l'être vers le rectum et que le col regarde le

sacrum, retenu de ce côté par les doigts de la main
droite. Ces doigts accrochent la portion cervicale de la
matrice à travers la paroi rectale, et en s'écartant l'un
de l'autre, ils appuient fortement dans les sinus angu-
laires que les ligaments utéro-sacrés forment de chaque
côté par leurs insertions droite et gauche, à la face
postéro-latérale du col utérin ; on sent ces ligaments
tendus comme deux cordes de guitare. Alors avec le
pouce et l'indicateur de la main gauche, on exerce une
pression sur le pédicule de la tumeur, de manière à
augmenter peu à peu la profondeur du sillon cervical,
et en faisant concorder les efforts de taxis sur le corps
avec ceux de contention et d'immobilisation du col, ce
que le jeu simultané des deux mains permet d'obtenir,
on sent le retournement et la réduction de l'utérus se
faire peu à peu, lentement, sans violences, et se compléter en quelques minutes.

« Dans cette réduction, on peut avec M. Sims, distinguer deux phases : la première qui consiste à remonter le corps de l'utérus dans le col, la seconde qui
consiste à forcer le fond à passer par l'orifice interne ;
la première s'accomplit en poussant directement en
haut le corps de l'utérus, soit qu'on retienne le col par
le rectum, soit qu'on déploie le vagin, ce qui force l'orifice à s'ouvrir d'abord, ensuite le col. La seconde
s'accomplit plus facilement en comprimant le fond latéralement et en enfonçant profondément le pouce dans
une corne de l'utérus, ce qui fait glisser une moitié de
l'organe par l'orifice interne au lieu du fond tout entier
qui présente un bien plus grand diamètre. » (1)

____

(1) Courty. *Traité des maladies de l'utérus*, 1872, p. 919.

4° Procédé de G. Thomas. — Lorsque l'utérus ne peut être replacé par l'un des moyens qui précèdent M. G. Thomas (1) conseille de recourir au procédé suivant :

La malade étant anesthésiée, un aide introduit la main dans le vagin et soulève l'utérus afin d'amener l'anneau formé par le col au contact de la paroi abdo-

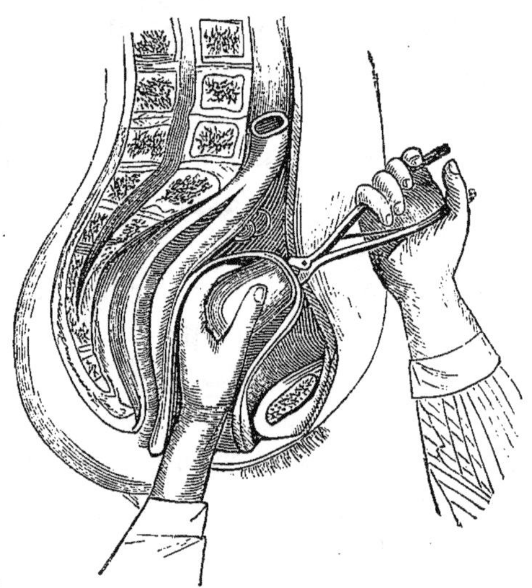

Fig. 250. — Réduction de l'utérus inversé par la dilatation du col à travers l'abdomen (G. Thomas).

minale, on incise lentement la paroi abdominale sur la ligne médiane jusqu'au péritoine comme on le fait dans l'ovariotomie, puis quand tout écoulement sanguin a disparu on ouvre la séreuse. Le chirurgien substitue l'une de ses mains, à celle de l'aide placée dans le vagin, et introduit dans l'anneau formé par le col le dilatateur représenté fig. 250.

---

(2) G. Thomas. *Diseases of women.* 4° édit., p. 444.

Dès que l'anneau est suffisamment dilaté, la main placée dans le vagin comprime le fond de l'utérus et cherche à opérer la réduction.

Dès que la réduction est terminée on pratique la suture de la paroi abdominale avec des fils d'argent, en y comprenant le péritoine, et l'on fait le pansement usité dans l'ovariotomie.

Bien que Gaillard Thomas ait réussi à réduire une inversion utérine, ayant résisté aux divers procédés de taxis, cette méthode expose à de tels dangers que nous ne croyons pas devoir conseiller d'y recourir ; l'amputation de l'organe bien que dangereuse nous semble devoir lui être préférée, surtout l'amputation au moyen de la ligature élastique conseillée par M. Courty.

B. *Amputation*. — L'amputation de l'utérus inversé expose à de grands dangers ; elle peut cependant être tentée lorsque des pertes ou des souffrances continuelles épuisent les forces de la malade, et lorsque les tentatives de réduction de la tumeur ont échoué.

L'amputation a été faite au moyen de la *ligature seule, de la ligature suivie de l'excision, de l'excision seule, de l'écraseur*.

L'excision avec un bistouri a réussi une fois entre les mains de Velpeau, elle ne doit pas néanmoins être conseillée à cause des hémorrhagies qui en sont la conséquence.

La ligature unie à l'excision, bien que mettant à l'abri de l'hémorrhagie et de l'ouverture de la cavité péritonéale, n'est pas toutefois recommandée par M. Courty.

L'écraseur évite les hémorrhagies, mais expose à l'ouverture du péritoine. C'est donc une méthode qu'il faut encore rejeter.

Nous ne faisons que mentionner ces procédés d'amputation sans en donner la description, pensant qu'ils doivent être à peu près complètement abandonnés.

Il nous reste donc à parler de la ligature ; ce procédé doit être employé avec certaines précautions qu'il importe de préciser exactement.

Lorsqu'on applique une ligature trop serrée, il se produit des douleurs vives et des symptômes d'étranglement, et souvent de la septicémie résultant de la mortification de la tumeur. La ligature peut être faite avec un fil inextensible ou au moyen d'un fil élastique.

a. *Ligature avec un fil inextensible.* — « La constriction, dit M. Courty (1), doit, dans les premiers moments, être modérée jusqu'à ce qu'elle excite une inflammation suffisante pour unir les surfaces adjacentes de la portion du péritoine qui tapisse l'organe renversé. S'il survient de la douleur, des symptômes nerveux et des phénomènes caractéristiques de l'étranglement, ce qui n'est que trop fréquent à la suite de l'application de l'écraseur ou des ligatures rapidement serrées, il faut se hâter de relâcher le lien.

« Habituellement on voit cesser alors les phénomènes graves ; un peu plus tard on ramène la constriction au même degré et on l'augmente graduellement après avoir laissé à l'organe quelques heures et au besoin quelques jours de repos.

« Le meilleur lien me paraît être celui dont je me suis servi: un double fil de fer flexible dont les deux extrémités sont passées dans un serre-nœud de manière à pouvoir maintenir et augmenter graduellement la

______

(1) Courty. *Traité des maladies de l'utérus*, 1872, p. 424.

constriction. On peut employer aussi la corde à boyau,
ou un fil d'argent recuit recouvert de soie de dentiste.

« Dans un cas où j'ai employé cette méthode, l'utérus
est tombé le troisième jour sans que la malade (qui
n'avait que 23 ans) ait couru aucun danger. La ligature
n'agit pas, dans ce cas, comme l'instrument tranchant,
ni comme l'écraseur, en sectionnant la partie entourée
par le lien, mais seulement en ulcérant le point sur lequel la constriction s'exerce, et en déterminant simultanément le sphacèle de la tumeur et la formation
d'adhérences péritonéales salutaires.

« Il faut avoir soin d'entretenir la propreté du vagin
par de fréquentes lotions détersives, notamment avec
le coaltar, afin d'éviter le croupissement du muco-pus
et des liquides putrides qui se produisent. Dans les derniers jours on peut hâter la chute de la tumeur par une
constriction rapide et sécante du pédicule, les adhérences qui ont dû s'établir mettant alors la malade à l'abri
des accidents auxquels elle aurait été exposée par l'usage
prématuré de l'instrument tranchant. »

b. *Ligature élastique.* — De tous les procédés d'em-
putation de l'utérus inversé, la ligature élastique est
celui qui, selon M. Courty, expose à moins de dangers.
Cet auteur a présenté au Congrès de l'association
française pour l'avancement des sciences, à Clermont,
deux cas d'amputation par ce procédé qui ont été suivis de succès (1).

M. Courty procède ainsi qu'il suit : il commence par
abaisser l'utérus au-dessous de la vulve à l'aide d'une

____

(1) Courty. *Deux observations d'ablation de l'utérus inversé par la ligature élastique* (*Ann. de Gyn.*, sept. 1876, p. 161).

pince de Museux, puis il applique sur le col inversé un tube de caoutchouc de petit calibre, qu'il serre modérément et qu'il fixe dans ce dégré de tension en embrassant les deux chefs dans une ligature de fil ciré, très-fortement serrée.

La ligature appliquée, il refoule la tumeur dans le vagin et la malade garde le lit.

Le lendemain il abaisse doucement la tumeur et il serre plus fortement la ligature, autant qu'il le peut, sans déchirer le caoutchouc distendu.

La douleur est modérée et aisément combattue par des injections sous-cutanées de morphine.

La malade doit rester au lit, dans un repos aussi complet que possible; quatre fois par jour, au moins, on fait au fond du vagin, avec beaucoup de lenteur et de douceur, des injections détersives composées d'eau, d'iode et de coaltar saponiné de Le Beuf.

On administre aussi d'heure en heure des pilules d'extrait thébaïque de 1 centigr., pour assurer le calme général et particulièrement l'immobilité de l'intestin et la constipation. Une alimentation légère et très-nutritive est ordonnée : purée de viande, bouillons, consommés, potages, vin, confitures.

Vers le huitième jour, on administre, de quatre en quatre heures, une cuillerée à café d'huile de ricin, pour débarrasser l'intestin, en recommandant bien à la malade de ne faire aucun effort de défécation.

La tumeur tombe en général du douzième au quatorzième jour, sans accidents.

ARTICLE VIII.

DÉVIATIONS DE L'UTÉRUS.

« Il y a déviation, dit Valleix, toutes les fois que l'axe de l'utérus ne correspond plus en tout ou en partie avec celui du détroit supérieur du bassin. » (1)

Les déviations se font dans des directions diverses, en avant : *antéversion et antéflexion*, en arrière : *rétroversion et rétroflexion*, latéralement : *latéroversion et latéroflexion*.

A côté de ces déviations types, existent des variétés dans lesquelles on trouve une version, en même temps qu'une flexion plus ou moins considérable.

Nous n'étudierons pas ici tous les moyens propres à remédier à ces déviations, à cause des descriptions que nous en avons déjà fournies dans le cours de ce livre. Nous nous contenterons dès lors de renvoyer aux chapitres où ces moyens ont été étudiés.

Lorsqu'on se met en devoir de remédier à une déviation, il faut avant tout analyser avec soin les symptômes présentés par la malade, afin de faire la distinction des symptômes qui résultent de la déviation, de ceux qui sont dus à l'inflammation qui les accompagne le plus souvent; il faut aussi examiner scrupuleusement l'état des tissus situés au voisinage et renoncer à toute intervention mécanique lorsqu'il existe un état inflammatoire de ces tissus. L'adhérence de l'utérus aux organes pelviens, en rendant le plus souvent impossible le réta-

____

(1) Valleix. *Des déviations utérines.* Leçons recueillies par T. Gallard. 1852, p. 21.

blissement de l'utérus dans sa situation normale, doit encore faire rejeter l'emploi des moyens mécaniques.

§ I. — Antéversion.

L'antéversion est une déviation dans laquelle l'axe de l'utérus au lieu de concorder avec l'axe du détroit supérieur, s'incline plus ou moins en avant. Une inclinaison de 45° représente le premier degré de l'antéversion, tandis que l'utérus incliné à 90° est dit en antéversion complète (voy. fig. 251).

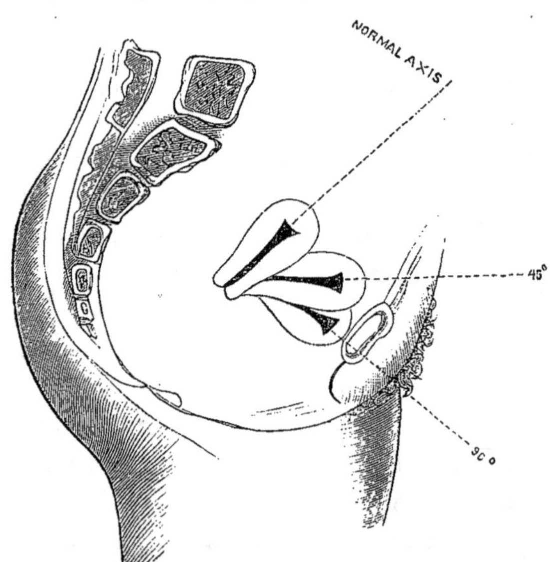

Fig. 251. — Divers degrés de l'antéversion (G. Thomas).

Lorsque l'utérus en antéversion n'est retenu dans le pelvis par aucune adhérence, la réduction du déplacement s'obtient de la façon suivante :

On fait coucher la malade sur une table après qu'on

lui a fait enlever tous les vêtements qui serrent la taille. On introduit ensuite deux doigts dans le cul-de-sac antérieur du vagin et l'on repousse en arrière la face antérieure de l'utérus; l'autre main déprimant la paroi abdominale au-dessus du pubis, relève les intestins et maintient l'utérus relevé par les doigts introduits dans le vagin.

Lorsque l'utérus est fixé par la main placée sur l'abdomen les doigts insinués dans le vagin sont portés derrière le col et repoussent cet organe en avant vers la symphyse pubienne.

·Pendant que l'on opère ces manipulations, la femme doit respirer librement, et être exempte de toute crainte.

Pour maintenir l'utérus dans la position qu'on vient de lui donner, il faut introduire un fort tampon derrière le col pour empêcher la déviation de se reproduire.

On peut encore favoriser le rétablissement de la matrice dans sa situation normale, en faisant coucher la femme sur le dos en recommandant la distension de la vessie au moyen de l'urine, en faisant porter une ceinture hypogastrique ou abdominale (voy. fig. 256) ou l'un des pessaires que nous avons recommandés pour l'antéversion (voy. p. 281).

§ II. — Rétroversion.

La rétroversion est une déviation dans laquelle l'axe de l'utérus s'incline en arrière de telle façon que le fond de l'organe se rapproche plus ou moins du sacrum et que le col se dirige vers le pubis.

L'inclinaison est variable, tantôt elle forme avec l'axe normal de l'utérus un angle de 45°, tantôt de 90° et même de 135° (voy. fig. 252).

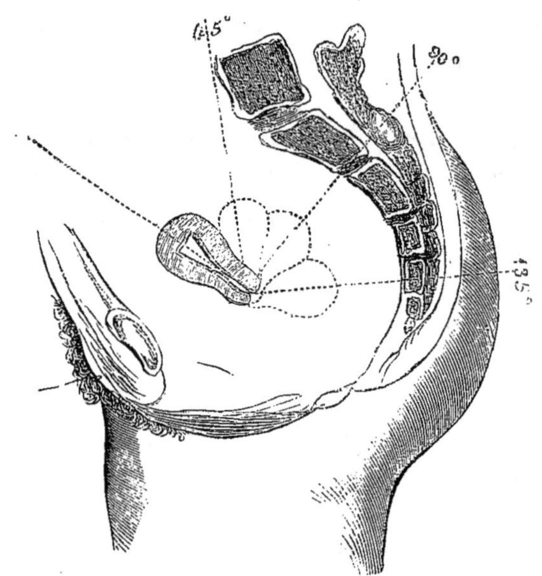

FIG. 252. — Divers degrés de la rétroversion (G. Thomas).

Méthodes de réduction. 1° *Méthodes ordinaires.* — Lorsque l'utérus est exempt d'adhérences, la réduction peut être opérée en plaçant la malade dans le décubitus latéral gauche. L'opérateur placé derrière la malade introduit deux doigts de la main droite dans le vagin et repousse la face postérieure de l'utérus avec la face dorsale des doigts, jusqu'à ce que l'utérus soit rétabli dans sa position normale; la face palmaire de la main regarde le rectum. Gaillard Thomas (1) considère cette méthode comme très-efficace.

----

(1) G. Thomas. *Diseases of women.* 4e édit., p. 378.

En Amérique, Gaillard Thomas (1), Doughty (2), Sibley Campbell (3), conseillent de pratiquer la réduction la femme étant sur les genoux et le sternum reposant sur le plan qui la soutient. L'opérateur à l'aide de deux doigts de la main gauche introduits dans le vagin repousse la face postérieure de l'utérus. Pendant cette manœuvre, on commande à la femme d'inspirer le plus d'air possible, puis ensuite de l'expirer complètement. Sans rechercher si la pression atmosphérique a une grande influence sur le rétablissement de l'utérus dans sa situation normale comme le veut M. Sibley Champbell, ou si la réduction s'opère par le poids seul de l'organe comme le pense M. Doughty, toujours est-il que cette position donnée à la patiente permet ordinairement la réduction du déplacement. M. G. Thomas conseille, si l'on échoue, d'élever plus fortement encore les genoux en plaçant un coussin dessous et d'introduire les doigts dans le rectum au lieu du vagin.

Favrot (4) a proposé pour obtenir la réduction de la déviation, d'introduire dans le rectum un ballon de caoutchouc analogue aux pessaires de Gariel et que l'on peut distendre avec de l'air. L'appareil est introduit vide d'air après qu'on l'a trempé dans une eau mucilagineuse pour en faciliter le glissement. On fait coucher la femme sur le ventre, la tête un peu basse et on lui interdit tout effort, puis on introduit le ballon

---

(1) G. Thomas. *Diseases of women.* 4e édit., p. 378.

(2) Doughty. *Atmospheric distention of the vagina in the knee-chest Position Amer. J. of obst.*, octobre 1876).

(3) Campbell. *Pneumatic pressure and the genu pectoral position in the reduction of uterine luxations (Amer. J. of obst.*, janvier 1877).

(4) Favrot. *Sur un nouveau mode de réduction des déviations de la matrice (Bull. de l'Acad. de méd.*, 1851, t. XVII, p. 25 et *Revue méd.-chir. de Paris.*

de caoutchouc au moyen d'un mandrin placé dans son intérieur. Quand le ballon est en place, on retire le mandrin et l'on distend à l'aide d'un insufflateur. A mesure que la distension se produit, on suit avec le doigt placé dans le vagin le mouvement de la matrice; quand l'organe a repris sa position normale, on ferme le robinet. La malade reste ensuite couchée sur le ventre et évite tout effort.

Avant de retirer la vessie de caoutchouc, on ouvre le robinet et on laisse écouler lentement l'air qu'elle contient, afin d'éviter la reproduction du déplacement.

L'appareil peut être appliqué tous les jours pendant un temps suffisant pour obtenir la guérison de la déviation; il est enlevé, afin de permettre les garde-robes et l'écoulement des gaz contenus dans l'intestin.

L'écoulement de ces gaz peut être rendu aisé, en employant un ballon de caoutchouc percé d'un canal passant par son centre. Cet appareil doit surtout être conseillé, lorsqu'il existe des adhérences qui retiennent l'utérus dans une position anormale; la douceur avec laquelle il presse contre l'utérus, n'expose pas aux mêmes dangers qu'une réduction pratiquée d'une façon plus rapide.

La grossesse peut se produire lorsque l'utérus est en rétroversion. Si l'on n'a pas soin de réduire l'organe vers le deuxième ou le troisième mois, au plus tard, l'utérus, augmentant sans cesse de volume, se trouve bientôt comprimé dans l'excavation du sacrum au-dessous du promontoire et l'avortement se produit.

Lorsque l'utérus est déjà enclavé fortement au-dessous de l'angle sacro-vertébral il faut néanmoins tenter

de le dégager; la réduction peut s'opérer par le procédé
de Grégoire (1740), dont nous trouvons la description
dans un remarquable mémoire de M. Charles (de
Liége) (1), couronné par l'Académie de médecine de
Paris en 1874 :

Un ou deux doigts sont introduits dans le vagin, le
dos vers la symphyse pubienne, et vont accrocher le
col, pendant que les doigts de l'autre main (la droite,
parcè qu'elle doit agir avec plus de force) pénètrent
dans le rectum, le dos tourné vers le sacrum ; les deux
mains agissent en sens contraire pour replacer l'utérus:
le col est attiré en bas et en arrière, le fond est repoussé
en haut et en avant. On doit diriger le fond vers une des
articulations sacro-iliaques et le col vers la cavité
cotyloïde opposée, afin que le fond de l'utérus ne se
trouve pas accroché par l'angle sacro-vertébral.

La réduction, dans l'état de vacuité de la matrice,
peut encore être pratiquée au moyen de l'hystéromètre
ou du redresseur de Sims (voy. p. 293).

Le rétablissement de l'utérus dans sa situation normale peut encore se faire en recourant à l'un des
pessaires que nous avons mentionnés précédemment
(voyez p. 277, article : *Pessaires-Leviers*), ou au moyen
du pessaire d'Eklund, ou du redresseur de Valleix (voy.
p. 286).

Lorsque la réduction est obtenue, il faut maintenir
l'organe réduit, en plaçant dans le vagin plusieurs
tampons disposés en queue de cerf-volant afin de caler
pour ainsi dire le col, en vue de l'empêcher de se dé-

---

(1) M. Charles. *Des déplacements de la matrice en arrière pendant la
grossesse*. Mémoire couronné par l'Académie de médecine de Paris (prix
Capuron), 1874, p. 246.

placer en avant et pour éviter que le corps de la matrice, par un mouvement inverse, se déplace en arrière.

2° *Réduction par gastrotomie.* — Dans un cas de rétroversion irréductible, ayant déterminé une constipation opiniâtre suivie d'iléus, M. Kœberlé (1), pratiqua la gastrotomie ; après avoir réduit l'utérus, il fixa le ligament large par l'intermédiaire de la trompe et de l'ovaire gauche, dans l'angle inférieur de l'incision abdominale, en sacrifiant l'ovaire ainsi que l'on opère dans une ovariotomie. La matrice fut ainsi retenue par son angle gauche contre la paroi abdominale de manière à s'opposer à tout déplacement ultérieur. Cette opération hardie fut suivie de succès.

Cette pratique ne saurait être imitée que si les jours de la patiente étaient menacés, et si l'on ne pouvait obtenir la réduction du déplacement par un des moyens que nous avons énumérés dans le cours de ce chapitre.

Du reste, comme le fait remarquer M. Kœberlé, la gastrotomie dans l'observation que nous venons de citer, n'a pas été entreprise en vue de la rétroversion mais à cause de l'iléus.

§ III. — ANTÉFLEXION.

Lorsque l'antéflexion ne donne lieu à aucun symptôme fâcheux, il n'est pas nécessaire de tenter le redressement de l'organe. Les traitements employés dans ce cas sont bien souvent inefficaces, et comme l'emploi des moyens mécaniques propres à redresser l'organe

---

(1) Kœberlé. *Gastrotomie dans un cas de rétroversion utérine* (*Gaz. méd. de Strasbourg*, 1877, n° 3).

peuvent être le point de départ de complications, il vaut mieux laisser les femmes vivre avec une infirmité qui cause quelque gêne sans doute, que de les exposer à des accidents graves et même mortels résultant des manœuvres exercées sur l'utérus.

Si cependant on croyait devoir tenter le redressement de la matrice, on pourrait recourir à l'usage d'une sonde malléable dont on peut, à volonté, augmenter ou diminuer la courbure. La sonde est d'abord introduite, la concavité de la courbure qu'elle présente tournée en avant, puis par un mouvement de rotation sur son axe, pratiqué avec les précautions que nous avons indiquées (voy. p. 293), cette courbure est dirigée en arrière. Cette manœuvre peut être renouvelée tous les deux ou trois jours.

Après que l'utérus a été redressé, il faut chercher à le maintenir en place en se servant du pessaire recommandé par Graily Hewitt, et que cet auteur désigne sous le nom de pessaire en forme de berceau (*cradle pessary*).

Ce pessaire que nous avons déjà mentionné (voy. p. 281) est placé de la façon suivante :

L'anneau du pessaire qui est le plus petit est introduit le premier, on presse ensuite sur la partie en forme de selle qui réunit les deux anneaux afin de la faire passer au-dessous du méat urinaire ; puis on complète l'introduction en poussant sur la partie inférieure de l'anneau le plus large. L'angle qui réunit les deux anneaux, vient alors s'insinuer dans le cul-de-sac vaginal antérieur.

Graily Hewitt (1), conseille de rétablir l'utérus dans

---

(1) Hewitt. *Diseases of women*, 1872, p. 254.

sa situation normale par la dilatation au moyen de l'éponge préparée ou des tiges de laminaria ; ces corps laissés en place pendant 6 à 8 heures, produisent en se dilatant le redressement de l'organe, font disparaître l'angle de flexion, et favorisent la circulation au-dessus du point changé.

En renouvelant cette dilatation à plusieurs reprises, et en augmentant chaque fois le volume du corps dilatant, on arrive assez souvent à rétablir l'utérus dans sa direction normale.

On doit, dit Graily-Hewitt, maintenir le résultat obtenu en appliquant le pessaire en berceau (Cradle-Pessary), sinon la courbure se reproduit bientôt.

Graily-Hewitt, Gaillard Thomas et d'autres conseillent de recourir à des tiges introduites dans l'utérus et dont la partie inférieure vient appuyer sur un pessaire placé dans le vagin.

Le pessaire qu'emploie Gaillard Thomas dans ces cas se compose d'une tige de cristal ou de caoutchouc, de 3 à 4 centimètres de long et terminée par une partie renflée. Lorsque cette tige est placée dans l'utérus on introduit dans le vagin un pessaire à antéversion ordinaire (voy. fig. 143, p. 283) entre les branches duquel on a placé une pièce de caoutchouc en forme de cupule pour recevoir la partie renflée de la tige intra-utérine.

Un fil est attaché à la partie inférieure de la tige, afin que la malade puisse se débarrasser de l'instrument à la moindre apparition de douleur.

Si le col est trop étroit pour admettre la tige, il faut l'élargir au préalable au moyen de l'éponge préparée ou d'une tige de laminaria digitata.

Quand l'appareil est en place, la malade doit garder

le lit trois ou quatre jours, et lorsqu'elle le quitte, elle doit éviter les mouvements violents. L'instrument est enlevé pendant la menstruation.

Nous n'insisterons pas plus longuement sur les indications et les contre-indications de l'emploi de ce pessaire intra-utérin que nous avons déjà énumérées (voy. p. 290).

On a encore cherché à obtenir le redressement de l'utérus antéfléchi en faisant passer le courant d'une pile à courant continu, de tension faible, à travers la paroi postérieure de l'utérus. M. Tripier (1) a fait construire à cet effet un excitateur courbe, qu'il fait pénétrer dans le rectum et dont il dirige la boule au niveau de l'angle saillant de la paroi postérieure de l'utérus, l'autre pôle de la pile présentant la forme d'un hystéromètre est insinué dans le col, aussi haut que possible. A la tige utérine correspond le pôle négatif tandis qu'à la tige rectale est attaché le pôle positif.

Sous l'influence du courant de la pile, il se produit des contractions des fibres musculaires de la paroi utérine postérieure qui tendent à amener le redressement de l'organe; on répète les applications chaque jour, pendant un temps plus ou moins long suivant le résultat obtenu.

Les procédés que nous venons d'indiquer sont applicables quand l'utérus est exempt d'adhérences qui le retiennent dans une situation fixe.

Dans l'antéflexion, si l'on ne peut, à cause des adhérences, obtenir le redressement de l'organe par les procédés que nous venons de faire connaître, Sims a proposé de remédier aux inconvénients résultant de

---

(1) Tripier. *Lésions de forme et de situation de l'utérus,* 1874.

la flexion, en pratiquant l'opération que nous avons indiquée precédemment (voy. p. 441).

Cette opération a pour but de faire cesser la dysménorrhée, due à l'étranglement du col au niveau du point fléchi.

§ IV. — RÉTROFLEXION.

Quand l'utérus rétrofléchi ne présente pas d'adhérences qui le retiennent fixé dans le pelvis, on peut chercher à rétablir l'organe dans sa situation normale par la manœuvre, pratiquée au moyen des doigts, que nous avons indiquée quand il s'est agi de la rétroversion, ou à l'aide de la sonde ; cet instrument doit être manœuvré avec les précautions que nous avons indiquées à l'article Redressement de l'utérus (voy. p. 293).

On peut aussi recourir aux divers pessaires qui ont été indiqués à propos de la rétroversion ; on pourra encore tenter de redresser l'utérus par l'électricité, d'une façon analogue à celle que nous avons préconisée pour l'antéversion. Le pôle positif de la pile est introduit dans la vessie, tandis que le pôle négatif est placé dans le col de la matrice.

Si la rétroflexion s'accompagnait des symptômes d'un iléus, on pourrait recourir à la gastrotomie, ainsi que l'a fait M. Kœberlé dans un cas de rétroversion (voy. p. 522).

Lorsque la rétroflexion existe pendant la grossesse, il est nécessaire de faire porter un pessaire en anneau pendant les trois ou quatre premiers mois de la gestation. L'instrument loin d'exposer à un avortement, prévient au contraire le plus souvent cet accident.

§ V. — LATÉROVERSIONS ET LATÉROFLEXIONS.

Nous ne citons ces déviations que pour mémoire, les accidents qu'ils déterminent sont souvent insignifiants et ne réclament en général aucun traitement spécial.

ARTICLE IX.

ALLONGEMENT DU COL DE L'UTÉRUS.

L'allongement du col de l'utérus porte tantôt sur la portion sous-vaginale du col, tantôt sur la portion sus-vaginale.

A. — **Allongement de la portion sous-vaginale.**

L'allongement de la portion sous-vaginale du col résulte de l'augmentation du volume de cet organe et dépend ordinairement d'un état inflammatoire chronique. L'augmentation de volume peut encore se produire dans le cours de la grossesse, et au moment de l'accouchement. La lésion qui se produit alors a été désignée par M. Guéniot (1) sous le nom d'allongement œdémateux avec prolapsus du col utérin.

L'allongement hypertrophique est susceptible de prendre des formes variées : tantôt le col se renfle à sa partie libre de façon à prendre la forme d'un battant de cloche, ou bien la conicité normale du col s'exagère et alors l'orifice du col se rétrécit ordinairement ; tantôt le col devient cylindrique, s'allonge considérablement

---

(1) Guéniot. *Allongement œdémateux avec prolapsus du col utérin* (*Archives de médecine*, avril et juillet 1872).

et vient saillir au dehors de la vulve. D'autres fois l'une des lèvres du col seulement s'allonge, et forme la variété de déformation décrite par Scanzoni sous le nom de *prolongement en forme de trompe*.

Lorsqu'on a affaire à l'allongement en battant de cloche, ou en forme de cylindre, on remédie à la lésion en pratiquant l'amputation de l'organe. Le procédé qui nous paraît plus particulièrement convenir alors est l'amputation au moyen du fil galvano-caustique (voy. p. 468). Si une lèvre seule était hypertrophiée ce procédé conviendrait encore très-bien.

Dans le cas de col conique avec rétrécissement de l'orifice externe, Sims pratique l'amputation, au moyen des ciseaux, ainsi qu'il a été dit précédemment (voy. p. 459).

Dans l'allongement œdémateux, l'amputation de l'organe n'est pas nécessaire, il suffit de réduire le col, et de maintenir la réduction en faisant coucher la femme et en appliquant ensuite sur la vulve un tampon de linge, que l'on maintient à l'aide d'un bandage en T (Guéniot). L'allongement disparaît en général spontanément.

B. — Allongement de la portion sus-vaginale du col.

L'allongement hypertrophique de la partie sus-vaginale du col, que l'on a longtemps confondu avec le prolapsus utérin et qu'Huguier a parfaitement distingué de cette lésion, réclame une opération spéciale que nous avons décrite, lorsque nous nous sommes occupé des divers procédés d'amputation du col de l'utérus (voy. p. 461).

ARTICLE X.

CANCER DU COL DE L'UTÉRUS.

Nous ne dirons que quelques mots des procédés opératoires applicables au cancer du col utérin, ces procédés ayant été étudiés, pour la plupart, dans différents endroits de ce livre.

Nous ne nous occuperons pas, dans ce chapitre, du cancer du corps utérin, les moyens thérapeutiques qui lui sont applicables n'étant que palliatifs ; on a bien, il est vrai, conseillé l'extirpation de la matrice, mais cette opération qui a toujours été suivie de mort doit être absolument rejetée.

Le cancer du col se présente à notre observation dans deux conditions différentes : ou le col seul est envahi et les insertions vaginales sont exemptes d'altétération, ou, au contraire, la dégénérescence a envahi ces insertions.

Lorsque le cancer est limité au col, plusieurs opérations peuvent être employées pour arrêter la marche envahissante de la maladie.

1° *Caustiques potentiels.* — Les caustiques auxquels on a recours sont nombreux : parmi les principaux, nous citerons l'acide acétique, l'acide nitrique, l'acide sulfurique, le nitrate acide de mercure, l'acide chromique, la pâte de Canquoin, dont on applique une rondelle sur la surface ulcérée ou que l'on fait pénétrer dans l'épaisseur du tissu sous forme de flèches.

L'acide chromique à l'état cristallin, employé selon le procédé préconisé par Kœberlé (voy. p. 198), paraît être le meilleur caustique à employer.

La pâte de Canquoin, qui détermine des eschares profondes, peut également rendre des services ; disons cependant que la difficulté d'employer ce dernier agent doit nous porter à le rejeter.

2° *Cautérisation actuelle.* — La cautérisation actuelle a été pratiquée le plus ordinairement avec un fer rougi au feu ou le cautère à gaz.

Si l'on a recours au fer rougi au feu, il ne faut pas craindre de pratiquer une cautérisation énergique et d'éteindre successivement deux fers rouges sur la surface dégénérée ; il faut répéter l'application dès que l'eschare est tombée. On doit se souvenir que la cautérisation au fer rouge est bien moins profonde qu'on le suppose généralement et que l'on s'expose par une cautérisation insuffisante à ne pas atteindre les limites du tissu dégénéré.

On a encore cherché à obtenir la destruction du col cancéreux au moyen du cautère à gaz inventé par Nélaton. Si l'on avait recours à ce cautère, il faudrait, comme l'a fait M. T. Anger, prolonger la cautérisation pendant un temps considérable (jusqu'à trente minutes) et renouveler les applications à plusieurs reprises (voy. p. 127).

Les indications de l'application du fer rouge et le mode d'emploi de cet agent ont été exposés ailleurs (voy. p. 212 et suivantes) ; nous n'avons donc pas à y revenir ici.

3° *Amputation du col.* — De tous les moyens applicables à la cure du cancer du col, l'amputation nous paraît offrir le plus de chances de succès.

Les indications et les contre-indications à l'opération sont résumées de la manière suivante, d'après M.

Courty (1) : « L'amputation est contre-indiquée quand le col utérin n'est pas la seule localisation de l'affection cancéreuse, alors même que cette affection diathésique ne serait pas encore arrivée à l'état de cachexie ; quand le cancer, quelque local qu'il paraisse, a un siége profond non-seulement sur le corps, mais même sur la partie sus-vaginale du col ; quand ayant débuté par l'extrémité libre du col, il s'est déjà propagé jusqu'au-dessus et même au niveau des insertions vaginales de cet organe; quand la partie sus-vaginale du col étant saine, le vagin est envahi par le cancer, même dans une faible étendue, à moins qu'il ne s'agisse de légères excroissances, évidemment superficielles, sans racines profondes qu'on soit sûr d'emporter facilement par un coup de ciseaux, sans préjudice d'une cautérisation consécutive dont les conséquences ne peuvent pas compromettre l'intégrité de la vessie et du rectum.

« L'amputation est indiquée lorsque le cancer siége sur l'extrémité libre du col, quel qu'en soit le volume, lorsque d'autres localisations n'existent ni dans la partie supérieure de cet organe, ni dans le corps de l'utérus, ni dans aucun autre viscère ; lorsque la partie sus-vaginale qui répond aux attaches du vagin et surtout celle qui est comprise entre ces attaches et la tumeur ont conservé leur volume, leur souplesse et leur insensibilité normales ; enfin lorsque l'altération organique ne s'est propagée dans aucune direction dans la muqueuse vaginale. »

Disons, toutefois, que l'amputation peut être pratiquée quelquefois, mais à titre de moyen palliatif seulement,

---

(1) Courty. *Traité des maladies de l'utérus*, 1872.

lorsque la tumeur est très-végétante et qu'il s'écoule de sa surface une quantité de sang considérable qui épuise rapidement les forces de la malade. En retranchant la partie exubérante, on fait disparaître, en partie du moins, l'écoulement ichoreux et les pertes sanguines, et l'on soulage ainsi momentanément la malade (voy. à ce sujet p. 482).

L'amputation du col se fait par des procédés divers que nous avons passés en revue dans un chapitre auquel nous renvoyons le lecteur (voy. p. 448).

4° *Injections intra-parenchymateuses.* — Ces injections que nous avons déjà fait connaître ont été récemment employées avec succès par M. Guichard. C'est un moyen qui nous paraît convenir surtout, quand le cancer a déjà envahi profondément les tissus et que l'on ne peut espérer atteindre les limites extrêmes de la dégénérescence par l'amputation. L'injection intra-parenchymateuse permet d'agir profondément, elle peut donc être conseillée lorsque les insertions vaginales commencent à être prises ; si, cependant, la dégénérescence est étendue, il faut renoncer à toute espèce d'intervention.

Les injections intra-parenchymateuses pourraient être conseillées lorsqu'après avoir amputé le col, on s'aperçoit que la dégénérescence s'étend au-delà du point sectionné. Il ne faudrait pas, cependant, fonder trop d'espérances sur ce moyen thérapeutique.

ARTICLE XI.

FIBROMES DE L'UTÉRUS.

Les fibromes de l'utérus consistent en des tumeurs

d'un volume plus ou moins grand et dont le siége variable oblige à recourir à des opérations différentes, suivant le point de l'utérus avec lequel elles se trouvent en contact.

Au point de vue opératoire, on peut distinguer trois variétés de fibromes :

1° Tantôt les tumeurs font saillie du côté de la cavité utérine et soulèvent la muqueuse dont elles se coiffent. (*Fibromes intra-utérins*). Les tumeurs faisant saillie du côté de la cavité utérine se présentent dans deux conditions différentes, ou bien elles tiennent à l'utérus par une large base, elles sont alors sessiles, ou bien elles n'adhèrent que par un point limité, elles sont alors pédiculées. Les fibromes pédiculés ont reçu le nom de *polypes*.

2° Dans une seconde variété (*Fibromes interstitiels*), la tumeur est située dans l'épaisseur des parois de la matrice et est entourée de toutes parts de tissu utérin.

3° La troisième variété de tumeurs comprend celles qui font saillie du côté du péritoine (*fibromes sous-péritonéaux*) ; comme la première variété, ces tumeurs peuvent être sessiles ou pédiculées.

Les tumeurs fibreuses interstitielles sont habituellement séparées du tissu utérin par une couche de tissu cellulaire lamelleux, ordinairement lâche, qui permet assez facilement de les énucléer. C'est là une circonstance qu'il importe de noter, en ce qu'elle rend compte de la migration de ces corps dans l'épaisseur du parenchyme utérin et que c'est cette disposition qui a donné naissance au procédé de traitement connu sous le nom de procédé par énucléation. Il faut, toutefois, se souvenir que le tissu cellulaire qui entoure ces tumeurs ne présente pas toujours la même laxité ; il en résulte une adhérence variable de la tumeur au parenchyme de la matrice.

A. Tumeurs faisant saillie du côté de la cavité de l'utérus.

a. *Tumeurs pédiculées ou polypes.* — Le polype peut avoir franchi le col ou, au contraire, être encore contenu dans l'intérieur de la cavité utérine.

Plusieurs moyens sont employés pour sectionner le pédicule.

1° *Excision : procédé de Dupuytren.* — Lorsque le pédicule est facilement accessible par le toucher, l'opération est des plus simples, il suffit de porter un ou deux doigts au-dessus de la tumeur pour reconnaître la situation exacte du pédicule et de conduire sur ces doigts une paire de ciseaux courbes qui servent à pratiquer la section. La tumeur est enlevée ensuite à l'aide d'une pince de Museux implantée sur elle et qui a servi à abaisser la tumeur pour la rendre plus accessible.

Les tractions à l'aide de la pince de Museux doivent être modérées, afin de ne pas exposer au renversement de la matrice et à la section du fond de l'organe.

Si le polype est encore contenu dans l'utérus, la manœuvre est plus difficile à cause de la hauteur à laquelle il faut opérer et de la présence du col utérin. Dupuytren attirait le polype en bas, à l'aide d'une pince de Museux, au risque d'opérer un léger renversement de l'utérus, et faisait la section au moyen de ciseaux courbés sur le plat, comme nous venons de l'indiquer.

Lorsque la tumeur est encore contenue dans l'utérus

et que l'orifice cervical n'est pas assez dilaté pour permettre d'arriver sur la tumeur, il devient nécessaire
d'opérer la dilatation de cet orifice et quelquefois
même la division par une incision bilatérale.

La dilatation est pratiquée au moyen de l'éponge
préparée ou d'un ballon de caoutchouc analogue à celui
que Tarnier emploie dans l'accouchement prématuré,
ou du dilatateur de Molesworth dont nous trouvons la
description dans l'ouvrage de Gaillard Thomas. Cet
instrument consiste en une série de longs tubes de
caoutchouc disposés de façon à pouvoir se dilater
latéralement sans s'allonger ; on distend ces tubes au
moyen d'eau tiède que l'on injecte en se servant d'une
pompe dont la tige, qui porte le piston, présente un
pas de vis permettant d'obtenir une force de propulsion
suffisante.

On doit posséder des tubes de grosseurs différentes,
afin de pouvoir augmenter graduellement la dilatation.

Lorsqu'on a recours à l'incision bilatérale du col, on
ne doit pratiquer cette opération que lorsque le col est
en partie dilaté et quand ses lèvres sont suffisamment
amincies.

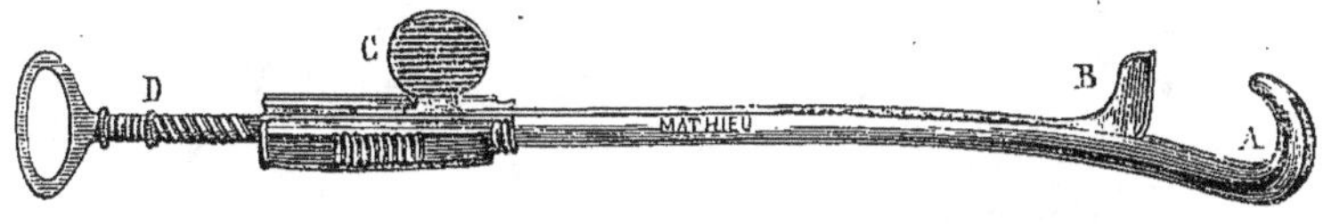

FIG. 253. — Polypotribe courbe de Sims.
A, Extrémité en forme de crochet.
B, Pièce mobile destinée à opérer la section en se rapprochant de la
partie A.
C, Pièce qu'on saisit avec la main pour fixer l'instrument.
D, Pas de vis servant à faire progresser la pièce B.

Lorsque la tumeur est élevée, on peut se servir
avantageusement, pour sectionner le pédicule du poly-

potribe courbe de Sims représenté fig. 253, ou de celui de Péan (voy. fig. 254).

2° *Ligature.* — La ligature peut être effectuée en dehors de la vulve, dans le vagin ou dans l'intérieur de l'utérus.

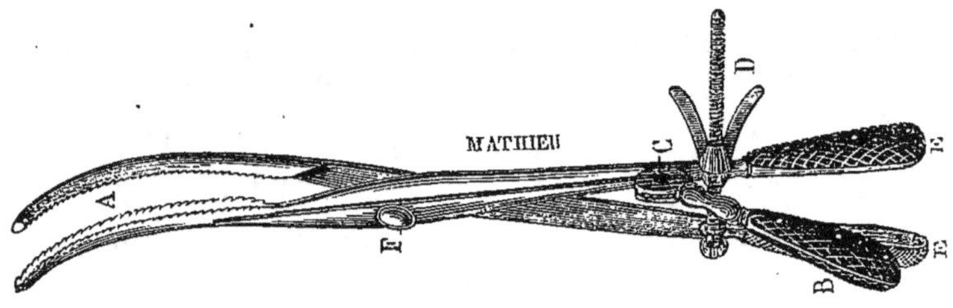

FIG. 254. — Polypotribe de Péan.

A, Mors courbes dans l'épaisseur desquels sont placées deux chaines faisant office de scie et que fait manœuvrer le manche B.

C, Roue d'engrenage de la chaîne.

D, Pas de vis pour serrer l'instrument.

E E, Manches de l'instrument.

F, Articulation.

La ligature se fait ordinairement au moyen de corde à fouet ou avec un fil élastique.

Lorsque le polype est procident à la vulve ou a franchi cet orifice, attiré par des pinces de Museux, la ligature a lieu aisément en serrant fortement les fils au moyen des doigts.

Lorsque le pédicule est large, on a conseillé de le traverser d'une ligature double dont on noue séparément les deux chefs.

Quand le polype contenu dans le vagin ne peut être abaissé à la vulve, ou quand il est encore renfermé dans la cavité utérine, le fil doit être porté autour de la tumeur en se servant du serre-nœud de Levret, com-

posé de deux canules réunies latéralement et traversées par le fil qui forme anse à une de leurs extrémités. Les bouts du fil sortent par les extrémités
opposées des canules.

Lorsque l'anse entoure le pédicule, on serre les fils et
on en fixe les extrémités sur les anneaux placés à la base
des canules. On augmente ensuite chaque jour le degré
de constriction, à mesure que la section s'opère.

On peut se servir aussi pour opérer la ligature du
serre-nœud de Desault qui se compose de deux canules
dans lesquelles passent le fil et qu'on peut manœuvrer isolément. Pour porter une ligature à l'aide de
cet appareil, on commence par introduire un doigt
jusque sur le pédicule de la tumeur et sur ce doigt l'on
glisse l'une des canules, l'autre canule qui se termine
par un crochet susceptible de se transformer en anneau
par un mécanisme spécial, sert à contourner la tumeur
de façon à l'enserrer dans l'anse du fil. Quand la canule
terminée par le crochet a contourné la tumeur et est
revenue, au contact de la canule restée immobile, on
imprime aux instruments un mouvement de torsion
qui a pour résultat de réunir les fils ; cela fait, on dégage
le fil en ouvrant le crochet qui termine l'une des canules
et l'on enlève ensuite l'autre canule, puis on passe ces
deux fils dans un serre-nœud au moyen duquel on
pratique la constriction.

On peut remplacer les fils inextensibles par des fils
de caoutchouc ; ces fils dont la pression est continue
permettent d'obtenir la section du tissu tout aussi rapidement qu'avec un fil inextensible fortement serré ;
l'on évite ainsi les accidents d'étranglement que l'on
observe quelquefois à la suite des ligatures avec des fils
inexténsibles.

On peut encore se servir de sondes courbes dans lesquelles passent des fils de fouet et que l'on peut adapter ensuite sur un serre-nœud (voy. fig. 255).

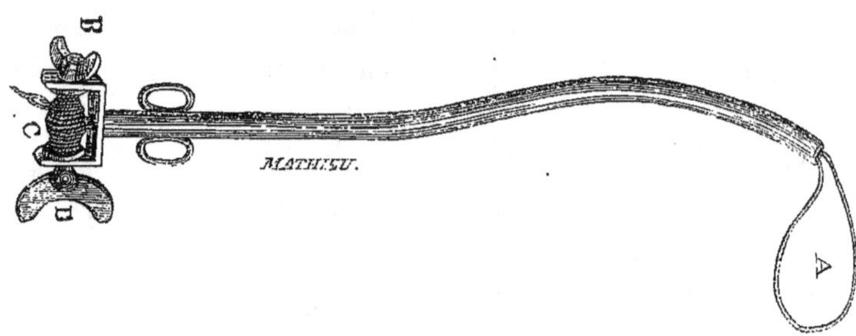

FIG. 255. — Double canule courbe avec serre-nœud du Dr Péan, pour la ligature des polypes.

3° *Ecrasement linéaire.* — Le pédicule de la tumeur peut être sectionné au moyen de l'écraseur linéaire droit ou courbe (voy. fig. 256) de Chassaignac ou du constricteur de Maisonneuve. Lorsque la tumeur peut être attirée à la vulve, avec une pince de Museux ou un petit forceps, l'application de la chaîne ou du fil métallique est en général assez facile, mais il n'en est pas de même quand le polype reste à une certaine hauteur dans le vagin. Dans ce second cas, on fait passer la pince de Museux qui a saisi la tumeur dans l'anse formée par la chaîne ou le fil, et l'on fait glisser ces derniers jusqu'sur le pédicule à l'aide des doigts (voy. fig. 257). Pour faciliter le placement de la chaîne on peut se servir de la pince porte-chaîne représentée fig. 258.

Lorsque le polype est très-élevé, ou encore contenu dans la matrice, le constricteur de Maisonneuve, à cause de la facilité avec laquelle le fil métallique peut être courbé sous des inclinaisons variables et de sa rigidité, peut être facilement porté autour de la tumeur.

Il faut se souvenir, lorsqu'on applique le fil constric-
teur, que l'utérus peut être inverti par la traction que l'on a opérée sur le polype, et qu'on s'expose à couper le fond de l'u-térus; cet accident redoutable, qui s'est produit entre les mains de chirurgiens habiles (1), sera évité en s'abstenant de pratiquer des trac-tions sur la tumeur. Mieux vaudrait alors opérer la section d'une partie seule-ment de la tumeur, que de s'exposer à enlever une rondelle de la matrice.

Lorsqu'un polype est procident dans le vagin, il peut arriver que la tumeur soit encore en partie con-tenue dans la ma-trice, et qu'il existe un étranglement de

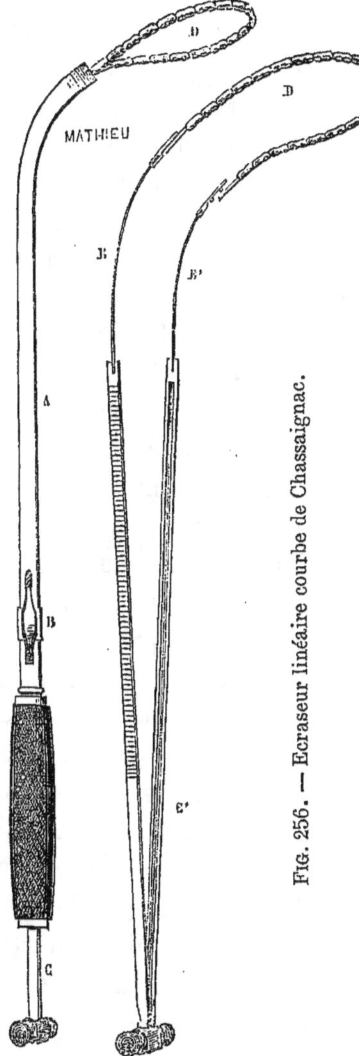

FIG. 256. — Ecraseur linéaire courbe de Chassaignac.

(1) Tillaux. *Tumeur fibreuse insérée sur le fond de l'utérus, section à l'aide de l'écraseur, ouverture du péritoine; péritonite, mort* (*Ann. de Gyn.*, t. II, p. 461).

la tumeur au niveau du col utérin, faisant croire à l'existence du pédicule en ce point. Dans ces conditions, il peut se faire que le chirurgien applique la chaîne sur cet endroit, croyant enserrer le pédicule. Cette particularité s'est rencontrée dernièrement dans un cas de polype opéré par M. Verneuil (1).

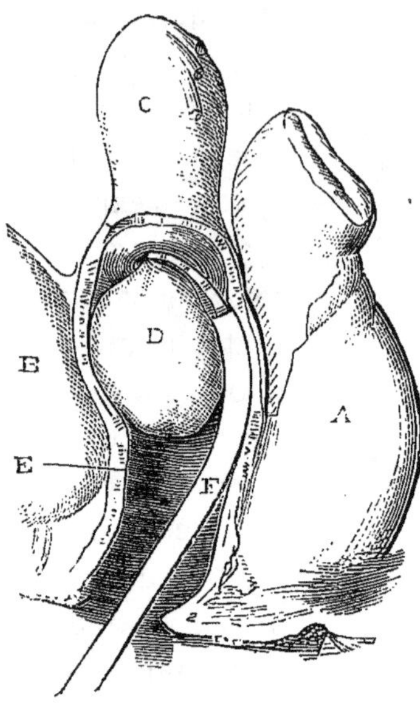

Fig. 257. — Ecraseur linéaire de Chassaignac appliqué sur le pédicule d'un polype.

A, Rectum.
B, Vessie.
C, Utérus.
D, Polype.
E, Vagin.
F, Ecraseur linéaire.

L'éminent chirurgien, après avoir opéré la section, s'apercevant que le point sectionné présentait un volume trop considérable pour pouvoir être constitué par le pédicule, constata, après quelques recherches, que le pédicule était situé au-dessus du point où la chaîne de l'écraseur avait été insérée. Il appliqua de nouveau l'instrument sur le pédicule, et acheva ainsi l'extraction du polype. Si cette seconde application présentait des difficultés, il n'y aurait aucun inconvénient à laisser une partie de la tumeur dans la cavité utérine, cette partie se mortifiant le plus souvent, et s'éliminant ensuite spontanément.

4° *Section au moyen du galvano-cautère.* — La sec-

---

(1) *Journ. de med. et de chir. prat.*

tion du pédicule ou d'une partie de la tumeur, peut être
faite aisément au moyen d'un fil de platine rougi par
l'électricité.

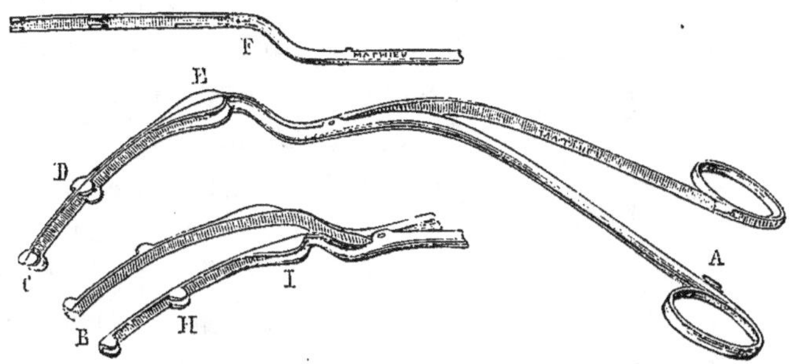

FIG. 258. — Pince porte-chaine droite et courbe (modèle de M. Mathieu).
A C, Pince fermée.
B, Pince ouverte.
D E H I, Parties saillantes destinées à maintenir la chaîne,
F, Porte-chaîne droit.

Voici le procédé que M. Byrne (de Brooklyn) (1) emploie à cet effet, et qui nous paraît devoir être recommandé.

Quand la tumeur ne peut être abaissée à la vulve, on
prend une tige de caoutchouc durci, arrondie à son extrémité et légèrement courbe, de façon à pouvoir se
mouler sur la concavité du sacrum et sur le contour
postérieur de la tumeur.

Cette tige présente, près de son extrémité, un trou
percé perpendiculairement à la direction de la courbure,
et dans lequel passe le fil de platine. Les extrémités libres de ce fil traversent deux tubes de cuivre légèrement
courbes, supportés par des manches que l'on peut enlever à un moment donné, afin de pouvoir fixer les tubes
sur le manche d'un galvano-cautère disposé à cet effet
(voy. fig. 259).

____

(1) Byrne. *Electro-cautery in uterine surgery New-York*, 1873.

Pour mettre le fil de platine en place, on porte la tige de caoutchouc durci et les deux tubes placés de chaque côté de cette tige, vers la partie postérieure de la tumeur, aussi haut que possible.

On confie alors la tige de caoutchouc à un aide qui la maintient solidement en place. Chaque tube de cuivre doit ensuite contourner la tumeur, l'un à droite et l'autre à gauche, et être ramené en avant, derrière la symphyse pubienne. Cela fait, on retire les manches qui supportent les tubes et on fixe ces derniers dans un manche spécial qui les maintient isolés, pour empêcher le passage de l'électricité. L'extrémité des fils est attachée sur un treuil qui permet de rétrécir l'anse à mesure que la section se produit.

Tout étant ainsi disposé, on fait passer le courant d'une pile au bichromate de potasse qui, faisant rougir le fil de platine, fond l'extrémité de la tige de caoutchouc. Le fil devenu libre, s'incruste dans la tumeur qui se trouve bientôt sectionnée par le resserrement de l'anse, sans qu'il en résulte le moindre écoulement de sang.

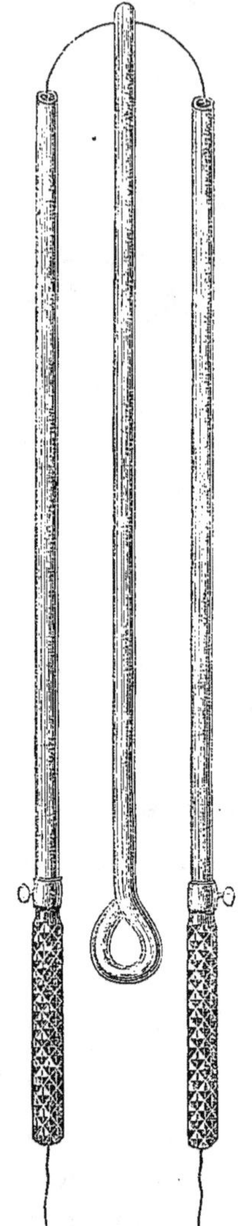

FIG. 259. — Section des polypes par la galvanocaustique thermique (procédé de Byrne) (1).

***

(1) La tige terminée par un anneau est faite en caoutchouc durci et traversée vers son extrémité par le fil de platine qui est engagé dans deux tubes supportées par des manches.

Le Dʳ Angelo Bardeaux (1), qui eut recours à l'anse galvano-caustique dans un cas où le polype n'avait pas pu être abaissé à la vulve, proclame hautement les avantages de ce moyen.

Indications. — On doit, suivant le précepte de Lisfranc, n'opérer les polypes que dans la période intermenstruelle, c'est-à-dire huit jours après les règles ou huit jours avant.

Mais s'il s'agit de cette classe de polypes qui ont été étudiés par O. Larcher (2), sous le nom de *polypes fibreux intra-utérins à apparitions intermittentes*, nous devons nous demander s'il ne convient pas d'extirper la tumeur dans le cours même de l'époque menstruelle.

« Nous nous prononçons, disent Demarquay et M. Saint-Vel, pour l'opération immédiate. Attendre que le polype soit rentré, et que l'orifice cervico-utérin se soit refermé, c'est se créer des difficultés. Il faudra, avec le seigle ergoté, solliciter l'utérus à se contracter sans être certain d'amener l'engagement de la tumeur. Il faudra dilater le col, au moyen de l'éponge préparée ou de tiges de laminaria, pour atteindre le polype, dilatation dont les conséquences, ordinairement nulles, peuvent avoir néanmoins une toute autre gravité que l'intervention pendant les règles. Celles-ci ne sauraient constituer une contre-indication absolue, du moment que les conditions de préhension sont favorables à l'ablation définitive du polype. Si elles sont défavorables, mieux vaut, selon le conseil de M. O. Larcher,

---

(1) Angelo Bardeaux. *Gazette delle Cliniche,* 23 mars 1875 et *Ann. de Gynec.*, août 1875, p. 155.

(2) O. Larcher. *Contribution à l'histoire des polypes fibreux intra-uterins à apparitions intermittentes (Arch. de méd.,* 1867, t. IX, p. 39).

savoir attendre une occasion meilleure. Toutefois, l'expectation ne doit pas se prolonger, du moment que l'hémorrhagie arrive à constituer un péril. (1) »

Quant aux indications tirées du siége et du volume de la tumeur, la plupart des auteurs conseillent de n'opérer les polypes que lorsqu'ils ont franchi le col et sont procidents dans le vagin. M. Guéniot (2) ne partage pas cette manière de voir, et il est d'avis d'intervenir de bonne heure, alors qu'ils sont encore contenus dans la matrice. Ces tumeurs, dit cet auteur, quand elles sont très-volumineuses, remplissent tellement le vagin que toute manœuvre est impossible ; de plus les malades sont alors épuisées par les pertes de sang, et la gravité de l'opération se trouve, dès lors, augmentée.

D'un autre côté, en opérant sur place, et sans exercer de tractions sur la tumeur, on ne s'expose pas au renversement de la matrice et, partant, à opérer la section de cet organe.

Cette manière de voir nous semble très-rationnelle, en thèse générale; mais nous pensons qu'il faut, avant tout, se laisser guider pour intervenir sur les accidents dont ces tumeurs sont la cause. Si le polype, encore contenu dans l'utérus, n'est pas trop volumineux et ne donne pas naissance à des pertes abondantes, nous ne voyons aucun inconvénient à en différer l'ablation et à attendre que la tumeur ait franchi le col et soit ainsi devenue plus accessible à nos moyens d'action.

---

(1) Demarquay et St-Vel. *Des polypes fibreux à apparitions intermittentes (Ann. de Gyn. t. III, p. 255).*

(2) Guéniot. *Sur une simplification opératoire applicable à l'ablation des polypes (Ann. de Gyn., t. III, p. 234 et 242).*

b. *Tumeurs non-pédiculées.* — Plusieurs procédés sont employés pour l'ablation de ces tumeurs.

1º *Torsion.* — Ce procédé consiste à implanter sur la tumeur une pince à griffes et à imprimer à cet instrument un mouvement de torsion toujours dans le même sens, jusqu'à ce que la tumeur se détache.

Nous ne croyons pas, toutefois, que la torsion doive être employée à la légère; c'est une méthode qui peut convenir quand la tumeur est petite ou est déjà fortement pédiculée, mais qu'il faut rejeter quand on suppose qu'elle s'insinue profondément dans l'épaisseur des parois de la matrice, à cause des délabrements qui peuvent en résulter.

M. Russel Simpson (d'Edimbourg) ne paraît pas craindre ces délabrements, et l'on est étonné, dit-il, de la facilité avec laquelle une tumeur, même à pédicule large, peut être enlevée par ce moyen (1).

L'écoulement de sang résultant de cette opération, au dire de M. Simpson, est peu abondant et se tarit bientôt.

2º *Morcellement.* — Le Dr Emmet (de New-York), a publié récemment une observation d'ablation de tumeur fibreuse volumineuse, par ce moyen.

Le morcellement d'une tumeur fibreuse pourrait être conseillé, si la tumeur, très-volumineuse et à pédicule étendu, faisait saillie dans le vagin, et ne permettait pas de recourir aux agents de constriction usités en pareil cas.

Le morcellement ne permet pas d'enlever toute la tumeur, seulement la diminution de volume qui en

______

(1) Russel Simpson. *On the treatment of fibroid tumor, of the uterus* (*Edinb. med. journ.*, janvier 1878).

résulte, permet à l'utérus de se rétracter, et peut-être d'amener l'énucléation spontanée de la partie restée adhérente. La vascularisation de la tumeur diminuant aussi notablement, il peut en résulter une modification dans la nutrition de cette partie et son élimination consécutive.

Dans le cas rapporté par A. Emmet (1), le morcellement fut pratiqué sans grand succès, puisque la malade mourut peu de temps après l'opération.

Voici comment le chirurgien américain avait procédé :

La malade étant préalablement anesthésiée, l'opérateur ayant introduit l'indicateur dans le vagin, sectionna la tumeur, pièce à pièce, au moyen de ciseaux courbes, aussi haut qu'il le pût, et en se dirigeant toujours vers son centre.

A un moment, il devint nécessaire d'introduire toute la main dans le vagin. L'opérateur tenta, à plusieurs reprises, de saisir la tumeur avec des pinces ou des érignes, mais sans pouvoir y parvenir.

La malade fut ensuite placée sur le côté gauche, et l'on appliqua le spéculum de Sims, qui montra une excavation énorme creusée dans le centre de la tumeur.

Le chirurgien put alors saisir des lambeaux de la tumeur au moyen d'un ténaculum, et avancer quelque peu plus loin.

La malade, qui avait perdu une quantité considérable de sang pendant ces manœuvres, ne tarda pas à s'affaiblir et mourut neuf heures après l'opération.

Ce fait ne doit guère nous engager à imiter l'audace

____

(1) Addis Emmet. *Removal of a fibrous tumor from the uterus by traction* (*Amer. journ. of obst.*, janv. 1877, p. 24).

de notre savant confrère américain, car on conçoit
qu'il est à peu près impossible de mener à bien une
semblable opération, sans qu'il en résulte une hémorrhagie abondante, laquelle est d'autant plus grave que,
d'ordinaire, la malade a été auparavant épuisée par des
pertes de sang répétées.

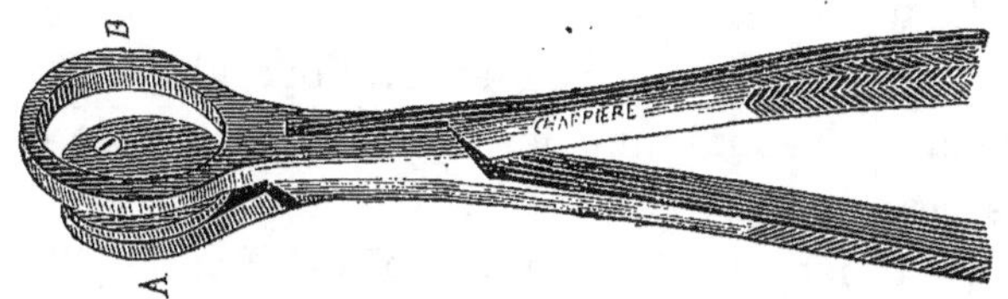

FIG. 260. — Pince emporte-pièce de Nélaton.

Si la tumeur n'était pas trop volumineuse, on pourrait
en opérer le morcellement au moyen de la pince emporte-pièce de Nélaton (voy. fig. 260).

B. Tumeurs interstitielles.

L'existence de la capsule cellulo-fibreuse qui entoure
les tumeurs fibreuses et les isole, dans une certaine
mesure, des parois utérines, d'un côté, et de l'autre,
l'élimination spontanée de ces tumeurs, devaient nécessairement conduire les chirurgiens à tenter leur énucléation. Velpeau, le premier, avait conçu l'idée de
cette opération, mais c'est Amussat (1), en 1840, qui
fit passer cette idée dans le domaine de la pratique.

L'opération pratiquée ensuite par Boyer, A. Bérard,

______

(1) Amussat. *Mémoire sur l'anatomie pathologique des tumeurs fibreuses
interstitielles de la matrice, et sur la possibilité de les extirper lorsqu'elles
sont encore contenues dans les parois de cet organe.*

Maisonneuve et Lisfranc, tomba bientôt en France dans un complet discrédit.

Il n'en fut pas de même à l'étranger, où elle continua à être préconisée par Baker Brown (1), Duncan (2), et tout dernièrement encore par Marion Sims (3), Gaillard Thomas (4), Russel Simpson (5), Männel (de Dresde) (6), A. Martin (de Berlin) (7).

La mortalité, à la suite de cette opération, paraît diminuer à mesure que les opérateurs acquièrent une plus grande dextérité.

La statistique fournie par West donne 50 0[0 de ·morts, tandis que sur 66 cas relevés par A. Martin, la mortalité ne dépasse pas 12 0[0. Sur 64 cas d'énucléation rassemblés par le Dr Pozzi (8), il est constaté 15 morts seulement. Mais ces statistiques, comme le fait remarquer M. West, donnent une idée incomplète de la gravité de l'opération. « La tentation de retrancher les cas qui ont eu une issue funeste, dit M. Pozzi, paraît presque insurmontable, et c'est ce qui empêche de tirer une conclusion exacte des statistiques de cette dangereuse opération. »

---

(1) Baker Brown. *Obstetrical transactions*, t. III, 1862.

(2) Duncan. *Edinb. med. journ.*, février 1867.

(3) Marion Sims. *New-York med. journ.*, avril 1874.

(4) Gaillard Thomas. *Diseases of women*, 1874, p. 516 et *Arch. of. clin. surgery*, juillet 1876, p. 7 et *Amer. Journ. of obstetrics*, octobre 1877, p. 645.

(5) Russel Simpson. *The treatment of fibroid tumors of the uterus Edinb. med. Journ.*, janv. 1878, p. 577).

(6) Männel. *Viertel Jahrsch. für die prakt. Heilk*, 1874 et *Ann. de Gyn.*, t. III, janv. 1875, p, 60.

(7) A. Martin. *Jeitschrift für geb. u. rFauenkrankheiten*, vol. I, n° 1 et *Amer. J. of obst*, juin 1876, p. 350.

(8) S. Pozzi, *De la valeur de l'hystérotomie dans le traitement des tumeurs fibreuses de l'utérus* (th d'agrégation, 1875).

Bien que l'exemple de nos confrères d'Amérique puisse nous encourager, dans une certaine mesure, à pratiquer l'énucléation des fibromes, nous ne pouvons nous empêcher de considérer avec Jarjavay (1), Guyon, Pozzi (2), Gillette (3), Gallard (4), cette opération, comme l'une des plus dangereuses de la chirurgie.

Faut-il dès lors, avec la plupart des chirurgiens français, condamner absolument cette opération ? Nullement, et nous partageons en cela l'opinion de MM. Courty et Pozzi ; seulement les cas dans lesquels cette opération peut être pratiquée doivent être très-restreints. « je crois l'opération praticable, dit M. Courty, lorsque la tumeur n'est pas trop volumineuse, qu'elle est libre d'adhérences, qu'elle se projette vers la cavité utérine, et que tout en étant sessile, elle a, par l'action longtemps continue du seigle ergoté, une tendance à se pédiculiser.

« Le point important, est de ne pas se presser d'entreprendre l'opération et de soigner auparavant la malade afin de rendre la tumeur tolérable ou d'en favoriser l'énucléation (5). »

Examinons maintenant comment on doit procéder.

Deux procédés peuvent être employés : dans le premier on se contente d'inciser la capsule qui entoure la tumeur, et on abandonne l'énucléation aux seuls efforts de la nature ; dans le second, l'énucléation est faite au moyen des doigts ou d'instruments spécialement construits à cet effet.

---

(1) Jarjavay. *Des opérations applicables aux corps fibreux de l'utérus* (thèse présentée au concours pour une chaire de médecine opératoire 1850).
(2) Pozzi. Thèse d'agrégation, 1875.
(3) Gillette. *Ann. de Gynec.*, t. III, 1875, p. 67.
(4) Gallard. *Leçons sur les malad. des femmes*, 1873.
(5) Courty. *Traité des malad. de l'utérus*, p. 956.

a. *Enucléation spontanée*. — L'orifice utérin étant suffisamment dilaté à l'aide de l'éponge préparée, et incisé s'il est nécessaire, on introduit un doigt sur la tumeur, et sur ce doigt comme conducteur, on dirige un bistouri au moyen duquel on fait, sur la tumeur, une incision cruciale qui comprend toute l'épaisseur de la capsule. Le doigt détache ensuite les lèvres de l'incision dans une certaine étendue, pendant qu'on fixe l'utérus par en haut au moyen de la main appliquée sur l'abdomen. On administre soit de l'ergot de seigle réduit en poudre, soit de l'ergotine en injections hypodermiques. (voir la formule de ces injections page 571).

Sous l'influence des contractions qui résultent de l'usage de ce médicament, le corps fibreux s'engage entre les lèvres de l'incision et vient faire saillie dans l'intérieur de la cavité utérine. Lorsque la pédiculisation s'est effectuée, on enlève la tumeur à l'aide d'un constricteur ou l'on fait l'excision au moyen des ciseaux.

b. *Enucléation artificielle*. — Nous ne parlerons pas des deux procédés indiqués par Amussat, ni du procédé de Maisonneuve, que nous trouvons décrits dans la thèse de Jarjavay et dans l'ouvrage de M. Courty. Le peu de succès dont ils ont été suivis et la difficulté de leur exécution ont été la cause de l'abandon dans lequel l'énucléation des tumeurs fibreuses est tombée chez nous. Nous ne nous occuperons que des procédés récents, préconisés en Amérique par Marion Sims et Gaillard-Thomas ; en Angleterre par Russel Simpson (d'Edimbourg) ; en Allemagne par Mannel (de Dresde).

Voici comment Sims décrit son procédé opératoire que nous trouvons reproduit dans la thèse d'agrégation de M. Pozzi :

« Supposons, dit-il, que la tumeur ait le volume d'une orange ou du poing et qu'elle soit insérée aux parois postérieures ou latérales de l'utérus (voy. fig. 261), la paroi antérieure étant libre ; on commence par dilater le col au moyen de l'éponge préparée, afin de lui donner un diamètre de 5 à 6 centimètres.

« On fait alors coucher la femme sur le côté gauche et l'on applique un spéculum de Sims.

« On saisit ensuite la portion de la tumeur qui se présente, avec un fort crochet et on l'attire en avant.

« La capsule de la tumeur doit être incisée avec des

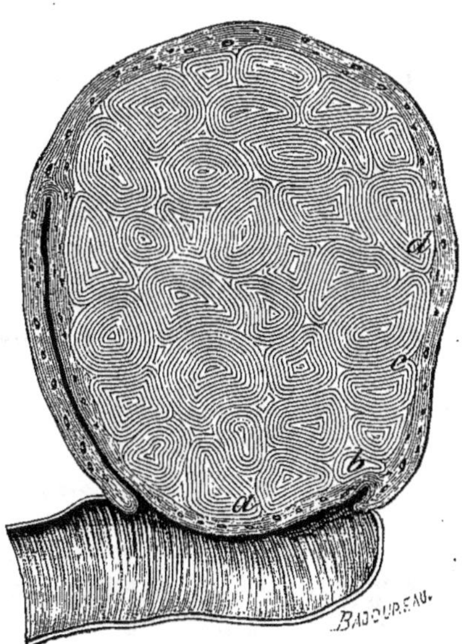

Fig. 261. — Fibrome interstitiel (Sims).

ciseaux, au niveau de ses insertions sur les portions latérales et postérieures du col et là, on doit prendre garde de ne pas disséquer la capsule du col, mais de l'inciser franchement dans toute son épaisseur.

Alors, on passe l'indicateur à travers cet orifice, entre la tumeur et la capsule, qu'il faut laisser adhérente aux parois internes ; celle-ci doit être divisée tout autour du corps fibreux et exactement au voisinage de l'orifice du col. Il n'y a pas de meilleur instrument pour énucléer que le doigt, mais comme il ne peut atteindre au fond de l'utérus, il est nécessaire d'y adjoindre un instrument.

« Tandis que la tumeur est fortement attirée en avant par une érigne, l'*énucléateur* est rapidement poussé entre la tumeur, et la capsule qui reste attachée aux parois utérines ; il est porté jusqu'au fond de la matrice, puis il est retiré et porté d'un autre côté. Lorsque par cette manœuvre répétée plusieurs fois, les filaments celluleux et les bandes fibreuses sont dilacérées, l'instrument est promené circulairement autour de la tumeur de façon à s'assurer de la destruction complète de toutes les adhérences qui unissent la tumeur à la capsule. L'énucléateur que M. Sims a employé jusqu'ici consiste en une tige d'acier longue de 12 à 15 pouces, repliée pour former une boucle à son extrémité (voy.

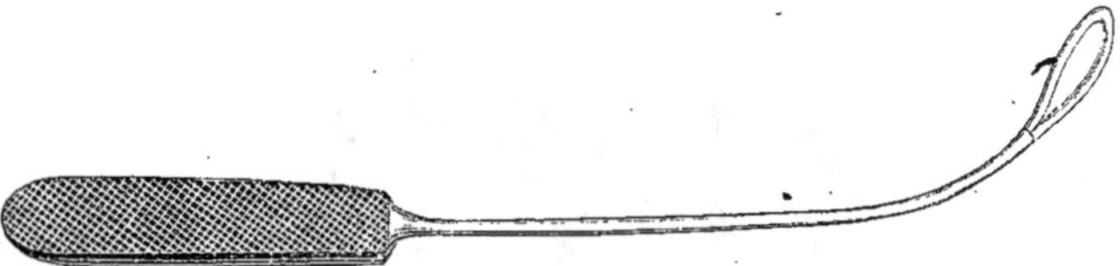

FIG. 262. — Enucléateur de Sims.

fig. 262). Cette disposition met à l'abri des blessures du fond de l'utérus lorsqu'on pousse l'instrument très-haut. Les difficultés que l'on rencontre dans quelques cas ont démontré à l'éminent chirurgien la supériorité

d'un instrument coudé à son extrémité (voy. fig. 263,
dont la concavité est légèrement tranchante de façon
à permettre de déchirer avec elle les fortes brides
fibreuses. Cet instrument que l'auteur n'a pas d'ailleurs
employé lui paraît avoir l'avantage d'être plus puissant
que le premier sans être plus dangereux.

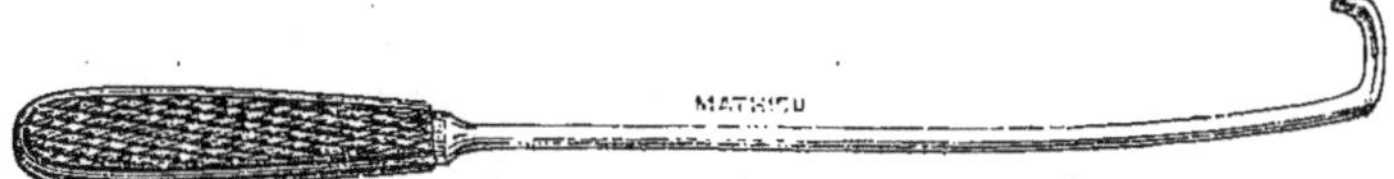

FIG. 263. — Crochet à énucléation des tumeurs fibreuses de Sims.

« La tumeur étant fortement attirée en avant par
le crochet, on passe une érigne double le long de la
face postérieure de la tumeur et on la fait pénétrer
aussi loin que possible. Le fibroïde est, au moyen de
cette érigne, attiré en avant et roulé sur son axe pendant
qu'avec l'énucléateur, on détruit les dernières adhérences qui auraient échappé aux tentatives antérieures.
A mesure que la tumeur cède aux tractions, on passe
une autre érigne, et on l'enfonce dans la tumeur au-
dessus de la première, et, par l'action de ces deux
instruments combinée avec celle de l'énucléateur, la tumeur est rapidement amenée au dehors, et franchit la
vulve presque comme d'un bond. Dans quelques cas, elle
a tourné sur son axe, de sorte que la partie en rapport
avec le fond de l'utérus est la première qui se présente.
La tumeur peut être trop volumineuse pour franchir
l'orifice, alors même que toutes les adhérences sont
rompues ; il faut alors recourir à l'incision du col qui
est pratiquée avec des ciseaux jusqu'au niveau de l'insertion du vagin.

« Au moment de l'extraction de la tumeur, l'utérus se contracte comme dans l'accouchement. Tous les lambeaux membraneux restés adhérents à l'intérieur doivent être excisés. L'hémorrhagie est le plus ordinairement insignifiante ; parfois pourtant elle est abondante. En tout cas, pour se mettre en garde contre un danger de cette nature, il convient d'introduire dans la cavité utérine et jusqu'au fond un tampon de coton imbibé d'un sel ferrique, et que l'on maintient en place au moyen d'un tampon vaginal. Ces tampons doivent être enlevés aussitôt que possible, au plus tard vingt-quatre heures ou trente-six heures après l'opération, et au bout d'un temps moins considérable s'il y a quelques symptômes de septicémie.

« Les tampons de *coton ferrique* sont préparés de la façon suivante : on prend de la ouate de belle qualité qu'on lave à grande eau et dont on exprime tout le liquide, on la sature alors avec une dissolution de sulfate de fer et d'eau (dans la proportion de 1 à 2 parties), on la divise en masses ayant à peu près le volume de la main et un pouce d'épaisseur; on dessèche alors les masses en les comprimant fortement et on les conserve pour l'usage dans un flacon à large ouverture. Lors-

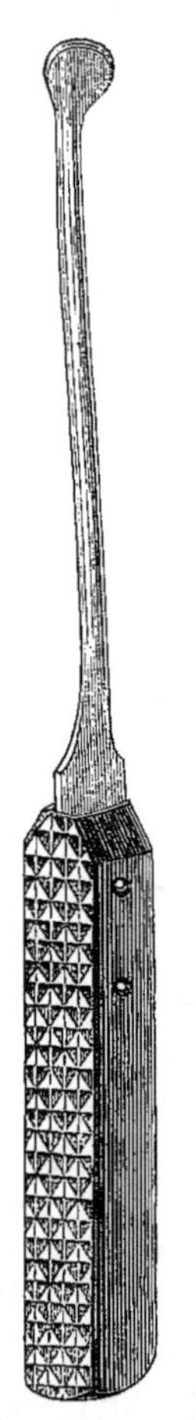

Fig. 263. — Curette en forme d'ongle de Russel Simpson (moitié de la grandeur naturelle).

qu'on veut se servir de ce coton ferrugineux, on divise les grosses masses en masses plus petites et on les introduit dans l'utérus au moyen d'une baleine terminée en pointe mousse; c'est là le procédé le plus commode et le plus sûr.

« Les tampons enlevés au moyen d'un instrument analogue à un tire-bourre, le vagin doit être lavé avec de l'eau tiède mélangée d'acide phénique, et s'il y a des symptômes de septicémie, la cavité utérine doit être nettoyée par des injections abondantes d'eau phéniquée introduite jusqu'au fond du vagin. (1) »

Russel Simpson (2) se sert pour l'énucléation d'un instrument, qu'à cause de sa forme, il désigne sous le nom de curette en ongle (*nail-curette*). (voy. fig. 263). Le manche qui supporte la tige est large et poli du côté qui correspond à la concavité de la curette ; cette disposition permet à l'opérateur de se rendre exactement compte de la direction de la curette pendant les manœuvres.

M. Simpson abaisse la tumeur en implantant sur elle une érigne que l'on confie à un aide et en faisant déprimer l'utérus à l'aide de la main placée sur l'abdomen au-dessus du pubis ; il dirige l'extrémité de l'instrument vers la partie profonde de la tumeur au moyen de l'index de la main droite, afin de suivre avec soin les mouvements que la main gauche, qui a saisi le manche, imprime à l'instrument.

M. Gaillard-Thomas (3) conseille de se servir d'une cu-

---

(1) Sims. *New-York med. Jour.*, avril 1874.

(2) Russel Simpson. *The treatment of fibroid tumors of the uterus* (*Edinburgh med. journ., janvier* 1878).

(3 *American Journ. of obstetrics, octobre* 1878 *p.* 649).

rette fortement concave et armée sur ses bords de dents

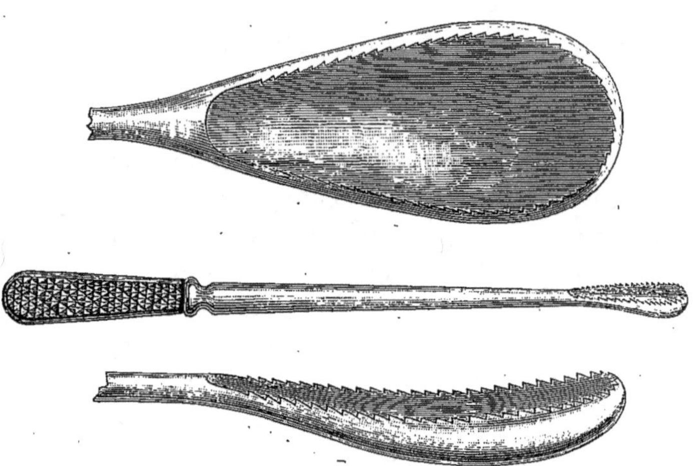

FIG. 264. — Curette de G. Thomas à bords armés de dents pour l'énucléation des tumeurs fibreuses, — (L'instrument vu de face et de profil est de grandeur naturelle.)

à la manière d'une scie (voy. fig. 264). Ce chirurgien, reconnaissant les limites de la tumeur au moyen d'un doigt, introduit la curette et par des mouvements de va et vient détache le fibrôme de ses insertions. La rapidité avec laquelle on obtient le résultat désiré est vraiment surprenante au dire de M. G. Thomas.

Cet auteur fait remarquer que l'instrument étant fortement convexe n'est pas susceptible de blesser l'utérus par ses bords.

D'après A. Martin (de Berlin) (1), la position de la malade doit varier suivant la place occupée par la tu-

---

(1) A. Martin. *Jeitschift für geb. u. Frauenkrankheiten*, vol. I, n° 1. Analyse in *Amer. J. of obst.*, juin 1876, p. 350.

meur. Si la tumeur siége dans la paroi postérieure, la malade sera placée sur le dos; si elle est placée latérale- ment, la patiente reposera sur le côté correspondant à la tumeur.

Après qne la tumeur est incisée, A. Martin pratique l'énucléation, mais avec le doigt seulement, et pour cela, il introduit la moitié de la main ou la main tout entière dans le vagin, s'il est nécessaire.

L'auteur rejette tout espèce d'instrument qui pour- rait déchirer la capsule et pénétrer dans le péritoine.

Indications. — L'énucléation des tumeurs fibreuses utérines exposant à des inflammations diverses, telles que : la péritonite, les abcès du bassin, la phlébite, la septicémie, la lymphangite, il en résulte nécessaire- ment que l'opération ne doit guère être pratiquée que dans des cas très-limités.

Ce sont ces cas que nous allons nous appliquer à faire connaître.

Les tumeurs fibreuses n'étant pas dangereuses par elles-mêmes, mais seulement par les accidents qu'elles déterminent, on doit de suite poser comme règle géné- rale, que tout fibrôme compatible avec la vie doit absolu- ment faire rejeter l'énucléation.

Si la tumeur s'accompagne de pertes abondantes qui, sans menacer l'existence d'une façon immédiate, peu- vent cependant la compromettre à la longue, il peut être indiqué de recourir aux tentatives d'énucléation spon- tanée, on se contentera de pratiquer sur la capsule de la tumeur une incision cruciale et l'on administrera l'ergot en vue d'obtenir l'expulsion de la tumeur à travers les lèvres de l'incision. Lorsque la tumeur se sera suffisamment pédiculisée, on pourra sectionner le pédicule par l'un des procédés que l'on emploie d'ordinaire quand il s'agit d'un polype. Lorsque la tumeur siége dans l'épaisseur du col, et est facilement accessible, l'énucléation se faisant avec moins de danger, on pourra recourir plus tôt à l'opération que s'il s'agit d'une tumeur du corps de l'organe.

Si l'on se trouvait en présence d'une tumeur occasionnant des pertes graves et menaçant immédiatement la vie, on serait seulemet alors autorisé à pratiquer l'énucléation artificielle ; encore ne faudrait-il la faire qu'après avoir épuisé tous les moyens palliatifs dont nous disposons en pareille circonstance.

Il nous reste à envisager maintenant les indications résultant de la coïncidence de la grossesse. Si une tumeur accessible par les voies génitales à nos moyens d'action, mettait un obstacle invincible à l'accouchement, il ne faudrait pas hésiter à l'enlever afin de permettre l'engagement du fœtus. Cette façon d'agir est moins grave que celle qui résulterait de l'extraction du fœtus par l'opération césarienne.

C. Tumeurs faisant saillie dans la cavité du péritoine : tumeurs sous-péritonéales.

Lorsqu'une tumeur fibreuse fait saillie du côté du péritoine, l'extraction par les voies génitales devenant dès lors impossible, on a cherché à débarrasser la patiente par la gastrotomie.

Les tumeurs fibreuses sous-péritonéales se présentent à notre observation sous deux aspects différents : Ou bien elles sont reliées à l'utérus par un pédicule plus ou moins long, ou bien elles lui adhèrent intimement. Dans le premier cas, elles ne donnent guère lieu par elles-mêmes à des accidents qui justifient l'opération ; leur volume seul peut devenir gênant à cause de la compression des organes contenus dans l'abdomen.

L'opération serait alors des plus simples et ressemblerait en tous points à la gastrotomie pratiquée en vue de l'ablation d'un kyste de l'ovaire.

Lorsque la tumeur est sessile, le manuel opératoire se compliquera considérablement, car il faudra nécessairement entamer plus ou moins l'utérus ; il en résultera une gravité beaucoup plus grande de l'opération.

Les avis sont partagés sur l'opportunité de la gastrotomie pour l'ablation des tumeurs fibreuses utérines ; les uns avec Boinet, Courty, Simpson, West condamnent l'opération comme donnant des résultats déplorables, tandis que d'autres avec Kœberlé, Spencer, Wells Péan, Graily Hewitt l'acceptent mais en l'entourant de réserves.

M. Pozzi (1) a réuni 119 cas ou l'hystérotomie a été pratiquée pour des tumeurs fibreuses ou fibro-cystiques; il a noté 77 morts, ce qui donne une proportion de 64,7 p. 100.

Sur 46 opérations de gastrotomie, avec amputation de la matrice et ablation de tumeurs fibreuses, relevées par M. Boinet (2) nous trouvons 34 morts et 12 guérisons.

MM. Péan et Urdy, en 1873, avaient pratiqué 9 opérations d'hystérotomie et avaient obtenu 7 succès (3).

Dans ces derniers mois nous trouvons dans la presse

---

(1) Pozzi. Th. d'agrégation, 1875, p. 43.
(2) Boinet. *Traité pratique des maladies des ovaires*, 1877, p. 654.
(3) Péan et Urdy. *Hystérotomie*. Paris, 1873.

un certain nombre d'opérations d'hystérotomie qui ont donné les résultats suivants :

Krassowski (1).	4 opérations	2 morts.	
Chadwick (2) . .	1	—	1 —
Laude (3) . . .	1	—	1 —
Hegar (4). . . .	2	—	0 —
Kimball (5) . .	1	—	0 —
Urdy (6)	3	—	0 —
Total.	12		4

Cette dernière statistique est sans doute incomplète car il est évident qu'un certain nombre d'insuccès, ont dû être passés sous silence; elle nous montre toutefois que l'opération est une de celles auxquelles il est permis de recourir sans être taxé de téméraire.

Opération. — Le manuel opératoire de l'hystérotomie est presque entièrement semblable à celui de l'ovariotomie, aussi n'indiquerons, nous que ce qui concerne spécialement l'hystérotomie, en renvoyant à

---

(1) Krassowski. *Hystérotomie par section hypogastrique* (*Gaz. des hôp.*, 28 septembre et 3 octobre 1876).

(2) Chadwick. *Extirpation of the uterus by abdominal section*, (*Boston med. and surg. Journ.*, 4 novem. 1875).

(3) Laude. *Fibrome interstitiel ; Hystérotomie ; mort par hémorrhagie secondaire* (*Gaz. med. de Bordeaux*, 14 juin 1877).

(4) Hégar. *Berliner Klinische Wochenchrift*, 20 et 27 mars 1876 et *The London med. Record*, 15 mai 1876.

(5) Kimball. *A successful case of extirpation of the uterus with both ovaries for fibro-cystic disease* (*Amer. supplement to the obst. Journal*, septembre 1876).

(6) Urdy. *Examen au point de vue du manuel operatoire de quelques cas difficiles d'ovariotomie et d'hystérotomie* (Th. de Paris, 1874, observ. I, II, VII).

l'article : Ovariotomie, pour les détails que nous aurons omis volontairement.

L'opération comprend cinq temps qui sont : section de la paroi abdominale, réduction du volume de la tumeur, rupture des adhérences et extraction de la tumeur, fixation et ligature du pédicule, excision de la tumeur, toilette du péritoine, et suture de la plaie abdominale.

Premier temps : Section de la paroi abdominale. — Les soins préliminaires à l'opération, étant pris .et la malade étant anesthésiée, après avoir été placée sur le lit à opération comme s'il s'agissait d'une ovariotomie, on procède à l'incision des parois de l'abdomen.

Cette incision doit être faite sur la ligne médiane, et en prenant les précautions que nous ferons connaître quand nous étudierons l'ovariotomie. L'étendue de l'incision doit varier suivant le volume de la tumeur qu'il s'agit d'extraire. Il faut se souvenir que plus l'incision est petite, plus les chances de succès sont considérables. Néanmoins, il ne faudrait pas hésiter, si cela est nécessaire, à prolonger l'incision en haut et même à dépasser l'ombilic afin d'obtenir une voie suffisante pour l'extraction de la tumeur. En bas, l'incision doit toujours être distante de la symphyse pubienne de 1 centimètre à 1 centimètre et demi.

Deuxième temps. — *Réduction du volume de la tumeur.* — Si la tumeur peut passer aisément par l'ouverture pratiquée à l'abdomen, on peut passer immédiatement au troisième temps de l'opération. Il n'en est plus de même quand la masse morbide est volumineuse. Si la tumeur est fibro-cystique, une ou plusieurs ponctions pratiquées sur elle, au moyen d'un trocart, peuvent suffire pour en diminuer le volume et en permettre l'extraction ; si au contraire elle est complètement solide, il faudra procéder, comme l'a indiqué M. Péan (1), à son *morcellement*. « On commence, dit ce chirurgien, par traverser la partie moyenne de la tumeur, au besoin, même, la partie la plus accessible, par plusieurs anses de fil métallique (2 ou 3 suffisent généralement), les fils sont ensuite serrés à l'aide de serre-nœuds ordinaires, de façon à interrompre la circulation dans toute la partie qui se trouve située au-dessus des ligatures. On peut alors exciser cette partie en toute sécurité et diminuer d'autant le volume de la masse morbide. Si malgré cela, celle-ci restait encore trop volumineuse, on recommencerait un peu plus bas, et ainsi de suite jusqu'à ce qu'enfin la réduction soit jugée suffisante. »

Quand on réduit le volume de la tumeur en plongeant un trocart dans les loges qu'elle contient, ou quand on retranche la portion située au-dessus des ligatures, il faut avoir soin de placer à son pourtour, des éponges ou mieux des serviettes de flanelle qui empêchent le liquide contenu dans les poches de la tumeur, ou le sang, de s'écouler dans la cavité du péritoine.

Troisième temps. — Rupture des adhérences. — Extraction de la tumeur. — La rupture des adhérences devra se faire avec les précautions que nous ferons connaître pour l'ovariotomie.

Nous devons faire remarquer que les adhérences dans le cas de tumeurs fibreuses, sont presque toujours très-vasculaires, et qu'il faut par conséquent prendre

---

(1) Péan et Urdy. *Hystérotomie,* 1873.

d'autant plus de précautions afin d'éviter l'écoulement du sang dans le péritoine.

Lorsque la tumeur est libre de tous côtés, et que son volume est suffisamment réduit, on l'attire au dehors avec des pinces de Museux à arrêt, ou en tirant sur les serre-nœuds qui ont été appliqués avant de morceler la tumeur ; à mesure que le fibrome arrive à l'exté-rieur, un aide suit attentivement ce mouvement, afin d'éviter la sortie des intestins au *moyen de pressions sur l'abdomen*. Pour cela il exerce des pressions de bas en haut et rapproche les lèvres de l'incision abdominale au moyen des mains, mais avec interposition d'une serviette de flanelle trempée dans de l'eau chaude et fortement exprimée.

L'extraction de la tumeur doit être faite lentement, afin d'éviter toute secousse brusque qui pourrait déterminer des déchirures.

Quatrième temps : fixation et ligature du pédicule ; excision de la tumeur — Lorsque la tumeur est saillante à l'extérieur, plusieurs cas font remarquer MM. Péan et Urdy, peuvent se présenter.

a. *La tumeur est adhérente à l'utérus par un mince pédicule.* — On passe à travers ce pédicule deux aiguilles que l'on dispose en croix, et au-dessous un double fil métallique que l'on serre au moyen d'un serre-nœud ordinaire.

b. *Le pédicule est volumineux et largement implanté sur l'utérus.* — Dans ce cas, l'extirpation complète ne peut être effectuée sans intéresser le tissu utérin. MM. Péan et Urdy conseillent alors de recourir à l'*amputation sus-vaginale* plutôt que d'amputer sur les limites de la tumeur.

c. *Les rapports du néoplasme et de l'organe sont tels que l'amputation sus-vaginale est seule praticable.* — Voici comment, selon MM. Péan et Urdy, il convient de procéder : « Pendant qu'un aide maintiendra l'utérus et la tumeur dans une direction perpendiculaire à l'abdomen, l'opérateur commencera par s'assurer des rapports de la vessie avec le col. Pour cela, il devra introduire une sonde dans la vessie et se guider sur l'extrémité de l'instrument qu'il lui sera toujours facile de sentir à travers la paroi postérieure de l'organe. Grâce à l'élongation ordinaire du col, il ne sera nullement obligé dans la plupart des cas de décoller cette paroi ; cependant, s'il y était forcé, il n'aurait pas de grandes difficultés à vaincre, à cause de la laxité du tissu cellulaire à ce niveau.

« Une fois certain de ne point perforer la vessie, il traversera le col de l'utérus au moyen de deux tiges droites, rigides, dans deux directions perpendiculaires.»

Il faut avoir soin de ne pas enfoncer ces tiges trop profondément pour se ménager un pédicule suffisamment long pour qu'on puisse le fixer à l'angle inférieur de la plaie sans exercer de tiraillements. Lorsque ces broches sont passées, on procède à la ligature du pédicule, que l'on fait de la manière suivante :

« On commence, disent MM. Péan et Urdy, par traverser le col d'avant en arrière avec l'une des aiguilles à manche réprésentées fig. 263 ; on a soin de l'enfoncer perpendiculairement à l'axe de l'utérus et de la faire ressortir du côté opposé immédiatement *au-dessus* de la tige supérieure. Cela fait, on engage une anse métallique dans l'encoche A, puis on retire l'instrument, en lui faisant suivre un chemin inverse ; de cette façon, l'anse entraînée par l'aiguille parcourt toute l'épaisseur du col et vient ressortir à la partie antérieure. Dès lors, en coupant cette anse à son sommet, il est facile de voir que les fils qui la constituent pourront être ramenés latéralement et servir à faire deux ligatures étreignant chacune une moitié du pédicule, c'est-à-dire du col. »

Ces ligatures sont ensuite serrées au moyen du ligateur serre-nœud de Cintrat (voy. p. 604, fig. 271).

Si les tissus sont très-vasculaires, MM. Péan et Urdy conseillent de placer une troisième ligature comprenant la totalité de l'épaisseur du col, au-dessous des tiges.

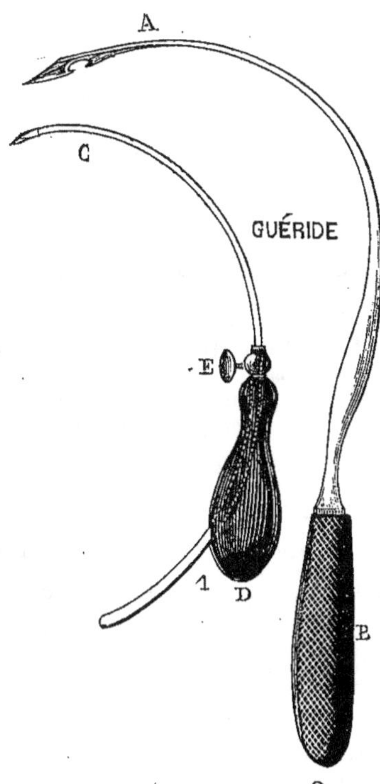

Fig. 263.—Aiguille courbe et à manche destinée à passer les fils à travers le col.
A, Extrémité de l'aiguille munie d'une encoche.
B, Manche.

Les ligatures étant suffisamment serrées, on excise le tissu au-dessus des tiges en prévenant l'entrée, dans le péritoine, du liquide qui s'écoule au moment de la section, au moyen d'éponges ou de serviettes de flanelle placées au pourtour de la tumeur. Si l'on s'aperçoit que les ligatures ne sont pas suffisamment serrées, on augmente la constriction en tournant les serre-nœuds que l'on a laissés en place.

L'amputation sus-vaginale, ainsi pratiquée, entraîne toujours l'ablation des ovaires et des trompes. C'est là, du reste, un avantage à cause des congestions périodiques dont ces organes sont le point de départ.

d. Le col lui-même est le siége du néoplasme, ce qui nécessite l'ablation de la totalité de l'utérus. — L'opération devient alors des plus difficiles et des plus périlleuses. Si le fibrome n'est pas trop adhérent au tissu du col, MM. Péan et Urdy conseillent l'évidement du col en conservant seulement les parties périphériques sur lesquelles on doit jeter une ligature. Si l'union du col et du néoplasme est trop intime ou qu'une hémorrhagie soit à craindre, ces auteurs pensent qu'on doit comprendre la tumeur entre deux ligatures dont la plus inférieure comprendra les culs-de-sac vaginaux, les artères utérine et vaginale ; de cette façon, le soin de l'élimination d'une partie de la tumeur est laissé à la nature. Comme il n'existe pas de pédicule, on laissera les serre-nœuds en place, en les disposant à l'extrémité inférieure de l'incision abdominale et l'on favorisera l'écoulement des liquides, d'une part par le vagin, et de l'autre, par la cavité dans laquelle plongent les serre-nœuds.

C'est dans ces circonstances qu'il serait utile de passer, à travers le cul-de-sac vaginal postérieur, un gros drain dont une extrémité sortirait par le vagin et l'autre immédiatement au-dessus du pubis. Ce tube servirait à faire des lavages avec de l'eau phéniquée ou contenant du permanganate de potasse.

Cinquième temps : toilette du péritoine, suture de la paroi abdominale. — La toilette du péritoine et la suture de la paroi doivent être faites avec les précautions

que nous indiquerons quand nous parlerons de ce temps
de l'opération dans l'ovariotomie.

Soins consécutifs. — Les soins consécutifs à l'hystérotomie ne diffèrent pas de ceux que nous ferons connaître à propos de l'ovariotomie. Le pédicule tombe, en
général, du douzième au vingtième jour et laisse à sa
place une cavité infundibuliforme qui se comble bientôt
par la production de bourgeons charnus.

Indications. Contre-indications. — Pour qu'on soit
autorisé à pratiquer une opération aussi grave que l'hystérotomie, « il faut assurément, dit M. Pozzi (1), qu'on
la considère comme l'unique chance de salut de la malade. Il ne suffit pas que sa vie soit compromise, il est
nécessaire qu'elle soit fatalement menacée et que le
chirurgien puisse dire avec assurance : si l'opération
n'est pas faite, la malade mourra prochainement. »

On sait combien le diagnostic des tumeurs de l'abdomen présente de difficultés, aussi est-il arrivé aux
chirurgiens les plus expérimentés de se trouver en face
d'une tumeur fibreuse, après avoir pratiqué l'incision de
l'abdomen, alors qu'ils supposaient devoir opérer un
kyste de l'ovaire. C'est dans ces derniers cas que l'hystérotomie se trouve surtout justifiée; car aller, de propos délibéré, tenter l'extraction de tumeurs qui sont,
en général, compatibles avec l'existence ou dont les
accidents sont susceptibles de s'amender avec le temps
ou sous l'influence de l'âge, est une témérité que nous
ne saurions conseiller.

Nous rapporterons en terminant les conclusions suivantes que nous trouvons très-sages et auxquelles nous

______

(1) Pozzi. *De la valeur de l'hystérotomie* (th. d'agrégat., 1875, p. 48).

croyons devoir nous rallier. Elles sont extraites du très-intéressant mémoire de M. Pozzi que nous avons déjà cité à plusieurs reprises (1).

1° L'hystérotomie abdominale, dans le traitement des corps fibreux de l'utérus, est une opération qui, bien que très-grave, est parfaitement justifiée dans certains cas ; elle mérite de prendre définitivement rang dans la chirurgie.

2° Toutefois, il n'y a aucune comparaison à établir entre les indications de la gastrotomie pour les corps fibreux utérins et celles de la même opération pour les kystes de l'ovaire ; tandis que la plus grande partie de ceux-ci réclame ou légitime cette opération en raison de leur marche fatalement mortelle, l'immense majorité des gros corps fibreux de l'utérus ne l'indique pas d'une façon suffisante.

3° L'opération doit être réservée aux tumeurs fibreuses ou fibro-cystiques qui ont une évolution rapide, *galopante* et s'accompagnant de phénomènes graves qui menacent l'existence.

4° Les gros corps fibreux qui ne rentrent pas dans la précédente catégorie, alors même qu'ils déterminent des accidents alarmants, doivent être traités par des moyens moins dangereux. On sait, en effet, que ces tumeurs tendent à s'amoindrir et à être *tolérées* à une période plus ou moins tardive ; et en tout cas, il paraît démontré par l'expérience, que la mortalité résultant alors de l'expectation, est moins forte que celle qui suit les opérations d'hystérotomie.

---

(1) Pozzi. *De la valeur de l'hystérotomie dans le traitement des tumeurs fibreuses de l'uterus* (thèse d'agrégation 1875, p. 57).

5° Quand dans une gastrotomie, faite par suite d'une erreur de diagnostic, on trouve une tumeur utérine au lieu d'un kyste de l'ovaire, il faut en pratiquer l'ablation plutôt que de laisser l'opération incomplète, alors même que le corps fibreux ne serait pas pédiculé.

Traitement palliatif.

Ordinairement lorsque la tumeur est interstitielle ou sous-péritonéale, on devra se contenter d'employer les moyens palliatifs. Les tumeurs fibreuses ne sont pas dangereuses par elles-mêmes, mais par les accidents qu'elles déterminent : compression des organes contenus dans le bassin ou hémorrhagies.

Ces tumeurs, quand elles sont volumineuses et situées dans le petit bassin, déterminent à cause de l'espace limité dans lequel elles se trouvent renfermées, des compressions du rectum, de la vessie ou des nerfs et produisent des accidents divers. Lorsqu'au contraire, le fibrome siége au-dessus du détroit supérieur, les accidents sont beaucoup moins à redouter ; aussi tous nos efforts doivent-ils tendre à faire sortir ces tumeurs du petit bassin et à les fixer au-dessus du détroit supérieur. Ce précepte que nous trouvons indiqué dans Gaillard-Thomas (1) et que M. Jude Huë, de Rouen, a mis en pratique chez deux malades dont l'observation a été publiée dans les *Annales de Gynécologie* (2), mérite d'être signalé. M. J. Huë procéda à la réduction de la

---

(1) G. Thomas. *Diseases of women*, 4° édit., p. 509.

(2) Jude Huë (de Rouen). *Contribution à l'étude des compressions pelviennes que peuvent occasionner les tumeurs fibreuses de l'utérus et des moyens qu'on peut leur opposer* (*Ann. de Gyn.*, t. IV, p. 239).

tumeur dans les cas auxquels nous venons de faire allusion, de la façon suivante :

La mobilité de la tumeur ayant été constatée par le toucher vaginal combiné à la palpation abdominale, il fit coucher la malade sur les genoux et sur les coudes, les reins abaissés afin de relâcher les muscles abdominaux et l'invita à respirer largement. A l'aide de pressions manuelles et progressives exercées de bas en haut par

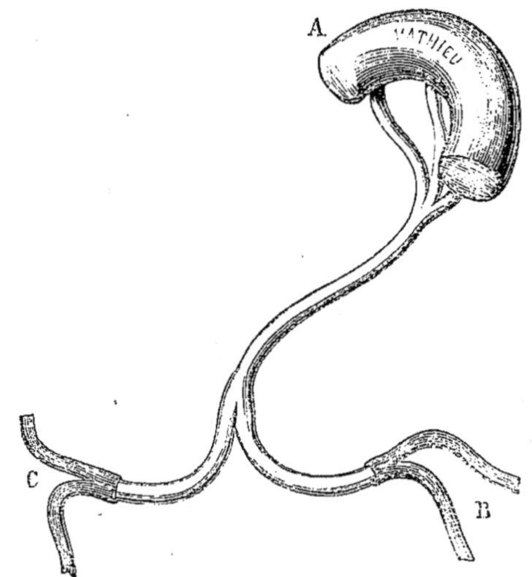

Fig. 264. — Pessaire de Jude Huë pour la réduction des tumeurs fibreuses.
A, Extrémité supérieure en forme de fer à cheval.
B C, Tubes de caoutchouc.

le vagin, l'opérateur put faire monter lentement la tumeur dans le petit bassin et l'engager au-dessus du détroit supérieur où elle put être maintenue à l'aide d'un pessaire en bilboquet. Plus tard, M. Huë substitua au pessaire en bilboquet un pessaire en forme de fer à cheval placé au-dessus d'une tige bifurquée à son extrémité extra-vaginale et supportée par des tubes en caoutchouc qui prenaient leur point d'appui sur une ceinture entourant le tronc de la malade (voy. fig. 264). L'instrument, ainsi disposé, était insinué dans le cul-de-sac postérieur recevait le col dans sa partie échancrée.

La ceinture qui entoure le tronc sert en même temps à supporter le poids de la masse intestinale et à l'em-pêcher de presser sur la tumeur.

Quant aux hémorrhagies qui sont un des accidents les plus redoutables de ces tumeurs, elles seront com-battues efficacement au moyen de l'ergot de seigle ou de l'ergotine en injections hypodermiques d'après la méthode d'Hildebrandt. La formule suivante, indiquée par M. Moutard-Martin (1), convient parfaitement alors :

R   Eau distillée. . . . . $\Big\}$ $\overline{aa}$ 15 grammes.
     Glycérine. . . . .
     Ergotine Bonjean.   2   —
          M.

Les préparations d'ergotine ayant l'inconvénient d'entraver la nutrition, de produire parfois des trou-bles cérébraux, ou de troubler les fonctions digesti-ves lorsqu'elles sont administrées par la voie tomacale, ont conduit le Dr Everett a recourir à l'emploi de l'élec-tricité en vue de solliciter la contraction des fibres musculaires de l'utérus (2).

Le praticièn que nous venons de citer, place l'élec-trode négative sur un linge mouillé au niveau de la ré-gion sacro-lombaire, et la main formant le pôle négatif

---

(1) Société de thérap., 11 juillet 1877.

(2) J.-T. Everett. *The Faradic treatment of uterine fibroids* (*Amer. J. of obst.*, janv. 1878, p. 59).

saisit le fond de l'utérus à travers la paroi abdominale. Il se sert pour cet usage d'une pile à courant continu, et renouvelle chaque jour la séance pendant une demi-heure.

L'application du froid agit aussi d'une façon merveilleuse, au dire de M. Gallard (1), dans les hémorrhagies dues aux corps fibreux. L'usage d'une vessie remplie de glace et maintenue sur l'abdomen pendant plusieurs jours, dit le savant médecin de la Pitié, arrête non seulement la métrorrhagie, mais encore peut provoquer un retrait marqué dans le volume de la tumeur.

Pendant la durée de l'écoulement sanguin, la patiente devra rester immobile dans le décubitus dorsal.

La présence d'une tumeur fibreuse, détermine ordinairement la congestion de la muqueuse et la production de végétations vasculaires occasionnant des écoulements sanguins et séro-sanguinolents abondants qui épuisent rapidement les forces de la malade. Il peut être nécessaire de remédier à ces écoulements par l'emploi d'injections intra-utérines de perchlorure de fer ou par l'introduction de crayons de tannin. Nous avons employé ces moyens à plusieurs reprises chez une dame atteinte de tumeur fibreuse interstitielle et sujette à des métrorrhagies considérables. Nous avons pu, ainsi, remédier à l'écoulement du sang et soutenir une existence qui était sur le point de s'éteindre.

Il est encore un moyen qui a été employé par Amussat, et aussi par Nélaton, Baker Brown et Mac Clintock

____

(1) T. Gallard. *Leçons cliniques sur les maladies des femmes,* 1873, p. 574.

en vue de remédier aux métrorrhagies; il consiste à faire une incision profonde de chaque côté du col. Ces incisions, dont il est difficile d'expliquer le mode d'action, ont eu quelquefois pour résultat d'arrêter les pertes de sang.

Les incisions pratiquées sur la surface de la tumeur et intéressant toute l'épaisseur de la capsule, ont parfois aussi été suivies de l'arrêt des hémorrhagies.

En même temps que l'on combat ces accidents, on se trouvera bien d'administrer l'iode à l'intérieur et à l'extérieur. On pourra aussi faire prendre des alcalins, mais à petites doses.

L'usage de l'hydrothérapie comme moyen reconstituant pourra également être utile; il en sera de même des préparations ferrugineuses et du quinquina.

CHAPITRE XII

OPÉRATIONS QUE L'ON PRATIQUE SUR LES OVAIRES.

Les ovaires sont parfois le siége d'affections diverses : inflammations aiguës et chroniques, kystes, tumeurs fibro-kystiques, fibromes, cancers.

Les inflammations limitées à l'ovaire ne donnent pas

lieu ordinairement à des considérations opératoires. Néanmoins, M. Battey et après lui Marion Sims, ont proposé dans ces dernières années, de pratiquer l'extirpation des ovaires, que ces organes soient sains ou malades, pour remédier à certains troubles graves mettant la vie des femmes en danger. Cette opération que Battey a décrite sous le nom d'ovariotomie normale, méritera donc de fixer quelque temps notre attention.

Quant au cancer de l'ovaire, affection d'ailleurs assez rare, nous le passerons sous silence, car il bien évident qu'il ne réclame aucune opération spéciale.

Au contraire, les kystes et les tumeurs fibro-kystiques, à cause de leur fréquence et des opérations diverses auxquelles elles ont donné lieu, mériteront de nous arrêter plus longuement.

Nous ne citerons que pour mémoire les fibromes de l'ovaire, car cette affection est rare, et, quand elle se rencontre, elle ne donne pas lieu à des considérations opératoires notablement différentes de celles que nous ferons connaître quand nous étudierons l'ovariotomie. Disons toutefois que ces tumeurs qui ne compromettent pas, le plus souvent, la vie des malades, peuvent être abandonnées, sans inconvénient, à l'intérieur de la cavité abdominale, à moins toutefois qu'elles n'entravent les fonctions des organes par leur volume exagéré.

ARTICLE I.

KYSTES DE L'OVAIRE.

Considérations anatomiques. Les kystes de l'ovaire sont formés généralement d'une membrane d'enveloppe constituée par du tissu fibreux recouvert à l'ex-

térieur par le péritoine et tapissé à l'intérieur par une
membrane épithéliale.

Si l'on considère l'intérieur de la poche, on trouve
qu'elle est dépourvue de cloisons ou, au contraire, qu'elle
est divisée en plusieurs compartiments, d'où la division
en *kystes uniloculaires* et *kystes multiloculaires*. Une
autre variété comprend les kystes *aréolaires* ou *vésicu-
laires* (kystes colloïdes des Allemands). Dans cette
variété l'ovaire est transformé en masse aréolaire formant des vésicules de grandeurs variables et communiquant ensemble. Ces derniers kystes renferment un
liquide filant, visqueux, ressemblant à de la gelée, à
du miel ou à du blanc d'œuf.

Dans les deux premières variétés, au contraire, le
liquide est séreux, ordinairement limpide, mais quelquefois plus ou moins coloré et contenant des proportions variables de chlolestérine.

On rencontre encore des tumeurs moitié solides,
moitié liquides, d'où le nom de *tumeurs fibro-kystiques*
qui leur a été assigné. Quelquefois aussi les parois du
kyste sont incrustées de plaques cartilagineuses et osseuses. Ces particularités viennent compliquer l'opération en ce qu'elles peuvent être une cause de gêne
pendant l'extraction de la tumeur.

D'autres fois le kyste contient des débris divers tels
que cheveux, dents, cartilages, pièces osseuses. Ces
tumeurs ont été désignées sous le nom de *kystes dermoïdes*.

Les kystes ont en général l'ovaire pour point de
départ mais ils peuvent aussi tirer leur origine du ligament large ou de la trompe.

Les kystes sont recouverts par le péritoine qui leur
forme une enveloppe et les isole des parties voisines.

Quelquefois. cependant, il se produit des adhérences entre la paroi kystique et les organes du voisinage; cette complication, outre qu'elle gêne le manuel opératoire, augmente considérablement la gravité de l'opération.

La tumeur présente, en général, un pédicule plus ou moins long, dans l'épaisseur duquel on rencontre l'artère ovarique, ordinairement augmentée de volume, à cause de la nutrition qu'elle fournit au kyste C'est cette artère, si l'on n'y prend garde, qui expose à des hémorrhagies graves au moment de la section du pédicule.

Le traitement des kystes de l'ovaire est palliatif ou curatif.

A. Traitement palliatif.

Nous ne parlerons pas du traitement médical par les diurétiques, les hydragogues, les mercuriaux, les eaux minérales, qui a toujours été inefficace.

L'électricité a aussi été employée comme agent curatif, mais les observations qui ont été publiées ne sont pas assez concluantes pour que nous puissions recommander ce moyen.

Quant à la compression au moyen de ceintures élastiques, elle peut être bonne pour soutenir le ventre et soulager les malades; mais il ne faut pas compter sur elle pour mettre obstacle à l'accumulation du liquide.

Le seul moyen palliatif vraiment utile, c'est la *ponction simple* dont nous parlerons bientôt quand nous étudierons le traitement curatif.

Si l'on a recours à la ponction simple, on pourra plonger le trocart à travers une ceinture élastique de

Bourgeaurd. Ce bandage, en comprimant régulièrement l'abdomen, favorise l'issue du liquide.

On devra encore soutenir les forces au moyen de préparations toniques et stimulantes afin de mettre la malade dans des conditions favorables pour subir ultérieurement une opération curative.

B. Traitement curatif.

Le traitement curatif est chirurgical; il comprend plusieurs procédés :

1° La ponction { abdominale, { latérale, vaginale, médiane. rectale,

2° Le drainage ;

3° L'incision ;

4° La ponction avec injection iodée ;

5° L'ablation partielle du kyste avec drainage et suppuration de ses parois ;

6° L'extirpation ou ovariotomie { abdominale, vaginale.

1° *Ponction*. — L'opération consiste à introduire dans la tumeur un trocart qui permet l'écoulement du liquide qu'elle contient. Ce moyen très-ancien est aussi le plus simple et le moins dangereux.

La ponction a pu être suivie de guérison mais rarement, à la vérité.

La ponction peut être pratiquée en vue de déterminer la nature du liquide contenu dans le kyste, elle est dite *explorative ;* si elle a pour but de remédier à la distension de l'organe, elle est *palliative*.

On peut se servir, à cet effet, d'un trocart capillaire

monté sur un appareil aspirateur. M. Kœberlé conseille d'employer de préférence un trocart de 5 millim. de diamètre qui permet un écoulement plus rapide du liquide. L'opération serait ainsi moins irritante et le contenu de la poche kystique pourrait être extrait complètement.

La ponction s'accomplit ordinairement sans accident; cependant elle peut être suivie de la suppuration du kyste, d'un épanchement de sang dans la cavité du kyste ou dans le péritoine, de péritonite.

La déperdition d'albumine que subissent les malades, à la suite de la ponction, quand la reproduction du liquide se fait rapidement, détermine un affaiblissement marqué de la constitution et jette les femmes dans un état d'anémie profonde.

« En raison des accidents auxquels la ponction expose, il importe, dit M. Kœberlé, de ne pas y recourir, à moins d'indications urgentes. Telles sont : une dyspnée intense; des accidents imminents de rupture qui sont ordinairement indiqués par des douleurs locales vives et par des symptômes d'hémorrhagie interne; des troubles digestifs graves, des vomissements incessants, une constipation opiniâtre; dans les cas de tumeurs enclavées dans le bassin, dans le but de rétablir temporairement le cours des matières fécales ; une grossesse intercurrente, lorsque le kyste est volumineux, de manière à pouvoir plus facilement en attendre le terme, etc. » (1).

La ponction se pratique par trois voies différentes, à travers l'abdomen, par le vagin ou par le rectum.

____

(1) Kœberlé. *Dictionn. de med. et de chir. prat.*, article *Ovariotomie,* p. 549.

a. *Ponction abdominale.* — La ponction abdominale se pratique la malade étant couchée sur un lit et inclinée du côté ou l'on doit faire la piqûre.

Avant d'enfoncer le trocart, il convient de s'être assuré, au préalable, par la percussion, qu'aucune anse intestinale ne se trouve interposée entre la tumeur et la paroi abdominale, et par le cathétérisme de l'urèthre, que la vessie n'est pas distendue par l'urine.

Le trocart, dirigé perpendiculairement à la surface de la peau, est plongé dans la tumeur par un coup sec.

Le lieu d'élection est situé à égale distance de l'ombilic et de l'os iliaque, à droite ou à gauche suivant le siége de la tumeur.

La ponction sur la ligne médiane expose à pénétrer dans la vessie si l'ouraque, comme cela s'observe quelquefois, est resté perméable. En revanche, la pénétration du trocart sur la ligne blanche présente des avantages marqués en ce que les adhérences qui peuvent survenir au niveau du point ponctionné se trouveront au niveau de l'incision abdominale, si plus tard on pratique l'ovariotomie.

Le trocart doit pénétrer profondément pour que la canule n'abandonne pas le kyste à mesure que ce dernier se vide. Pour éviter l'éloignement des parois kystiques, il convient de comprimer l'abdomen à l'aide des mains placées à plat ou en entourant le tronc avec la ceinture en caoutchouc de Bourgeaurd.

Si la canule se trouvait obstruée, il faudrait autant que possible éviter d'y introduire un stylet. En changeant la position de l'instrument, on parvient ordinairement à rétablir l'écoulement.

Lorsqu'on retire la canule, il faut comprimer la piqûre

du kyste et la partie profonde de la paroi abdominale afin d'empêcher la sortie du liquide ainsi que l'épanchement du sang dans le péritoine.

Si dans le cours de l'opération on s'apercevait que les forces de la malade s'épuisent, ou si celle-ci était menacée d'une syncope, on pourrait suspendre momentanément l'opération, mais on ne devrait pas laisser une partie du liquide dans la poche kystique comme certains auteurs l'ont conseillé, pratique que M. Kœberlé considère comme dangereuse, en ce qu'elle multiplie inutilement les chances d'accidents résultant de l'épanchement de ce liquide dans le péritoine.

Une fois le trocart retiré avec les précautions que nous venons d'indiquer, on fait coucher la malade sur le côté opposé à la piqûre, puis on exerce sur elle pendant quelques secondes, une légère pression ayant pour but d'empêcher tout écoulement de sang et on la recouvre d'un morceau de diachylon.

b. *Ponction vaginale.* — La ponction par le vagin ne doit être recommandée que lorsque la tumeur est adhérente et enclavée dans le bassin où lorsque mettant obstacle à l'accouchement elle ne peut être refoulée au dessus du détroit supérieur.

Lorsqu'on a affaire à un kyste du ligament large dont le contenu est ordinairement séreux, la ponction est particulièrement recommandée, car on sait que ces kystes sont susceptibles de guérison, même après une simple ponction.

Lorsqu'on pratique la ponction par le vagin, il faut se souvenir qu'on s'expose à léser les vaisseaux contenus dans l'épaisseur des ligaments larges, surtout si, au lieu d'un trocart ordinaire, on se sert du lithotome de Demarquay (voy. p. 640 fig. 281).

Une fois la ponction pratiquée on pourrait, comme l'a fait il y a quelques années M. Tillaux (1), favoriser l'é-coulement du liquide kystique, en plaçant une sonde à demeure.

Nous ne faisons que mentionner ce procédé que nous nous proposons de décrire, plus loin quand nous nous occuperons du traitement des tumeurs fluctuantes situées au pourtour de l'utérus (voy. p. 634).

c. *Ponction rectale.* — La ponction rectale ne doit être recommandée qu'à titre de moyen palliatif, car elle s'expose à des dangers bien plus grands que ceux qui résultent de l'ovariotomie. L'entrée des gaz et des matières contenues dans l'intestin peut donner naissance à des accidents formidables, et le plus souvent la mort en est le résultat.

2° *Drainage.* — La guérison des kystes par évacuation spontanée de leur contenu à travers le vagin ou le rectum observée quelquefois, devait conduire les chirurgiens à imiter la nature et à créer une ouverture permanente qui permît l'écoulement du liquide kystique.

L'opération consiste à pratiquer une ponction au travers de la paroi abdominale ou du vagin, et à placer un tube à demeure, permettant l'issue du liquide et de pratiquer des injections.

En vue de maintenir les parois du kyste en contact avec l'abdomen et d'empêcher l'irruption du liquide dans le péritoine, on a employé des instruments divers et

---

(1) Tillaux. *Bull. de therap.*, t. LXXXIV, 2ᵉ fascicule, 1873, p. 82.

pour la plupart très-compliqués tels que le trocart de Rambaud, de Buys, de Panas dont nous trouvons la description dans l'arsenal de la chirurgie contemporaine de MM. Gaujot et Spillmann (1).

Ces instruments nous semblent devoir être abandonnés, par la raison que l'on doit préférer l'ovariotomie au drainage, quand la tumeur est libre d'adhérences; si au contraire le kyste adhère à la paroi abdominale, il n'y a nul intérêt à recourir à ces appareils compliqués, car un simple drain de caoutchouc suffit amplement.

Le drainage des kystes expose à la pénétration de l'air et à la décomposition des liquides sécrétés. On peut, à la vérité, empêcher dans une certaine mesure, au moins, la production des accidents, en pratiquant quotidiennement des injections avec de la teinture d'iode ou avec des liquides antiseptiques, mais il faut bien le reconnaître, malgré ces précautions, les forces des malades s'épuisent assez vite à cause de la suppuration prolongée qui résulte du défaut de rétraction des parois du kyste.

Bien que des guérisons assez nombreuses aient été obtenues par ce moyen, ce n'est point une raison pour ériger le drainage, en méthode générale de traitement des kystes, et nous sommes d'avis que ce procédé ne doit être employé que lorsque la tumeur n'est pas justiciable de l'ovariotomie.

3° *Incision*. — Dans certaines circonstances, lorsque le kyste a contracté des adhérences qui ne permettent pas l'extraction, et lorsqu'il est multiloculaire, ce qui

---

(1) Gaujot et Spillmann. *Loco cit.*, t. II, p. 867.

rend la ponction, le drainage et les injections inefficaces, on a pu recourir à une opération qui consiste à
inciser la paroi abdominale et à exciser une portion de
la paroi kystique. Si l'adhérence entre le kyste et la
paroi abdominale n'était pas complète, il conviendrait
de pratiquer quelques points de suture destinés à fixer
le kyste aux lèvres de l'incision abdominale; on pourrait
encore recourir à la méthode préconisée par Récamier
et plus récemment par Tilt, et qui consiste, avant de
pratiquer l'incision, à chercher à obtenir des adhérences au moyen d'applications caustiques.

Lorsque la tumeur est ouverte, il est indispensable de
faire des injections composées de teinture d'iode, ou
de liquides antiseptiques, en vue de prévenir la décomposition des liquides de la poche.

Cette méthode a rarement été suivie de succès, aussi
ne convient-elle, ainsi que nous l'avons dit, que dans
les cas tout à fait désespérés.

4° *Ponction suivie d'injection iodée.* — Les procédés
que nous venons de passer en revue ont été employés
à peu près exclusivement jusqu'au jour où M. Boinet
fit connaître les succès qu'il obtint au moyen de la ponction suivie d'injection iodée. Bien que quelques essais
de guérison des kystes de l'ovaire, par ce moyen, aient
été indiqués avant M. Boinet, il faut bien le dire, c'est
à ce chirurgien que revient l'honneur d'avoir précisé les
règles de cette opération, d'en avoir posé les indications
et les contre-indications.

Les lignes suivantes empruntées presque exclusivement à M. Boinet(1), ont été consignées dans la 2ᶜ édition

____

(1) Boinet. *Iodothérapie*, 2ᶜ *édition.*

du *Traité des maladies des femmes* de Fleetwood Churchill que nous avons publiée en 1874.

« Cette méthode, dit M. Boinet, a pour but :

« 1° De donner issue au liquide contenu dans les tumeurs enkystées sans courir le risque d'un épanchement dans la cavité abdominale ;

« 2° D'injecter de la teinture d'iode dans la poche ovarique, si elle est dans des conditions convenables ; de procéder, en un mot, comme dans l'hydrocèle simple ;

« 3° Dans les cas plus compliqués, de laisser à demeure, lorsque le kyste est considérablement diminué, une canule ou une sonde de gomme élastique, dans l'intention de procurer un libre écoulement aux humeurs, et d'arriver, par suite, au rapprochement des parois du kyste, dont on doit faciliter la détersion, la suppuration et la cohésion, en faisant des lavages fréquents et en injectant, lorsqu'on le juge utile, de la teinture d'iode.

« Telles sont les bases principales de cette nouvelle méthode, qui demande beaucoup de soins et d'attention, et qui doit être modifiée suivant les cas. Une condition pour son succès, c'est qu'il n'existe ni dans les parois du kyste ni dans les organes voisins aucune de ces dégénérescences qui, par elles-mêmes, sont au-dessus des ressources de l'art.

« Examinons maintenant si, lorsque les malades ne sont pas affectées de lésions organiques, tous les kystes hydropiques de l'ovaire sont susceptibles d'être traités par la méthode que nous proposons ; non, assurément, et des distinctions importantes nous paraissent devoir être établies suivant que le kyste est simple ou uniloculaire, suivant qu'il est compliqué ou multiloculaire, aréolaire ou gélatiniforme, enfin, suivant la nature du liquide

qu'il contient, etc. Il est quelquefois bien difficile de se
prononcer sur la question de savoir si la poche ovarique
est unique ou multiple, si elle est ou non compliquée
de dégénérescences cancéreuses ou autres, et cependant la connaissance de ces faits a toujours une grande
portée pour se prononcer sur l'opportunité de l'opération et sur son résultat probable. Une première ponction abdominale est souvent nécessaire pour éclairer
sur la forme particulière du kyste, sur sa nature et sur
celle de son contenu. Dans les cas de kystes uniloculaires,
l'expérience nous a appris que, le plus souvent, l'ovaire
est converti en une poche lisse, polie, à parois minces,
offrant beaucoup de ressemblance avec les membranes
séreuses, n'ayant aucune adhérence avec les différents
viscères qui l'entourent et contenant un liquide séreux,
citronné, onctueux, de couleur variable, d'un écoulement facile. Ces cas sont de ceux qui doivent être traités
par les injections iodées, et qui sont dans toutes les
conditions voulues pour obtenir des résultats satisfaisants.

« Nous devons dire encore que, même parmi cette
variété de kystes, il y a encore des distinctions à signaler,
basées sur la nature du liquide qu'ils renferment. Ainsi
ceux qui laissent écouler un liquide clair, citrin, exempt
de toute coloration, sont plus susceptibles de guérir que
les autres ; ceux, au contraire, dont le liquide a une coloration particulière plus ou moins prononcée, sangui-
nolente, couleur chocolat ou café, lactescente, etc.,
guérissent plus difficilement, surtout si les liquides sont
épais, visqueux,

« Presque tous ces kystes sont accompagnés de complications plus ou moins graves. En général, la coloration du liquide dénote qu'un travail inflammatoire a eu

lieu dans la tumeur, et rarement dans ces cas une seule ponction et une seule injection suffisent pour produire la guérison ; il faut, après les avoir ponctionnés, les traiter en laissant une sonde à demeure, répéter les injections et prendre toutes les précautions que nous indiquerons plus loin pour cette variété de kystes. Nous devons dire que, lorsque les kystes offrent de pareilles conditions, les guérisons sont plus difficiles et plus douteuses : ce sont ces cas qui, quelquefois, donnent des résultats fâcheux.

« Dans les kystes multiples, qui se rapprochent par leur structure et par leur contenu des kystes uniloculaires, lorsqu'ils ne sont accompagnés d'aucune complication, ces injections iodées peuvent également être employées avec beaucoup d'avantage. Dans cette variété, le kyste est formé de poches ou cellules distinctes, dont l'une offre un développement plus considérable que les autres ; alors on doit faire autant de ponctions et d'injections qu'il y a de poches séparées ; seulement il est prudent de ne les opérer que les unes après les autres, si elles sont nombreuses.

« Quand, au contraire, les kystes sont multiloculaires celluleux, qu'ils forment une foule de cavités de grandeur variable, sans communication les unes avec les autres, il est presque certain que ces kystes offrent une structure et des produits particuliers qui rendront plus difficile et même impossible le succès des injections iodées.

« Le plus souvent, ces kystes ont des adhérences avec les organes qui les entourent, par suite des irritations, des inflammations plus ou moins étendues, plus ou moins répétées, dont ils ont été le siége ; leurs parois ont une plus grande épaisseur, et il est ordinaire d'y trouver diverses dégénérescences ; le liquide qu'ils contiennent est épais, gélatineux, filant, ressemble à de la colle, du miel, etc., est difficile à évacuer.

« Ces kystes aréolaires ou gélatiniformes sont, suivant l'opinion de Delpech et de Cruveilhier, de nature cancéreuse. En général, les femmes qui les portent offrent tous les signes de la cachexie cancéreuse.

« Il est donc indiqué dans ces cas, lorsqu'il a été possible de bien reconnaître leur nature véritable, sinon de s'abstenir de toute opération, puisque les injections iodées sont encore utiles dans ce cas, mais de ne pas promettre une guérison radicale ; on ne doit avoir d'autre but et d'autre espoir, alors, que de prolonger l'existence de la malade.

« Lorsque la santé générale des malades est bonne, qu'il n'existe aucune trace de cachexie, si l'on reconnaît un kyste multiloculaire donnant issue à un liquide de couleur citrine, limpide, facile à évacuer, on peut encore recourir aux injections iodées. Dans ce cas, on tentera de rendre uniloculaire le kyste en déchirant les parois des poches, soit avec la canule du trocart, soit avec un mandrin. Il rentrera alors dans la catégorie des kystes uniloculaires. Ou bien on ponctionnera successivement les kystes et on les injectera séparément. »

M. Boinet ajoute que l'opération doit être faite aussitôt qu'on aura pu reconnaître la présence du liquide et que celui-ci sera assez abondant pour qu'on ne puisse pas blesser les organes abdominaux.

Lorsqu'il s'agit de kystes simples, uniloculaires, on fera la ponction au moyen d'un gros trocart et de préférence au-dessus du ligament de Poupart à la partie la plus inférieure du ventre ; quand le liquide est en partie écoulé, on glisse par le trocart une sonde de caoutchouc, remplissant exactement le calibre du trocart et qui pénètre profondément dans le kyste. Alors le reste du liquide s'écoule et l'on pratique une injection iodée composée comme il suit :

R. Eau distillée. . . . . 150 grammes.
   Teinture alcoolique d'iode. . . 100   —
   Iodure de potassium. 4   —
          M

Les quantités seront légèrement modifiées suivant le volume et la contenance du kyste.

L'injection séjournera dans la poche cinq ou dix minutes, et pendant ce temps, par des pressions douces dans tous les sens, on mettra le liquide injecté en contact avec tous les points du kyste. Cela fait, on laissera écouler du liquide ce qu'on pourra, on retirera la sonde et l'on recouvrira le ventre d'une épaisse carde d'ouate, maintenue par un bandage de corps modérément serré. On surveillera la malade pour parer aux phénomènes de réaction, et on laissera à la nature le soin d'achever la guérison, qui n'est pas toujours complète après une première injection. Mais on peut alors, sans grand inconvénient, revenir à une deuxième, à une troisième injection, ou même à un plus grand nombre. Il faut les pratiquer aussitôt qu'on a constaté le retour du liquide. M. Boinet recommande, après chaque nouvelle ponction, de retirer avec la seringue qui a servi à l'injection l'air et le liquide iodé, si l'on ne veut pas en laisser une certaine quantité.

Lorsque le kyste est multiloculaire, et renferme un liquide épais dont l'écoulement est difficile, il faut se servir d'un gros trocart, et après l'écoulement d'une partie du liquide, aspirer au moyen de la seringue ce qu'il en reste. Une fois le liquide évacué, on procédera comme pour les kystes simples. M. Boinet conseille alors de laisser une sonde à demeure bouchée par un fausset qui permet l'issue du liquide qui se reforme, plusieurs fois par jour, et de faire des lavages avec de l'eau iodée, si les liquides ont une odeur fétide. La sonde ne devra être changée qu'au bout de huit ou dix jours, afin que des adhérences aient eu le temps de se former entre le kyste et la paroi abdominale ; et enfin, lorsque la fistule abdominale est bien formée et qu'on peut ne plus craindre d'épanchement dans la péritoine, on remplace la sonde par une canule en ivoire de 12 à 18 centimètres et munie d'un robinet que les malades peuvent ouvrir et fermer elles-mêmes. A mesure que le kyste revient sur lui-même, M. Boinet recommande de modifier les proportions de la teinture d'iode, jusqu'à l'employer pure, lorsque le kyste ne contient plus qu'une petite quantité de liquide.

Les effets immédiats de l'injection sont souvent marqués, quelquefois il se produit un peu de chaleur, le ventre devient légèrement douloureux. Mais ces accidents sont, en général, très-légers et de courte durée. Quelques malades accusent la sensation d'un goût métallique dans la bouche et plus rarement quelques-unes éprouvent quelques phénomènes d'intoxication iodique tels que : l'ivresse, le coryza, nausées, etc.

La méthode des ponctions répétées avec injections iodées a donné à M. Boinet 64 guérisons sur 130 opérations.

La ponction suivie d'injection iodée peut être employée comme moyen palliatif lorsque la femme est âgée ou quand elle se refuse à l'extirpation de sa tumeur ou quand cette opération est jugée impossible.

5° *Ablation partielle suivie de drainage et de suppuration des parties restantes.* — Ce procédé ne peut être conseillé que lorsque le kyste est trop adhérent pour pouvoir être extirpé entièrement.

L'opération, ainsi que le fait remarquer M. Kœberlé, est une opération qu'on ne fait que par nécessité, dans l'impossibilité où l'on se trouve parfois de faire autrement. C'est ce qu'on a désigné, dit cet auteur, sous le nom d'*ovariotomies incomplètes* ou *inachevées.* « L'opération consiste à retrancher toutes les parties susceptibles d'être excisées et à fixer entre les lèvres de l'incision, la base de la tumeur restée adhérente. On réunit celles-ci en laissant un libre écoulement aux liquides sécrétés dans les parties restantes par l'intermédiaire de tubes à drainage. » (Kœberlé).

Ce procédé ne doit être recommandé que comme pis aller, car il fournit des résultats déplorables.

6° *Ovariotomie.* — L'ovariotomie consiste dans l'extirpation des ovaires, lorsque ces organes sont atteints de dégénérescences kystiques ou fibro-kystiques.

L'ovariotomie a été tentée par deux voies différentes : par incision pratiquée sur l'abdomen, et par le vagin.

A. — *Ovariotomie abdominale.*

Historique. — Bien que l'idée d'extirper les ovaires malades ne soit pas nouvelle, il faut bien reconnaître que les règles précises de l'opération n'ont été proclamées que depuis peu d'années.

Laumonier (de Rouen), (1) en 1781, extirpa avec succès l'un des ovaires d'une femme dans un cas d'hydropisie enkystée de la trompe compliquée d'ovarite.

Plusieurs opérateurs américains au nombre des quels nous devons citer en 1822, Nathan Smith (2), et quelques années plus tard, Atlee (3) Peaslee, Kimball et Dunlap firent l'ovariotomie à plusieurs reprises et avec succès.

En 1840, Charles Clay préconisa l'opération en Angleterre. L'ovariotomie trouva bientôt dans ce pays des partisans convaincus : Baker Brown, Spencer Wells, J. Smith, Humphray, Fergusson, Keith, Hutchinson, pour ne citer que les plus illustres.

L'ovariotomie fut pratiquée en Allemagne, en 1819 par Chrysmar (de Wurtemberg), mais l'opération combattue par Dieffenbach en 1828 et jusqu'en 1852, par Kiwish, tomba en discrédit jusqu'en 1864, époque où une réaction se fit en sa faveur. Parmi les auteurs qui cherchèrent à tirer l'opération de l'oubli dans lequel elle resta si longtemps, en Allemagne, nous citerons, Gusserow, Hildebrand, Spiegelberg, Martin, Stilling, Veit, Wagner et Billroth.

En France, l'ovariotomie complètement délaissée pendant longtemps fut pratiquée avec succès en 1844 par le D⟨r⟩ Woyeckowski, de Quingey (Doubs) (4), en 1847, par Vaullegeard (5), de Condé-sur-Noireau (Calvados). Mais les insuccès survenus dans les mains de

---

(1) Laumonier. *Histoire de la Soc. royale de méd.*, 1782, t. V, p. 296.

(2) Nathan Smith. *Case of ovarian dropsy successfully removed by a surgical operation* (*The american med. record, philadelphia*, t. V, 1822, n° 17).

(3) Atlee. *Amer. J. of med. sciences*, avril 1845.

(4) Woyeckowski. *Revue méd. chir.*, juin 1847.

(5) Vaullegeard. *Jour. des connaissances méd. chir.*, 1848, p. 224.

Nélaton, de Maisonneuve, de Jobert, d'Adolphe Richard, de Demarquay jetèrent un tel discrédit sur cette opération que l'Académie de médecine, en 1858, proscrivit l'ovariotomie comme une opération meurtrière et barbare.

Il fallut les éclatants succès de Kœberlé, de Péan, de Boinet, pour réhabiliter l'opération.

Dans ces dernières années, l'ovariotomie qui n'était pratiquée que par quelques chirurgiens est devenue une opération courante, dans les hôpitaux de Paris où elle a donné des succès nombreux entre les mains de chirurgiens distingués : MM. Terrier (1), Gillette, Polaillon (2) et d'autres.

Statistique. — Nous ne parlerons pas des premières statistiques publiées. Les succès au début furent rares et furent la cause du discrédit dans lequel tomba, tout d'abord, l'ovariotomie. Nous nous contenterons, dès lors, de fournir le relevé des résultats obtenus dans ces dernières années.

Clay (de Manchester), jusqu'en 1871, avait pratiqué l'ovariotomie simple ou double 250 fois ; 182 de ses opérées ont guéri.

Baker Brown, jusqu'en 1867, avait pratiqué 111 opérations avec 76 guérisons.

Spencer Wells (3) en 1872, fournit une statistique embrassant 500 opérations. Sur ce total, l'éminent chirurgien anglais n'a eu que 127 décès.

----

(1) Terrier. *Deux observations d'ovariotomie.* Communication à la Société de chirurgie, séance du 5 juillet 1876 (*Annales de Gynécologie*, t. VI, p. 206).

(2) Polaillon. *Annales de gynécologie*, t. IV, p. 442.

(3) Spencer Wells. *Diseases of the ovaries*, 1872, p. 321.

Les résultats fournis par Spencer Wells ne diffèrent pas sensiblement pour les opérations pratiquées en ville ou pour celles qui ont eu lieu à l'hôpital.

Sur 240 opérations à l'hôpital, ce chirurgien a eu 176 guérisons et 64 morts, ce qui donne comme mortalité 26,66 p. 100.

Sur 260 opérations en ville, le même chirurgien a eu 197 guérisons et 63 morts, au total 24,23 p. 100 de décès.

Ces faits en tenant compte de l'âge des malades se répartissent de la façon suivante :

AGE.	NOMBRE des OPÉRATIONS	GUÉRISONS.	MORTS.	MORTALITÉ P. 100.
15 — 20	12	12	0	0
20 — 25	52	43	9	17,3
25 — 30	72	54	18	25
30 — 35	69	47	22	31,88
35 — 40	65	48	17	26,15
40 — 45	74	62	12	16,21
45 — 50	55	37	18	32,72
50 — 55	62	41	21	33,87
55 — 60	31	22	9	29,03
60 — 65	6	5	1	16,66
65 — 70	2	2	0	0
	500	373	127	25,4

Dans un relevé fourni par Gallez et qui s'arrête au 1ᵉʳ janvier 1870, nous trouvons un total de 2,187 ovariotomies, avec 1,331 guérisons et 845 morts, ce qui fournit un résultat de 58,60 p. 100 de succès.

Mais cet ensemble de faits ne peut être accepté comme absolument exact à cause des insuccès que certains opérateurs ont l'habitude de dissimuler.

M. Péan, sur 154 ovariotomies publiées en 1876, a eu 108 cas de guérison et 46 morts, soit 30 p. 100 de décès.

La statistique de Boinet, publiée en 1877, comprend 76 cas dont 48 guérisons et 28 morts.

Krassowsky (de Saint-Péterbourg), jusqu'en 1868, avait fait 24 ovariotomies dont 13 avec succès.

Sköldberg (de Stockholm), dans sa statistique publiée en 1872, a eu 5 décès sur 29 opérations.

M. Polaillon sur 6 opérations, a obtenu 5 succès.

M. Gillette sur 5 malades ovariotomisées, a eu à enregistrer 3 guérisons.

M. Kœberlé (1), jusqu'au mois de mars 1878, a pratiqué 293 ovariotomies avec 218 guérisons et 75 morts, ce qui donne une mortalité de 25 p. 100.

Nous n'insisterons pas plus longuement sur l'éloquence de ces chiffres, ils parlent assez haut pour que nous puissions accepter, sans réserves, une opération qui est une des plus belles conquêtes de la chirurgie contemporaine.

L'ovariotomie dans son exécution nous offre à considérer :

A. Les soins préliminaires.

B. L'opération.

A. **Soins préliminaires.** — La malade doit être dans un état de santé satisfaisant pour subir l'opération avec le moins de danger possible.

Si la tumeur est très-volumineuse, M. Kœberlé conseille de faire la ponction du kyste, cinq, huit ou dix jours avant l'ovariotomie.

---

(1) Kœberlé. *Nouveau dict. de méd. et de chir. prat.*; art. *Ovariotomie*; p. 586.

Il faut, autant que possible, intervenir en dehors de la période menstruelle, à cause de la congestion plus grande des vaisseaux du petit bassin pendant cette époque.

Un ou deux jours avant l'opération, il convient de vider l'intestin à l'aide d'un purgatif léger. M. Kœberlé a l'habitude de faire prendre aux malades la veille de l'opération, 3 grammes de sous-nitrate de bismuth en 6 paquets dans le but de décomposer les gaz ou les liquides hydrosulfurés contenus dans le tube digestif.

Quant au lieu de l'opération, il doit être bien aéré, bien éclairé et modérément chauffé à 70 degrés Farrenheit (20 degrés centigrades environ), d'après Spencer Wells. Si l'ovariotomie est pratiquée dans un hôpital, il est nécessaire de choisir une chambre séparée des autres malades.

Les objets nécessaires pour l'opération : instruments, éponges seront d'une netteté parfaite, il est bon de les laver dans une solution d'acide phénique qui détruise toutes les impuretés. Les mains de l'opérateur seront également passées dans la solution d'acide phénique. Quant aux aides ils seront peu nombreux ; cinq aides au moins sont nécessaires ; l'un pour pratiquer l'anesthésie, un second pour aider le chirurgien et pour sounir les parois abdominales, un troisième pour passer les instruments, un quatrième pour pratiquer les ligatures, etc., et un cinquième pour passer les éponges.

La malade doit être vêtue d'une robe de flanelle, afin de maintenir une chaleur uniforme à la surface des téguments. Elle sera placée sur un lit suffisamment élevé et assez étroit pour ne pas gêner les mouvements de l'opérateur et des aides. Le lit que M. Péan a fait construire pour ces sortes d'opérations et que nous avons toujours vu employer dans les ovariotomies auxquelles nous avons assisté, nous paraît particulièrement devoir être recommandé.

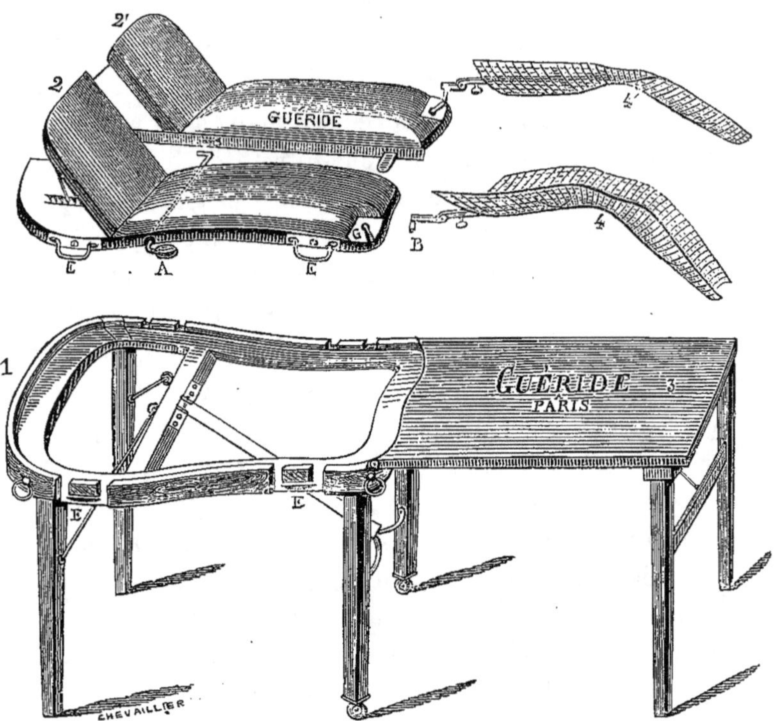

Fig. 265. — Lit à ovariotomie de M. Péan (1).

L'appareil instrumental se compose de toute la série des instruments qui peuvent être nécessaires dans un cas quelconque, même en supposant une erreur de diagnostic, afin qu'on ne soit pas pris au dépourvu par une complication inattendue.

. (1) 1, Cadre de bois sur lequel se posent les parties 2, 2' qui, réunies, forment une plate-forme sur laquelle repose le tronc.— 4, 4' Gouttières pour supporter les membres inférieurs.

Lorsque l'opération est terminée, les parties 2, 2' réunies servent à reporter la malade dans son lit, puis elles sont écartées l'une de l'autre pour laisser la femme reposer sur le matelas.

Voici, d'après M. Kœberlé, la liste des objets indispensables : (1)

Deux bistouris droits. — Une pince à disséquer. — Une paire de ciseaux. — Une demi-douzaine de pinces à griffes ou d'autres pinces pour saisir, attirer et maintenir le kyste. — Deux douzaines de pinces hémostatiques. — Du fil de soie de Chine, de préférence du catgut, ou tout autre fil pour les ligatures. — Un gros tube dont l'extrémité est taillée en bec de flûte ou un gros trocart quelconque. — Du fil de fer, des serre-nœuds ou des clamps quelconques. — Des aiguilles munies de fil pour la suture profonde. — Des épingles pour la suture superficielle. — Des éponges. — Du linge. — Un thermo-cautère ou des fers à cautère. — Des tubes à drainage. — De la charpie. — Des pièces de linge à pansement, etc., etc.

B. **Opération.** — L'opération comprend plusieurs temps qui sont :

1° l'anesthésie; 2° l'incision de la paroi abdominale ; 3° l'évacuation du contenu ou la réduction du volume de la tumeur s'il y a lieu ; 4° la destruction des adhérences ; 5° constriction du pédicule et excision de la tumeur ; 6° le nettoyage de la cavité abdominale ; 7° la réunion de la plaie ; 8° le pansement ; 9° les soins consécutifs.

1° *Anesthésie.* — L'anesthésie est pratiquée ordinairement avec du chloroforme ; ce liquide doit être de *bonne qualité.* Spencer Wells recommande le bichlorure de méthylène.

____

(1) Kœberlé. *Nouveau dict. de méd. et de chir. prat.*, t. XXV, article *Ovariotomie.*

L'anesthésie doit être poussée jusqu'à résolution complète et continuée jusqu'à la fin de l'opération.

Dans le cours de l'opération, il se produit assez souvent des vomissements qui tendent à expulser les intestins au dehors et qui, par les secousses qu'ils impriment aux organes, gênent considérablement l'opérateur. Le meilleur moyen de faire cesser cette convulsion du diaphragme consiste à activer l'anesthésie chloroformique.

Nous ne nous étendrons pas plus longuement sur les précautions que réclame l'emploi du chloroforme ; disons que l'aide qui se chargera de l'administration de cet agent doit s'occuper exclusivement de la fonction qui lui est dévolue ; il suivra avec soin la respiration, les battements du pouls.

2° *Incision de la paroi abdominale.* — Avant de pratiquer l'incision de l'abdomen, il est indispensable de vider la vessie au moyen de la sonde, dans la crainte que ce réservoir, distendu par l'urine, ne se trouve blessé dans le cours de l'opération.

L'opérateur placé au côté droit de la malade ou entre les jambes, si l'on se sert du lit de M. Péan, incise la paroi abdominale couche par couche, exactement sur la ligne médiane, en partant du voisinage de l'ombilic pour s'arrêter à 5 ou 6 centimètres au-dessus du pubis. L'étendue de cette incision varie suivant les cas, elle peut n'être que de 6 à 10 centimètres chez quelques malades, tandis que chez d'autres elle peut atteindre jusqu'à 50 centimètres. Lorsque l'incision présente une aussi longue étendue, elle s'étend au delà de l'ombilic que l'on a l'habitude de contourner à gauche, de préférence, afin de ménager le ligament suspenseur du foie. Lorsqu'on se trouve dans la nécessité de prolonger ainsi l'incision au delà de l'ombilic, on opère en général la section des tissus au moyen de forts ciseaux et seulement lorsqu'on en a reconnu la nécessité, et lorsque l'ouverture de la partie inférieure de l'abdomen est déjà complète.

Lorsque les tissus superficiels sont incisés et que l'on arrive au contact du plan fibreux sous-péritonéal, il faut avoir soin de ne pas prendre ce plan fibreux pour les parois du kyste et de croire à l'existence d'un kyste adhérent. Lorsque ce plan fibreux est incisé, sur la sonde cannelée on soulève le péritoine au moyen d'une pince et l'on pratique une boutonnière, dans laquelle on introduit deux doigts, et l'on continue l'incision du péritoine dans leur intervalle.

Avant d'ouvrir le péritoine, il faut que tout écoulement sanguin provenant de la paroi abdominale ait été tari, soit au moyen de pinces à forcipressure appliquées sur les vaisseaux ou de ligatures.

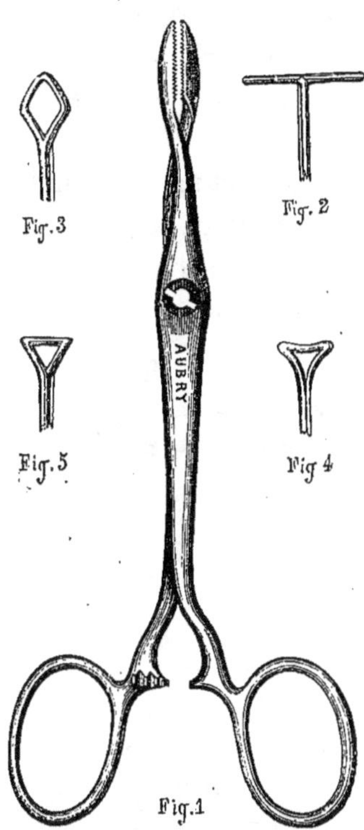

FIG. 266. — Pinces hémostatiques. 1. Modèle le plus communément employé. 2. Extrémité en T. 3 et 4. Extrémités en triangle. 5. Extrémité en losange.

Au moment de l'ouverture du péritoine, il s'écoule, en général, une certaine quantité de liquide ascitique.

On reconnaît que l'on est arrivé sur le kyste à l'aspect

de la tumeur qui apparaît avec une surface lisse, blanchâtre ou bleuâtre, et sillonnée de veines plus ou moins
volumineuses.

Si l'épiploon est adhérent au kyste ou à la partie abdominale, il faut éviter, autant que possible, de blesser
cet organe à cause de l'écoulement de sang qu'il fournirait; si on ne peut refouler cette membrane, il faut en
opérer la ligature ou appliquer sur elle des pinces hémostatiques en T, et inciser ensuite dans l'intervalle
des points où elles ont été insérées.

3° *Réduction du volume de la tumeur.* — Quand la
tumeur est mise à nu, on plonge dans son intérieur
un trocart communiquant avec un appareil aspirateur,
au moyen d'un long tube de caoutchouc inséré sur sa
partie latérale (voy: fig. 267).

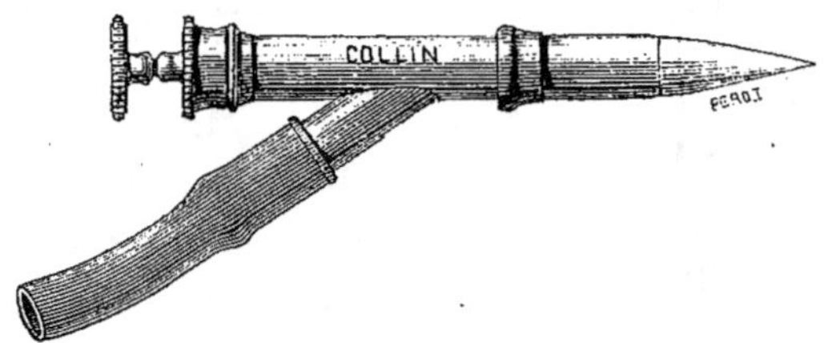

FIG. 267. — Trocart à ovariotomie.

L'aspiration du liquide se fait après qu'on a retiré la
pointe de l'instrument au-delà de l'endroit où se trouve
placée la tubulure latérale.

M. Kœberlé se sert d'un gros trocart taillé en bec de
flûte et sur l'extrémité duquel est fixé un tube de
caoutchouc faisant office de syphon.

Il est utile de garnir le kyste, au-dessous du point
qui doit être ponctionné, avec une éponge ou des linges
dans la crainte que le liquide kystique ne s'écoule au
pourtour de la canule et tombe dans le péritoine.

Si le contenu du kyste était trop épais pour traverser
le trocart, il faudrait retirer la canule et vider la poche,
en pratiquant une incision sur sa surface. C'est alors
qu'il convient de redoubler d'attention pour éviter
l'entrée dans le péritoine des matières contenues dans
le kyste.

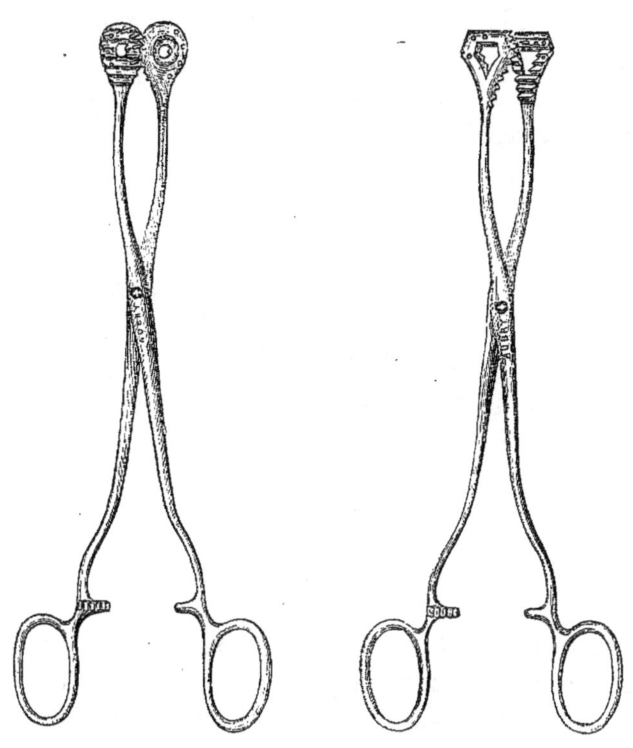

FIG. 268.   FIG. 269.
Pince à arrêt et à pointes de Nélaton. Pince à arrêt et à pointes de Péan.

4° *Destruction des adhérences ; Hémostase ; Extraction de la tumeur.* — Dès que la tumeur est suffisamment réduite de volume, on enlève le trocart, mais en
prenant la précaution d'appliquer sur l'ouverture du

kyste une pince à arrêt et à pointes semblables à celles
que nous représentons fig. 268 et fig. 269, pour empêcher la sortie des liquides contenus dans le kyste. Cela
fait, on introduit la main à travers la plaie abdominale
et l'on explore avec soin, sans violence, le pourtour de
la tumeur pour se rendre compte des points où elle
adhère. Si l'on ne trouve aucune adhérence, on peut
procéder immédiatement à l'extraction, en implantant
de nouveau sur les parois de la tumeur des pinces à
arrêt et à griffes.

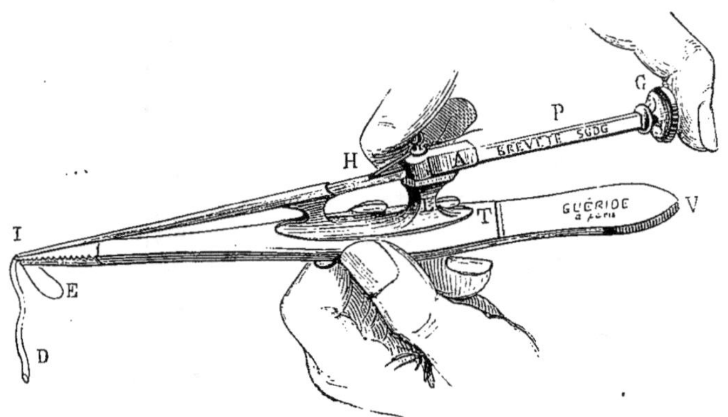

Fig. 270. — Pince-ligateur de Cintrat (1).

Les tractions doivent être faites lentement et sans
violence, dans la crainte de déchirer quelque adhérence
vasculaire qui n'aurait pas été reconnue tout d'abord.

Si le kyste présente des adhérences, il faut chercher
à les déchirer avec les doigts ou avec un instrument

---

(1) La figure représente la pince-ligateur en fonctionnement. — V est
une pince à ligature ordinaire avec laquelle on saisit l'artère D que l'on
doit lier. — En T existe une rainure dans laquelle vient se placer le pied L,
qui supporte le ligateur A. — Le mécanisme de ce dernier est d'ailleurs le
même que celui du ligateur serre-nœud représenté page 604.

mousse ou à les couper avec des ciseaux. Quand on a recours aux.ciseaux, il faut, autant que possible, faire la section entre deux ligatures, ou entre les mors de deux pinces hémostatiques, afin de prévenir tout écoulement de sang.

Au lieu des pinces plates que nous venons de signaler, M. Kœberlé préfère se servir de pinces à griffes et à arrêt, qu'il est plus facile d'implanter sur la tumeur, lorsque celle-ci présente des parties solides.

Quand l'adhérence est profonde et qu'il existe des vaisseaux qui fournissent du sang, il peut être nécessaire de pratiquer une ligature ; comme celle-ci est destinée à être perdue dans l'excavation pelvienne, il convient de recourir au catgut phéniqué qui a la propriété de se résorber. On pourrait se servir avec avantage, si le vaisseau était situé profondément et difficile à entourer d'un fil au moyen de la main, de la pince-ligateur de Cintrat (voy. fig. 270). Le fil doit être coupé près du nœud, afin d'offrir le plus petit volume possible. Il est, d'ailleurs, rarement nécessaire de recourir à ces ligatures perdues, car le plus souvent il suffit d'appliquer pendant dix à quinze minutes sur la surface saignante une pince à forcipressure, pour que l'écoulement de sang se trouve tari.

5° *Constriction du pédicule et excision de la tumeur.* — Le pédicule de la tumeur présente, en général, le volume de un à deux doigts ; il est formé par la partie du ligament large qui adhère à l'ovaire ; il renferme les vaisseaux qui se rendent à l'ovaire et qui sont plus ou moins dilatés ; il contient encore la trompe utérine, adhérente à l'ovaire par sa frange ovarique.

Une fois la tumeur attirée à l'extérieur, on doit opérer la constriction du pédicule au moyen d'un fil fortement serré, et maintenir ce pédicule à l'extérieur, vers la partie inférieure de la plaie abdominale.

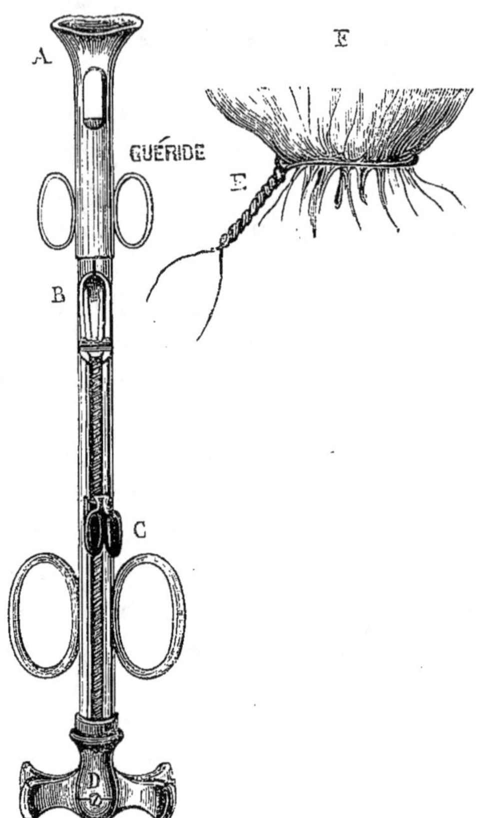

Fig. 271. — Ligateur serre-nœud de Cintrat (1).

L'instrument dont on se sert le plus souvent, aujour-

(1) Les fils, après avoir contourné la tumeur, sont fixés en C, et l'on opère la striction au moyen d'une vis de rappel en faisant tourner la partie D. Pour lier le fil, on fixe la partie A, et l'on imprime au corps de l'instrument un mouvement de rotation à l'aide des deux grands anneaux qu'il présente. On obtient alors une ligature par torsion du fil représentée en E. Quand la torsion du fil est suffisante on coupe le fil en B et l'on enlève l'instrument.

d'hui, est connu sous le nom de ligateur serre-nœud de Cintrat (voy. fig. 271). Ce ligateur serre-nœud diffère peu du constricteur de Maisonneuve, seulement il est composé de deux parties qui permettent de tordre le fil, lorsque la constriction est suffisante.

Pour empêcher le retrait du pédicule dans l'abdomen, il convient de le traverser au niveau du point où l'on place la ligature avec deux broches placées en croix et dont les extrémités, longues de plusieurs centimètres, sont destinées à appuyer sur la paroi abdominale. Les broches doivent avoir une direction oblique, l'une de gauche à droite et de haut en bas, l'autre de droite à gauche et de haut en bas.

On s'est encore servi, pour fixer le pédicule à l'extérieur et l'étreindre, d'instruments de formes diverses et désignés sous le nom de *clamps*, mais ces instruments étant lourds, on tend à les abandonner de jour en jour.

Une fois le pédicule serré, on excise la tumeur au moyen d'un bistouri.

Les procédés qui consistent à maintenir ainsi le pédicule à l'extérieur, ont reçu le nom de traitement du pédicule par *méthode extra-péritonéale*, par opposition au traitement par la *méthode intra-péritonéale* et par *pédicule perdu* dans laquelle on abandonne le pédicule, une fois lié, dans le fond de la cavité pelvienne.

Le traitement par la méthode intra-péritonéale est rarement employé, à cause des dangers auxquels il expose. Cette méthode ne saurait être conseillée que si le pédicule était très-court et ne pouvait être facilement amené à l'extérieur. M. Kœberlé opère, dans ce cas, la constriction au moyen d'un serre-nœud qui plonge dans la cavité abdominale et qui maintient ainsi le pédicule immobile à une distance fixe de la paroi abdominale. Pour faciliter l'issue des liquides qui se produisent nécessairement au voisinage du pédicule, il est nécessaire de placer un drain de verre ou de caoutchouc. Quant au drainage du cul-de-sac péritonéal rétro-utérin, M. Gaillard-Thomas le regarde comme dangereux, en ce qu'il expose à la septicémie, à cause du passage des liquides provenant de la cavité du bassin, à travers le tissu cellulaire péri-utérin.

M. Kœberlé pense que le drainage abdomino-vaginal doit être réservé pour des cas exceptionnels où il peut être une ressource précieuse.

Pour cet auteur, le drainage n'a sa raison d'être que dans les cas de péritonite chronique, de péritonite sup-purée, de lymphorrhagie ou d'hémorrhagie profuse.

La méthode de traitement par *pédicule perdu* expose à de grands dangers : péritonite, abcès pelviens, suppurations prolongées, hémorrhagies internes. Aussi, quoiqu'elle ait permis d'obtenir quelques guérisons, doit-elle être rejetée.

Lorsque le pédicule est lié, il faut examiner l'ovaire du côté opposé, et s'il présente la moindre altération, il ne faut pas hésiter à pratiquer l'ablation des deux ovaires, pour éviter d'exposer les malades à une récidive de l'affection.

6° *Nettoyage de la cavité péritonéale.* — La plupart des auteurs sont d'accord pour admettre qu'il est important de pratiquer, avec le plus grand soin, le nettoyage de la cavité péritonéale. Cependant l'importance de la *toilette du péritoine* a été très-exagérée. M. Kœberlé admet qu'on peut laisser, sans inconvénients, dans la cavité du péritoine, de petites quantités de sang ou de sérosité.

Ce n'est que lorsque ces liquides sont déjà putréfiés ou altérés par leur exposition à l'air que leur présence peut devenir nuisible.

M. Kœberlé admet que la graisse liquide ou concrète des kystes dermoïdes, des caillots peu volumineux, de la paralbumine, de la matière colloïde, de l'eau phéniquée, de l'huile d'olives, ont pu rester impunément dans la cavité du péritoine. Néanmoins, dit l'éminent chirurgien, il importe d'en nettoyer tous les replis avec le plus grand soin possible.

Pour pratiquer la toilette du péritoine, on se sert habituellement d'éponges tenues à la main ou montées sur des tiges de bois ou sur le porte-éponge que nous avons fait connaître page 406. M. Kœberlé préfère se servir de serviettes sèches qui permettent d'étancher plus rapidement le fond de l'excavation pelvienne et les intestins.

7ᵉ *Suture de la plaie.* — Dès que la toilette du péritoine est suffisamment complète, on procède à la suture de la plaie abdominale que M. Péan pratique de la façon suivante : Les sutures doivent être faites en allant de haut en bas, de l'ombilic vers le pubis.

On fait alternativement une suture profonde et une suture superficielle. Les premières doivent comprendre le péritoine ; elles sont faites avec des fils d'argent assez fins, que l'on passe avec une aiguille courbe ordinaire, soit avec le chasse-fil à roue dentée construit par M. Mathieu, pour l'opération de la fistule vésico-vaginale. Les deuxièmes, sont de simples sutures entortillées, et ne doivent comprendre que la peau.

Comme il est convenable de ne se servir, pour ces dernières, que d'épingles très-fines, et que d'un autre côté, l'épaisseur des tissus à traverser est assez considérable, il arrive assez souvent que les épingles se courbent avant d'avoir traversé les tissus. Pour remé-

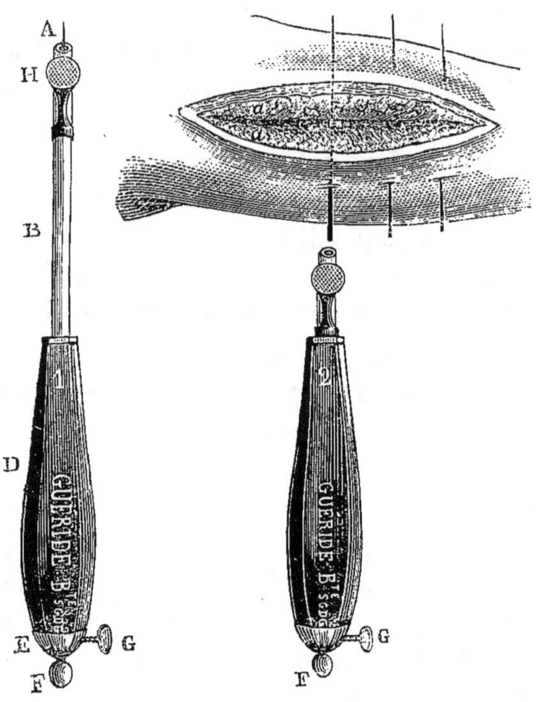

FIG. 272 et 273. — Propulseur ou chasse-épingle de Cintrat permettant de passer des épingles très-fines à travers des tissus très-résistants.

A, Epingle. — B. Tige cylindrique creuse renfermant une tige pleine sur laquelle vient reposer l'extrémité de l'épingle. Au fur et à mesure que l'épingle pénètre dans les tissus, la tige A s'enfonce dans le manche de l'instrument D. — H, Bouton sur lequel il suffit d'appuyer lorsqu'on veut retirer l'épingle.

dier à cet inconvénient, on peut se servir d'un instrument très-ingénieux, imaginé par le Dr Cintrat et qui porte le nom de *propulseur* ou *chasse-épingle* (v. fig. 273).

Immédiatement, en avant et en arrière du pédicule, M. Péan a l'habitude de placer une grosse épingle à tête de verre, beaucoup plus forte que les autres, afin d'obtenir un rapprochement aussi complet que possible des tissus, et d'éviter le tiraillement des parties inférieures de la plaie.

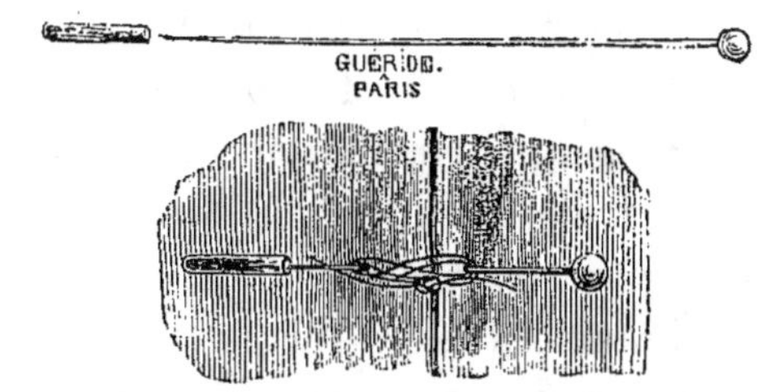

Fig. 274. — Grosse épingle à tête de verre avec son étui, destinée à être placée dans le voisinage du pédicule.

Dès qu'une épingle est passée, on l'entoure d'une suture entortillée et l'on procède ensuite au passage de l'épingle suivante.

La suture mise en pratique par M. Kœberlé diffère quelque peu de la suture que nous venons de faire connaître.

« Dans les réunions qu'il fait après la gastrotomie, M. Kœberlé (1) emploie deux sutures ; l'une profonde, destinée à amener la coaptation et la réunion des plans fibro-musculaires et sous-cutanés, l'autre, superficielle, qui n'affronte que la peau. Pour la réunion profonde, cet auteur employait autrefois une suture enchevillée ; à cet effet, une longue aiguille, armée d'un fil double, à l'extrémité duquel était fixé un bout de sonde, était plongée à 4 ou 5 centimètres en dehors de l'incision et

____

(1) Kœberlé. Société de médecine de Strasbourg, séance du 1er février 1877 (*Annales de Gynécologie*, t. VII, p. 388).

traversait obliquement la peau, la couche cellulo-graisseuse, les muscles et les tissus fibreux de la ligne blanche de manière à sortir au-dessus du péritoine. Les tissus de l'autre lèvre de l'incision étaient traversés dans les points symétriques, mais en sens opposé, et l'aiguille revenue au-dessus de la peau était passée au travers d'une cheville (bout de sonde) sur laquelle on nouait les deux chefs du fil, de façon à maintenir l'affrontement de la paroi abdominale, sans qu'il y eût traction sur la plaie.

« Cette réunion avait le mérite de la solidité et rapprochait parfaitement les parois, mais elle avait l'inconvénient de traverser une assez grande étendue des couches cellulo-graisseuses et musculaires, ce qui donnait lieu parfois à des accidents de suppuration sur le trajet du fil. Ces accidents, assez graves dans quelques cas, ont déterminé M. Kœberlé à abandonner cette suture et à lui substituer un autre mode de réunion qui n'intéresse absolument que les tissus connectifs. Cette suture, faite dans les lèvres mêmé de l'incision, ne comprend de chaque côté que les tissus fibreux de la ligne blanche, et n'embrasse point le péritoine que l'on se contente de rapprocher et qui s'affronte tout naturellement, lorsqu'on vient à nouer le fil. Le nœud doit être fortement serré sur les tissus qu'il est destiné à couper, et maintenir solidement les parois abdominales (voy. fig. 275 et 276). Les extrémités du fil, tordues l'une sur l'autre, sont ramenées sur la peau par le trajet le plus court, en cheminant suivant les circonstances, dans le sillon de l'incision jusque dans l'angle inférieur de la plaie (voy. fig. 277), de façon à servir au besoin de drain dans le cas où celle-ci viendrait à sécréter des liquides. Ce mode de réunion est très-simple et très-solide, les fils restent en place jusqu'à ce qu'ils tombent d'eux-mêmes.

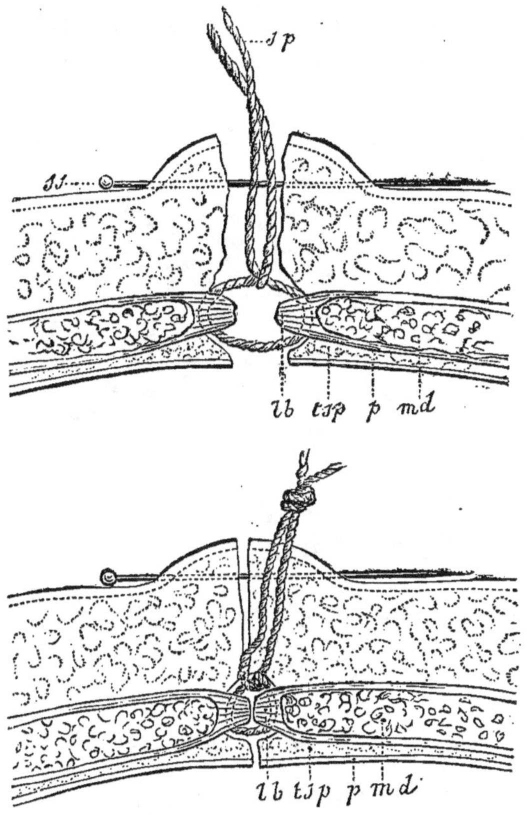

FIG. 275 et 276. — Procédé de suture de M. Kœberlé (1).

« La suture superficielle est ensuite faite avec des épingles aussi fines que possible, de 0ᵐᵐ 4 d'épaisseur, que l'on entortille de fils de soie et dont on coupe ensuite les pointes. »

(1) *s s*, Suture superficielle entortillée; *s p*, Suture profonde ne comprenant que les tissus fibreux *l b* de la ligne blanche en laissant le tissu connectif *t s p* sous péritonéal et le péritoine *p*, s'affronter librement; *m d*, Muscle droit.

Lorsqu'il est nécessaire de sectionner l'épiploon et d'y jeter des ligatures à cause des adhérences qu'il a contractées avec la paroi de la tumeur, il convient de le fixer à l'extérieur, dans la crainte qu'il ne laisse

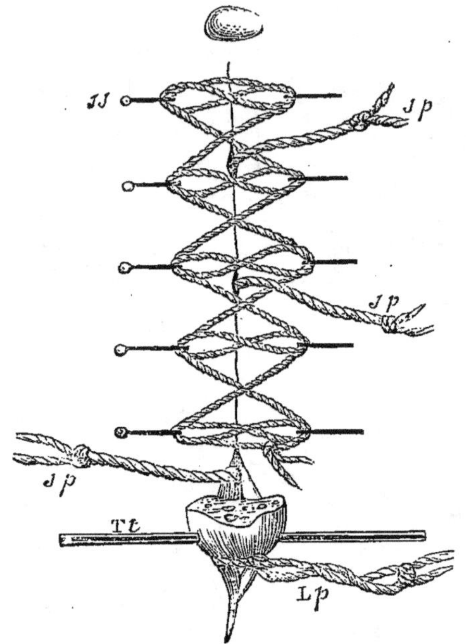

FIG. 277. — Procédé de suture de M. Kœberlé (1).

écouler du sang dans la cavité du péritoine. Il est, en général, placé dans la partie supérieure de la plaie abdominale, et fixé au moyen d'une des épingles qui servent à la suture de la paroi de l'abdomen.

(1) s s, Suture entortillée superficielle; s p, Disposition des fils de la suture profonde le long de la ligne de réunion; T t, Tige transversale traversant les tissus liés, au-dessus de la ligature du pédicule L p, au niveau des ligaments.

Les deux chefs du fil de la suture profonde s p, avant d'être disposés le long de l'incision doivent être préalablement tordus l'un autour de l'autre d'une manière plus ou moins serrée comme ceux de la ligature du pédicule L p, et ne former ainsi qu'un seul cordon.

8° *Pansement.* — Une fois la suture achevée, avant de réveiller la malade, on touche avec un pinceau imbibé de solution de perchlorure de fer à 30° le pédicule et la partie de l'incision qui se trouve en rapport avec lui, afin d'empêcher tout suintement de sang et de produire l'occlusion de la plaie. On panse ensuite le pédicule, comme s'il s'agissait d'une plaie simple, avec de la charpie sèche ; on glisse de chaque côté du ventre, sous les extrémités libres des épingles et des broches qui traversent le pédicule, une bandelette de linge qui a pour but d'empêcher les extrémités de ces instruments de presser douloureusement sur la peau et d'y produire des excoriations. Cela fait, on régularise la forme du ventre au moyen d'une couche épaisse de ouate et l'on entoure le tronc d'un bandage de corps en flanelle.

Quelques chirurgiens, ont l'habitude de placer au niveau de la suture abdominale une couche de ouate sur laquelle ils versent une forte quantité de collodion. Par-dessus ils matelassent fortement le ventre avec de la ouate et appliquent le bandage de corps.

9° *Soins consécutifs.* — L'opération une fois terminée la malade est réveillée et portée dans son lit en évitant qu'elle fasse le moindre mouvement ; on fait fléchir légèrement les membres inférieurs en plaçant un coussin sous les genoux. L'opérée reste ensuite pendant plusieurs jours dans le décubitus dorsal.

S'il survient des vomissements, on devra soutenir le ventre à l'aide des mains.

On réchauffera la patiente en l'entourant de boules remplies d'eau chaude, de linges chauds.

Quelques chirurgiens donnent un peu de vin de Champagne qui tire la patiente du collapsus où l'opération l'a plongée et dont le gaz acide carbonique tend à empêcher les vomissements ; d'autres veulent qu'on se contente, dans les premiers jours qui suivent l'opération, de faire prendre un peu d'eau fraîche ou glacée pour calmer la soif. Quatre ou cinq heures après l'opération, M. Kœberlé permet un peu de bouillon ou de lait et dès le lendemain, une petite quantité de café au lait, de thé ou de chocolat, puis les jours suivants une nourriture plus substantielle, suivant l'état de l'opérée.

Le chirurgien de Strasbourg ne fait jamais prendre aux opérées de narcotiques quelconques, opium ou dérivés à moins d'indications spéciales.

Le deuxième jour, s'il n'y a pas de troubles gastriques, M. Kœberlé a l'habitude d'accorder des aliments en quantité modérée, de l'eau rougie, du vin, de la bière, du thé, du café, du bouillon de bœuf, du potage, du lait, puis des œufs, des viandes grillées et rôties, et vers la fin de la semaine, il laisse l'opérée se nourrir suivant ses habitudes et son appétit.

Le quatrième ou le cinquième jour, le même chirurgien conseille d'administrer des lavements d'eau tiède, et s'il y a lieu, un verre d'eau purgative ou des pilules purgatives, de l'huile de ricin, etc.

La malade doit être sondée au minimum toutes les trois heures ou plus souvent s'il est nécessaire.

M. Kœberlé enlève les épingles de la suture entortillée au bout de quinze ou vingt heures, sauf la dernière qui reste en place pendant une dizaine de jours, afin de maintenir l'angle inférieur de la plaie.

M. Péan n'enlève les épingles que du cinquième au sixième jour.

Les points de suture profonde peuvent être enlevés du quatrième au dixième jour, suivant les cas.

Au moment où l'on enlève les sutures, on a l'habitude d'appliquer en travers de l'incision de petites bandelettes de linge fin que l'on fixe avec du collodion. Cette suture a pour but de maintenir les lèvres de l'incision au contact l'une de l'autre et d'exercer une légère compression. La suture profonde, dans le procédé de M. Kœberlé, ne réclame aucun soin particulier; les fils ne doivent être enlevés que lorsqu'ils tombent d'eux-mêmes après que les tissus ont été sectionnés.

On ne doit pas enlever trop tôt la ligature du pédicule dans la crainte de voir survenir une hémorrhagie et de s'exposer au retrait du pédicule dans l'intérieur de la cavité abdominale; on doit attendre ordinairement que la ligature tombe d'elle-même.

La chute spontanée du pédicule se produit ordinairement du dixième au quinzième jour; mais la cicatrisation de la plaie n'a lieu que du vingtième au vingt-cinquième jour. Les malades doivent rester au lit pendant trois semaines, afin que la cicatrice soit suffisamment consolidée quand on leur permet de se tenir debout. Il faudra tenir le pédicule bien propre et empêcher la décomposition putride en le touchant à plusieurs reprises avec du perchlorure de fer. S'il survenait un écoulement purulent par l'angle inférieur de la plaie, il faudrait pratiquer quelques injections détersives par l'ouverture où l'écoulement se produit.

Accidents pendant l'opération. — Les accidents qui peuvent se montrer pendant l'opération sont : les vomissements, l'issue des intestins, la blessure de ces organes, la blessure de la vessie, des uretères, des hémorrhagies.

Lorsque le vomissement se produit au cours de l'opé-ration, il faut suspendre momentanément l'opération et administrer une plus forte dose de chloroforme qui a pour résultat de faire cesser les contractions spasmo-diques du diaphragme.

On évitera l'issue des intestins en faisant appliquer les mains d'un aide sur la partie supérieure de l'abdo-men au-dessus du kyste et en faisant repousser la masse intestinale en haut et en arrière; on devra alors se hâter de rétrécir la plaie abdominale en appliquant un ou deux points de suture provisoire vers la partie supé-rieure de l'incision.

S'il arrivait que la vessie fût ouverte, comme on l'a observé malheureusement, on devrait suturer les bords de la plaie au moyen de catgut phéniqué et l'on placerait une sonde à demeure dans l'urèthre pendant plusieurs jours.

Quant à la blessure de l'intestin, elle serait suturée de la même manière, la partie blessée serait amenée dans la plaie abdominale au voisinage du pédicule ou même suturée en ce point, afin d'établir une fistule stercorale.

La blessure de l'uretère est un accident très-grave qui ne peut guère se produire que dans le cas de kyste du ligament large.

Dans un cas de blessure de l'uretère, le Dr Nussbaum (de Munich) rétablit artificiellement la communication de ce conduit avec la vessie (1).

La blessure du foie donne ordinairement lieu à une hémorrhagie et à l'écoulement de la bile; c'est, on le conçoit, un accident redoutable.

---

(1) Nussbaum. *Annales de Gynécologie*, t. VII, p. 466.

Quant aux hémorrhagies, elles peuvent résulter, soit de la section d'un vaisseau important, ou se produire en nappe quand le kyste est adhérent sur une étendue un peu considérable. Lorsque la perte de sang est abondante, les malades se trouvent considérablement affaiblies et meurent au bout de quelques heures dans le collapsus, circonstance que les anglais désignent sous le nom de *shock*.

Accidents consécutifs à l'opération. — Les accidents consécutifs à l'opération sont : la péritonite, la septicémie, le météorisme, les hémorrhagies par le pédicule, la désunion de la plaie, la rentrée du pédicule dans la cavité pelvienne, des abcès du bassin, des abcès au niveau des sutures, des trajets fistuleux, le tétanos, l'érysipèle.

La péritonite peut être générale ou limitée à l'excavation pelvienne. L'inflammation, quand elle occupe toute l'étendue du péritoine, se développe souvent peu de temps après l'opération. Elle entraîne ordinairement la mort dans un espace de trois à quatre jours. L'inflammation résultant habituellement de la décomposition du sang et de la sérosité qui se sont épanchés à la suite de l'opération, il ne faut pas hésiter à donner immédiatement issue aux liquides décomposés en ouvrant la plaie abdominale vers sa partie inférieure, ou en ponctionnant le vagin ou le rectum. Cette pratique est celle de Keith, Spencer Wells, Kœberlé, Péan et Boinet.

La septicémie résulte du passage dans la circulation de matières septiques élaborées à la surface de la plaie du petit bassin ou entre les lèvres de la plaie abdominale. Lorsque des symptômes de septicémie se produisent, il faut examiner avec soin quel en est le point de départ, afin d'aller à la recherche du foyer putride. S'il siége entre les lèvres de la plaie, il se révèle par une tuméfaction locale, de la rougeur, un suintement séro-sanguinolent; on doit alors écarter les lèvres de la plaie et nettoyer avec soin le foyer. Si le foyer putride siége dans le petit bassin, il faudra comme nous l'avons déjà dit, ouvrir la paroi inférieure de l'abdomen et passer un drain qui permet des injections détersives.

La tympanite, lorsqu'elle se développe, peut faire croire au début d'une péritonite; l'absence de fièvre et de symptômes généraux permet de porter un pronostic, en général, assez favorable. Cette complication mérite, cependant, d'être prise en considération, à cause de la gène qu'elle apporte du côté de la respiration et à cause de la distension de la paroi abdominale. Tout d'abord, on devra solliciter des contractions de l'intestin susceptibles d'amener l'expulsion des gaz, en administrant de légers purgatifs ou introduire une grosse canule dans l'anus; si ces moyens échouent, il ne reste qu'à pratiquer une ponction capillaire de l'intestin.

M. Kœberlé fait remarquer que la pneumatose gastro-intestinale résulte ordinairement de la fermentation des liquides que les malades absorbent en grande quantité pour calmer la soif qui les dévore. Il remédie à la distension de l'estomac en introduisant dans cet organe une sonde œsophagienne et en aspirant les liquides et les gaz avec une poche de caoutchouc. Ce chirurgien conseille alors de laver l'estomac jusqu'à ce que les liquides retirés soient incolores. M. Kœberlé a, dit-il, réussi à sauver ainsi plusieurs opérées dans

des circonstances qui paraissaient tout à fait déses-
pérées.

La désunion de la plaie, bien que rare, n'est point
cependant impossible, aussi convient-il, quand on
permet aux malades de se lever trois semaines environ
après l'opération, de leur faire porter une ceinture de
flanelle au-dessous de laquelle on peut placer un certain
nombre de feuilles de ouate.

Lorsque le pédicule vient à tomber, il peut survenir
consécutivement une hémorrhagie par les vaisseaux
ovariques. Cette hémorrhagie a été cependant rarement
observée, et M. Kœberlé n'a vu que deux fois cet accident se produire, une fois le dixième jour, une autre
fois le douzième. Dans un cas, M. Kœberlé arrêta
l'écoulement sanguin au moyen d'un tamponnement
avec de la charpie imbibée d'eau hémostatique (eau de
Pagliari); dans l'autre cas, le tamponnement et les
moyens adjuvants étant restés inefficaces, le chirurgien de Strasbourg eut recours à la déchirure de la
cicatrice, ce qui lui permit de saisir l'artère ovarique
avec une pince hémostatique et d'arrêter définitivement
l'hémorrhagie.

On a encore noté quelquefois des crampes utérines,
du ténesme anal et uréthral, des douleurs s'irradiant
vers la région lombaire du côté correspondant à l'ovaire
malade et jusque dans l'aine et la cuisse. Ces phénomènes résultent probablement de la ligature du pédicule et de la constriction des nerfs qui se rendent à
l'ovaire.

Nous ne dirons que quelques mots des trajets fistuleux qui peuvent persister plus ou moins longtemps à la
suite des opérations d'ovariotomie; ils résultent ordinairement d'une opération incomplète quand une par-

tie du kyste a dû être abandonnée dans la cavité abdominale, ou procèdent d'une collection purulente. Pour en obtenir la guérison, on a conseillé de dilater le conduit *fistuleux* avec un morceau de laminaria, de faire ensuite des injections iodées et de maintenir le libre écoulement des liquides au dehors.

Nous ne dirons rien du tétanos et de l'érysipèle, complications communes à toutes les plaies.

Indications. — Contre-indications. — Les *indications* de l'ovariotomie peuvent être formulées ainsi qu'il suit, d'après M. Kœberlé (1) :

1° La malade doit jouir d'une bonne constitution.

2° L'état général doit être satisfaisant.

3° L'affaiblissement ne doit pas être trop considérable.

4° L'extirpation de la tumeur ovarique est indiquée lorsque la maladie suit une marche progressive et que la vie de la malade est sérieusement menacée.

5° Le moment d'opportunité pour l'opération est celui où la tumeur est arrivée à un volume moyen, où une ponction palliative va bientôt devenir nécessaire par suite du trouble que le volume de la tumeur menace d'apporter ou occasionne déjà aux fonctions de l'économie. Néanmoins, des tumeurs de 20, 40, 50 kilogrammes peuvent être dans de bonnes conditions de succès. Lorsqu'un kyste a dû être ponctionné, le moment le plus opportun pour l'opération est celui où la tumeur a acquis environ les deux tiers de son volume primitif.

6° Toutes les tumeurs des ovaires, pourvu qu'elles ne

---

(1) Kœberlé. *Nouveau dict. de méd. et de chir. prat.*, article *Ovariotomie*, p. 597.

soient pas de nature cancéreuse, sont susceptibles d'être extirpées.

7° L'ovariotomie doit être entreprise autant que possible dans l'intervalle des époques menstruelles, soit quelques jours avant, soit quelques jours seulement après les règles. Au reste, l'apparition même immédiate des règles ne paraît pas avoir d'influence marquée sur les suites. Toutefois, la congestion des organes pelviens pendant l'époque cataméniale, dispose à des hémorrhagies plus graves, lorsqu'il existe des adhérences pelviennes.

8° L'ovariotomie peut être tentée avec succès quand même les deux ovaires doivent être extirpés simultanément. Cependant l'opération est ordinairement plus grave et présente alors plus de difficultés d'exécution.

Les *contre-indications* de l'ovariotomie résultent, d'après M. Kœberlé, de l'état général de la malade, des circonstances locales de l'organe dégénéré, de l'âge, des circonstances particulières.

1° D'une manière générale, toute affection concomitante, mortelle dans un temps rapproché, et tout état pouvant avoir une influence défavorable sur la marche de la guérison, sont contraires à l'opération. Les affections qui contre-indiquent d'une manière absolue l'ovariotomie, sont : les affections cancéreuses, tuberculeuses, syphilitiques ; les affections graves du cœur, du système nerveux, du foie, des reins, de la rate, des poumons, etc. ; les lésions graves de la matrice, de la vessie, du tube digestif ; l'ascite consécutive à une maladie du foie, du cœur, des reins, à une péritonite chronique, à un engorgement des glandes lymphatiques abdominales, etc. ; le défaut de plasticité du sang (hémophilie) ; l'état scorbutique ; la bronchite ; le catarrhe pulmonaire ; la dyspepsie consécutive à une affection gastrique, hépatique. L'opération est très-hasardeuse lorsque l'anémie, la faiblesse, la maigreur sont excessives et que le cas est très-compliqué d'adhérences ; lorsque la fièvre hectique résulte de complications graves de la tumeur, etc. On doit tenir grand compte de l'état général au delà de l'âge moyen, et surtout lorsque l'âge de la malade est avancé.

C. Clay, Wells ont cru remarquer que les malades qui ont déjà subi un commencement de dépérissement guérissaient plus facilement ; mais, toutes choses égales d'ailleurs, les malades d'une forte constitution, dont la santé est bonne et qui ne sont pas arrivées à un degré d'amaigrissement extrême, offrent plus de résistance vitale et supportent mieux les suites d'opérations graves. Un commencement d'anémie et d'affaiblissement, la maigreur, très-prononcée, même à un âge avancé, ne sont pas incompatibles avec le succès, si, du reste, la santé a toujours été bonne antérieurement, et s'il n'existe aucune autre contre-indication grave. L'anémie, une infiltration séreuse des extrémités, l'état scorbu-tique du sang, le lymphatisme, la tendance à l'obésité, sont des circonstances qui tendent à compromettre le résultat des opérations les mieux conduites. Chez les malades amaigries, l'opération présente, en général, moins de difficultés d'exécution : la réunion est plus facile ; le pédicule peut être plus aisément attiré au dehors, lorsqu'on emploie un clamp dans les cas où il n'offre qu'une longueur moyenne, et les opérées sont plus faciles à manier.

2° Les kystes ou les tumeurs ovariques qui ne don-nent pas lieu à un trouble fonctionnel, qui ne s'accroissent point ou qui ne s'accroissent que très-lentement, ne doivent pas être opérés ; l'opération doit être réservée jusqu'au moment où ils tendent à occasionner des accidents, ou bien jusqu'au moment où elle devient opportune. Les tumeurs d'un petit volume donnent des résultats moins favorables que celles d'un volume moyen, surtout chez les vierges, ou chez les femmes dont les parois abdominales ne sont pas suffisamment lâches ou distendues.

3° L'opération doit être rejetée ou différée, si l'on soupçonne que la tumeur est de nature cancéreuse. Les dégénérescences cancéreuses des ovaires (cysto-carcinome, cysto-épithéliome) s'observent surtout à l'époque de la ménopause, vers quarante à cinquante ans ; le sarcome et le cysto-sarcome peuvent quelquefois prendre un développement énorme sans devenir cancéreux. Les tumeurs qui ont subi la dégénérescence cancéreuse, laquelle ne se traduit parfois par aucun symptôme bien appréciable, ont ordinairement contracté des adhérences étendues, ou sont fusionnées avec les organes voisins ; elles peuvent être inextirpables. Les malades peuvent se rétablir de l'opération ; mais elles ne tardent pas à succomber aux suites de la récidive de l'affection cancéreuse dans le péritoine, les intestins, la matrice, la vessie, etc.

4° L'ovariotomie est encore contre-indiquée d'une manière absolue, lorsque le kyste a suppuré et qu'il existe une perforation de la vessie ou de l'intestin.

5° Les adhérences, quelque étendues qu'elles soient, ne contre-indiquent l'opération que dans les cas où elles sont anciennes, et partant très-vasculaires, alors que l'état général de la malade est très-gravement compromis. Les adhérences, même générales, ne sont pas contraires à l'extirpation, lorsqu'elles sont récentes et si les malades sont peu affaiblies.

6° Les traitements antérieurs par des ponctions, par des injections iodées, par une canule à demeure, etc., sont en général préjudiciables en vue d'une ovariotomie. Ils donnent ordinairement lieu à des complications, soit en aggravant l'état général de la malade, soit en produisant des adhérences qui rendent l'extirpation plus ou moins laborieuse et hasardeuse. Cependant, lorsqu'ils n'ont pas été suivis de péritonite ou de circonstances graves, ils n'influent pas sur le succès des opérations. Même une ovariotomie antérieure ne contre-indique pas une seconde opération en cas de récidive.

7° L'ascite, en général, aggrave le pronostic; mais elle ne contre-indique pas l'extirpation de la tumeur, lorsqu'elle est uniquement le résultat de la transsudation ou de l'exhalation séreuse qui s'opère à la surface de la tumeur, ou d'une lymphorrhagie des vaisseaux déchirés d'un kyste, et même lorsqu'elle dépend d'une péritonite chronique localisée; il en est de même lorsque l'ascite dépend d'une rupture intra-péritonéale d'un kyste, ou d'une ouverture permanente d'un kyste dans la cavité péritonéale, et lorsqu'elle est périodique sous l'influence de la congestion cataméniale.

8° La docilité de la malade doit être prise en considération. Les malades indociles compromettent parfois le succès de l'opération, lorsqu'on ne peut pas obtenir d'elles pendant les premiers jours l'immobilité nécessaire à la cicatrisation, ou lorsqu'elles n'obéissent pas aux prescriptions.

9° Lorsque l'affection est ancienne et que la malade a éprouvé de longues souffrances, a été sujette à des péritonites, à des douleurs locales, les adhérences sont presque toujours très-étendues et graves. On doit s'attendre à une opération de longue durée, compliquée, hasardeuse.

10° Lorsque le col de la matrice est élevé ou bien refoulé contre le pubis, surtout lorsque la tumeur remplit, en même temps, l'excavation pelvienne, il existe, le plus souvent, des adhérences intimes dans le cul-de-sac recto-vaginal et avec la matrice, qui rendent l'extirpation très-laborieuse, même impraticable, au point de vue d'un grand nombre de chirurgiens.

11° Le volume trop considérable d'une tumeur ovarique, même d'un kyste uniloculaire sans adhérences, donne ordinairement lieu à des complications pendant ou après l'opération. Les tumeurs très-volumineuses ont fréquemment contracté des adhérences graves à la paroi abdominale, à l'intestin, au foie, etc.; elles sont ordinairement compliquées d'œdème. L'œdème des parois abdominales, pour peu qu'il soit prononcé, contre-indique l'ovariotomie. Il s'oppose à la réunion et dispose à la péritonite. Il importe, dans ces circonstances, de faire une ponction préalable de la tumeur, afin d'obtenir la résolution de l'œdème. Il en est de même lorsque les côtes sont très-écartées, lorsque les intestins sont trop vides de gaz, lorsque la circulation des veines abdominales est trop gênée.

Il est dangereux d'opérer des tumeurs d'un trop petit volume lorsque le ventre n'a pas subi antérieurement, du fait de la tumeur, une distension suffisante. On est exposé alors à l'issue des intestins pendant l'opération et à la désunion consécutive de la plaie.

12° Il faut différer l'opération lorsqu'il existe des maladies régnantes qui peuvent avoir une influence défavorable, telles que les épidémies de grippe, de fièvre puerpérale, à moins de redoubler de précautions lors de l'opération.

13° Dans le cas où le diagnostic de la tumeur est douteux, il faut supposer le cas le plus défavorable, et ne procéder à l'opération qu'autant que l'on pense qu'elle est praticable dans cette hypothèse. Au pis aller, on peut avoir recours à une incision exploratrice.

14° Dans les cas de grossesse, dans les cas où le diagnostic de la grossesse est douteux, il faut s'abstenir d'opérer, à moins de circonstances exceptionnelles.

Il nous reste à examiner les indications tirées de la coïncidence de la grossesse avec un kyste de l'ovaire.

Diverses indications peuvent résulter de l'état de grossesse. M. Kœberlé résume ces indications de la façon suivante : (1)

« Suivant les circonstances on aura recours à la ponction, à l'avortement provoqué, à l'ovariotomie, ou à l'opération césarienne. Les résultats remarquables que Wells (2) a obtenus de l'ovariotomie pendant la grossesse, doivent engager à tenter de préférence l'ovariotomie lorsque les kystes sont multiloculaires et qu'on ne peut pas avoir recours à la ponction, ou bien que cette opération n'est pas susceptible d'être répétée sans danger jusqu'à la fin de la gestation. La ponction n'en-

---

(1) Kœberlé. *Nouveau dict. de méd. et chir. prat.*, article *Ovariotomie*, p. 593-I (feuille 38 *bis*).

(2) M. Spencer Wells a fait à la Société obstétricale de Londres (séance de juillet 1877) une communication sur l'ovariotomie chez les femmes enceintes. Sur 9 opérations, l'éminent chirurgien anglais a obtenu 8 succès. 7 fois l'accouchement est arrivé à terme ou à peu près, sans accident, enfin 4 de ces femmes ont eu un ou plusieurs enfants depuis lors (*Gazette médicale* et *Annales de Gynécologie*, t. VIII, p. 153).

trave pas le cours de la grossesse lorsque d'ailleurs elle n'est pas accompagnée d'accidents qui peuvent en compromettre le cours. Ce sont surtout les kystes séreux des ligaments larges et les kystes ovariques de petit volume, les kystes dermoïdes qui peuvent, lorsqu'ils sont adhérents, ou enclavés dans le bassin, devenir une cause de dystocie, et mettre en danger les jours de la mère et de l'enfant. Quand la tumeur est adhérente, enclavée dès le début de la grossesse, on devra provoquer l'avortement, si la grossesse n'est pas trop avancée (pendant les deux ou trois premiers mois). Si la tumeur est mobile, libre d'adhérences, on devra chercher à la repousser, à la déplacer au-dessus du détroit supérieur; si elle est susceptible d'être réduite de volume, on devra la ponctionner quelques jours avant l'accouchement afin de laisser à la piqûre du kyste le temps de se cicatriser. Edmunds a eu recours récemment à l'opération césarienne dans un cas de kyste dermoïde et a eu le bonheur de sauver ainsi la mère et l'enfant. Dans un cas analogue, Baudelocque avait pris d'abord le kyste dermoïde pour une exostose syphilitique du sacrum, mais il reconnut ensuite que la tumeur était mobile et il fit la version. Le kyste se rompit dans l'abdomen pendant les efforts de traction et la malade succomba.

« Lorsque le kyste a un volume considérable, la rupture peut arriver dès les premières semaines, ou dans les premiers mois de la gestation, et elle amène parfois la mort. Lorsque la rupture a déterminé seulement des accidents graves il faut avoir recours à l'ovariotomie. »

B. — OVARIOTOMIE VAGINALE.

Nous ne dirons que quelques mots de cette opération qui fut pratiquée par Gaillard Thomas en 1870, dans un cas de kyste de l'ovaire de petite dimension, et à laquelle l'auteur américain consacre une description assez éten·due dans son remarquable traité des maladies des femmes (1).

M. G. Thomas procéda à l'opération de la façon suivante :

La malade, étant placée sur le lit que M. Bozeman a fait construire pour l'opération de la fistule vésico-vaginale (voy. p. 418) est anesthesiée. Pour prévenir la chute du rectum dans la ligne d'incision on fait pénétrer une bougie rectale dans l'intestin à une profondeur de 5 pouces. Un spéculum de Sims est introduit pour déprimer le périnée et la paroi postérieure du vagin. On soulève la paroi vaginale, à moitié chemin du col et du rectum, avec un ténaculum que l'on attire fortement en bas, et, avec une paire de ciseaux à long manche, dont l'une des extrémités appuie contre le rectum et l'autre contre le col, on pénètre d'un seul coup dans le péritoine.

Ce premier temps de l'opération terminé, on procéde au second. La patiente étant alors placée dans le décubitus dorsal, on fait pénétrer un doigt à travers l'incision vaginale. Pour reconnaître la tumeur on implante un ténaculum sur sa paroi et l'on ponctionne le kyste avec un petit trocart.

Lorsque la tumeur est réduite suffisamment de vo-

---

(1) G. Thomas. *Diseases of women*, 4e édit., p. 733.

lume, on cherche, à l'aide de quelques tractions, à la faire passer dans le vagin à travers l'orifice vaginal.

Pour exécuter le troisième temps de l'opération, M. G. Thomas fait placer le malade dans le décubitus latéral gauche, et applique de nouveau le spéculum de Sims. Il traverse le pédicule de la tumeur, près du point où il émerge dans le vagin, avec une aiguille armée d'un double fil de soie, qui permet d'enserrer le pédicule entre deux ligatures, puis il excise la tumeur ainsi que l'extrémité des fils. Après que le cul-de-sac de Douglas est bien nettoyé, le pédicule est réintégré dans la cavité abdominale, et les lèvres de l'incision vaginale sont réunies avec une suture d'argent.

La malade est ensuite replacée dans son lit, et l'on prend les précautions nécessaires pour éviter le développement d'accidents consécutifs.

L'opération fut depuis lors pratiquée par plusieurs chirurgiens américains : par Davis (de Wilkesbarre), en 1872 ; par Gilmore (de Mobile), en 1873 ; par Battey (de Géorgie), en 1874 ; par Wing (de Boston), en 1876 (1).

La malade de Gilmore succomba au bout de neuf mois, d'un abcès pelvien, les autres guérirent.

Bien que Gaillard Thomas pense que cette opération doive prendre rang dans la chirurgie, à cause, dit-il, de la facilité avec laquelle elle s'exécute, et du peu de danger qu'elle présente, comparativement à l'ovariotomie abdominale, nous croyons avec Kœberlé que ce procédé d'extirpation des kystes de l'ovaire est une opération téméraire, à laquelle on ne doit pas recourir.

---

(1) Wing. *Vaginal ovariotomy* (*The Boston med. and surgical Journal*, 2 novembre 1876).

ARTICLE II.

OVARIOTOMIE NORMALE OU OPÉRATION DE BATTEY.

Cette opération consiste à pratiquer l'ablation des ovaires, pour remédier à des états morbides graves engendrés ou entretenus par ces organes, qu'ils soient sains ou plus ou moins altérés.

La plupart des détails qui vont suivre sont empruntés à un excellent article critique publié dans les *Annales de Gynécologie* (1), et dû à la plume de notre distingué confrère, le Dr Lutaud.

L'opération fut proposée en 1872, par Battey (2), sous le nom d'*ovariotomie normale*. M. Sims (3) qui a publié récemment un mémoire très-intéressant sur ce sujet, propose de désigner l'opération, sous le nom d'opération de Battey, en l'honneur de son inventeur.

L'opération de Battey n'est point à proprement parler un procédé nouveau, mais une application nouvelle de l'ovariotomie.

L'opération de Battey a été pratiquée trente et une fois. Dans six cas seulement, les femmes ont succombé.

Indications. — Hégar a enlevé deux fois avec succès les ovaires sains dans le but de provoquer une sorte de

---

(1) Lutaud. *L'Ovariotomie normale* (*Annales de Gynécologie,* mars 1878, p. 188).

(2) *Atlanta medical and surg. Journ.*, nov. 1876. — *American Journ. of obst.*, 1873, p. 703. — *Canada Lancet,* juillet 1876. — *American practitioner*, octobre 1876. —*Transaction of the american gynecological Society,* vol. I, 1877.

(3) Sims. *Battey's operation* (*British med. Journ.*, octobre 1877).

ménopause artificielle, et de faire cesser les hémorrhagies mensuelles, chez des femmes atteintes de fibromes,
et dont l'existence était menacée. Les résultats furent
excellents, puisque pendant les neuf mois qui suivirent
l'opération il n'y eut plus de métrorrhagie. La même
opération fut pratiquée dans le même but et avec succès
par Trenholme de Montréal.

M. le Dr Lutaud nous fait connaître qu'Hégar a pratiqué l'ablation de l'utérus et des deux ovaires pour
délivrer une femme d'une toux extrêmement violente
qu'on attribuait à une antéflexion utérine. Ce chirurgien avait remarqué que ce symptôme disparaissait
aussitôt que l'utérus était replacé dans sa position normale et qu'il revenait lorsque l'organe était abandonné
à lui-même. La malade ne pouvant supporter aucun
pessaire extra ou intra-utérin et ayant sollicité l'intervention chirurgicale, l'opération heureusement pratiquée fit cesser le symptôme alarmant.

Peaslee (de New-York) pratiqua l'ovariotomie normale pour remédier à des accidents hystériques et
épileptiformes dont ces organes étaient le point de
départ ; la malade mourut de péritonite.

Battey enleva les ovaires d'une jeune fille dont la vie
paraissait ménacée par une aménorrhée rebelle et des
convulsions épileptiformes ; la malade supporta bien
l'opération, et, chose remarquable, la menstruation se
rétablit même régulièrement.

M. Lutaud nous fait encore connaître que l'opération
de Battey a été pratiquée dans des cas où les ovaires
présentaient une lésion insuffisante pour menacer
l'existence, mais donnaient lieu à des désordres plus
ou moins graves que les auteurs anglais désignent
sous le nom de *dysménorrhée ovarique*. Quatre opéra-

tions ont été ainsi pratiquées, trois par M. Battey, une par Trenholme. Un ovaire seulement fut enlevé dans chaque cas, non par l'incision abdominale, mais par l'incision du cul-de-sac postérieur du vagin ; toutes les malades guérirent, mais chez une d'elles il n'y eut aucun soulagement.

Battey pratiqua cinq fois l'ablation des deux ovaires pour remédier à un état particulier désigné par l'auteur sous le nom de névralgie ovarienne s'accompagnant de désordres graves : métrorrhagie, aménorrhée, dysménorrhée, accidents hystériformes de la plus haute gravité. L'ablation fut pratiquée une fois par l'incision abdominale et quatre fois par le vagin. Deux de ces opérations ont été suivies de mort, et des trois autres malades une seule en a retiré des avantages appréciables.

Sur les 31 observations rassemblées par M. Lutaud, douze fois l'opération a été pratiquée par la section abdominale et dix-neuf fois par l'incision du cul-de-sac postérieur du vagin.

M. Sims (1) dans le récent mémoire qu'il a publié sur ce sujet, conseille de recourir de préférence à l'ablation par l'incision abdominale.

De l'examen de ses observations et de celles de Battey, M. Sims conclut :

1° Que dans tous les cas on doit enlever les deux ovaires.

2° Qu'en règle générale, il faut opérer par la section abdominale. Si les ovaires sont retenus par des adhérences, ce procédé permet de les extirper en entier, ce qui ne pourrait se faire par l'incision vaginale.

3° Si l'on est bien sûr que la malade n'a jamais été

---

(1) Sims. *Battey's operation* (*British med. Journ.*, octobre 1877).

atteinte d'inflammation, de cellulite, d'hématocèle, ayant pu déterminer des adhérences, on peut opérer par le vagin.

Les états morbides auxquels l'ovariotomie normale est applicable sont les suivants d'après Marion Sims :

1° Lorsqu'il existe une aménorrhée causée par une absence de l'utérus, ou un état rudimentaire, et lorsqu'il y a une atrésie incurable de l'utérus et que le molimen menstruel occasionne les désordres assez graves pour compromettre la vie.

2° Lorsque la menstruation est absente, irrégulière ou insuffisante et qu'elle s'accompagne de souffrances physiques et de troubles de l'intelligence, on peut avoir recours à l'opération après que tous les autres traitements ont échoué.

3° Lorsque les malades sont menacées de folie et d'épilepsie et que les désordres sont placés sous la dépendance d'une altération de l'ovaire et ont résisté aux ressources ordinaires de la thérapeutique.

4° Dans les cas de tumeurs fibreuses accompagnées d'hémorrhagie qui menacent de devenir mortelles.

5° Dans les cas de pelvi-cellulite chronique et d'hématocèle à récidive lorsque l'ovaire est la source de l'épanchement.

Quant à nous, il ne nous semble pas qu'une semblable opération puisse être acceptée sans l'entourer de quelques réserves et nous pensons que l'opération pratiquée pour une ovarite, ne se justifie pas et est une témérité qu'un chirurgien sage ne doit pas imiter.

Opération. — L'ovariotomie normale a été pratiquée par deux voies différentes : 1° par la section de l'abdomen ; 2° en ouvrant le péritoine au niveau du cul-de-sac rétro-utérin par une incision pratiquée sur la paroi du vagin.

Nous n'insisterons pas sur le manuel opératoire qui ne diffère pas sensiblement de celui que nous venons de décrire dans la partie du chapitre précédent que nous avons consacrée à l'ovariotomie soit abdominale, soit vaginale.

CHAPITRE II.

OPÉRATIONS QUE L'ON PRATIQUE SUR LES TUMEURS PÉRI-UTÉRINES.

Des tumeurs de nature diverse peuvent siéger au pourtour de l'utérus : les unes sont liquides ou semi-liquides, les autres solides.

A. TUMEURS SOLIDES.

Nous ne ferons que mentionner ces tumeurs qui ne donnent pas lieu à des considérations opératoires nombreuses.

Parmi les tumeurs solides, nous signalerons les fibromes qui, le plus ordinairement, sont en connexion plus ou moins intime avec l'utérus et font saillie soit en avant, soit en arrière de cet organe (voyez fig. 278), soit des deux côtés à la fois, soit latéralement.

Ces tumeurs ne sont pas dangereuses par elles-mêmes mais à cause des accidents divers qu'elles peuvent engendrer et qui résultent ordinairement de la compression des organes pelviens.

Lorsqu'une tumeur fibreuse vient à s'enclaver dans le bassin et à causer des désordres graves, le meilleur moyen et le moins dangereux est de tenter, comme l'a

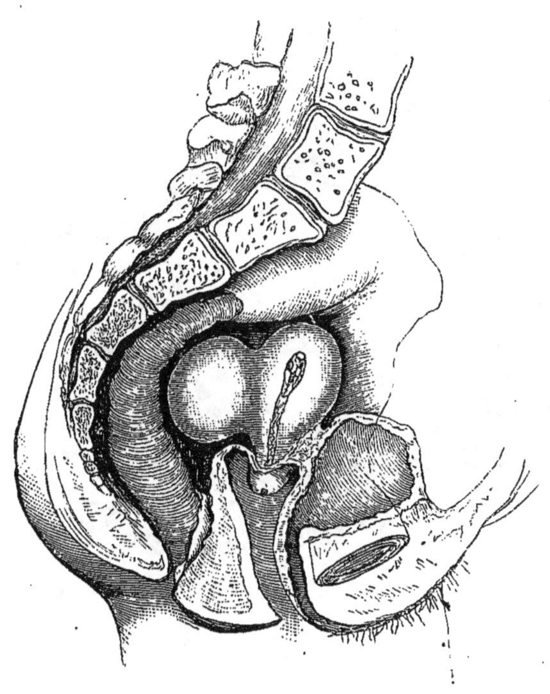

FIG. 278. — Tumeur fibreuse de la paroi postérieure de l'utérus comprimant le rectum (R. Barnes).

conseillé M. Jude Hue (voy. page 570), d'élever la tumeur au-dessus du détroit supérieur et de la fixer dans la nouvelle position qu'on est parvenu à lui faire occuper.

Si l'existence de la malade venait à être menacée, on pourrait poser la question d'hystérotomie.

Parmi les tumeurs solides, nous devons encore citer

les déviations de l'utérus et principalement la rétroflexion, les exostoses des parois du bassin, les cancers
de ces parois, ou des organes pelviens.

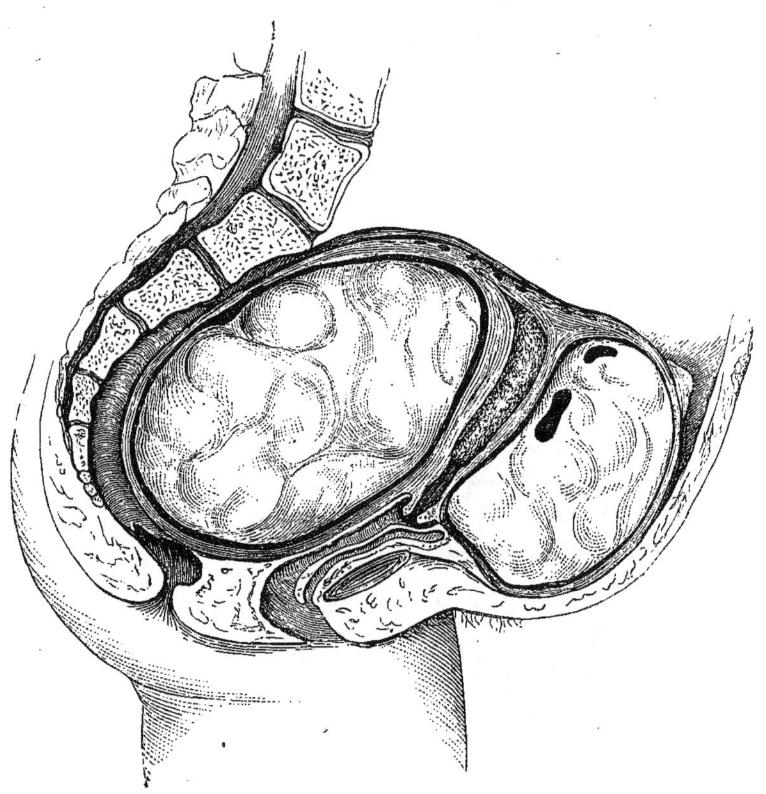

Fig. 279. — Tumeurs fibreuses interstitielles, dont l'une a pris naissance dans la paroi utérine postérieure et l'autre dans la paroi antérieure (R. Barnes).

Les déviations ayant été étudiées ailleurs nous n'avons
pas à y revenir ici. Quant aux exostoses et aux dégénérescences cancéreuses, on conçoit qu'elles ne doivent
pas nous arrêter.

Nous ne ferons que citer les phlegmasies péri-utérines qui ne donnent lieu à des opérations que lors-

qu'elles viennent à se terminer par suppuration. Elles rentrent alors dans la catégorie des tumeurs que nous allons maintenant passer en revue.

B. TUMEURS LIQUIDES ET SEMI-LIQUIDES.

Les tumeurs liquides que l'on observe dans le petit bassin au pourtour de l'utérus sont de natures diverses : kystes, abcès, hématocèle.

Les kystes qui doivent nous occuper ici, sont ceux qui se sont enclavés dans le bassin, qu'ils aient pour point de départ l'ovaire, le ligament large ou le cul-de-sac péritonéal rétro-utérin.

Les kystes ainsi enclavés dans le bassin sont de nature variable, on rencontre les diverses variétés de kystes que nous avons décrits quand nous avons étudié ces maladies du côté des ovaires. On constate assez souvent dans le cul-de-sac péritonéal rétro-utérin des kystes fœtaux, dus à la production de grossesses extra-utérines.

L'hématocèle, quelle que soit la cause qui lui ait donné naissance, siége le plus souvent dans le cul-de-sac péritonéal rétro-utérin. L'épanchement sanguin d'abord libre dans la cavité utérine, s'enkyste généralement par suite de l'irritation adhésive qui se produit à sa périphérie et se résorbe le plus souvent, mais il peut arriver qu'il se produise de la suppuration qui, en se collectant, formera un véritable abcès dont le traitement ne différera pas de celui des abcès résultant de la phlegmasie du tissu cellulaire péri-utérin.

Ces abcès sont situés dans l'épaisseur des ligaments larges, ou en avant de l'utérus entre cet organe et la vessie, ou encore en arrière dans la mince lamelle de tissu cellulaire, qui occupe le point où le péritoine abandonne la face postérieure du col, pour aller se porter sur la partie supérieure du vagin.

Les tumeurs péri-utérines, qu'elles soient simplement kystiques ou dues à des suppurations, réclament un traitement qui ne diffère pas sensiblement.

La guérison des tumeurs fluctuantes, péri-utérines s'obtient quelquefois spontanément, lorsque la tumeur se vide par l'une des cavités naturelles qui sont en rapport avec l'extérieur, vagin, rectum ou vessie.

Lorsque l'ouverture ne se fait pas spontanément, si l'on a lieu de redouter la rupture de la poche dans une direction qui offre des dangers, il convient d'en pratiquer artificiellement l'ouverture.

Cette ouverture se fait ordinairement par deux voies principales : le vagin et le rectum.

1° *Ponction par le vagin*. —L'opération est pratiquée en faisant coucher la patiente sur le bord d'un lit, les pieds reposant sur deux chaises. (On s'est assuré au préalable, par le cathétérisme utérin, de la situation exacte de la matrice.) Le chirurgien introduit l'index de la main gauche au contact de la tumeur, pendant qu'un aide la déprime légèrement à l'aide des mains placées sur l'abdomen.

Avec la main droite, on glisse sur ce doigt un trocart long et courbe pour correspondre à la courbe du bassin, et dont on a retiré légèrement la pointe dans l'intérieur de la canule ; lorsque l'on est arrivé au contact de la tumeur on fait saillir la pointe de l'instrument et l'on pénètre par un coup brusque dans l'intérieur de sa cavité. Une fois le trocart retiré de sa gaîne, la tumeur se vide.

On maintient ensuite l'ouverture béante à l'aide d'une sonde en gomme que l'on fait glisser dans l'intérieur de la canule en se servant d'une sonde de Sims qui, à

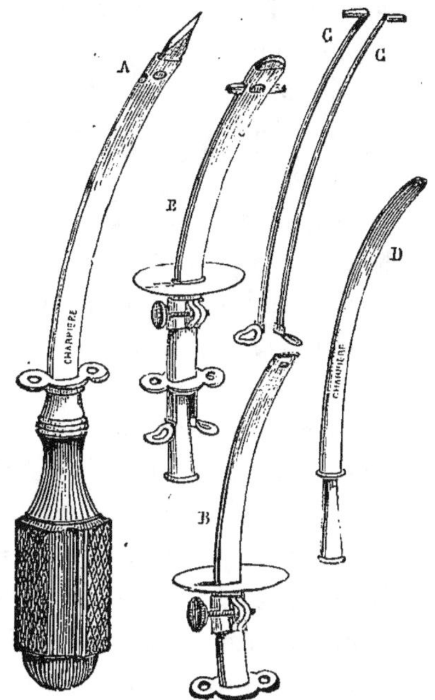

FIG. 280. — Trocart de Maisonneuve (1).

cause de sa malléabilité, est susceptible de se mouler sur la courbure de la canule. On retire ensuite la canule en prenant la précaution de ne pas retirer en même

---

(1) Pour faire la ponction à l'aide de cet instrument on plonge le trocart A dans la tumeur et l'on retire le poinçon. On introduit ensuite dans la canule les deux tiges C, C, dont les extrémités terminées en crochet s'engagent dans les trous de la canule A. On maintient l'écartement de ces tiges en glissant entre elles la canule D. — Un curseur à plaque permet ensuite de maintenir cette application exacte au moyen d'une douce pression. — La lettre E de la figure, montre l'agencement des deux canules AD, des tiges CC et du curseur.

temps la sonde. Il convient d'attacher un fil à l'extrémité de la sonde dans la crainte de la faire passer tout entière dans la cavité de l'abcès.

On pourrait encore faire la ponction au moyen d'un long bistouri à lame cachée.

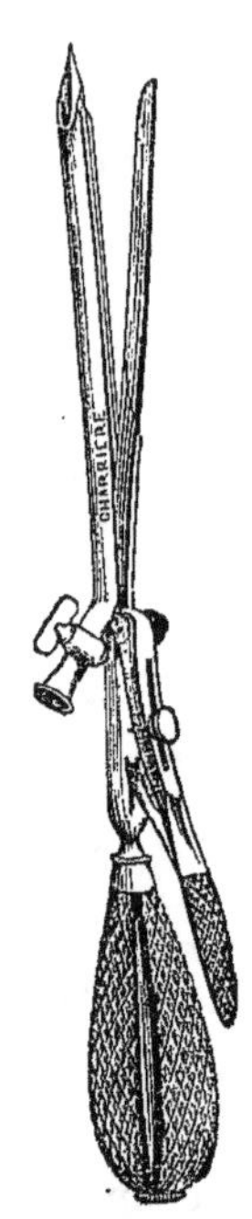

Fig. 281.
Lithotome de
Demarquay.

Le trocart de Maisonneuve (voy. fig. 280), qui présente vers son extrémité deux ouvertures par lesquelles peuvent saillir deux crochets qui permettent de laisser l'instrument en place, conviendrait très-bien pour cette ponction.

On a encore pratiqué l'ouverture des tumeurs situées au pourtour de l'utérus en se servant du lithotome de Demarquay (voy. fig. 281) qui permet d'agrandir l'ouverture pratiquée par le trocart au moment où l'on retire l'instrument. Ce lithotome expose à la section des vaisseaux contenus dans l'épaisseur des tissus, et présente par cela même des dangers.

2° *Ponction par le rectum.* — La ponction des tumeurs liquides situées en arrière de l'utérus, peut se faire par le rectum, mais nous devons faire remarquer que cette voie offre quelques dangers à cause de l'introduction possible, dans le kyste, des matières et des gaz contenus dans l'intestin, d'où peut résulter la décomposition putride des liquides de la poche kystique.

Indications. — L'intervention chirurgicale ne doit avoir lieu que lorsque la tumeur est suppurée ou de

nature kystique, car on doit bien se garder de ponctionner les tumeurs sanguines. Ces dernières, quand
elles ne sont pas trop volumineuses, disparaissent, en
général, par résolution, et l'intervention est, dans ce
cas, beaucoup plus grave que l'expectation.

Les kystes ne doivent être ouverts par le drainage du
vagin, que s'ils sont adhérents et facilement accessibles
par cette voie, car en face des résultats remarquables de
l'ovariotomie, nous pensons qu'il vaut mieux tenter
l'extirpation du kyste par la section abdominale, quand
cela est possible, que de pratiquer la ponction par le
vagin ou le rectum.

Les abcès, au contraire, doivent, presque toujours,
être ouverts artificiellement, afin d'éviter que la collection purulente ne fuse du côté du péritoine et n'entraîne
une terminaison funeste.

La voie la plus favorable pour ouvrir les kystes ou les
abcès est assurément le vagin.

TABLE

ANALYTIQUE ET ALPHABÉTIQUE.

A

B

C

D

E

H

I

J

K

L

M

N

O

P

Q

R

S

T

W

Z

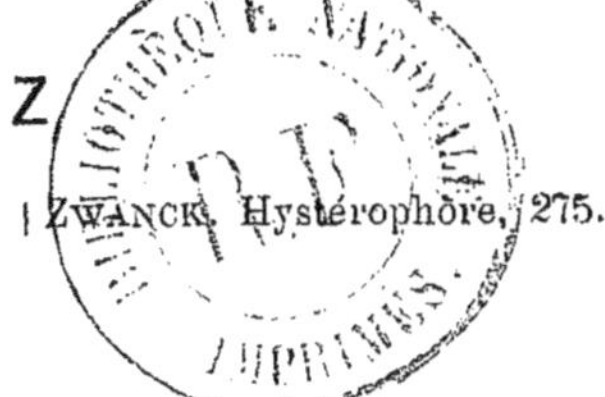

ERRATA

Page 42, ligne 5, *au lieu de :* huile phénique, *lisez :* huile PHÉNI-QUÉE.

Page 80, ligne 10, *au lieu de :* parois utérines, *lisez :* parois VA-GINALES.

Page 107, ligne 11, *lisez* avec la ponctuation suivante : rapporta un cas analogue, ainsi que le Dr Lenox Hodge. Ce dernier, etc.

Page 129, ligne 7 de la note, *au lieu de :* mais on, *lisez :* ET L'ON.

Page 140, ligne 13, *au lieu de :* injestions, *lisez :* INJECTIONS.

Page 169, ligne 21, *au lieu de :* hydrate de chlorate, *lisez :* hydrate de CHLORAL.

Page 205, ligne 13, *au lieu de :* cicatrice, *lisez :* CICATRISE.

Page 394, ligne 7, *au lieu de :* Veilant, *lisez :* VEILLANT.

Page 595, ligne 23, *au lieu de :* sounir, *lisez :* SOUTENIR.

9 782019 969509